M. Shacklock

Angewandte Neurodynamik

Ich widme dieses Buch:

Meiner Mutter und meinem Vater, Reta und Frank Shacklock

Meiner Frau Linda und meinen Kindern Lucy und Oliver

Meinen Schwiegereltern Alfred und Erna Lehermayr

Michael Shacklock

Angewandte Neurodynamik

Neuromuskuloskeletale Strukturen verstehen und behandeln

Aus dem Englischen übersetzt von Stefan Hegenscheidt

ELSEVIER
URBAN & FISCHER

URBAN & FISCHER
München • Jena

Zuschriften und Kritik an:
Elsevier GmbH, Urban & Fischer Verlag, Karlstraße 45, 80333 München

Titel der Originalausgabe:
Clinical Neurodynamics. A new system of of musculoskeletal treatment.
Elsevier/Butterworth-Heinemann, ISBN 0 7506 5456 2

Wichtiger Hinweis für den Benutzer
Die Erkenntnisse in der Medizin unterliegen laufendem Wandel durch Forschung und klinische Erfahrungen. Der Autor dieses Werkes hat große Sorgfalt darauf verwendet, dass die in diesem Werk gemachten therapeutischen Angaben dem derzeitigen Wissensstand entsprechen. Das entbindet den Nutzer dieses Werkes aber nicht von der Verpflichtung, anhand weiterer schriftlicher Informationsquellen zu überprüfen, ob die dort gemachten Angaben von denen in diesem Buch abweichen und seine Verordnungen und therapeutischen Entscheidungen in eigener Verantwortung zu treffen.

Wie allgemein üblich wurden Warenzeichen bzw. Namen (z.B. bei Pharmapräparaten) nicht besonders gekennzeichnet.

Bibliografische Information der Deutschen Nationalbibliothek
Die Deutsche Nationalbibliothek verzeichnet diese Publikation in der Deutschen Nationalbibliografie; detaillierte bibliografische Daten sind im Internet über http://dnb.d-nb.de abrufbar.

1. Auflage 2008

Der Urban & Fischer Verlag ist ein Imprint der Elsevier GmbH.

08 09 10 11 12 5 4 3 2 1

Um den Textfluss nicht zu stören, wurde bei Patienten und Berufsbezeichnungen die grammatikalisch maskuline Form gewählt. Selbstverständlich sind in diesen Fällen immer Frauen und Männer gemeint.

Planung: Ines Mergenhagen
Lektorat: Petra Eichholz
Übersetzung: Stefan Hegenscheidt, Bremen
Redaktion: Maria Schreier, Heidelberg
Herstellung: Hildegard Graf
Satz: abavo GmbH Buchloe, TnQ, Chennai
Druck und Bindung: Legoprint, Lavis/Italien
Umschlaggestaltung: SpieszDesign, Neu-Ulm
Titelfotografie: Carmen Langenegger, Bad Ragaz/Schweiz

ISBN 978-3-437-48380-6
Aktuelle Informationen finden Sie im Internet unter **www.elsevier.de** und **www.elsevier.com**.

Über den Autor

Michael Shacklock, M.App.Sc, Dipl.Physio, schloss 1980 sein Physiotherapiestudium an der Auckland School of Health Sciences ab. Schon während des Grundstudiums entwickelte er ein besonderes Interesse an der Manuellen Therapie und folgte diesem im weiteren Verlauf seiner Karriere. Er arbeitete einige Jahre in Krankenhäusern und privaten Praxen in Neuseeland, bevor er nach Adelaide in Südaustralien zog, um dort einen weiterführenden Studiengang zu besuchen. 1989 legte er an der University of South Australia einen Diplomabschluss in fortgeschrittener Manueller Therapie ab (Graduate Diploma in Advanced Manipulative Therapy), den er 1993 zum Master in Angewandter Wissenschaft (Master of Applied Science) erweiterte.
Inzwischen unterrichtet er seit über 15 Jahren. Er hat zahlreiche Vorträge und Präsentationen in der gesamten westlichen Welt gehalten. Thema der Abschlussarbeit seines Masterstudiums waren die Effekte der Bewegungsreihenfolge während des neurodynamischen Tests für den N. peroneus. Dadurch stieß er auf das Konzept der neurodynamischen Sequenzierung. Seitdem beschäftigt er sich mit der Mechanik und Physiologie des Nervensystems und veröffentlicht wissenschaftliche Studien zu diesem Thema. Michael Shacklock ist Herausgeber des erfolgreichen Buches *Moving in on Pain* und hat bereits in den Fachzeitschriften *Physiotherapy, Manual Therapy, Australian Journal of Physiotherapy* und *New Zealand Journal of Physiotherapy* publiziert.
Der Schwerpunkt seiner derzeitigen Forschung liegt auf in-vivo-Darstellung mechanischer Funktionen des Nervensystems mithilfe bildgebender Verfahren. Zudem unterrichtet er Angwandte Neurodynamik in verschiedenen Ländern. Er ist Inhaber und Leiter einer Praxis für Sportphysiotherapie und Teilhaber der *Specialised Physiotherapy Services*. Er ist Gründer von *Neurodynamic Solutions* und verfolgt damit das Ziel, die praktische Anwendung der klinischen Neurodynamik zu verbreiten.

KURSE

NEURODYNAMIC SOLUTIONS
Clinical Neurodynamics Education

Die in diesem Buch vorgestellten Kurse in Angewandter Neurodynamik werden weltweit angeboten. Wenn Sie Interesse haben, an einem Kurs teilzunehmen, selbst einen Kurs, ein Seminar oder einen Workshop auf diesem Gebiet zu halten oder weitere Informationen zum Angebot benötigen, wenden Sie sich bitte an Neurodynamic Solutions:

Neurodynamic Solutions
6th floor, 118 King William Street
Adelaide SA 5000
Australien

Tel.: 00 61/8/8212 4886
Fax: 00 61/8/8212 8028
E-Mail: admin@neurodynamicsolutions.com
www.neurodynamicsolutions.com

Vorwort

Neurogene Störungen treten häufig auf, ihr Vorkommen wird wahrscheinlich eher unterschätzt (Bennett 1997). Durch die Weiterentwicklung des Managements neurogener Störungen können sie nun glücklicherweise mit nicht-invasiven physikalischen Methoden behandelt werden. Der Gedanke einer nachteiligen neuralen Mechanik besteht bereits seit Jahren, vermutlich länger, als wir wissen. Das Edwin-Smith-Papyrus von Imhotep aus dem Jahre 2800 v. Chr. liefert die erste bekannte wissentliche oder unwissentliche Beschreibung eines neurodynamischen Tests. Bei Arbeitern, die sich während des Baus der ägyptischen Pyramiden verletzt hatten, führte man bei der Diagnostik von Rückenschmerzen ein Streckmanöver des Beins durch (Beasley 1982; Dyck 1984).

Von damals bis heute ist einiges geschehen. Dennoch ist es faszinierend festzustellen, dass zusätzlich zu den neurodynamischen Tests für die untere Körperhälfte auch die drei Haupttests für die Nerven der oberen Extremität (N. medianus, N. radialis und N. ulnaris) bereits in den 1920er- und 1950er-Jahren dokumentiert und bildlich dargestellt wurden (Bragard 1929; von Lanz & Wachsmuth 1959). Auch die entsprechenden entgegengesetzten Positionen zur Vermeidung von Spannung wurden dargestellt (➤ Abb. V.1 i, ii und iii).

Im therapeutischen Kontext erlebte die neurale Mobilisation gewaltige Veränderungen, v.a. während der letzten 35 Jahre, nachdem Gregory Grieve, Geoffrey Maitland, Robert Elvey und David Butler ihre

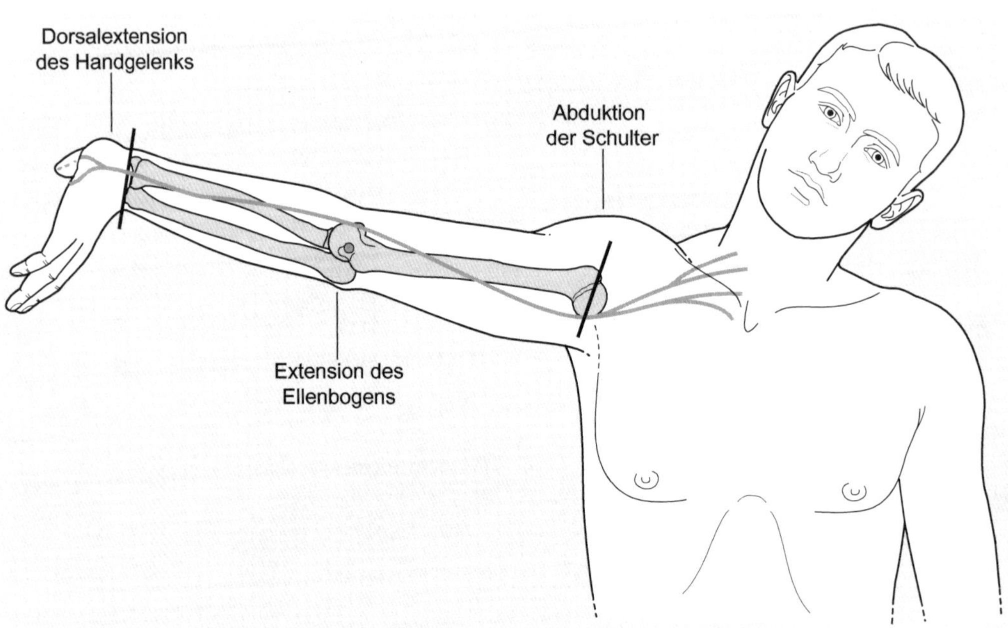

(i) Medianer neurodynamischer Test (von Lanz T/Wachsmuth W: Praktische Anatomie, Springer-Verlag, Berlin 1959, S. 38, mit freundlicher Genehmigung).

Abb. V.1: Die drei von Lanz & Wachsmuth im Jahre 1959 beschriebenen neurodynamischen Haupttests.

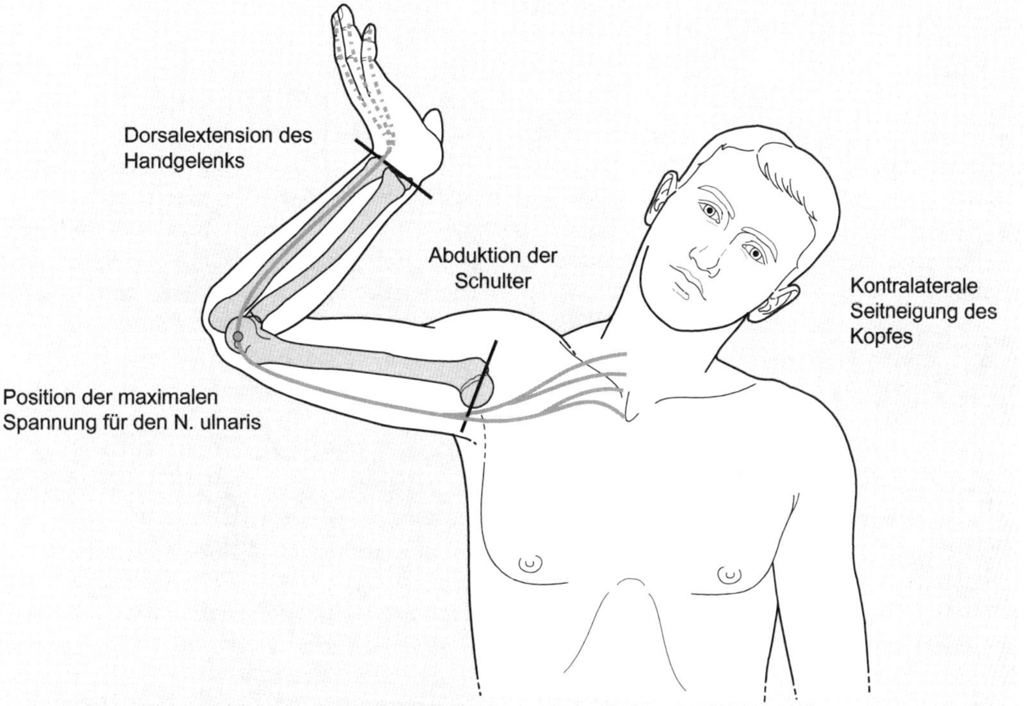

(ii) Ulnar neurodynamischer Test (von Lanz T/Wachsmuth W: Praktische Anatomie, Springer-Verlag, Berlin 1959, S. 41, mit freundlicher Genehmigung).

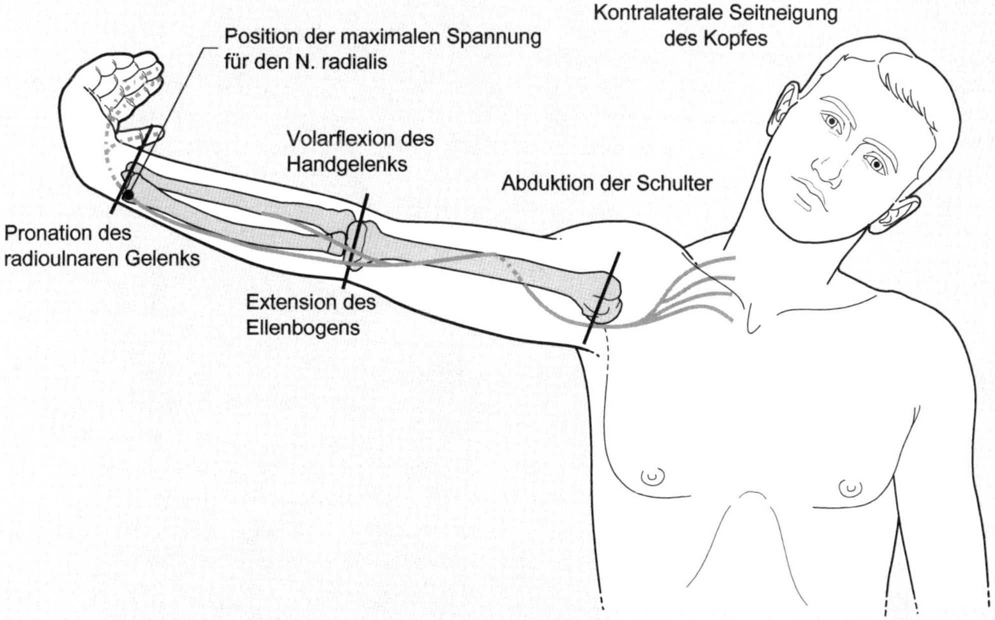

(iii) Radial neurodynamischer Test (von Lanz T/Wachsmuth W: Praktische Anatomie, Springer-Verlag, Berlin 1959, S. 47, mit freundlicher Genehmigung).

Arbeiten veröffentlicht hatten. Das Bewusstsein über die mechanische Funktion des Nervensystems hat sich derart entwickelt, dass ein guter Kenntnisstand über die Neurodynamik eine Grundvoraussetzung für Therapeuten ist, die sich mit Schmerzen und dem muskuloskeletalen System beschäftigen. Ein Autor, dessen Arbeit relativ wenig beachtet wurde, war Grieve (1970). Sein Artikel von 1970 ist deshalb so wichtig, da er darin zum ersten mir bekannten Mal in der physiotherapeutischen Literatur den Gedanken äußerte, dass die Sensitivität neuraler Gewebe ein Schlüsselaspekt für die Reproduktion von Symptomen sein könne. Er wies auf die Möglichkeit hin, dass entzündete neurale Gewebe eher zu auffälligen neurodynamischen Tests führen können als solche, die durch bestimmte Pathologien, z.B. eine Bandscheibenvorwölbung, einem Druck ausgesetzt sind. Er deutete außerdem an, dass die Informationsverarbeitung im Nervensystem möglicherweise ein Weg sein könne, durch den sich neurodynamische Tests als Folge Manueller Therapie an der Wirbelsäule verändern. Diese Aspekte haben in gewisser Weise eine Renaissance erlebt, und es stellt sich heraus, dass es sich dabei um die Schlüsselaspekte des derzeitigen Denkansatzes in der klinischen Neurodynamik handelt.

Publikationen über neurale Problematiken sind oftmals komplex, was es für den Praktiker schwierig macht, neurodynamische Techniken sicher und effektiv anzuwenden. Meine Erfahrungen beim Unterrichten dieses Konzeptes in der ganzen Welt haben mich zu der Schlussfolgerung kommen lassen, dass zwischen klinischem Können und Hilfsmitteln eine Lücke klafft. Ich habe dieses Buch nicht in der Absicht geschrieben, eine detaillierte Übersicht über die vorhandene Literatur zu liefern; vielmehr möchte ich den Bedürfnissen des Praktikers nach einem praxisorientierten Buch gerecht werden, das einen ausreichenden theoretischen Hintergrund für eine sinnvolle praktische Anwendung bietet. Der Schwerpunkt liegt auf der Auswahl und Anwendung manueller Techniken, um die zugrunde liegenden Mechanismen angehen zu können. Daher habe ich dieses Buch für den Praktiker geschrieben, der ein grundlegendes und ein fortgeschrittenes Verständnis der Neurodynamik in Relation zum muskuloskeletalen System benötigt.

Die ersten Abschnitte behandeln hauptsächlich theoretische Aspekte der Neurodynamik. Im Anschluss folgt ein System zur Identifizierung der Problematiken von Patienten, einschließlich einer Klassifikation von Dysfunktionen, der Planung einer sicheren und angemessenen physischen Untersuchung, einer Anleitung wie man es vermeidet, Schmerzen zu provozieren und dennoch vorteilhafte Effekte erzielen kann, wie man herausfindet, ob das Nervensystem ungewöhnlich reagiert und wie man mithilfe eines gestaffelten Systems mobilisierender Techniken einen Behandlungsplan aufstellt.

Die funktionelle Neuroanatomie wurde bereits in vielen von Experten überprüften Fachzeitschriften dargestellt. Sie wurde außerdem sehr gut in anderen Monografien zusammengefasst (Breig 1960, 1978; Sunderland 1978, 1991; Butler 1991), sodass hier nur auf einige neurodynamisch relevante Schlüsselmerkmale eingegangen wird. Neue, bisher noch nicht anderweitig präsentierte Aspekte, werden vorgestellt. Dazu gehört eine praktische und systematische Methode, sich durch neurodynamische Problematiken hindurchzuarbeiten, wodurch der Therapeut diese aufregende Thematik besser verstehen und einsetzen kann. Dieses Buch ist auch als Aktualisierung gedacht, die dem Praktiker neue Behandlungsmöglichkeiten aufzeigt, die er zuvor vielleicht nicht in Erwägung gezogen hatte. Einer der wesentlichen Aspekte ist die Behandlung neurodynamischer Problematiken in Verbindung mit dem muskuloskeletalen System. Im Endeffekt liegt die Ursache vieler neuraler Probleme im muskuloskeletalen System. Unglücklicherweise lag der Schwerpunkt in der Vergangenheit auf der Mobilisation des Nervensystems an sich, was zulasten der Einbindung einer Behandlung des muskuloskeletalen Systems ging. Neurale Mobilisationen, v.a. Dehnungen, bildeten eine Zeitlang den hauptsächlichen Behandlungsansatz. Sie wurden ohne Berücksichtigung natürlicher Körperbewegungen eingesetzt. Um dies zu erreichen, müssen die dynamischen Verhältnisse zwischen dem neuralen und muskuloskeletalen System berücksichtigt werden.

Das Buch ist so gestaltet, dass es dem Prozess der klinischen Neurodynamik von Anfang bis Ende folgt, und zwar aus der Perspektive des Therapeuten. Viele Behandlungsansätze eines Therapeuten entstehen jedoch durch den Patienten. Die Verlockung ist daher groß, dieses Buch mit der Präsentation von Fallbeispielen zu beginnen, sich von dort aus zur Bestimmung des Problems rückwärts durch die Theorie zu arbeiten und mit der Anatomie und Biomechanik abzuschließen. Tatsächlich gestalte ich meine Lernprozesse meist auf diese Art, denn viele der besten Fragen ergeben sich aus der Praxis. Es ist jedoch sehr schwierig, dies in einem Buch zu erreichen, denn der Lernvorgang ist ein zirkulärer Prozess, der ein ständiges Wiederholen und Neuorganisieren von Wissen beinhaltet. Aus diesem Prozess entwickelt sich nach und nach ein flexibles Gebilde, auf dem die Behandlung aufbauen kann. Für den Anfang ist ein gewisses Verständnis des Grundgerüstes erforderlich. Daher beschäftigen sich die ersten Kapitel mit theoretischer Neuro- und Pathodynamik (allgemein und spezifisch) sowie mit den Grundlagen der Diagnostik und Behandlung, auf die sich spätere Kapitel beziehen.

Eines der wesentlichen Prinzipien dieses Buches ist es, Mechanik und Physiologie des Nervensystems im Verstand des Praktikers zu vernetzen, sodass er sichere und effektive Entscheidungen treffen kann. Zu lange waren die Begriffe „neurale Spannung", „neurale Dehnung" und „neurale Provokation" vorherrschend, und obwohl sich die Situation verbessert hat, sind weitere Veränderungen notwendig. Deshalb bildet das Konzept der Neurodynamik, so wie ich es ursprünglich aufgefasst habe (Shacklock 1995a, b), das Fundament dieses Buches.

Aus den oben genannten Gedanken ergab sich für mich die Notwendigkeit, einen Ansatz zu entwickeln, der in mancher Hinsicht von einzigartigem Nutzen für den Praktiker sein kann. Dieser Ansatz wird durch die folgenden Punkte charakterisiert:

1. Verbindungen zwischen Mechanik und Physiologie des Nervensystems.
2. Einbindung der Neurodynamik in muskuloskeletale Funktionen.
3. Ein neues Bewegungsdiagramm, das es dem Therapeuten ermöglicht, muskuloskeletale und neurale Mechanismen zusammenzubringen.
4. Ein neues System zur Bestimmung von Art und Ausmaß der Untersuchung und Behandlung, basierend auf der Neurodynamik und der Neuropathodynamik.
5. Das Konzept neurodynamischer Sequenzierung und vielfältiger Optionen in der Untersuchung und Behandlung.
6. Neue diagnostische Kategorien spezifischer Dysfunktionen, basierend auf der Neuropathodynamik.
7. Progressive Behandlungsplanung, abgeleitet aus den oben genannten Punkten.

Dieses Buch beschäftigt sich mit einer bestimmten Art der Behandlung muskuloskeletaler Störungen. Der Ansatz an sich ist peripher, d.h., er geht davon aus, dass die Störungen aus der Peripherie stammen. Aus diesem Grund wird der Ansatz Einschränkungen unterliegen, die der Leser berücksichtigen sollte. Ich bin kein Anhänger dieses peripheren Ansatzes, sondern vielmehr ein Anhänger des biopsychosozialen Modells. Dennoch glaube ich, dass afferente Mechanismen bei der Erzeugung von Schmerzen und Leiden eine große Rolle spielen. Dessen ungeachtet neigen Therapeuten dazu, häufig die Problematiken zu diagnostizieren, über die sie gerade etwas gelernt haben. Der anfängliche Enthusiasmus kann zu Fehldiagnosen verleiten. Der Leser wird jedoch feststellen, dass die klinische Neurodynamik nur ein Aspekt des Managements von Patienten mit Schmerzen ist, und dass auch alle anderen relevanten Informationen bei klinischen Entscheidungen miteinbezogen werden sollten. So rechtfertigt eine vorhandene neurale Problematik nicht zwangsläufig die Behandlung mit einer neurodynamischen Technik. Dies könnte z.B. der Fall sein, wenn andere Techniken die ursächlichen Mechanismen effektiver angehen oder wenn eine neurodynamische Technik kontraindiziert ist. Auch die biopsychosoziale Herangehensweise an neurale Problematiken ist nur eine Möglichkeit der Behandlung, die bei einigen Patienten erfolgreich sein kann und bei anderen nicht.

„Angewandte Neurodynamik" ist für Praktiker, die sich mit muskuloskeletalen Störungen verbunden mit peripher-neurogenen Schmerzmechanismen, Störungen der Nervenwurzeln und peripherer Nerven beschäftigen. Das Buch geht nicht davon aus, dass alle Problematiken und Behandlungen nur über periphere Mechanismen ablaufen. Der Praktiker wird von sich aus auf verantwortungsvolle Weise ermitteln können, ob es angebracht ist, Patienten mit den Techniken der klinischen Neurodynamik zu behandeln oder nicht.

LITERATURANGABEN

Beasley A.: The origin of orthopaedics. Journal of the Royal Society of Medicine 75: 648–655, zitiert von Dyck P 1984: The lumbar nerve root: enigmatic eponyms. Spine 9(1): 3–5; 1982

Bennett G.: Neuropathic pain: an overview. In: Borsook D (Hrsg.), Molecular Neurobiology of Pain, Progress in Pain Research and Management, vol 9. IASP Press, Seattle: 109–113; 1997

Bragard K.: Die Nervendehnung als diagnostisches Prinzip ergibt eine Reihe neuer Nervenphänomene. Münchener Medizinische Wochenschrift 48(29): 1999–2000; 1929

Breig A.: Biomechanics of the Central Nervous System. Almqvist and Wiksell, Stockholm; 1960

Breig A.: Adverse Mechanical Tension in the Central Nervous System. Almqvist and Wiksell, Stockholm; 1978

Butler D.: Mobilisation of the Nervous System. Churchill Livingstone, Melbourne; 1991

Dyck P.: Lumbar nerve root: the enigmatic eponyms. Spine 9(1): 3–5; 1984

Elvey R.: Brachial plexus tension tests and the pathoanatomical origin of arm pain. In: Idczak R (Hrsg.) Aspects of Manipulative Therapy. Lincoln Institute of Health Sciences, Melbourne: 105–110; 1979

Grieve G.: Sciatica and the straight-leg raising test in manipulative treatment. Physiotherapy 56: 337–346; 1970

Shacklock M.: Neurodynamics. Physiotherapy 81: 9–16; 1995a

Shacklock M.: Clinical application of neurodynamics. In: Shacklock M (Hrsg.) Moving in on Pain, Butterworth-Heinemann, Sydney: 123–131; 1995b

Sunderland S.: Nerves and Nerve Injuries. Churchill Livingstone, Edinburgh; 1978

Sunderland S.: Nerve Injuries and Their Repair: A Critical Appraisal. Churchill Livingstone, Edinburgh; 1991

Von Lanz T, Wachsmuth W.: Praktische Anatomie. Ein Lehr- und Hilfsbuch der anatomischen Grundlagen ärztlichen Handelns. Springer Verlag, Berlin; 1959

Danksagung

Nicht alle Autoren, die Arbeiten auf dem Gebiet der physischen Behandlung neurogener Schmerzen veröffentlicht haben, können namentlich genannt werden. Fakten und Zahlen haben sich im Laufe der Zeit zu allgemeinem Wissen entwickelt, und es ist mühsam, allen Anerkennung entgegenzubringen. Wenn dies kränkend sein könnte, möchte ich mich im Vorfeld entschuldigen, denn eine Kränkung ist nicht meine Absicht. Dennoch möchte ich einigen Autoren für ihre Beiträge danken: Allison Bell, Dr. Alf Breig, Dr. Michel Coppieters, Louis Gifford, Dr. Jane Greening, Toby Hall, Helen Jones, Dr. Gerrit Jan Kleinrensink, Paul Lew, Dr. Peter Selvaratnam, Brigitte van der Heide und Max Zusman. Ich danke außerdem Kurt Lehermayr, Kelly Filmer und Cory Banks für ihre Beiträge zur grafischen Gestaltung.

Für ihre entscheidenden und eindringlichen Beiträge zur Entstehung dieses Buches möchte ich einigen Menschen meine besondere Anerkennung aussprechen. Robert Elvey steht an erster Stelle. Im Jahre 1984, als ich im Michael und Sita Monaghans Physical Medicine Centre und im Nelson Public Hospital in Nelson, Neuseeland, arbeitete, stolperte ich über eine zerknitterte Kopie seines wegweisenden Artikels über den pathoanatomischen Ursprung von Armschmerzen (Elvey 1979). Das häufige Anfassen ließ die Kopie recht ramponiert aussehen. Der Artikel löste in mir eine glühende Leidenschaft für alle neuralen Themen aus. Von diesem Zeitpunkt an war ich von der Möglichkeit fasziniert, dass Nerven schmerzen und mit den Händen behandelt werden könnten. Die zweite Person, die einen entscheiden Einfluss auf dieses Buch hat, ist David Butler. Ich bezweifle, dass es ohne ihn jemals erschienen wäre. Sein eigenes Buch, „Mobilisation des Nervensystems", war ein Symbol der Innovation für Praktiker und erschloss unserem Berufsstand eine völlig neue Welt – die Idee, dass das gesamte Nervensystem ein mechanisches Organ ist, das behandelt werden kann. Von den späten 1980er-Jahren bis Ende der 1990er-Jahre hatte ich viel mit ihm zu tun und lernte gedankliche Freiheit und Inspiration kennen, die in praktischen Berufen immer willkommen ist. Auch Helen Slater verdient Dank, denn von ihr lernte ich eine so disziplinierte und kritische Denkweise, wie ich sie nur zum Teil in diesem Buch wiedergeben kann. Ich möchte mich außerdem bei Geoffrey Maitland und Patricia Trott bedanken, die beide, direkt oder indirekt, meine Mentoren auf dem Weg durch die logische Analyse klinischer Problematiken waren. Dr. Sheila Scutter und Maureen Wilkinson (School of Medical Radiation, University of South Australia) möchte ich für ihre wertvollen Beiträge und ihre Unterstützung während meiner Arbeiten an Verstorbenen und zur bildlichen Darstellung von Nerven danken.

Ich möchte mich auch bei dem kürzlich verstorbenen emeritierten Professor Patrick Wall für seine äußerst ehrlichen Gespräche über Schmerzen und die Neurowissenschaften sowie seine unbeugsame humanitäre Einstellung und Aufgeschlossenheit bedanken. Dies half mir, den systematischen Ansatz in diesem Buch begrifflich zu fassen. Dieser Mann hatte die außergewöhnliche Fähigkeit, zentrale Aspekte von Beginn an auszumachen. In Gesprächen mit ihm ließ er nur logische Gedankenansätze zu.

Bedanken möchte ich mich weiterhin bei meinen Studenten und Kollegen, die mich dazu angeregt haben, die Inhalte dieses Buches so zu gestalten, wie sie jetzt vorliegen. Sie boten mir Kritik und Unterstützung an, ohne die das Buch seine jetzige Form nicht erlangt hätte. Die Praxis und das Klassenzimmer sind der Garten, in dem dieses Buch gewachsen ist, und meinen Studenten gebührt hierfür Dank.

Ein besonderer Dank geht an meine Lektorin bei Elsevier Science, Heidi Harrison. Ihre positiven Rückmeldungen, ihre Unterstützung, ihre Flexibilität und ihre ausgezeichneten Kenntnisse darüber, wie man ein Buch für Angehörige von Gesundheitsberufen schreibt, halfen mir, das nötige Selbstvertrauen für das Schreiben dieses Buch zu erlangen. Autoren sind oftmals sehr zuwendungsbedürftige Kunden. Nach

Hunderten nächtlicher E-Mails bin ich mir sicher, dass sie sich mehr als einmal auf die Zunge beißen musste, um die Wogen zu glätten, die während der Entstehung dieses Buches entstanden.
Zum Schluss kommt meine Frau Linda, die den größten Dank verdient. Seit einigen Jahren kämpft sie mit den Schwierigkeiten, die ein umherziehender Ehemann mit sich bringt. Dennoch unterstützt sie mich fortwährend. Während der langen Phasen meiner Abwesenheit, in denen ich internationalen Lehrverpflichtungen nachkam, hat sie sich gewissenhaft um unsere beiden Kinder gekümmert. Kinder alleine zu erziehen, ist wesentlich schwieriger als ein Buch zu schreiben. Ich bin ihr ewig dankbar, und in gewisser Weise gehört ein großer Teil des Buches ihr. Ich wünschte nur, das fertige Buch könnte es ihr ebenso vergelten wie mir.

Michael Shacklock

LITERATURANGABEN

Elvey R.: Brachial plexus tension tests and the pathoanatomical origin of arm pain. In: Idczak R (Hrsg.) Aspects of Manipulative Therapy. Lincoln Institute of Health Sciences, Melbourne 105–110; 1979

Inhaltsverzeichnis

KAPITEL

1 Allgemeine Neurodynamik

1.1 Das Konzept der Neurodynamik

Als das Konzept der „neuralen Spannung" entstand und mein Verständnis hierüber wuchs, wurde mir bei dem Begriff „Spannung" zunehmend unbehaglich zumute. Dies lag daran, dass für Therapeuten die logische Folgerung aus „Spannung" die „Dehnung" ist – und dementsprechend arbeiteten sie. So entwickelten sich neurale Dehnungen zu einem Hauptaspekt der neuralen Mobilisation und gefährdeten die Patienten, denn Dehnungen können Nerven irritieren und Schmerzen auslösen. Therapeuten, die sich hinsichtlich des neuen Ansatzes nicht sicher waren, wurden in der Folge durch positive Testergebnisse bestenfalls verwirrt und probierten versuchsweise herum – in der Hoffnung, dass durch ihre Taten etwas Gutes entstehen würde. Im schlimmsten Fall gaben sie neurale Mobilisationen wieder auf, aus Angst davor, Symptome beim Patienten zu provozieren. Manchmal befassten sie sich später erneut und sanfter mit neuralen Problematiken, jedoch nicht sehr effektiv. So kam ich zu dem Ergebnis, dass andere funktionelle Aspekte des Nervensystems, wie z.B. Bewegung, Druck, Viskoelastizität und Physiologie, die ebenso wichtig sind wie die Spannung, damals nicht bei der Untersuchung berücksichtigt wurden. Diese Gedanken brachten mich dazu, den Artikel „Neurodynamics" (Shacklock 1995a) zu verfassen, um anzuregen, Mechanik und Physiologie des Nervensystems in manuelle Behandlungen neuromuskuloskeletaler Problematiken ernsthaft zu integrieren. Breig (1978) hatte in seinem Buch über nachteilige mechanische Spannungen im Zentralnervensystem ("Adverse Mechanical Tension in the Central Nervous System") bereits den Einfluss der Mechanik auf die Physiologie des Nervensystems diskutiert. Im Mittelpunkt stand jedoch die Spannung; die Perspektive war eine chirurgische, und die Verbindungen zwischen Mechanik und Physiologie wurden nicht umfassend oder speziell auf physische Behandlungen übertragen. Jetzt, nachdem viele Fortschritte es möglich machen und rechtfertigen, Nerven auf wissenschaftlicher Basis sicher zu behandeln, ist die Neurodynamik glücklicherweise zu einer Standardmethode der Behandlung neuromuskuloskeletaler Problematiken geworden.

In den grundlegenden Punkten ist das Konzept der Neurodynamik gegenüber meiner ursprünglichen Auffassung unverändert geblieben. Es hat sich jedoch weiterentwickelt und bezieht nun mechanische und physiologische Mechanismen auf eine Weise mit ein, die es leichter und sicherer macht, neurodynamische Techniken anzuwenden. Außerdem verbindet dieses Buch die Neurodynamik mit der muskuloskeletalen Funktion und thematisiert die neurodynamische Sequenzierung. Der folgende Abschnitt liefert eine Aktualisierung und Unterteilung der Neurodynamik und ihrer wesentlichen Aspekte, bereit für die klinische Anwendung. Zur besseren Übersicht wird das Thema in zwei Hauptteile untergliedert: Allgemeine Neurodynamik (> Kap. 1) und spezielle Neurodynamik (> Kap. 2). Die allgemeine Neurodynamik beschäftigt sich mit grundlegenden Mechanismen, die den gesamten Körper, unabhängig von der jeweiligen Region, betreffen. Die spezielle Neurodynamik bezieht sich auf bestimmte Körperregionen. Sie bezieht lokale anatomische und biomechanische Besonderheiten mit ein, die der Therapeut berücksichtigen sollte, um Untersuchung und Behandlung speziell auf die Bedürfnisse des Patienten abzustimmen.

Definition

Bei der klinischen Neurodynamik handelt es sich im Wesentlichen um die praktische Anwendung der Mechanik und Physiologie des Nervensystems, die miteinander in Verbindung stehen und einen Bezug zu den muskuloskeletalen Funktionen haben. ■

1.2 Allgemeiner Aufbau des Systems

1.2.1 Ein dreigeteiltes System

Das folgende konzeptionelle Modell ist der Rahmen, auf dem neurodynamische Techniken basieren sollten. Wegen seiner Genauigkeit und der Tatsache, dass dieses Modell die Basis bildet, um die Neurodynamik in der Anwendung zu systematisieren, wird das Konzept in dieser Form vorgestellt. Es wird ein dreigeteiltes System verwendet, in dem die Gewebe des Körpers im Bezug auf das Nervensystem gruppiert werden. Damit soll nicht notwendigerweise zum Ausdruck gebracht werden, dass das Nervensystem der bedeutsamste Bestandteil des Systems ist. Wenn wir jedoch bestrebt sind, Geschehnisse hinsichtlich des Nervensystems zu untersuchen, ist dieser Ansatz hilfreich. Zudem ermöglicht das Konzept, die Dynamik des Nervensystems mit Bezug auf die wesentlichen Komponenten zu kategorisieren. Dadurch können Untersuchungen und Behandlungen von den ursächlichen Zusammenhängen abgeleitet werden (➢ Abb. 1.1).

Mechanisches Interface

Der Körper ist der „Container" des Nervensystems. In diesem Container hat das muskuloskeletale System eine Schnittstelle, ein Interface, mit dem Nervensystem (Shacklock 1995a). Das mechanische Interface kann auch als Nervenbett bezeichnet werden. Es besteht aus allen Strukturen, die in direkter Nachbarschaft zum Nervensystem liegen, z.B. Sehnen, Muskeln, Knochen, Bandscheiben, Bänder, Faszien und Blutgefäße. Das Interface ist wie ein flexibles Teleskop, in dem das Nervensystem liegt und dessen Bewegungen das Nervensystem folgen muss. Bei den alltäglichen Bewegungen verlängert und verkürzt sich das Teleskop, es biegt sich, verdreht und windet sich, was zu gleichzeitigen Veränderungen der neuralen Strukturen führt. Durch diese Vorgänge ist die Komplexität der Wechselwirkungen zwischen dem neuralen und muskuloskeletalen System ein natürlicher Bestandteil von Körperbewegungen. Gute Kenntnisse dieser Vorgänge sind ein Schlüsselaspekt der klinischen Praxis, um Untersuchung und Behandlung spezifisch darauf ausrichten zu können.

Neurale Strukturen

Die neuralen Strukturen bilden das Nervensystem; zu ihnen gehören Gehirn, Hirnnerven und Rückenmark, Nervenwurzelfasern, Nervenwurzeln und periphere Nerven (einschließlich der sympathischen Stämme) sowie das gesamte zugehörige Bindegewebe. Das Bindegewebe des zentralen Nervensystems besteht aus den Hirnhäuten (Pia mater, Arachnoidea und Dura mater). Zum Bindegewebe des peripheren Nervensystems gehören das Mesoneurium, Epineurium, Perineurium und Endoneurium. Im Zusammenhang mit Schmerzmechanismen wird angenommen, dass Hinterwurzelganglien, Nervenwurzeln und periphere Nerven neurogene Mechanismen in der Peripherie auslösen können. Paradoxerweise löst auch das Bindegewebe des Nervensystems eine Form nozizeptiver Mechanismen aus, da es sich um nozizeptiv innerviertes Gewebe handelt.

Die Funktionen der neuralen Strukturen können in mechanische und physiologische Funktionen unterteilt werden, die abhängig voneinander sind. Die vorrangigen mechanischen Funktionen der Nerven sind Spannung, Bewegung und Druck. Die wichtigsten physiologischen Funktionen sind intraneurale Durchblutung, Weiterleitung von Impulsen, axonaler Transport, Entzündung und Mechanosensitivität.

Innervierte Gewebe

Innervierte Gewebe sind alle Gewebe, die durch das Nervensystem versorgt werden. Tatsächlich ist es

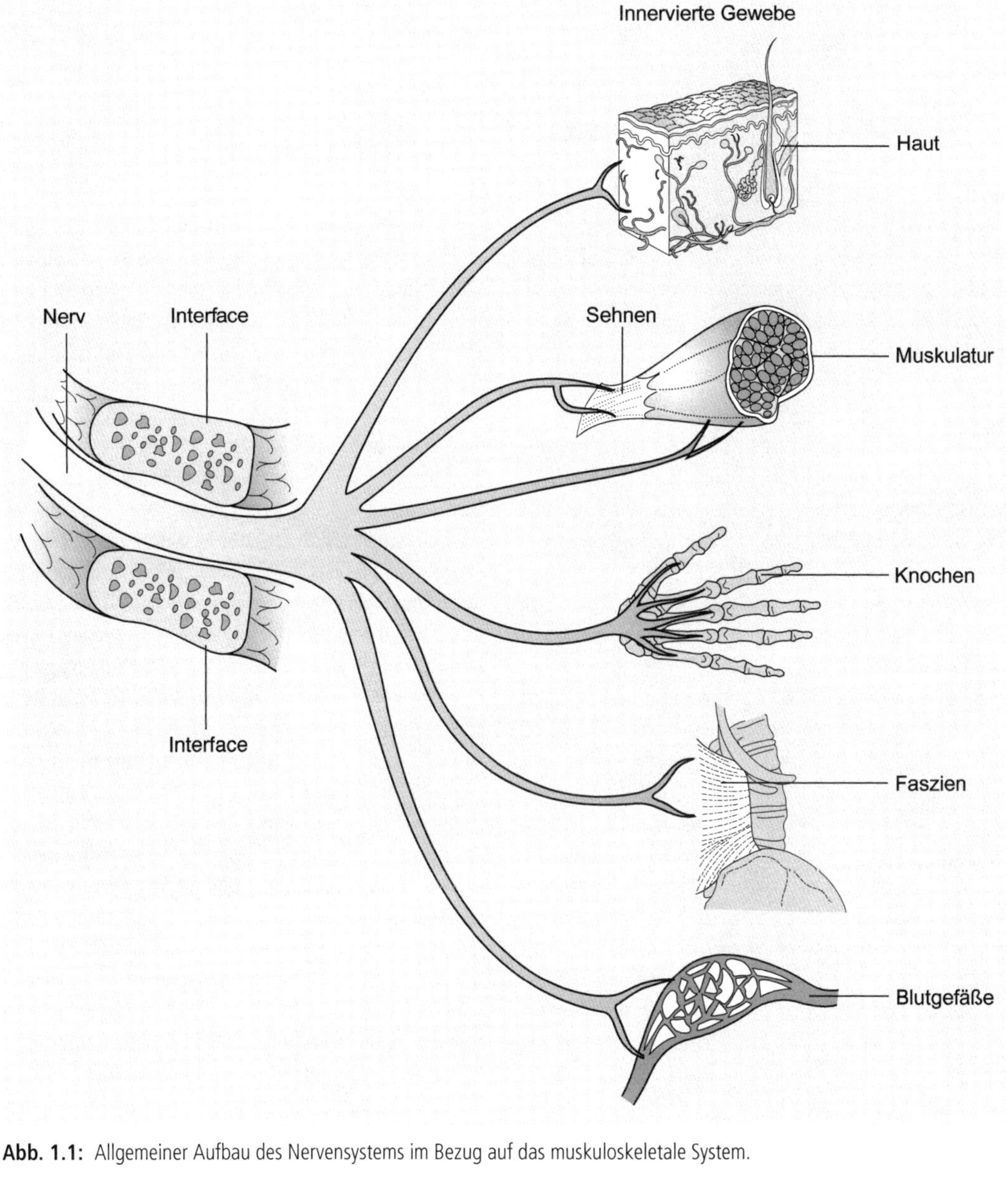

Abb. 1.1: Allgemeiner Aufbau des Nervensystems im Bezug auf das muskuloskeletale System.

wahrscheinlich, dass alle Gewebe innerviert werden, entweder direkt durch Nervenendigungen oder über eine psychoneuroimmune Verbindung. Dieses Buch beschäftigt sich jedoch aus drei Gründen mit der direkten neuralen Verbindung zwischen Nervensystem und innervierten Geweben.

Der erste Grund ist der, dass sie die Basis für einige ursächliche Mechanismen darstellen, auf die Therapeuten besonders achten sollten, beispielsweise Verletzungen des innervierten Gewebes durch Überbelastungen. Dies kann zu einer übermäßigen Dehnung eines peripheren Nervs oder einer Nervenwurzel mit entsprechenden klinischen Folgen führen. Des Weiteren interagiert das Nervensystem sowohl in die afferente als auch efferente Richtung mit dem innervierten Gewebe, und diese Aktionen können klinisch von Bedeutung sein. Dieser Aspekt wird an verschiedenen Stellen in diesem Buch detaillierter dargestellt.

Der zweite Grund, sich speziell auf die innervierten Gewebe zu beziehen, ist der, dass sie dem Therapeuten die Möglichkeit geben, Nerven zu bewegen. So stellen z.B. Bewegungen des M. quadriceps femoris für Therapeuten einen Mechanismus dar, über innervierte Gewebe den N. femoralis und seine zugehörigen Nervenwurzeln zu testen: Die Dehnung des Muskels erzeugt Spannung im Nerven und repräsentiert somit mögliche Untersuchungs- und Behandlungstechniken. Ein weiteres Beispiel ist der Stresstest des N. medianus, bei dem durch die Extension des Mittelfingers eine Spannung im N. medianus erzeugt wird (Laban et al. 1989). Es gibt noch viele weitere Beispiele, die später in diesem Buch beschrieben werden.

Manchmal stellt die Behandlung der innervierten Gewebe überraschenderweise den besten Weg dar, eine Problematik anzugehen, die neural bedingt zu sein scheint. Dies ist der dritte Grund dafür, die Bedeutung der Gewebe hervorzuheben. Eine Nervenwurzelproblematik kann z.B. Trigger-Punkte in den von der entsprechenden Nervenwurzel innervierten Muskeln erzeugen. Ohne eine gründliche Untersuchung der innervierten Gewebe werden Schmerzen in diesen Muskeln typischerweise als fortgeleiteter Schmerz bezeichnet, und die Muskeln werden oft nicht berücksichtigt. Vor dem Hintergrund, dass bei einer mechanosensitiven Nervenwurzel in den Muskeln neurogene Entzündungen und Kingery-Effekte auftreten können, kann es jedoch entscheidend sein, die Muskulatur in die Behandlung der Problematik miteinzubeziehen, die mit einem Nervenwurzelproblem begann und sich zu einem multifaktoriellen Geschehen ausweitete.

1.3 Primäre mechanische Funktionen des Nervensystems

1.3.1 Allgemeine Punkte

Das Nervensystem besitzt die natürliche Fähigkeit, sich zu bewegen und den mechanischen Kräften standzuhalten, die während der alltäglichen Bewegungen entstehen. Diese Leistungsfähigkeit ist bei der Prävention von Verletzungen und Funktionsstörungen essenziell. Damit der Leser zu den Abschnitten der klinischen Anwendung voranschreiten kann, ist es wichtig, die entscheidenden mechanischen Funktionen des Nervensystems eindeutig zu verstehen, da diese die Basis für den Großteil des systematischen Ansatzes bilden, der hier dargestellt wird.

Damit sich das Nervensystem normal bewegen kann, muss es drei vorrangige mechanische Funktionen erfolgreich ausführen können: Spannung widerstehen, in seinem Container (Nervenbett) gleiten und komprimierbar sein. Letztendlich basieren alle mechanischen Vorgänge im Nervensystem auf diesen drei Funktionen. Auch die komplexeren mechanischen Vorgänge, die bei menschlichen Bewegungen entstehen, sind nur Kombinationen aus Spannung, Gleiten und Kompression. Diese drei primären Vorgänge treten sowohl im peripheren als auch zentralen Nervensystem auf. Aufgrund regionaler anatomischer und biomechanischer Unterschiede laufen sie jedoch häufig unterschiedlich ab. Jede mechanische Komponente interagiert immer mit den anderen; dennoch kann man in manchen Fällen feststellen, dass eine bestimmte Komponente das klinische Problem dominiert. Dem Praktiker ist es möglich, Untersuchungs- und Behandlungstechniken auf die spezifischen neurodynamischen Komponenten auszurichten.

1.3.2 Spannung

Der erste der vorrangigen mechanischen Vorgänge im Nervensystem ist die Entstehung von Spannung. Da die Nerven an beiden Enden ihres Containers befestigt sind, werden sie bei dessen Ausdehnung

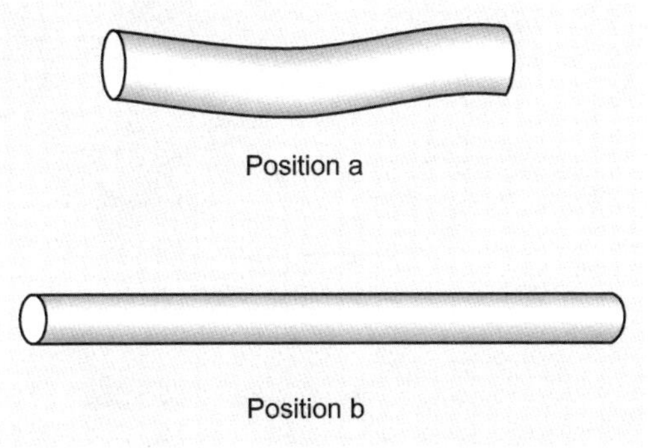

Abb. 1.2: Erzeugung von Spannung als primäre mechanische Funktion neuraler Gewebe.

gestreckt. Die Gelenke sind Schlüsselpunkte hinsichtlich der Streckung von Nerven. Die Mechanismen der Kraftübertragung zwischen Container und Nerven sind komplex und werden später in diesem Kapitel detaillierter beschrieben. Kräftige Nerven, z.B. der N. ischiadicus, können Zugkräfte von 50 kg und mehr aushalten (Symington 1882; ➢ Abb. 1.2).

Perineurium

Das Perineurium ist der Hauptwächter gegen übermäßige Spannung und bildet das eigentliche Kabel der peripheren Nerven (Übersicht s. Sunderland 1991). Durch sein dicht gepacktes Bindegewebe und die Einbindung in jeden Faszikel besitzt das Perineurium eine beachtliche Elastizität und Stärke in Längsrichtung. Es ermöglicht den peripheren Nerven, einer Verformung von ca. 18–22% zu widerstehen, bevor es zu Defekten kommt (Sunderland & Bradley 1961; rezensiert in Sunderland 1991).

1.3.3 Das Gleiten von Nerven

Der zweite vorrangige mechanische Vorgang im Nervensystem ist die Bewegung neuraler Strukturen gegenüber den umliegenden Geweben (McLellan & Swash 1976; Wilgis & Murphy 1986). Diese wird als Exkursion oder Gleiten bezeichnet, in longitudinale und auch transversale Richtung. Exkursionen sind ein wesentlicher Aspekt neuraler Funktionen, da sie eine Spannungsverteilung im Nervensystem bewirken. Gasmoleküle bewegen sich immer entlang des Druckgefälles von Regionen mit hoher Dichte zu denen mit niedriger Dichte, um einen Druckausgleich zu erzielen. Ähnlich gleiten Nerven entlang des Spannungsgefälles in Richtung des Punktes mit der größten Spannung, um einen Spannungsausgleich zu erreichen.

Longitudinales Gleiten

Das Gleiten der Nerven entlang des Spannungsgefälles ermöglicht ihnen, ihr Gewebe an den Teil zu „verleihen“, an dem die Verlängerung erzeugt wird. Dadurch wird die Spannung gleichmäßiger im Nervensystem verteilt und baut sich nicht an einer Stelle zu stark auf. Die folgende Darstellung veranschaulicht den schützenden Effekt des neuralen Gleitens. Bei einer Verlängerung von 8–15% wird der Blutfluss in peripheren Nerven unterbunden (Lundborg & Rydevik 1973; Ogata & Naito 1986). Das Bett des N. medianus verlängert sich jedoch um 20% zwischen endgradiger Flexion und Extension des Ellenbogens (Millesi 1986). Würde der Nerv nicht von seinen proximalen und distalen Enden aus in Richtung des Ortes gleiten, an dem die Spannung erzeugt wird (Ellenbogen), entstünde eine neurale Ischämie. Der N. medianus funktioniert jedoch auch dann noch normal, wenn wir unseren Ellenbogen für längere Zeit ausgestreckt halten. Dies liegt daran, dass die tatsächliche Verlängerung des Nervs vermutlich nur 4–6% beträgt (Millesi et al. 1995) und der Nerv von Handgelenk und Schulter aus in Richtung Ellenbogen gleitet.

Der Straight Leg Raise ist ein weiteres Beispiel für den schützenden Effekt des longitudinalen Gleitens. Das Bett des N. ischiadicus/N. tibialis verlängert sich um bis zu 124 mm (Beith et al. 1995); bei einer Person mit einer Größe von 1,75 m würde dies einer Verlängerung des Nervenbettes von etwa 14% entsprechen. Da durch den Straight Leg Raise normalerweise keine Schäden am Nerv entstehen, muss dieser durch einen intrinsischen Mechanismus vor übermäßiger Verlängerung geschützt sein, dem Gleiten. Werden zusätzliche Bewegungen ausgeführt, die ein Gleiten verhindern, kommt es eher zu Fehlfunktionen der Nerven, da sich die neurale Spannung

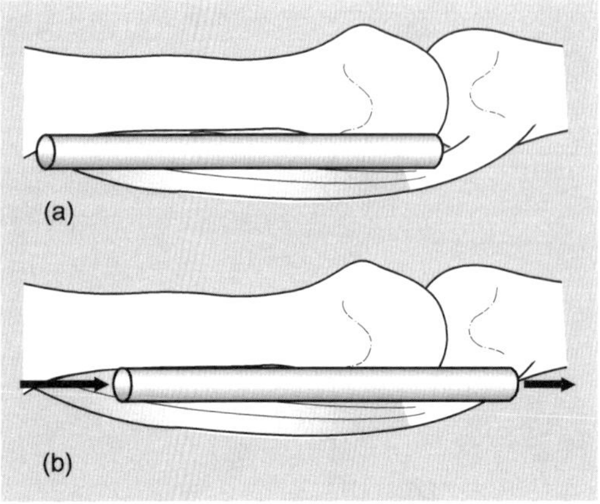

Abb. 1.3: Longitudinale Gleitfähigkeit peripherer Nerven.

gleichzeitig von beiden Enden aus erhöht, z.B. beim N. medianus die kontralaterale Lateralflexion der Halswirbelsäule bei glenohumeraler Abduktion sowie Extension von Handgelenk und Fingern. Eine zusätzliche Extension des Ellenbogens würde nun auch bei beschwerdefreien Menschen neurale Symptome auslösen. Hierbei zeigt sich das Phänomen der Konvergenz, das später erläutert wird (➤ Abb. 1.3).

Transversales Gleiten

Das transversale Gleiten ist ebenso essenziell wie das longitudinale; es hilft dabei, Spannung und Druck im Nerv zu verteilen. Transversale Exkursionen entstehen auf zwei Arten. Die erste ermöglicht dem Nerv den kürzesten Weg zwischen zwei Punkten zu nehmen, wenn Spannung auftritt. Dies ist besonders an den Orten von Bedeutung, an denen die transversale Bewegung einen Schlüsselaspekt der lokalen Biomechanik des Nervs darstellt, z.B. beim N. peroneus superficialis am Fußgelenk. Die zweite Art transversaler Bewegungen entsteht, wenn Nerven seitlichem Druck durch benachbarte Strukturen ausgesetzt sind, z.B. Sehnen oder Muskeln. Bewegungen der Beugesehnen erzeugen einen seitlichen Druck auf den N. medianus am Handgelenk, sodass dieser transversal aus seiner Ruheposition herausgleitet (Nachamichi & Tachibana 1992; Greening et al. 1999). In manchen Positionen kann beobachtet werden, wie der Nerv durch Bewegungen der Halswirbelsäule aus seiner ursprünglichen Position wegbewegt wird, da er versucht, die kürzeste Strecke zwischen Hand und Hals zu nehmen (Shacklock & Wilkinson 2000, unveröffentlichte Messungen, School of Medical Radiation, University of South Australia). Auch am Ellenbogen konnten bei Supinations- und Pronationsbewegungen signifikante transversale Bewegungen des mittleren und hinteren N. interosseus antebrachii beobachtet werden (Shacklock et al. 2002, unveröffentlichte Messungen, School of Medical Radiation, University of South Australia). Spezifische Kombinationsbewegungen der oberen Extremitäten und der Wirbelsäule können eingesetzt werden, um gezielt ein transversales Gleiten von Nerven zu erzeugen (Shacklock & Wilkinson 2001; ➤ Abb. 1.4).

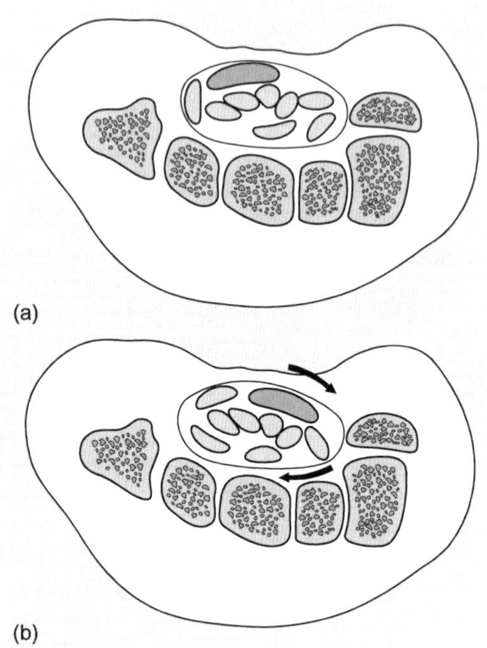

Abb. 1.4: Transversales Gleiten des N. medianus am Handgelenk.

Mesoneurium und internes Faszikelgleiten

Das Gleiten peripherer Nerven wird durch spezifische Bindegewebe ermöglicht (Lang 1962; Millesi

1986). Bei Operationen und an Leichen ist das Mesoneurium als dünne, vielschichtige Membran sichtbar, die aus lockerem Bindegewebe besteht. Es hat klare Begrenzungen und verhält sich ähnlich wie die Synovialmembran um Sehnen (Rath & Millesi 1990). Eine weitere Dimension des neuralen Gleitens ist die Bewegung bestimmter Faszikel gegenüber ihren benachbarten Faserbündeln. Das Faszikelgleiten wird durch das interfaszikuläre Epineurium ermöglicht, das ebenfalls aus weichem und lockerem Bindegewebe besteht (Millesi et al. 1990). Diese Fähigkeit der Nerven lässt sie sowohl intern als auch extern auf einwirkende Kräfte reagieren.

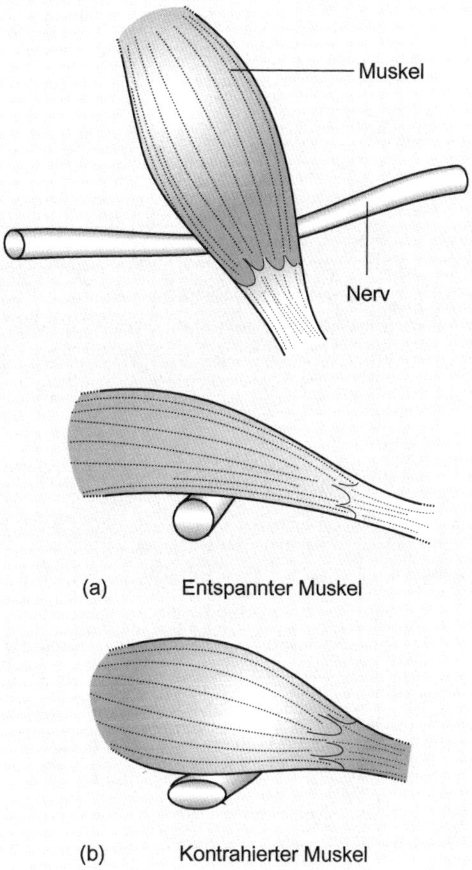

Abb. 1.5: Kompression neuraler Gewebe durch die Kontraktion benachbarter Muskeln.

1.3.4 Kompression

Kompression ist der dritte wesentliche mechanische Vorgang im Nervensystem. Neurale Strukturen können sich auf viele Arten verformen, selbst die Querschnittsform verändert sich in Abhängigkeit des auf sie ausgeübten Drucks. Der beim Phalen-Test durch die Flexion des Handgelenks auf den N. medianus ausgeübte Druck ist ein klinisches Beispiel für eine Kompression, die durch das mechanische Interface verursacht wird (Phalen 1951). Ein weiteres Beispiel ist die Flexion des Ellenbogens, die einen Druck auf den N. ulnaris am Ellenbogen erzeugt (Gelberman et al. 1998). In beiden Fällen drücken Knochen und Sehnen in Verbindung mit Muskeln und Faszien auf die Nerven. An der Wirbelsäule entsteht Druck bei Extension mit ipsilateraler Seitneigung, wodurch sich der Spinalkanal und die intervertebralen Foramina um die Nervenwurzeln verengen. Auf diese Weise überträgt das mechanische Interface Kräfte auf das Nervensystem, das diesen Anforderungen begegnet, indem es seine Form und Position verändert. Das Nervensystem bewegt sich wirkungsvoll das Druckgefälle hinab (➢ Abb. 1.5).

Im obigen Kontext sind v.a. Bewegungen des mechanischen Interfaces von klinischem Wert, denn manchmal ist es notwendig, die Position des Interfaces bewusst anzupassen. Dies dient dazu, den Druck auf neurale Strukturen zu verändern, um Diagnose und Behandlung spezifisch auf die bestehende Problematik abstimmen zu können. Der Druck auf das Nervensystem kann erhöht oder verringert werden, abhängig davon, ob eine schließende oder öffnende Bewegung ausgeführt wird.

Epineurium

Das Epineurium bildet die Polsterung des Nervs und schützt die Axone vor übermäßigem Druck. Es besteht aus feinerem und weniger dicht gepacktem Bindegewebe als das Perineurium. Dieses Merkmal verleiht dem Nerven schwammige Qualitäten und ermöglicht ihm, in seine ursprüngliche Form zurückzukehren sobald der Druck aufgehoben ist (rezensiert in Sunderland 1978, 1991).

1.4 Wie Nerven sich bewegen

Wie bereits erwähnt, sind die drei wesentlichen mechanischen Vorgänge im Nervensystem Spannung, Gleiten und Kompression. Sie treten in Abhängigkeit voneinander auf und werden durch eine komplexe Folge von Ereignissen ausgelöst. Im Folgenden wird aufgezeigt, über welche Mechanismen diese Ereignisse durch Körperbewegungen ausgelöst werden und wie diese Mechanismen von Therapeuten genutzt werden können.

1.4.1 Bewegungen der Gelenke

Konvergenz

Die erste Möglichkeit, auf die durch Bewegungen entstehende Kräfte auf das Nervensystem einwirken, sind Bewegungen der Gelenke. Auf der konvexen Seite der Gelenke verlängert sich der Container der Neuralstrukturen, auf der konkaven Seite verkürzt er sich. Die infolge der Gelenkbewegungen auftretenden neuralen Geschehnisse sind somit abhängig von der relativen Lage der Nerven zur Gelenkachse. Liegt der Nerv auf der konvexen Seite, wirken verlängernde Kräfte auf ihn ein; auf der konkaven Seite erfährt er verkürzende Kräfte.

Auch wenn sich der Container um die Nerven auf der konvexen Seite eines Gelenks verlängert, folgen die Nerven dieser Bewegung nicht vollständig. Dies entsteht durch die „Verleihung“ von neuralem Gewebe von beiden Endpunkten des Nerventraktes in Richtung des Ortes der Interfacebewegung. Indem der Nerv derart das Spannungsgefälle hinabgleitet wie zuvor beschrieben, werden Spannungserhöhungen teilweise ausgeglichen. Es kommt zu einer relativen Verschiebung des Nervs in Richtung des Gelenks. Die Nerven gleiten in Richtung des Gelenks, da dort die Verlängerung eingeleitet wird. Die Effekte an beiden Enden des Systems summieren sich, sodass ungefähr an seinem Mittelpunkt wenig bzw. keine Bewegung des Nervs gegenüber dem Gelenk entsteht. Dieses Phänomen wird als „Konvergenz“ bezeichnet. Es wird durch die Fähigkeit der Nerven ermöglicht, ihr Gewebe zu „verleihen“ und von beiden Enden des Nerventraktes aus in Richtung Gelenk zu gleiten. Die grundlegende Ursache der Konvergenz ist das Einwirken von Spannung an dem bewegten Gelenk.

Das oben Beschriebene ist jedoch auch abhängig von der Betrachtung des Beobachters. Tatsächlich ist eine Komponente der Konvergenz eine Illusion. Sie entsteht durch eine Verschiebung der Nerven gegenüber den Knochen, wobei das Interface sich vom Gelenk aus weiter auseinanderschiebt als die Nerven selbst. Da die Nerven sich nicht so weit verlängern wie das Interface, um einen übermäßigen Anstieg der Spannung zu vermeiden, müssen sie sich Gewebe von beiden Enden „ausleihen“ und folglich in Richtung Gelenk gleiten. Dies geschieht, während sich das Nervengewebe in Wirklichkeit gleichzeitig etwas in sich selbst verlängert und stellt somit in der Tat ein Paradoxon dar (➢ Abb. 1.6).

Konvergenzbewegungen treten an den Extremitäten (Smith 1956; McLellan & Swash 1976) und an den beweglichsten Wirbelsäulensegmenten (C5–C6, C4–C5) bei sagittalen Bewegungen auf (Adams & Logue 1971; Louis 1981). Konvergenzpunkte sind Orte, an denen die Verschiebung von Nervengewebe gegenüber Knochen gegen null geht. Konvergenz scheint ein normaler neurodynamischer Vorgang zu sein, der auf der gegenüberliegenden Seite bewegter Gelenke abläuft. Werden mehrere Gelenke bewegt, zeigt sich die Konvergenz am deutlichsten neben dem Gelenk, dessen Bewegungsausmaß am größten ist.

Normalerweise erzeugen Bewegungen einzelner Gelenke keine große Spannung in den neuralen Strukturen. Die Nerven können aus anderen Regionen in Richtung des Gelenks gleiten, um die Spannung gering zu halten. Werden die Nerven entlang ihres Verlaufs jedoch an verschiedenen Punkten verlängert, z.B. auch an benachbarten Gelenken, wird die Möglichkeit, in Richtung eines bestimmten Gelenks zu gleiten oder sich neurales Gewebe „auszuleihen“, verringert. Eine Bewegungsserie mehrerer Gelenke erzeugt deshalb eine größere Verlängerung der neuralen Gewebe als die Bewegung eines einzelnen Gelenks. Neurodynamische Tests wenden dieses Prinzip an, indem sie Bewegungen verschiedener benachbarter Gelenke und ihrer innervierten Gewebe

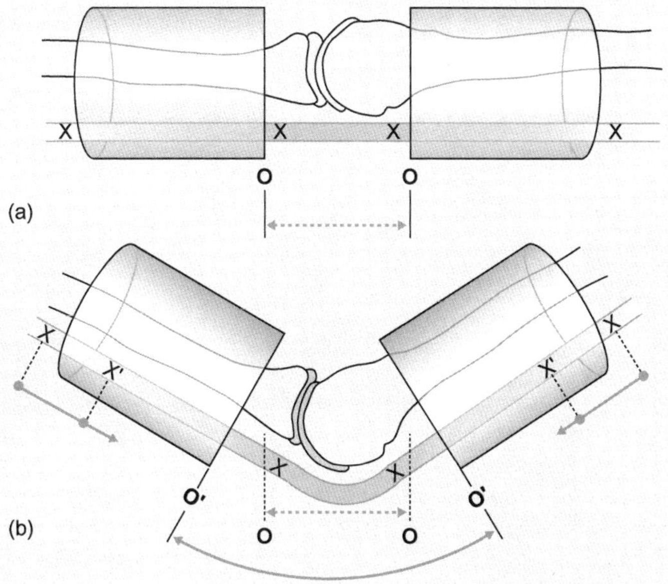

Abb. 1.6: Konvergenz des Nervengewebes in Richtung des bewegten Gelenks. a) neutrale Position. Die Position O kennzeichnet einen Punkt des Interfaces, der in Nachbarschaft zum Nerven liegt. X markiert Punkte am Nerven. b) gebeugte Position. O' kennzeichnet die veränderte Position des Interfaces, die durch die Flexion des Gelenks entsteht. Scheinbar hat sich X nach innen in Richtung des Gelenkspalts bewegt, aber tatsächlich entsteht dieses Phänomen der Konvergenz durch die nach außen gerichtete Bewegung von O nach O'. Der gestrichelte Pfeil kennzeichnet die Position des Interfaces in der neutralen Position (Abb. a). X' bezeichnet die veränderte Position des Nervengewebes gegenüber dem Interface in der gebeugten Position, jedoch wird dieser Effekt wiederum durch die nach außen gerichtete Bewegung des Interfaces erzeugt.

kombinieren, was zu einer Summation der oben beschriebenen Vorgänge führt.

Biegung von Nerven

Die Kombination grundlegender Vorgänge zur Erzeugung komplexerer Aktionen zeigt sich am Biegen einer neuralen Struktur um sein Interface. Der N. ulnaris am Ellenbogen liefert solch ein Beispiel. Der Nerv liegt auf der konvexen Seite des Gelenks und wird bei Beugung des Ellenbogens verlängert. Gleichzeitig muss er sich um die knöcherne Trochlea humeri biegen und erfährt an dieser Stelle durch drei unterschiedliche Mechanismen eine Kompression.

Der erste Mechanismus ergibt sich aus der Notwendigkeit für den Nerv, sich den kürzesten Weg zwischen seinen beiden Enden zu suchen. Dies führt dazu, dass der Nerv gegen die Trochlea humeri gepresst wird und einen erhöhten internen Druck erfährt.

Der zweite Kompressionsmechanismus entsteht durch die über dem Nerv liegenden Strukturen, insbesondere durch die Faszien, die das Dach des Kubitaltunnels bilden und von oben auf den Nerv drücken.

Der dritte Mechanismus entsteht durch den Spannungsanstieg im Nerv, der zu einer Annäherung der Faszikel führt.

Zwei weitere Faktoren lösen Spannung im Nerv aus. Zum einen muss der Nerv wegen seiner Lage auf der konvexen Gelenkseite einen längeren Weg um das Gelenk nehmen. Zum anderen erzeugt die Nervenbiegung eine größere Spannung in dem Teil des Nervs, der am weitesten von der Gelenkachse entfernt ist. Dementsprechend kommt es in Abhängigkeit von den lokalen Gegebenheiten sogar innerhalb des Nervs zu unterschiedlichen Vorgängen (➢ Abb. 1.7).

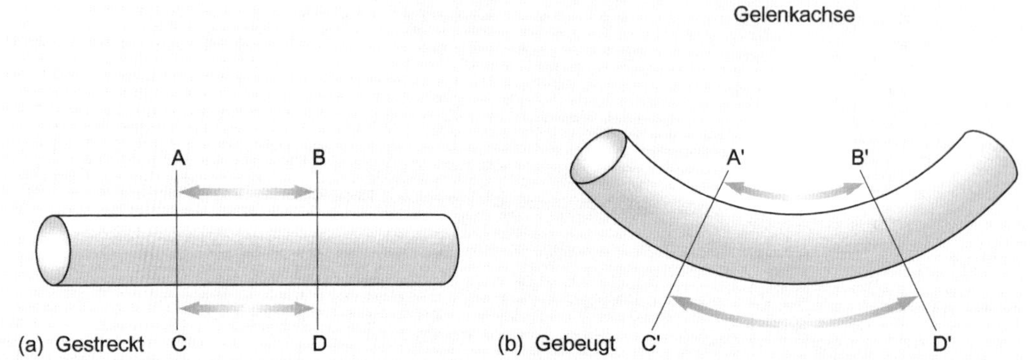

Abb. 1.7: Intraneurale Effekte der Biegung eines Nervs. Verschiedene Anteile des Nervs erfahren unterschiedliche Effekte. Die weiter von der Gelenkachse entfernten Anteile erfahren eine größere Spannungsveränderung als die näher an der Gelenkachse liegenden Anteile.

1.4.2 Bewegungen der innervierten Gewebe

Neben der Möglichkeit, mithilfe benachbarter Gelenke longitudinale Kräfte auf das Nervensystem einwirken zu lassen, kann dies auch über die innervierten Gewebe geschehen. So kann an der unteren Extremität z.B. die Dorsalextension des Fußes und der Zehen eingesetzt werden, um Spannung im N. ischiadicus zu erzeugen. Die Fußbewegung wird auch mit dem Straight Leg Raise und dem Slump-Test kombiniert. Der Slump-Test ist ein Beispiel für die Verwendung der befestigten Enden des Nervs an beiden Endpunkten, um verlängernde Kräfte auf das Nervensystem auszuüben. Die Befestigung des Nervensystems in seinem Container erfolgt am oberen Ende durch die Insertion der Dura am Kranium, an seinem unteren Ende durch die Ausläufer der Digitalnerven in den Zehen. Folglich erhöhen Bewegungen, die die Distanz zwischen beiden Endpunkten des Nervensystems (Kopf und Füße) vergrößern, die Spannung in den Nerven und lösen neurale Bewegungen aus. Kenntnisse der Lage der innervierten Gewebe sind ein unerlässlicher Bestandteil der klinischen Neurodynamik und können v.a. bei der Bestimmung der für die Problematik des Patienten relevanten Komponenten von Bedeutung sein. Ein Beispiel hierfür ist der Einsatz eines modifizierten radialen neurodynamischen Tests für den sensiblen Ast des N. radialis bei der Quervain-Krankheit (➤ Abb. 1.8).

1.4.3 Bewegung des mechanischen Interfaces

Definition des Öffnens und Schließens für das Nervensystem

Ein neues Bewegungsdiagramm

An dieser Stelle ist es wichtig, den Leser mit den genauen Definitionen von Öffnen und Schließen vertraut zu machen. In einer schematischen Darstellung nimmt jeder Vorgang im Bewegungsapparat eine eindeutige Bewegungsrichtung relativ zum Nervensystem ein. Die Achse, die durch das Diagramm verläuft, illustriert die neutrale Position. Sie trennt die öffnende von der schließenden Seite. Schließende Bewegungen reduzieren die Distanz zwischen den neuralen Geweben und dem Bewegungssystem und erzeugen einen auf das Nervensystem einwirkenden Druck. Öffnende Bewegungen sind vom Nervensystem weg gerichtet und führen zu einer Verringerung des Drucks auf die neuralen Elemente.

Der Grund für die Entwicklung eines solchen Bewegungsdiagramms liegt darin, dass das Nervensystem manchmal hinsichtlich der Vorgänge in seiner mechanischen Umgebung analysiert werden muss. Position und mechanische Funktion der muskuloskeletalen Gewebe können in diesem Diagramm relativ zum Nervensystem dargestellt werden. Es erweitert Maitlands Bewegungsdiagramm um die bidirektio-

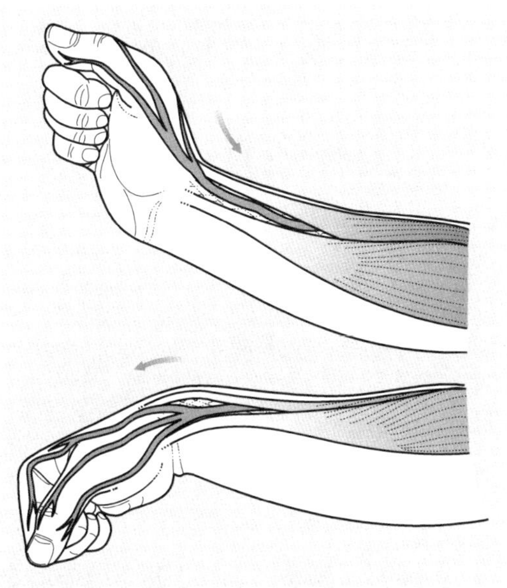

Abb. 1.8: Spannungserhöhung im sensiblen Ast des N. radialis durch Flexion/Adduktion des Daumens und ulnare Deviation des Handgelenks. Der neurodynamische Test zur Überprüfung einer Fehldiagnose bei der Quervain-Krankheit entspricht im Endeffekt dem Finkelstein-Test, in Kombination mit dem radialen neurodynamischen Test. (Technik wird in ➢ Kap. 7 beschrieben.)

nale Dynamik (Öffnen und Schließen) des mechanischen Interfaces in Relation zum Nervensystem (Maitland 1986; ➢ Abb. 1.9).

Die dynamischen Beziehungen öffnender und schließender Bewegungen zueinander haben einen wichtigen Einfluss auf das Nervensystem. Daher ist es sinnvoll, beide Bewegungen mit denselben Grundgedanken zu verbinden. Der Bewegungsapparat kann z.B. sowohl ein vermehrtes Öffnen als auch ein vermehrtes Schließen zeigen und dadurch wechselnde Kräfte auf das Nervensystem ausüben. Dies würde einer multidirektionalen Instabilität mit einer Ausdehnung der neutralen Zone entsprechen und koordinative Bewegungsübungen erforderlich machen, um die auf das Nervensystem wirkenden Kräfte zu verringern. Alternativ hierzu kann es jedoch auch zu einer verminderten Öffnung kommen, obwohl das Schließen gleichzeitig normal abläuft. In diesem Fall erfährt das Nervensystem evtl. nie eine ausreichende Druckentlastung, auch wenn das Interface zu keiner Zeit direkten Druck ausübt. Diese Möglichkeit stellt eine häufig übersehene charakteristische mechanische Dysfunktion dar, die eine Technik erfordert, die das Interface öffnet, ohne es zu schließen. Besonders geeignet sind hierfür spezifische passive Bewegungen, insbesondere an der Wirbelsäule.

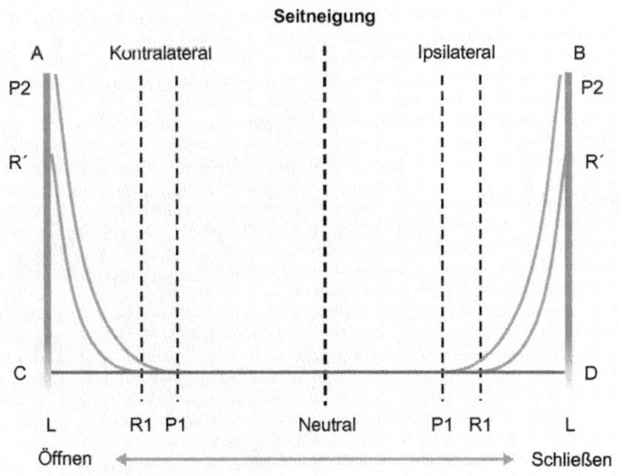

A/B/C/D	Bezeichnet die Eckpunkte des „Koordinatensystems Bewegungsdiagramm“.
L	Limit = aktuelles Bewegungsende.
P1	Pain 1 = Punkt in der Bewegungsbahn, an dem der erste Schmerz einsetzt
P2	Pain 2 = Punkt in der Bewegungsbahn, an dem die Schmerzen unerträglich werden. Die Bezeichnung P2 gibt – im Gegensatz zu P' oder auch R' – außerdem an, dass dieser Schmerz die Ursache für das Ende (das Limit L) der Bewegung ist.
R1	Resistance 1 = Punkt in der Bewegungsbahn, an dem der erste Widerstand gegen die Bewegung einsetzt. Dieser Widerstand kann in aktiven (Kontraktion von Muskulatur) oder passiven (z.B. Kapseln, Bändern,Sehnen etc.) Strukturen begründet liegen.
R'	Resistance' = Bezeichnet das Ausmaß des Widerstandes gegen die Bewegung am Ende der Bewegung (am Limit L). Im Gegensatz zu R2 oder auch P2 bezeichnet R' außerdem die Tatsache, dass der Widerstand nicht der limitierende Faktor ist.

Abb. 1.9: Neues Bewegungsdiagramm zur Illustration der Wechselwirkungen zwischen dem muskuloskeletalen und dem neuralen System im Rahmen der physischen Untersuchung neurodynamischer Störungen. Entwickelt aus Maitlands Diagrammen, enthält es die wesentlichen Aspekte seiner Schöpfung, berücksichtigt im Zusammenhang mit der relevanten Neuralstruktur jedoch zusätzlich öffnende und schließende Bewegungen. Typischerweise würden diese Bewegungen z.B. die ipsilaterale und kontralaterale Seitneigung der Wirbelsäule, beinhalten, wodurch die intervertebralen Foramina geschlossen bzw. geöffnet werden. Eine ähnliche Analyse kann bei peripheren Gelenken und Nerven erfolgen.

Eine andere mögliche Dysfunktion ist das übermäßige Schließen bei reduzierter Öffnung. Dabei kommt es zu einer Verschiebung der neutralen Zone in Richtung der Neuralstruktur, die evtl. eine Korrektur erfordert. Es gibt verschiedene Möglichkeiten von Interfacedysfunktionen. Sie werden in ➢ Kap. 4 (Diagnose spezifischer Dysfunktionen) näher beschrieben.

Anwendung des Bewegungsdiagramms

Mit dem vorgeschlagenen Bewegungsdiagramm kann der Praktiker die bewegungsbezogenen Vorgänge des mechanischen Interfaces in Relation zum Nervensystem analysieren und dokumentieren. Es fördert die mechanische Diagnose, das „Clinical Reasoning", und eine bestmögliche Behandlung. Der Therapeut kann die dynamischen Verhältnisse zwischen Öffnen und Schließen einordnen und die mögliche Behandlung bestimmen. Das Erstellen eines solchen Diagramms erfordert jedoch naturgemäß ein hohes Niveau der manuellen Untersuchung der muskuloskeletalen und neuralen Systeme sowie die Fähigkeit, physische und subjektive Auffälligkeiten genau zu dokumentieren.

Schlussmechanismen

Definition

Schlussmechanismen sind Mechanismen, die einen erhöhten Druck auf die Neuralstruktur erzeugen, indem sie den Raum um die Struktur verkleinern.

Ein klinisches Anwendungsbeispiel für einen Schlussmechanismus ist der Phalen-Test (Phalen 1951, 1970), der die Strukturen des Karpaltunnels um den N. medianus schließt und eine Kompression auf den Nerv ausübt. Da das Schließen ein allgemeiner Vorgang ist, kann es in vielen Körperregionen eingesetzt werden. An der Wirbelsäule erfahren die ipsilateralen Nervenwurzeln in ihren intervertebralen Foramina Druck durch eine Extension mit Seitneigung. Schlussmechanismen sind besonders für die Untersuchung einer Interfacekomponente im Rahmen einer neuralen Problematik nützlich.

Schlussmechanismen können relativ unabhängig von longitudinalen Effekten in Nerven sein. Wiederum wird am Beispiel des Phalen-Tests deutlich, dass sich die Spannung im N. medianus reduziert, obwohl dieser durch die Flexion komprimiert wird, da der Nerv auf der konkaven Seite des Gelenks liegt. Dies steht im Gegensatz zum N. ulnaris, der bei Ellenbogenflexion eine Kompression erfährt (Pechan & Julis 1975) und zusätzlich durch die Bewegung gespannt wird (Tsai 1995; Grewel et al. 2000). Der Verlauf eines Nervs entlang verschiedener Seiten der Gelenke führt zu solch regionalen Unterschieden und stellt damit einen wichtigen Aspekt für die Anpassung neurodynamischer Tests an die Bedürfnisse der Patienten dar.

Wie bereits erwähnt, tritt die Kompression der Neuralstrukturen aufgrund einer Verengung des Nervencontainers um den Nerv auf. Unter den richtigen Bedingungen können nicht nur Strukturen an Tunneln oder Gelenken auf Nerven drücken, sondern auch Muskeln. Die Kompression von Nerven durch Muskelkontraktionen ist ein normales Phänomen. Ein Beispiel einer übermäßigen Muskelkontraktion mit daraus resultierender Neuropathie ist das Supinatorsyndrom, bei dem der M. supinator Druck auf den N. interosseus antebrachii posterior ausübt (Werner et al. 1980). Eine Dehnung des Muskels erzeugt ebenfalls einen Druck auf den Nerv. Dieser Vorgang zeigt sich auch bei anderen Nerven (Werner et al. 1985a, 1985b).

Es ist möglich, dass die Ursache neuraler Problematiken eine übermäßige Kontraktion eines in Nachbarschaft zu einem peripheren Nerv liegenden Muskels ist, der den Nerv irritiert oder komprimiert. Dies muss keine Veränderung der Leitfähigkeit des Nervs auslösen, v.a., wenn die Kompression nicht schwerwiegend und nur vorübergehend ist. Es kann jedoch sehr schmerzhaft sein.

In der Diagnose ist es möglich, mittels physischer Tests zu ermitteln, ob eine Interfacekomponente in erster Linie eine Kontraktions- oder eine Dehnungskomponente beinhaltet. Zusätzlich kann es notwendig sein, eine Untersuchung durchzuführen, die behutsamer ist als die Standarduntersuchung und die Feinheiten der Interfacedynamik berücksichtigt.

Dies wird durch die Kombination aus mechanischem Test für den Nerv mit aktiver Kontraktion bzw. passiver Dehnung des umgebenden Muskels erreicht, wodurch das beidseitige Zusammenspiel untersucht wird. Bei der Untersuchung der Wechselwirkungen zwischen Gelenk, Muskel und Nerv können klinische Tests mit Schluss- oder Öffnungsmechanismen kombiniert werden, z.B. über die Gelenkpositionen. Selbstverständlich ist eine systematische Untersuchung aller relevanten Komponenten erforderlich, um die sachdienlichen Aspekte zu ermitteln.

Öffnungsmechanismen

Definition

Öffnungsmechanismen sind Mechanismen, die den Druck auf eine Neuralstruktur verringern. Druckverminderung entsteht, wenn sich der Raum um die Neuralstruktur durch ein bestimmtes Manöver vergrößert.

Ebenso wie Schlussmechanismen sind auch Öffnungsmechanismen universell. An den Extremitäten sind Öffnungsmechanismen z.B. das Anheben der Skapula bei einem Thoracic-outlet-Syndrom, Ellenbogenextension bei einer Neuritis des N. ulnaris oder Lockerung und Entspannung des M. piriformis bei einer N.-ischiadicus-Problematik, um den Druck auf den Nerv zu vermindern. An der Wirbelsäule verringern Flexion und kontralaterale Seitneigung den Druck auf die Nervenwurzeln.

Öffnen und Schließen der intervertebralen Foramina – Unterschied zu den Extremitäten

An dieser Stelle ist es wichtig, hervorzuheben, dass Öffnen und Schließen der intervertebralen Foramina nicht dasselbe sind wie das Öffnen und Schließen der Gelenke. An der Halswirbelsäule öffnen sich beispielsweise die posterioren Intervertebralgelenke durch kontralaterale Seitneigung und ipsilaterale Rotation. Beobachtet man jedoch an einem Skelett die Effekte dieser Bewegungen auf die Dynamik der intervertebralen Foramina, erkennt man, dass diese Kombination zu einem gewissen Maße das Foramen schließt. Dies kommt durch eine Bewegung der posteroinferioren Ecke des oberen Wirbelkörpers in das Foramen zustande. Der Teil des Wirbelkörpers nähert sich an die obere Facette des darunterliegenden Segments an und bewirkt eine anteroposteriore Verengung des Foramens. Im Gegensatz dazu öffnen Flexion, kontralaterale Seitneigung und kontralaterale Rotation das Foramen. Wie später beschrieben, werden diese Bewegungen bei verschiedenen Formen von Radikulopathien häufig zur Behandlung von Dysfunktionen des mechanischen Interfaces eingesetzt.

1.4.4 Bedeutung der Spezifizität in der mechanischen Diagnose

Der vorherige Abschnitt verdeutlicht, wie wichtig es ist, in der Untersuchung verschiedene mechanische Vorgänge voneinander zu unterscheiden, sodass Diagnose und Behandlung auf die spezifischen pathodynamischen Mechanismen ausgerichtet werden können. Ein Patient kann z.B. eine Schlussproblematik des Interfaces anstelle eines neuralen Spannungsproblems haben. Dann ist es wichtig, die physischen Tests und die Behandlung in Richtung der relevanten Komponente zu lenken. Von Bedeutung ist auch, dass die Hinweise auf die dominierende Komponente der Problematik klinisch erlangt werden können, denn die Zeichen und Symptome reflektieren häufig den neurodynamischen Mechanismus: Ein Patient, für den die zusammendrückende Aktivität der Hand eine provozierende Bewegung ist, bei der es zu Kribbeln und Prickeln in den ersten drei Fingern kommt, könnte ein Interfaceproblem durch übermäßige Kontraktion des M. pronator teres haben. In diesem Fall sollte die physische Untersuchung einen neurodynamischen Test beinhalten, der eine Kontraktion und/oder eine Dehnung des Muskels miteinbezieht, um zu klären, ob eine Fehlfunktion des Schlussmechanismus vorliegt. Es ist jedoch eine recht umfassende Technik, für deren Auswahl in ➤ Kap. 6 spezifische Richtlinien vorgestellt werden.

1.5 Das Nervensystem – ein Kontinuum

1.5.1 Übertragung von Kräften entlang des Systems

Das Nervensystem ist ein sehr langes Organ. Aufgrund dessen verfügt es über einzigartige Charakteristika. Viele klinische Problematiken, die keinen anderen Systemen zugeordnet werden können, lassen sich dadurch erklären. Praktiker können dies bei der Behandlung neuromuskuloskeletaler Problematiken einsetzen. Im Folgenden wird der Nutzen der klinischen Verwendung der Länge des Systems dargestellt.

Bewegungen der Halswirbelsäule, v.a. Flexion und Extension, erzeugen Positions- und Spannungsveränderungen des lumbalen Rückenmarks und der lumbalen Nervenwurzeln (Breig & Marions 1963). Macnab (1988, persönliche Kommunikation) gibt an, dass bei Operationen zu beobachten ist, wie sich die lumbosakralen Nervenwurzeln bei Dorsalextension des Fußes bewegen, wenn das Bein in Straight-Leg-Raise-Position gehalten wird. Ein weiteres Beispiel für dieses mechanische Kontinuum ist die nach innen gerichtete Bewegung der Augen bei einem bilateralen Straight-Leg-Raise-Test. Es ist möglich, dass die Bewegung der Augen durch eine Spannung verursacht wird, die über Rückenmark und Gehirn zu den Sehnerven zieht.

Bei Körperbewegungen wirkt die Spannung auf das Nervensystem an dem Ort ein, an dem die Kraft zuerst eingeleitet wird. Wenn die Kraft zunimmt, benötigt die daraus folgende Spannung einen kurzen Moment, um im System weitergeleitet zu werden (Tani et al. 1987). Diese kurze Verzögerung entsteht durch die Viskoelastizität des Nervensystems und durch dessen leicht gekräuselte und lockere Lage in Ruhe (Zöch et al. 1989, 1991; Millesi et al. 1995). Die Kräfte verteilen sich in diesem System, wenn das Spiel herausgenommen wird.

Bewegt sich ein Bewegungssegment, werden leichte Kräfte nur über eine kurze Distanz entlang des Nervensystems weitergetragen und schnell abgeleitet. Nimmt die Größe der einwirkenden Kraft zu, breiten sich die Effekte vom Ort der Krafteinwirkung weiter entlang des Nervensystems aus (Tani et al. 1987). Für den Praktiker ist dies von Bedeutung, denn Kraft und Bewegungsausschlag der Gelenke sind wesentliche Variablen neurodynamischer Tests. Im entspannten Zustand des Nervensystems werden durch geringe Kräfte hauptsächlich lokale Effekte hervorrufen. In gespanntem Zustand können jedoch schon leichte Kräfte, die weit entfernt vom Ort der Kraftapplikation liegen, neurale Gewebe bewegen. Positioniert man Ellenbogen und Schulter so, dass es zu einer Entspannung des N. medianus kommt, werden Handgelenksbewegungen den Plexus brachialis nicht wesentlich beeinflussen. Umgekehrt werden Kräfte schon durch kleine Bewegungen im Handgelenk auf den Plexus übertragen, wenn die Schulter in Abduktion und der Ellenbogen in Extension positioniert sind.

1.5.2 Strukturelle Differenzierung

Durch seine ununterbrochene Länge macht das Nervensystem eine manuelle Differenzierung von Symptomen möglich, ein wichtiger Aspekt in Untersuchung und Behandlung. In bestimmten Situationen können Nerven, einfach aufgrund der ununterbrochenen Länge des Nervensystems, mit hoher Spezifität bewegt werden. Ein gutes Beispiel hierfür ist die Erzeugung von Symptomen an Handgelenk und Unterarm mit dem medianen neurodynamischen Test 1 (Butler 1991). Eine kontralaterale Seitneigung der Halswirbelsäule bedingt eine proximal gerichtete Bewegung der Nerven in Unterarm und Hand, ohne dabei longitudinale Bewegungen der angrenzenden Faszien, Muskeln oder Sehnen hervorzurufen (McLellan & Swash 1976; Shacklock & Wilkinson 2001).

MERKE

Die strukturelle Differenzierung wird bei allen neurodynamischen Tests durchgeführt, um Informationen darüber zu erhalten, ob neurodynamische Vorgänge am Mechanismus der Symptome beteiligt sind. Die Differenzierung wird dadurch erreicht, dass der Therapeut die Neuralstrukturen in der betroffenen Region bewegt, ohne die muskuloskeletalen Gewebe derselben Region zu bewegen. Jede Veränderung der Symptome während des differenzierenden Manövers kann auf einen neuralen Mechanismus hinweisen.

Wenn Faszien und Sehnen über längere Distanz einen ähnlichen Verlauf haben wie Nerven, kommt die Frage auf, ob durch die strukturelle Differenzierung gezielt Neuralstrukturen bewegt werden. Eine endgültige Validität der strukturellen Differenzierung ist bisher noch nicht bewiesen. Es scheint jedoch, als sei die Differenzierung unter gewissen Umständen mechanisch valide. Unsere Forschungsgruppe hat aufgezeigt, dass der N. medianus am Handgelenk hochgradig spezifisch bewegt werden kann. Entsprechend der neurodynamischen Sequenz kann der Nerv gegenüber umgebenden Geweben wie Knochen und Sehnen in bestimmte Richtungen bewegt werden (Shacklock & Wilkinson 2001).

1.5.3 Ausbreitung mechanischer Veränderungen

Mechanische Vorgänge an einem Ende des Nervensystems können eine Kaskade zusammenhängender Vorgänge entlang des Systems auslösen: Eine passive Flexion der Halswirbelsäule erzeugt Spannung in den lumbosakralen Nervenwurzeln, eine Extension des Handgelenks verursacht Spannung im Plexus brachialis, und eine Dorsalextension des Fußes bewegt den N. ischiadicus. Die Mechanismen, durch die sich die mechanischen Kräfte im Nervensystem ausbreiten, ebnen den Weg dafür, dass pathomechanische Veränderungen an einer Stelle des Nerventraktes sekundäre pathologische Effekte in anderen Teilen des Systems auslösen. Einschränkungen des Rückenmarks, die dessen effektive Bewegung verhindern, führen zu einer größeren Verlängerung entfernter Rückenmarkanteile und duraler Gewebe als normal (Adams & Logue 1971; Yamada et al. 1981). Dies ist von Bedeutung, denn Patienten berichten oft von Schmerzen, die sich erst in einer Region entwickelt haben, nachdem zuvor in einer anderen Region ein mechanisches Problem entstanden war. Ein klassisches Beispiel hierfür ist die Ausprägung eines steifen Nackens als Folge eines akuten Rückenschmerzes in der unteren Region, vor allem wenn der Slump-Test auffällig ist. Ein weiteres Beispiel sind Schmerzen bei Heranwachsenden, die sich nach und nach in der unteren Rückenregion entwickeln, begleitet von einer verkürzten ischiokruralen Muskulatur beim Vorbeugen, die sich entlang des Systems nach oben ausbreiten und sich auch zu Nacken- und Kopfschmerzen entwickeln. Diese Menschen haben häufig ein festes Nervensystem, in dem sich Probleme entlang des Nerventraktes ausbreiten können. Für sie gibt es neurodynamische Lösungen.

1.6 Reaktionen des Nervensystems auf Bewegung

1.6.1 Dynamik zwischen neuraler Spannung und neuraler Bewegung

Biomechanik

Es folgt eine kurze Auswertung der zeitlichen Abfolge von Spannung und Bewegung des Nervensystems bei Bewegungen des Körpers.

Wenn durch bestimmte Gelenkbewegungen Kräfte auf das entspannte Nervensystem einwirken, bewegen sich zuerst die Nerven am Ort der Kraftapplikation. Wird die Spannung entlang des Nervensystems weitergeleitet, starten die entfernter liegenden angrenzenden Nerven mit der Bewegung. Folglich kommt es zu einer verzögerten Bewegung der vom Ort der Kraftapplikation entfernter liegenden Nerven. In dieser frühen Phase der Gelenkbewegung ist der primäre Vorgang im Nervensystem das Aufnehmen des Spiels.

In der mittleren Bewegungsphase ist das Spiel vollständig aufgenommen, und das Ausmaß des neuralen Gleitens erhöht sich. Zu einem späteren Zeitpunkt der Gelenkbewegung sind sowohl Spiel als auch Gleitfähigkeit der Nerven ausgeschöpft, wodurch sich die Spannung in den Nerven erhöht. Diese Punkte sind von klinischem Nutzen, da der Therapeut sich vorstellen kann, was bei neurodynamischen Techniken geschieht und leichte Variationen der Techniken einsetzen kann.

Die Reihenfolge der Vorgänge während der Gelenkbewegungen lässt sich folgendermaßen zusammenfassen:

- Aufnahme des Spiels früh in der Bewegungsbahn
- schnelles neurales Gleiten in der mittleren Bewegungsbahn
- abschließender Aufbau von Spannung im Nervensystem, da sich die Nervenbewegung gegen Ende der Bewegungsbahn verringert.

Diese Punkte werden in Charnleys (1951) und Smiths (1956) klassischen Studien der Bewegungen und Spannungsveränderungen der lumbosakralen Nervenwurzeln während des Straight-Leg-Raise-Tests dargestellt. Von 0°–35° wird das Spiel des N. ischiadicus aufgenommen, und es finden nur geringe Bewegungen der neuralen Strukturen statt. Die Bewegungen der Nervenwurzeln sind zwischen 35°–70° am schnellsten und laufen zwischen 70°–90° aus. Da die Bewegungsfähigkeit nun ausgeschöpft ist, kommt es zu einem raschen Anstieg der Spannung ab etwa 60°. Diese Vorgänge werden naturgemäß bei verschiedenen Individuen und in den verschiedenen Körperregionen unterschiedlich sein. Dennoch sind die Prinzipien der Kraftübertragung bzgl. der neuralen Bewegungen fundamental und es ist wichtig, sie bei der Anwendung neurodynamischer Tests zu berücksichtigen.

Anwendung im Rahmen von Behandlungstechniken

Das oben Dargestellte illustriert einige Schlüsselaspekte der Anwendung verschiedener Techniken. Eine Gleittechnik muss aus einer Bewegung mit großer Amplitude in der mittleren Bewegungsbahn bestehen. Eine Spannungstechnik muss eher zum Ende der Gelenkbewegung hin durchgeführt werden. Techniken können so kombiniert werden, dass Bewegungen mit großer Amplitude mit einem endgradigen Anteil in derselben Mobilisation durchgeführt werden. Dies würde ein Gleiten und ein Spannen des Nervs bewirken. Alternativ kann eine Technik eingesetzt werden, die nur das Spiel aufnimmt, wenn eine minimale Beeinflussung des Nervs beabsichtigt wird.

1.6.2 Krafteinwirkung und Viskoelastizität

Das Nervensystem ist ein viskoelastisches Organ. Dieses Merkmal bietet dem Therapeuten große Möglichkeiten, denn dadurch könnten die intrinsischen mechanischen Funktionen von Nerven durch Bewegungen beeinflussbar sein.

Die meisten der gesicherten viskoelastischen Effekte, die bei der Applikation von Kräften auf Neuralstrukturen auftreten, ereignen sich mit hoher Wahrscheinlichkeit innerhalb der ersten Sekunden nach der Kraftapplikation (Tani et al. 1987; Millesi et al. 1995). Daraus ergeben sich eindeutig wichtige Implikationen. Der Großteil des mechanischen Nutzens von Mobilisationen tritt in dieser Zeit auf. Wird eine neurodynamische Technik länger gehalten, kann sich, abhängig von der Zeit, eine intraneurale Ischämie entwickeln. Es scheint, als sei eine neurale Bewegung, aufgrund der mit Dehnungen assoziierten Risiken, im Allgemeinen besser geeignet als die neurale Dehnung, da sie sicherer und mindestens ebenso effektiv ist. Techniken und Übungen, die Bewegungen einsetzen, werden zudem besser vom Patienten toleriert als das potenziell unangenehme Dehnen.

1.7 Verbindungen zwischen Mechanik und Physiologie

Der Ansatz, dass Mechanik und Physiologie des Nervensystems voneinander abhängig sind, ist die Basis des Konzeptes der Neurodynamik (Shacklock 1995a). Das Annehmen dieser Idee ermöglicht es dem Praktiker, nicht nur die Effekte mechanischer Veränderungen auf die neurologische Funktion zu berücksichtigen, sondern auch Schmerzmechanismen. Indem er dies tut, bekommt der Praktiker Zugang zum zentralen Nervensystem und den biopsychosozialen Aspekten von Schmerz und Fähigkeitsverlust, die, auch wenn sie in diesem Buch nicht behandelt werden, im Umgang mit Schmerzpatienten essenziell sind.

Beispiele für die Verbindungen zwischen Mechanik und Physiologie des Nervensystems sind Druck und Spannung, die in Neuralstrukturen zu Ischämie und vermindertem axonalen Transport führen (Lundborg & Dahlin 1996). Die durch die Behandlung mechanischer Funktionen verbesserte Physiologie ist außerdem ein wesentlicher Teil des neurodynamischen Konzeptes und kann sowohl in der Diagnose (Coveney et al. 1997; Selvaratnam et al. 1997) als auch in der Behandlung (Shacklock 1995b; Sweeney & Harms 1996; Rozmaryn et al. 1998) sehr effektiv sein. Druck oder Spannung von einem Nerven zu nehmen, bedeutet, seine Physiologie und damit verbundene klinische Wechselwirkungen zu verbessern. Wird dem Patienten ein neuer Weg aufgezeigt, sich zu bewegen, kann es zu einer verminderten Irritation des Nervs und damit zur Linderung von Schmerzen und Fähigkeitsverlusten kommen.

Mechanische Vorgänge und physiologische Funktionen beeinflussen sich gegenseitig. Diabetes, ein Problem das die Nerven pathologisch verändert, erhöht die Anfälligkeit der Nerven gegenüber Kompression (Dellon et al. 1988, rezensiert in Mackinnon & Dellon 1988; Mackinnon 1992). Folglich ist es wichtig, dass der Praktiker die Physiologie der Nerven als Teil seiner Entscheidungsfindung in der klinischen Neurodynamik miteinbezieht (➢ Abb. 1.10).

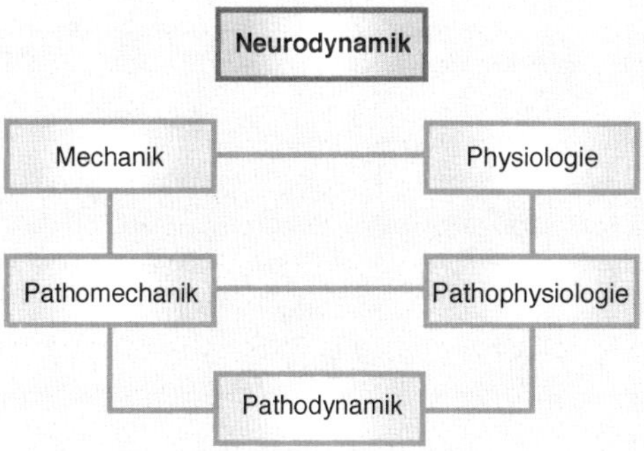

Abb. 1.10: Das Konzept der Neurodynamik beinhaltet Verbindungen zwischen der Mechanik und der Physiologie des Nervensystems, in dem es Wechselwirkungen in beide Richtungen gibt, die therapeutisch genutzt werden können. Eine mechanische Behandlung kann eingesetzt werden, um die Physiologie des Nervensystems und die klinischen Befunde zu verbessern (aus Shacklock, M. 1995a, Physiotherapy, mit freundlicher Genehmigung).

1.8 Physiologische Vorgänge

1.8.1 Intraneurale Durchblutung

Regulation der intraneuralen Durchblutung – ein Balanceakt

Die Durchblutung in den Nerven wird von einem faszinierenden System reguliert, das die efferenten und afferenten Systeme in verblüffendem Wechselspiel und erstaunlicher Subtilität miteinander verbindet. Der Grund dafür, dies in die klinische Neurodynamik miteinzubeziehen, ist der, dass Veränderungen der intraneuralen Durchblutung, v.a. durch entzündliche Prozesse, eine Möglichkeit sind, durch die Nerven ohne eine Veränderung der Leitgeschwindigkeit Schmerzen auslösen können. Des Weiteren kann eine Entzündung der Nerven dazu führen, dass alltägliche Bewegungen und mechanische Tests ungewöhnlich schmerzhaft werden. Die intraneurale Durchblutung wird durch einen Mechanismus reguliert, der permanent Vasokonstriktion, Vasodilatation und Sekretion ausbalanciert.

Vasodilatation und -konstriktion

Durch eine außergewöhnliche Laune der Natur wird die Durchblutung der peripheren Nerven durch die Nerven reguliert (Nervi vasa nervorum; Bove & Light 1995b, 1997a, 1997b). Nozizeptoren und sympathische Fasern üben hierbei die Kontrolle aus. Bei einer Stimulation haben die Nozizeptoren (C-Fasern) in den Bindegeweben des Nervs zusätzlich zu einer möglichen Schmerzauslösung (Zochodne 1993) einen vasodilatatorischen Effekt auf die lokalen Blutgefäße. Dies erreichen sie durch die Ausschüttung der Substanz P und des Calcitonin-gene related peptide (CGRP) aus ihren Endigungen in die Blutgefäßwände im Nerv (Zochodne & Ho 1991a; Zochodne et al. 1995; Zochodne et al. 1997; Schaafsma et al. 1997). Die Ausschüttung dieser vasoaktiven und entzündungsfördernden Substanzen aus den Nozizeptoren des Nervs ist tonisch und unterliegt Schwankungen, je nachdem, ob sie stimuliert oder sediert sind. Eine

Stimulation der Nozizeptoren des Nervs bewirkt eine vermehrte intraneurale Durchblutung in der stimulierten Region (Zochodne & Ho 1991b). Dies ist vor allem von Bedeutung, weil eine wiederholte mechanische Stimulation die intraneurale Durchblutung mit großer Wahrscheinlichkeit erhöht und eine übermäßige Stimulation eine entzündliche oder ödematöse Reaktion des Nervs verursacht (➢ Abb. 1.11).

Während die Nozizeptoren des Nervs eine Vasodilatation im Nerven verursachen, erzeugen die mit den Blutgefäßen in die Nerven eindringenden sympathischen Nervenendigungen einen Ausgleich durch eine Vasokonstriktion und eine verminderte intraneurale Durchblutung (Zochodne & Low 1990; Zochodne et al. 1990). Diese Funktion entspricht der in den muskuloskeletalen Geweben.

ZUSAMMENFASSUNG

Zwischen den vasodilatatorischen Effekten der Nozizeptoren des Nervs und den konstriktorischen Effekten seiner sympathischen Versorgung gibt es einen komplexen Balanceakt. Die Balance kann durch ungünstige Veränderungen der Mechanik oder Physiologie gestört werden, z.B. durch Irritationen aufgrund von Reibung, übermäßigem Druck oder Zug oder einer veränderten Physiologie des Nervs.

Erhaltung der Durchblutung bei Bewegungen

Wegen der Effekte der mechanischen Beanspruchung auf die Durchblutung und der potenziellen Gefahr bei der Durchführung neuraler Mobilisationen ist die Durchblutung des Nervensystems für den behandelnden Praktiker von größter Bedeutung. Nerven benötigen eine kontinuierliche Blutversorgung, denn sie reagieren besonders empfindlich auf Sauerstoffmangel und versagen unter solchen Umständen sehr schnell. Bei normalen Bewegungen wird die Durchblutung des Nervs durch ein ausgeklügeltes System von Gefäßen erhalten, die sich mit dem Nerven verformen. In Ruhe liegen diese Gefäße aufgerollt, sodass sie sich im Falle einer Verlängerung des Nervs eher entrollen als strecken (im Detail dargestellt in Sunderland 1978, 1991; Lundborg 1988). Diese natürliche Flexibilität der Blutgefäße ermöglicht eine gewisse Verformung des Nervs, ohne dass die Durchblutung gedrosselt wird. Obwohl diese Schutzmechanismen eine ständige Durchblutung gewährleisten, gibt es doch Grenzen, sodass Nerven durch das Auftreten übermäßiger Kräfte versagen können, besonders durch Kompression und Spannung.

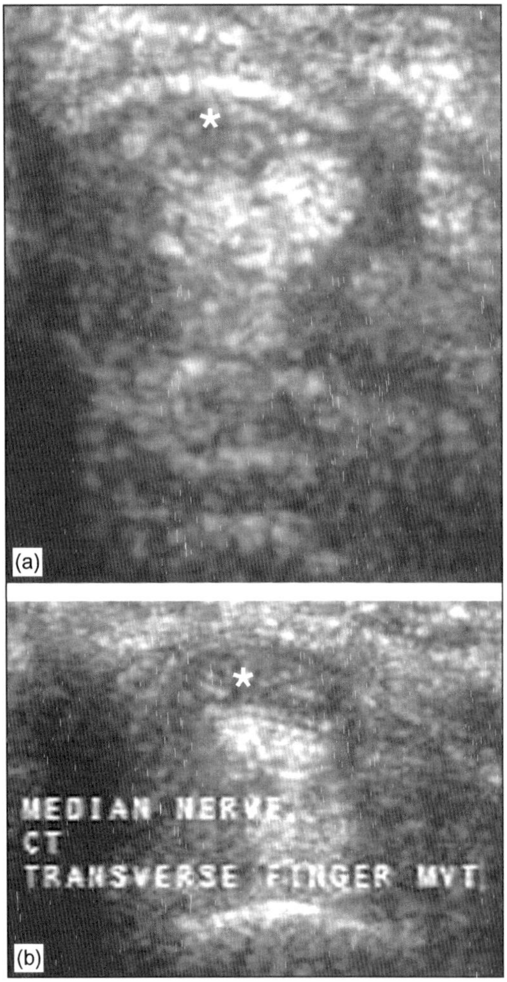

Abb. 1.11: N. medianus im Karpaltunnel. a) Normal – der Nerv* passt sich der Form der benachbarten Sehnen an und wirkt im Bild angemessen hell. b) Auffällig – geschwollener und komprimierter Nerv* im Karpaltunnel bei einem Karpaltunnelsyndrom. Der Nerv erscheint dunkler, was auf Flüssigkeitsansammlungen im Nerv hindeutet. Wenn auch nicht sehr auffällig, ist der Nerv im Verhältnis zu den benachbarten Sehnen größer und runder als im Normalzustand. Eine Verdickung des Epineuriums ist als silberne Linie an der Unterseite des Nervs zu sehen.

Effekte von Spannung

Spannung in Nerven führt zu einer Verminderung der intraneuralen Durchblutung. Ab einer Verlängerung von 8% vermindert sich der Fluss venösen Blutes in Nerven, ab 15% ist jeglicher Blutfluss in oder aus den Nerven blockiert (Lundborg & Rydevik 1973; Ogata & Naito 1986). Die Blockade entsteht durch Dehnung und Strangulation der intraneuralen Gefäße (Denny-Brown & Doherty 1945) und ist aus Sicherheitsgründen von vorrangigem Interesse für den Therapeuten. Spannung vermindert ebenfalls die Durchblutung des Rückenmarks (Fujita et al. 1988). Dies ist bei den neurodynamischen Tests der Wirbelsäule zu beachten, z.B. bei Slump-Test, Passive Neck Flexion und Straight Leg Raise.

Die Zeit ist ein weiterer wichtiger Faktor für die intraneurale Spannung. Werden Nerven bei nur 6% Verformung eine Stunde lang gehalten, reduziert sich ihre Leitfähigkeit um 70%. Wird die Dauer der Dehnung verlängert, sind vermehrte Ischämie und längere Erholungszeiten die Folge. Es ist eindeutig, dass die Wahrscheinlichkeit negativer Effekte zunimmt, je länger das Nervensystem in einer verlängerten Position gehalten wird. Einer meiner Patienten berichtete, er sei bei der Arbeit zwischen zwei große Walzen gefallen, die ihn in eine endgradige Slump-Position zwangen. Er war Drucker und aufgrund des hohen Geräuschpegels wurden seine Hilferufe etwa 15 Minuten lang nicht gehört. Es entwickelten sich Cauda-equina-Symptome, die viele Monate lang anhielten.

Effekte von Kompression

Wie zuvor erörtert, sind den Mechanismen zur Erhaltung einer kontinuierlichen Durchblutung der Nerven bei mechanischer Beanspruchung Grenzen gesetzt. Die Grenze für Störungen durch Kompression liegt bei etwa 30–50 mmHg. In Fällen, in denen diese Druckwerte überschritten werden, kommt es zur Hypoxie und einer Einschränkung der Durchblutung des Nervs, der Leitfähigkeit und des axonalen Transports (Gelberman et al. 1983; Ogata & Naito 1986; rezensiert in Lundborg & Dahlin 1996; Rempel et al. 1999). Zu diesen Fehlfunktionen kommt es auch in den Nervenwurzeln (Olmarker et al. 1991; Cornefjord et al. 1996, 1997; rezensiert in Rydevik 1993). Kompression von Nerven ist ein normaler Teil der menschlichen Bewegung. Daher ist es offensichtlich, dass normale Bewegungen gewöhnlich nicht genügend Kompression erzeugen, um physiologische Funktionen einzuschränken. Muss ein Nerv jedoch bereits andere Reize kompensieren, so können auch kleinere Druckveränderungen ausreichend sein, um neuropathische Symptome durch normale neurodynamische Kräfte auszulösen.

Kumulation der Effekte von Spannung und Kompression

Sowohl Spannung als auch Kompression von Nerven beeinflussen die intraneurale Durchblutung. Spannung und Kompression neuraler Gewebe können kumulative Effekte haben, sodass komprimierte Neuralstrukturen mit größerer Wahrscheinlichkeit versagen, wenn eine leichte Spannung vorhanden ist (Fujita et al. 1988). Folglich können sich Kompression und Spannung bei einem Patienten gegenseitig beeinflussen und dadurch Symptome auslösen. Daher ist es wichtig, beide Komponenten miteinzubeziehen.

Bedeutung der intraneuralen Durchblutung für neurodynamische Techniken

Bei der Anwendung manueller Techniken sollte der Therapeut berücksichtigen, dass die intraneurale Durchblutung sich durch viele der am Patienten durchgeführten Bewegungen verändert. Bei Patienten mit einer Nervenproblematik (z.B. einem Nerven, der geschwollen ist, der komprimiert wird, der entzündet oder vernarbt ist) könnte die Grenze für eine Fehlfunktion durch mechanische Beanspruchung niedriger liegen als im Normalfall. Hier ist besondere Vorsicht geboten. Dieser Punkt steht mit der Idee in Verbindung, dass Entscheidungen über den angemessenen Einsatz manueller Techniken auf der Neurodynamik basieren, und dass sie systematisiert werden können. Bei einem ischämischen und mechanisch hypersensitiven Nerv ist es notwendig, das Ausmaß der manuellen Techniken zu begrenzen, um das Problem nicht zu provozieren. Im Gegensatz dazu wird ein nicht ischämischer Nerv eine weniger restriktive Herangehensweise schadlos tolerieren und diese vielleicht gar benötigen.

Das oben Beschriebene unterstützt das Konzept der Neurodynamik (Shacklock 1995a), in dem die Physiologie in das Management mechanischer Probleme des Nervensystems miteinbezogen werden muss.

1.8.2 Schmerz und Streckung des Nervensystems

Peripheres Nervensystem

Im Bindegewebe peripherer Nerven liegen sensorische Nerven (Hromada 1963), die für Empfindungen der Nozizeption und Propriozeption zuständig sind.

Im Epineurium peripherer Nerven liegen C-Fasern. Es gibt verschiedene Formen der Evidenz für ihre Rolle als Nozizeptoren. Der erste Grund leitet sich von ihrer chemischen Struktur ab, denn sie enthalten die Substanz P und das Calcitonin-gene related peptide (Zochodne & Ho 1993; Bove & Light 1995a), das ein charakteristisches Merkmal von C-Nozizeptoren ist. Der zweite Grund macht sich an dem Merkmal von C-Nozizeptoren fest, dass sie durch den Einsatz von Capsaicin aktiviert werden, dem Wirkstoff von Chillipfeffer. Durch Capsaicin stimulierte C-Fasern im Epineurium melden ihr Vorhandensein und ihre nozizeptiven Funktionen durch die Absonderung von Substanz P und CGRP (Calcitonin-gene related peptide), wodurch es mittels der Nervi vasa nervorum zu einer Vasodilatation und Entzündung im Nerven kommt (Zochodne & Ho 1993). Der dritte Grund für das Vorhandensein von Nozizeptoren in den Bindegeweben von Nerven stammt aus neurophysiologischen Studien. Eine starke Dehnung der um die Nervenwurzeln liegenden Bindegewebe aktiviert sensible Fasern in der zugehörigen Hinterwurzel (Bove & Light 1995a). Folglich können Nozizeption und Dehnung aufgrund von Krafteinwirkungen direkt im Nervensystem selbst entstehen.

Es wäre nur logisch, wenn im Nervensystem hochschwellige Dehnungsrezeptoren existierten, denn sie würden für das Nervensystem einen idealen Schutzmechanismus gegen übermäßige mechanische Beanspruchung bedeuten.

1.8.3 Zentrales Nervensystem

Viele der in der Dura liegenden Nervenfasern (zerebral und spinal) zeigen ebenfalls Merkmale von Nozizeptoren. Sie enthalten die Substanz P und setzen diese frei, verursachen Entzündungen, wenn sie stimuliert werden und reagieren auf Capsaicin (Fricke et al. 2001; Moskowitz et al. 1983, 1989; Peitl et al. 1999; Yamada et al. 2001). Die sensible Innervation der spinalen Dura breitet sich einige Segmente nach kranial und kaudal aus (Groen et al. 1988) und verläuft in einer eindeutig nicht segmentalen Anordnung sogar durch den Truncus sympathicus (Konnai et al. 2000). Dies erklärt klinische Beobachtungen, dass durale Schmerzen nicht segmental sind, denn sie treten nicht im erwarteten Verlauf von Dermatomen, Myotomen und Sklerotomen auf (Cyriax 1978).

Auch wenn durale Schmerzen, technisch betrachtet, neurogen sind, können sie ebenso als nozizeptiv eingestuft werden, denn diese Art von Schmerzen wird durch Nozizeptoren in den Bindegeweben ausgelöst. Im Sinne der Schmerzpräsentation hat ein duraler Schmerz ähnliche Merkmale wie ein nozizeptiver Schmerz. Duraler Schmerz wird durch Bewegungen ausgelöst, die die Dura mechanisch beanspruchen und kann Entzündungszeichen aufweisen.

Es existieren viele Übereinstimmungen zwischen der nozizeptiven Versorgung des zentralen und der des peripheren Nervensystems. Das oben Beschriebene hilft zu erläutern, warum Manöver, die das Nervensystem komprimieren oder strecken, Schmerzen und Dehnungsempfindungen verursachen können. Außerdem kann es die Entstehung ungewöhnlicher Schmerzen bei neurodynamischen Tests erklären.

1.9 Physiologie des Nervensystems und die innervierten Gewebe

1.9.1 Entzündungen und das periphere Nervensystem

Übersicht – neurogene Entzündungen

Bei neurogenen Entzündungen handelt es sich um Entzündungen der Gewebe, die durch efferente Aktionen des peripheren Nervensystems verursacht werden. Der Mechanismus ist in den C-Fasern der peripheren Nerven, Hinterwurzelganglien und Nervenwurzeln lokalisiert.

Das Nervensystem übt einen starken Einfluss auf die Entzündungsmechanismen muskuloskeletaler Gewebe aus (Chahl & Ladd 1976). In den Hinterwurzelganglien produzieren die Zellkörper der C-Fasern peripherer Nerven und hinterer Nervenwurzeln das Calcitonin-gene related peptide und die Substanz P. Erfolgt eine Stimulation der Nervenwurzel, des peripheren Nerven oder des Nozizeptors, setzen die C-Fasern diese chemischen Stoffe in den von ihnen innervierten muskuloskeletalen Geweben frei. Dies bewirkt eine Vasodilatation und kann zu Entzündungen führen (Bayliss 1901; Lembeck & Holzer 1979; Kenins 1981; Levine et al. 1984; Ferrell & Russell 1986; Pintér & Szolcsànyi 1988; O'Halloran & Bloom 1991; Levine et al. 1993). Veränderungen der Durchblutung und Entzündung sind eine Folge der Aktivität in den Nozizeptoren und ihren Axonen, in denen Impulse antidrom in die Peripherie weitergeleitet werden. Dies geschieht neben der Weiterleitung orthodromer Impulse zum zentralen Nervensystem zur sensiblen Verarbeitung (➢ Abb. 1.12).

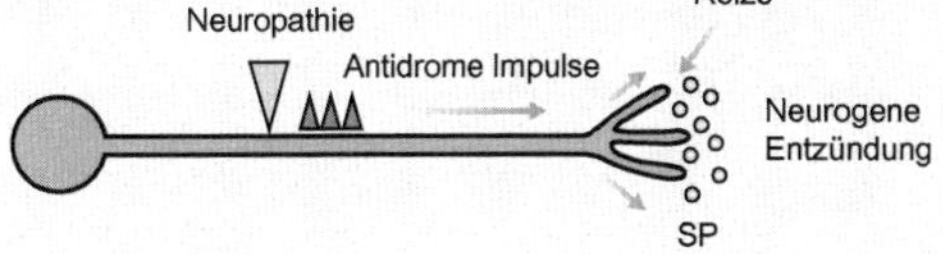

Abb. 1.12: Periphere Gebiete, in denen eine Entzündung innervierter Gewebe ausgelöst werden kann – periphere Nerven und Nervenwurzel. Die am Ort der Neuropathie initiierten Impulse werden antidrom weitergeleitet und bewirken eine Ausschüttung der Substanz P (SP) und des Calcitonin-gene related peptide in die Gewebe, ein Vorgang, der als neurogene Entzündung bezeichnet wird.

ZUSAMMENFASSUNG

Sowohl Entzündungen neuraler als auch muskuloskeletaler Gewebe werden durch das Nervensystem gesteuert. Veränderungen der Physiologie des peripheren Nervensystems, z.B. bei peripheren Neuropathien und Nervenwurzelstörungen, können zu veränderten entzündlichen Reaktionen muskuloskeletaler Gewebe führen.
Bei einigen Patienten bewirkt eine Neuropathie eine Veränderung der Entzündungsmechanismen in den durch den geschädigten Nerv versorgten Geweben (Helme & Andrews 1985; Cline et al. 1989; Xavier et al. 1990; Shacklock 1995b), indem die Ausschüttung entzündlicher chemischer Stoffe entweder verstärkt oder vermindert wird. Entzündliche Veränderungen können auch das Ergebnis bestimmter Neuropathiearten sein, näher beschrieben in Kap. 4 (Neuropathodynamik).

Auswirkungen für den Praktiker

In einigen Fällen ist es wichtig, besonders auf die Physiologie der innervierten Gewebe zu achten, um die Funktion des Nervensystems zu verstehen. Außerdem sollte man akzeptieren, dass es Fälle gibt, in denen das muskuloskeletale System durch die veränderte Physiologie seiner Gewebe neurale Vorgänge bedingt. Es kann notwendig sein, die innervierten Gewebe als Teil des Managements neuraler Störungen zu untersuchen und zu behandeln.

Beurteilung der Entzündungsreaktion

Eine Untersuchung der Entzündungsreaktion kann vom Praktiker durchgeführt werden, indem er die Nozizeptoren der Haut über der betroffenen muskuloskeletalen Struktur mechanisch reizt (Lynn & Cotsell 1992). Eine veränderte reaktive Vasodilatation der Haut kann im Vergleich zur kontralateralen Seite ein neuropathisches Problem anzeigen. Eine verminderte Vasodilatation kann auf ein Denervationsproblem hinweisen, eine verstärkte Rötung kann mit einem hypersensitiven Nerventrakt korrelieren.

Liegt eine Neuropathie vor, können Variationen neurogener Entzündungen auftreten (Parkhouse & Le Quesne 1988; Goadsby & Burke 1994).

Eine weitere Implikation für die Untersuchung innervierter Gewebe sind Nervenwurzelproblematiken, die Schmerzen im zugehörigen Innervationsgebiet auslösen (Haut, Muskeln und Faszien). Auch Patienten, deren proximale Symptome sich verbessert haben, können aufgrund einer Pathophysiologie der betreffenden Nervenwurzel weiterhin Schmerzen und Schwellungen in den distal innervierten Geweben haben. In solchen Fällen ist die Palpation der innervierten Gewebe häufig schmerzhaft und druckempfindlich, ähnlich wie bei Trigger-Punkten. Konsequenterweise kann bei einer Nervenwurzelproblematik das hypersensitive Gewebe direkt lokal behandelt werden, ein Aspekt, der häufig übersehen wird.

1.10 Neurodynamische Sequenzierung

1.10.1 Entstehung des Konzeptes

Bei der Beobachtung von Reaktionen asymptomatischer Personen auf neurodynamische Tests dachte ich zum ersten Mal über die neurodynamische Sequenzierung nach. Mir fiel auf, dass derselbe Test mit verschiedenen Bewegungsfolgen Symptome in verschiedenen Regionen auslöste. Alle durch neurodynamische Tests hervorgerufenen Widerstandsmuster und Bewegungsausschläge bestimmter Gelenke waren abhängig von der Sequenz. Theoretisch müssten die Reaktionen dieselben sein, wenn tatsächlich derselbe Test durchgeführt wurde, es sei denn, jede Sequenz würde ihre eigenen spezifischen Effekte auslösen. Diesem Gedanken folgend, analysierte ich die Reaktionen einer Normalbevölkerung auf den Straight Leg Raise in drei verschiedenen Studien, in denen der Test mit drei unterschiedlichen Sequenzen ausgeführt wurde. Die Kriterien für die Auswahl der Probanden und die Methoden zur Kontrolle und Durchführung der Bewegungen waren in allen drei Studien gleich (Slater 1988; Mauhart 1989). Ich stellte fest, dass neurogene Symptome häufiger in dem Gebiet auftraten, in dem die Bewegung zuerst bzw. am weitesten ausgeführt wurde (Shacklock 1989). Seither hat sich die Thematik der neurodynamischen Sequenzierung erheblich weiterentwickelt, sodass sie bei neurodynamischen Tests inzwischen eine reguläre Variante darstellt.

1.10.2 Übersicht

Die neurodynamische Sequenzierung leitet sich von dem Prinzip ab, dass das Nervensystem sich nicht gleichförmig verhält. Es gibt Regionen mit hoher und niedriger Spannung, großen und kleinen Bewegungen oder starkem und geringem Druck. Dies ist abhängig von lokalen anatomischen Variationen, der Biomechanik und insbesondere von den zu berücksichtigenden Manövern. Die Reihenfolge der Bewegungen beeinflusst die Lokalisation einzelner mechanischer Beanspruchungen im Nervensystem sowie Richtung und Reihenfolge, in der sich die Nerven bewegen. Von besonderem Wert ist in diesem Zusammenhang die Tatsache, dass der Praktiker verschiedene Bewegungsfolgen für die Diagnose und Behandlung einsetzen kann. Abhängig von der Technik kann eine Spannung mehr oder weniger gezielt an eine spezielle Neuralstruktur angelegt werden. Ebenso können Techniken eingesetzt werden, die die neurale Spannung/den Druck vermindern oder auch Gleitbewegungen im Nerv auslösen (Shacklock & Wilkinson 2001). Die neurodynamische Sequenzierung eröffnet viele neue Möglichkeiten in Untersuchung und Behandlung, die weit über die der Standardtests hinausgehen.

Definition

Die neurodynamische Sequenzierung beschreibt die Durchführung einer Reihe von speziellen Bewegungskomponenten des Körpers, mit dem Ziel, bestimmte mechanische Vorgänge im Nervensystem auszulösen, die der Sequenz (Reihenfolge) der Bewegungskomponenten entsprechen.

Es gibt viele mögliche Sequenzen, mit denen der Schwerpunkt auf das Interface oder innervierte

Gewebe gelegt werden kann. Wichtig ist, dass der Therapeut geübt ist, für jeden Teil des Körpers die passenden Schlüsselsequenzen auszuwählen und durchzuführen.

1.10.3 Schlüsselaspekte neurodynamischer Sequenzierung

1. Die Reihenfolge der Bewegungen beeinflusst die Lokalisation der Symptome, die als Reaktion auf neurodynamische Tests auftreten (Shacklock 1989; Zorn et al. 1995).
2. Es besteht eine größere Wahrscheinlichkeit, eine Reaktion in der Region zu erzeugen, die zuerst bzw. mehr bewegt wird (Shacklock 1989; Zorn et al. 1995).
3. Im zuerst bewegten Bereich entsteht eine größere Spannung. In einer anatomischen Studie von Tsai (1995) wurde die Spannung des N. ulnaris gemessen, während der neurodynamische Test für den N. ulnaris mit drei verschiedenen Bewegungsfolgen durchgeführt wurde: Von proximal nach distal, von distal nach proximal, und bei einer Sequenz wurde zuerst der Ellenbogen bewegt. Letztere erzeugte durchgehend eine um 20% höhere Spannung des N. ulnaris als die anderen beiden Sequenzen (> Abb. 1.13).
4. Die Richtung der neuralen Gleitbewegung wird durch die Reihenfolge beeinflusst, in der die jeweiligen Bewegungskomponenten durchgeführt werden (Lew et al. 1994).

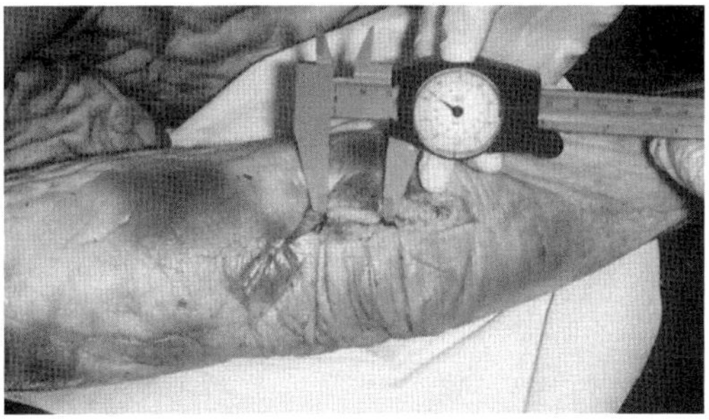

Abb. 1.13: Yung-Yuh Tsais Forschung an den Auswirkungen der neurodynamischen Sequenzierung auf die mechanische Beanspruchung des N. ulnaris am Ellenbogen. Im Nerv wurden Markierungen platziert und deren Entfernung voneinander bei verschiedenen Bewegungsreihenfolgen gemessen.

5. Die Prinzipien der neurodynamischen Sequenzierung sind allgemeingültig.

Diese Punkte bilden einen Teil der Grundlage für eine systematische Analyse der Schlüsselvariablen neurodynamischer Bewegungsfolgen. Sie können in der Praxis eingesetzt werden, um neurodynamische Techniken sicherer und effektiver zu machen. Die folgenden Variablen können bei der Durchführung von Tests berücksichtigt werden.

1.10.4 Kraft

Allgemeiner Einsatz von Kraft

Der allgemeine Einsatz von Kraft sagt aus, in welcher Stärke der Therapeut bei der Durchführung eines neurodynamischen Tests Druck oder Zug ausübt. Ein zu hoher Krafteinsatz provoziert unnötige Symptome und hat schon dazu geführt, dass Therapeuten neurodynamische Techniken vermeiden. Um die notwendigen Informationen zu erhalten und effektiv zu behandeln, ist ein minimaler Krafteinsatz zu bevorzugen. Im Mittelpunkt neurodynamischer Tests stehen Genauigkeit und klinische Entscheidungsfindung, nicht die Stärke der eingesetzten Kraft.

Lokalisation der Kraft

Bei der Durchführung neurodynamischer Tests ist die Lokalisation der Kraft bei jeder einzelnen Bewegungskomponente aus zwei Gründen von Bedeutung: Zum Einen sollte der an den Kontaktpunkten ansetzende Druck gleichmäßig verteilt sein, um sicherzustellen, dass die neuralen Effekte so gleichförmig wie möglich sind und eine einseitige Mehrbelastung vermieden wird. Zum Zweiten kann die ansetzende Kraft variiert und damit an die diagnostischen und therapeutischen Erfordernisse des Patienten angepasst werden. Soll z.B. der N. ulnaris am Ellenbogen berücksichtigt werden, kann die Betonung des Nervs dort erfolgen, indem man die Ellenbogenflexion gegenüber den anderen Bewegungskomponenten des neurodynamischen Tests forciert.

1.10.5 Widerstand gegen Bewegungen

Widerstand gegen Bewegungen unterscheidet sich von der Kraft. Beide Faktoren sind bei neurodynamischen Tests von Bedeutung. Der Krafteinsatz bezieht sich darauf, was der Therapeut *tut*, der Bewegungswiderstand darauf, was der Therapeut *fühlt*. Häufig wird der vom Therapeuten wahrgenommene Widerstand durch Muskelaktivität erzeugt (Hall et al. 1995, 1998; Coppieters et al. 1999). Es ist jedoch nicht bekannt, wodurch diese Aktivität entsteht. Möglicherweise ist die jeweilige Muskelkontraktion eine Reaktion auf die mechanische Stimulation der Neuralstruktur, die von dieser Muskulatur geschützt wird. Howe et al. (1977) unterstützen eindeutig diese These. In ihren Untersuchungen löste der Straight Leg Raise Impulse in Nervenwurzeln und sensorischen Spinalganglien aus, wenn die entsprechende Nervenwurzel gedehnt wurde und in Kontakt mit dem mechanischen Interface (vertebraler Gelenkfortsatz) kam. Außerdem wurden bei peripheren Neuropathien Axone des N. medianus durch Bewegungen stimuliert, die den Nerv in Spannung versetzten (Nordin et al. 1984). In einigen Fällen ist es auch möglich, dass die Nerven selbst zu einem Teil des Widerstandes gegen Bewegungen beitragen.

Der Widerstand gegen Bewegungen ist aus verschiedenen Gründen von Bedeutung. Er kann einen Schutzmechanismus anzeigen, der respektiert, wenn auch nicht immer vermieden werden muss. Widerstand ist im Rahmen einer mechanischen Diagnose hilfreich. Der Therapeut kann entsprechend den Erfordernissen des Patienten entscheiden, ob er Widerstand vermeidet oder hineinbehandelt. Im Allgemeinen sind sich Therapeuten nicht ausreichend darüber im Klaren wie sich der Widerstand bei neurodynamischen Tests verhält. Daher ist es sinnvoll, diese Variable als einen Routineaspekt beim Erlernen neurodynamischer Tests miteinzubeziehen. Hierfür ist die Verwendung der Bewegungsdiagramme besonders hilfreich.

1.10.6 Ausmaß der Bewegung

Es ist bei neurodynamischen Tests von größter Bedeutung, ob das Bewegungsausmaß groß oder klein gewählt wird. Nach meiner Erfahrung liegt die häufigste Ursache für die Provokation von Symptomen darin, dass der Therapeut das Neuralsystem zu weit in eine provozierende Bewegung geführt hat. Einige Patienten können von einem Test mit extensivem Bewegungsausmaß profitieren, bei anderen ist es wiederum notwendig, die Bewegungen auf einige Schlüsselkomponenten zu begrenzen. In manchen Fällen ist bereits die Durchführung eines neurodynamischen Tests kontraindiziert. Die Grundlagen zur Planung einer angemessenen Untersuchung und Behandlung stellen einen Schlüsselaspekt meines Ansatzes der klinischen Neurodynamik dar und werden in ➢ Kap. 6 vorgestellt.

1.10.7 Testdauer

Aufgrund möglicher Schädigungen durch gehaltene Positionen ist die Dauer der Bewegung ein wichtiger Aspekt bei der Anwendung neurodynamischer Tests. Die Effekte von Bewegung und Spannung sind noch nicht umfassend erforscht. Dennoch ist bekannt, dass das Risiko einer neuralen Ischämie und veränderter Leitungsfunktionen zunimmt, je länger eine Bewegung/Test andauert und Spannung oder Druck im Nerven erhöht. Die Zeitspanne zwischen einer Verlängerung des Nervs um 12% und dem Einsetzen von Veränderungen der Leitungsfunktion beträgt nur einige Sekunden (Wall et al. 1992). Bei Patienten mit Neuropathien sind Veränderungen bereits nach einer Minute beträchtlich (Read 1991). Daher ist es im Allgemeinen nicht ratsam, einen neurodynamischen Test länger als einige wenige Sekunden aufrechtzuerhalten. Es gibt jedoch außergewöhnliche Umstände, bei denen das Aufrechterhalten eines Tests indiziert sein kann. So kann z.B. die Muskulatur eines Patienten den Nerv so effektiv schützen, dass es angebracht ist, den Test aufrechtzuerhalten, um die Muskulatur zu verlängern und dadurch die Effektivität des neurodynamischen Tests zu erhöhen. Außerdem verspüren einige Patienten keine Symptome, wenn die Testposition nicht aufrechterhalten wird. Auch in einer solchen Situation kann eine längere Testzeit angebracht sein. Eine spezifische Risikoabwägung, wie in ➢ Kap. 6 beschrieben, sollte der Anwendung der Techniken vorausgehen.

1.10.8 Geschwindigkeit der Bewegung

Die Geschwindigkeit, mit der neurodynamische Tests durchgeführt werden, ist eine weitere Variable, die deutlichen Einfluss auf das Neuralsystem hat. Nerven benötigen Zeit, um sich einwirkenden Kräften anzupassen. In einem sensibilisierten Zustand ist die Zeitspanne eher noch größer; ebenso ist die Wahrscheinlichkeit einer Provokation von Symptomen bei einer langsamen Technik geringer. Im Allgemeinen sind langsame Techniken sicherer als schnelle, da die Nerven sich den einwirkenden Kräften anpassen können und die Patienten mehr Zeit bekommen, sich selbst durch Muskelaktivität zu schützen. Außerdem lösen langsame Bewegungen seltener Impulse in geschädigten Nervenfasern aus als schnelle (Howe et al. 1977). In einem stabilen und nicht irritierbaren Zustand, in dem ein neurales Problem schwierig zu identifizieren ist, kann evtl. eine Sensibilisierung der Nerven durch schnellere Testbewegungen erforderlich sein. Diese Möglichkeit ist jedoch nur selten ratsam, und sie sollte nur von einem erfahrenen Therapeuten wahrgenommen werden.

1.10.9 Neurodynamische Slider

Definition

Ein Slider ist eine neurodynamische Bewegung, mit der Absicht, ein Gleiten der Neuralstrukturen gegenüber dem Umgebungsgewebe zu erzeugen.

An manchen Stellen liegen zahlreiche Gewebearten in Nachbarschaft zu den Nerven, und die Bewegungen dieser Gewebe variieren in Relation zu den Nerven sehr stark. Daher ist es wichtig, zu unterscheiden, gegenüber welchem speziellen Gewebe die Neuralstruktur gleiten muss. So bewegen sich z.B Sehnen anders als Knochen. Für den N. medianus am Handgelenk unterscheidet man zwischen dem besten Slider für ein Gleiten des Nervs gegenüber den benachbarten Sehnen und dem besten Slider für ein Gleiten gegenüber dem Retinaculum musculorum flexorum manus. Die neurodynamische Sequenzierung ist ebenfalls für beide Techniken unterschiedlich (Shacklock & Wilkinson 2001).

Der Wert von Slidern – Bewegung ohne Spannung

Der Wert neuraler Slider liegt darin, dass sie erhebliche Bewegungen der Nerven erzeugen, ohne viel Spannung oder Kompression aufzubauen. Dementsprechend sind Slider im Allgemeinen eher nützlich, um Schmerzen zu reduzieren und das Bewegungsausmaß der Nerven zu vergrößern. Bei einem Slider wird an einem Ende des neuralen Systems eine longitudinal ansetzende Kraft eingesetzt, während die Spannung am anderen Ende reduziert wird. Um die entstehende Spannung zu reduzieren, gleiten die Nerven in Richtung des Ortes der Kraftapplikation oder auch „den Spannungsgradienten hinab". So wird ein Slider für den Plexus brachialis in der neurodynamischen Testposition des N. medianus beispielsweise eine ipsilaterale Seitneigung der Halswirbelsäule und eine Extension des Ellenbogens beinhalten (distaler Slider). Für einen proximalen Slider wird man eine kontralaterale Seitneigung der Halswirbelsäule sowie eine Flexion des Ellenbogens einsetzen. Eine genauere Beschreibung von Slidern findet sich in den Kapiteln zur Behandlung spezifischer Syndrome.

1.10.10 Neurodynamische Tensioner

Definition

Ein Tensioner ist ein neurodynamischer Test, der eine Spannungszunahme in den Neuralstrukturen bewirkt. Er baut auf der natürlichen Viskoelastizität des Nervensystems auf und überschreitet die elastische Grenze nicht. Aus diesem Grund verursacht diese Technik keine Schädigungen und kann, sanft durchgeführt, die viskoelastischen und physiologischen Funktionen der Neuralstrukturen verbessern. ■

Anwendungsbereiche

Tensioner werden eingesetzt, um viskoelastische, bewegungsbezogene und physiologische Funktionen im Nervensystem zu aktivieren. Die neuralen Gewebe werden gespannt, indem die Distanz zwischen beiden Enden des Nerventraktes vergrößert wird. Der Container, in dem die Nerven gelagert sind und an dessen beiden Enden sie befestigt sind, wird also verlängert.

Ein Schlüsselaspekt des Tensioners ist, dass zusätzlich zu den bewegten Gelenken auch die innervierten Gewebe Spannung auf den Nerv bringen. Beispiele für Tensioners sind: Extension der Finger, in Kombination mit den übrigen Testkomponenten des medianen neurodynamischen Tests 1 und kontralateraler Seitneigung der Halswirbelsäule oder der Slump-Test mit Flexion der Halswirbelsäule, Extension der Knie und Dorsalextension der Fußgelenke. Diese Bewegungen bringen von beiden Enden aus Spannung auf den neuralen Trakt.

Tensioner werden auch im Kapitel über die Behandlung spezieller Syndrome genauer vorgestellt.

MERKE

Ein Tensioner ist *keine* Nervendehnung. Eine Dehnung impliziert eine plötzliche und permanente Verlängerung über die elastische Grenze der Neuralstruktur hinaus und führt zu Schädigungen. Aus offensichtlichen Gründen ist eine Nervendehnung nicht empfehlenswert. Stattdessen zielt ein Tensioner darauf ab, die viskoelastischen und physiologischen Funktionen der Neuralstruktur auf sanfte Weise zu verbessern.

1.10.11 Untersuchung verschiedener Komponenten – Interface, neurale und innervierte Gewebe

Allgemeines

Es ist möglich und manchmal ratsam, neurodynamische Tests für alle verschiedenen Komponenten einer klinischen Problematik durchzuführen. Die Tests können in beliebiger Kombination auf das Interface, die Neuralstrukturen oder innervierten Gewebe ausgerichtet werden. Dadurch ist es möglich, dass Standardtests (Butler 1991, 2000), auch wenn sie im Allgemeinen nützlich sind, nur in bestimmten Situationen effektiv sind. Häufig bedürfen solche Standardtests weitreichender Modifikationen.

Mechanisches Interface

Neurodynamische Tests können auf die dynamischen Wechselwirkungen zwischen dem neuralen und muskuloskeletalen System ausgerichtet werden. Dadurch können Entscheidungen über durchzuführende Bewegungen von der Mechanik des Interfaces im Verhältnis zur Funktion des benachbarten Nervs und den Bedürfnissen des Patienten abgeleitet werden. Die Grundsätze einer Technikausrichtung auf das Interface sind allgemeingültig und können auf alle Körperregionen übertragen werden. So werden z.B. schließende Bewegungen durchgeführt, um an einer bestimmten Stelle vorübergehend Druck auf das Nervensystem auszuüben. Damit kann die Toleranz des Nervensystems gegenüber Schlussmechanismen beurteilt werden. Mittels einer schließenden Bewegung lässt sich zudem überprüfen, ob die Bewegung Symptome provoziert. Als eine Komponente der mechanischen Diagnose sind schließende Bewegungen hilfreich bei der Bestimmung des Interfaceproblems. Sie testen, ob das Interface fähig ist, seine normalen öffnenden und schließenden Funktionen auszuführen und auch, wie das Nervensystem auf diese Vorgänge reagiert.

Ein Beispiel für das oben Beschriebene ist die Überprüfung des Interfaces bei einer Plexus-brachialis-Problematik am Brustausgang. Bei dem medianen neurodynamischen Test 1 kann eine Kontraktion des M. pectoralis minor ausgeführt werden. Damit wird untersucht, welchen Effekt der Druck des M. pectoralis minor auf den Plexus brachialis hat, während dieser unter Spannung steht. Ein neurodynamischer Standardtest allein reicht u.U. nicht aus, um eine Interfacekomponente der Neuropathodynamik zu ermitteln.

Neural

Ist der Test auf Neuralstrukturen ausgerichtet, werden zwei Bewegungsarten eingesetzt. Nicht notwendigerweise in der Reihenfolge ihrer Wichtigkeit stellt der Slider die erste Bewegungsart dar. Damit wird die Fähigkeit der Nerven beurteilt, und manchmal behandelt, normale Gleitbewegungen auszuführen und angemessen darauf zu reagieren. Der Tensioner stellt die zweite Art der Bewegung dar. Hier steht die Fähigkeit der Nerven im Mittelpunkt, angemessen auf mechanische Verlängerung zu reagieren. Getestet wird, ob die neurodynamische Bewegung die Symptome des Patienten reproduziert oder andere Auffälligkeiten aufweist wie z.B. verringertes Bewegungsausmaß oder veränderte Muskelfunktion. Der diagnostische Einsatz neurodynamischer Tests wird in ➢ Kap. 4 und ➢ Kap. 5 genauer beschrieben.

Innerviertes Gewebe

Die Überprüfung innervierter Gewebe kann ein wichtiger Aspekt der neurodynamischen Untersuchung sein. Sie kann auf zwei Arten erfolgen, mechanisch und physiologisch.

Im ersteren Fall erfolgt eine Überprüfung der zugehörigen Sehnen oder Muskeln einer Neuralstruktur, einzeln oder kombiniert. Bei einer schmerzhaften Wadenmuskulatur kann diese z.B. durch Kontraktion oder Dehnung getestet werden, ohne Stress auf das Nervensystem auszuüben; die untere Extremität bleibt in der anatomischen Ruheposition. Um Nervensystem und innervierte Gewebe kombiniert zu testen, wird eine Kontraktion der Wadenmuskulatur ausgeführt während die Extremität in die Position bewegt wird, die eine Kraft auf das Nervensystem ausübt. Die Wadenmuskulatur wird z.B. in der Position des Straight-Leg-Raise-Tests oder Slump-Tests überprüft, um Auffälligkeiten der Wechselwirkungen zwischen muskuloskeletalem und neuralem System zu ermitteln. Häufig sind kombinierte Tests der neuralen und innervierten Gewebe sensitiver als solche, die jede Komponente einzeln testen. Sie sind außerdem weiter fortgeschritten als Standardtests.

Die physiologische Überprüfung der innervierten Gewebe wird später erörtert. Sie steht im Zusammenhang mit einer Analyse der entzündlichen Reaktionen, motorischen Kontrolle und neurologischen Untersuchung.

1.10.12 Serielle neurodynamische Sequenzen

Manchmal ist es sinnvoll, in neurodynamischen Tests in proximal-distaler Reihenfolge bzw. umgekehrt zu testen, um das Nervensystem „der Reihe nach" zu überprüfen. Bei dieser Technik werden die Nerven an der Wirbelsäule beginnend und weiter nach außen entlang der Extremität in distaler Richtung belastet. Für den medianen neurodynamischen Test 1 werden die Bewegungen in folgender Reihenfolge ausgeführt:

- kontralaterale Seitneigung der Halswirbelsäule,
- Depression der Skapula,
- glenohumerale Abduktion und Außenrotation im Schultergelenk,
- Extension und Supination des Ellenbogens,
- Extension des Handgelenks und
- abschließend Extension der Finger.

Für den Straight-Leg-Raise-Test werden die Bewegungen in der folgenden Reihenfolge durchgeführt:

- kontralaterale Seitneigung der thorakolumbalen Wirbelsäule,
- Hüftflexion,
- Knieextension,
- Dorsalextension und Eversion des Fußgelenks
- Extension der Zehen.

Eine distal-proximale Sequenz wird entsprechend in der umgekehrten Reihenfolge durchgeführt.

An der Wirbelsäule laufen die Bewegungen bei kranial-kaudaler Sequenz in der folgenden Reihenfolge ab:

- Flexion der oberen Halswirbelsäule,
- Flexion der unteren Halswirbelsäule,
- Flexion der Brustwirbelsäule,
- Flexion der Lendenwirbelsäule,
- Hüftflexion,
- Knieextension,
- Dorsalextension der Fußgelenke und
- Extension der Zehen.

Bei einer kaudal-kranialen Sequenz erfolgt die Reihenfolge umgekehrt.

1.10.13 Bedeutsame Aspekte neurodynamischer Sequenzierung

Genauigkeit der Durchführung neurodynamischer Tests

Das oben Beschriebene macht ersichtlich, dass eine veränderte Ausführung des neurodynamischen Tests einhergeht mit einer veränderten mechanischen Funktion der Nerven und damit zusammenhängenden Symptomreaktionen. Für die Genauigkeit ist es entscheidend, dass die Sequenzen bei wiederholten Testanwendungen genau übereinstimmen. Bereits kleine Veränderungen der Sequenzierung können große Veränderungen der Reaktion und des Bewegungsausmaßes bewirken. Ein Beweis hierfür lässt sich am nachfolgenden Beispiel des Straight-Leg-Raise-Tests erbringen.

Praktische Übung

Ich empfehle dem Leser, den Straight Leg Raise in zwei verschiedenen Varianten an einer asymptomatischen Person durchzuführen, um die oben genannten Punkte überprüfen zu können.

Bei der ersten Variante soll die Hand, die das Knie kontrolliert, vorne auf dem Knie, direkt unterhalb der Patella ruhen und praktisch keinen manuellen Druck auf das Gelenk ausüben. Auf diese Weise wird der Straight Leg Raise bis zum Auftreten der ersten Symptome durchgeführt, dann weiterführend bis zu dem Punkt, an dem die Symptome die Stärke 5 von 10 (NRS) erreichen. An beiden Punkten werden Symptomreaktionen, Widerstand gegen die Bewegung und Bewegungsausmaß detailliert notiert. Das Knie kann sich dabei ein klein wenig beugen.

Bei der zweiten Variante wird der Test wie beschrieben wiederholt, jedoch wird ein kräftiger Druck auf das Kniegelenk ausgeübt, sodass es sich überhaupt nicht bewegen kann. In vielen Fällen werden das Bewegungsausmaß des Tests kleiner und die Symptome leichter auslösbar sein als bei der ersten Testvariante. Dies spiegelt den nachfolgenden Aspekt wider.

MERKE
Ist die neurodynamische Sequenz *geringfügig* anders, so ist der Test ein *vollkommen* anderer.

Anpassung der Sequenz an die Bedürfnisse des Patienten

Schutz des Nervensystems bei einer Technik – entferntes Beginnen

Therapeuten, die in der Anwendung neurodynamischer Techniken zögerlich sind, weil sie befürchten, Symptome auszulösen, können jetzt neue Sequenzen erlernen, die sicherer und effektiver sind als vorherige. Es gibt neurodynamische Sequenzen, die die betreffenden Nerven mechanisch nur minimal beanspruchen, sodass ein geringes Risiko besteht, Symptome zu provozieren. Die weit von der fraglichen Region entfernt liegenden Nerven werden zuerst bewegt. Auf diese Weise erfolgt der Aufbau von Kräften in der Problemregion langsam und kann leicht kontrolliert werden. Alternativ hierzu kann ein langer Hebel eingesetzt werden, um an einem entfernten Ort kleine Bewegungen im Nerven zu erzeugen. Bei einer N.-medianus-Problematik können z.B. Flexion und Extension des Ellenbogens anstelle von Handgelenksbewegungen eingesetzt werden, bei denen bereits kleine Bewegungen intensivere Effekte an lokalen Neuralstrukturen auslösen. Dies ist ein Fall von „entferntem Beginnen".

Lokale Überprüfung – lokales Beginnen

Sequenzen, bei denen zuerst die betroffenen Nerven bewegt werden, können angewandt werden, um Untersuchung und Behandlung spezifischer auf das Problem des Patienten abzustimmen als dies bei einer Standardsequenz der Fall ist. Der Therapeut kann den fraglichen Bereich schon früh im Test bewegen. Bei einem geringfügigen Tarsaltunnelsyndrom oder auch Schmerzen an der Ferse mit schwierig zu ermittelnden physischen Zeichen und schwer reproduzierbaren Symptomen kann eine Variante des Straight-Leg-Raise-Tests angewandt werden, bei der zuerst der Fuß in Dorsalextension und Eversion bewegt und danach das gestreckte Bein angehoben wird. Dies bezeichnet man als „lokales Beginnen“.

Verwendung der symptomatischen Bewegung oder Position

Eine genaue Analyse der Bewegungen, die Symptome beim Patienten auslösen, zeigt an, dass wahrscheinlich ein angepasster Test erforderlich ist. Dies wird am Beispiel von Schmerzen im Bereich der ischiokruralen Muskulatur sichtbar. Schmerzen eines Fußballspielers bei der Schussbewegung werden in folgender Reihenfolge der provozierenden Bewegung ausgelöst: frühe Extension des Knies gefolgt von späterer Flexion der Hüfte. Der Kampfsportler hat eine ganz ähnliche Bewegung bei seinen Tritten, er führt jedoch zuerst eine Flexion der Hüfte aus und danach eine Extension des Knies. Die Bewegungen von Hüfte und Knie werden von Fußballspieler und Kampfsportler in umgekehrter Reihenfolge ausgeführt, wodurch eine individuelle Anpassung von Untersuchung und Behandlung notwendig wird. Für den Fußballspieler kann die Standardvariante des Straight-Leg-Raise-Tests geeignet sein, denn sie spiegelt die Bewegungssequenz beim Schussvorgang wider. Für den Kampfsportler kann jedoch eine Variante erforderlich sein, die mit einer Hüftflexion bis etwa 70° und einer zusätzlichen geringgradigen Innenrotation der Hüfte beginnt und erst im späteren Verlauf die Knieextension berücksichtigt.

1.11 Neurodynamische Tests

1.11.1 Warum der Name „Neurodynamische Tests“?

Da neuromechanische Tests Veränderungen der neuralen Funktion auf verschiedenen Ebenen hervorrufen, ist es angebracht, sie in einer Art und Weise zu erörtern, die alle relevanten Funktionen miteinbezieht. Zu den durch die Tests ausgelösten Vorgängen gehören u.a. das Gleiten der Nerven und Veränderungen der Form und Querschnittsfläche, der transversalen Position, der axialen Rotation, der Viskoelastizität, der intraneuralen Durchblutung sowie der Mechanosensitivität, um nur einige wenige zu nennen. Folglich sollte ein Name zur Beschreibung dieser Tests diese Aspekte beinhalten und auch den Gedanken aufgreifen, dass neurodynamische Tests eine multidimensionale und dynamische Natur besitzen. Die Benennung „Spannungstests“ würde sie auf zwei Parameter reduzieren, „Spannung“ und „Dehnung“, was wiederum dazu verleitet, Diagnose und Therapie ebenfalls auf diese Aspekte zu beschränken. Dies wäre eindeutig eine zu große Einschränkung. Dasselbe gilt für den Begriff „neurale Provokationstests“, denn häufig verursachen Intention und Effekt eben gerade *keine* Provokation von Symptomen. Deswegen werden die Tests in diesem Buch als neurodynamische Tests bezeichnet (Shacklock 1995a; Butler 2000; ➢ Abb. 1.14).

Definition

Ein neurodynamischer Test beinhaltet eine Serie von Körperbewegungen, die entsprechend der Bewegungen im Test mechanische und physiologische Vorgänge im Nervensystem auslösen.

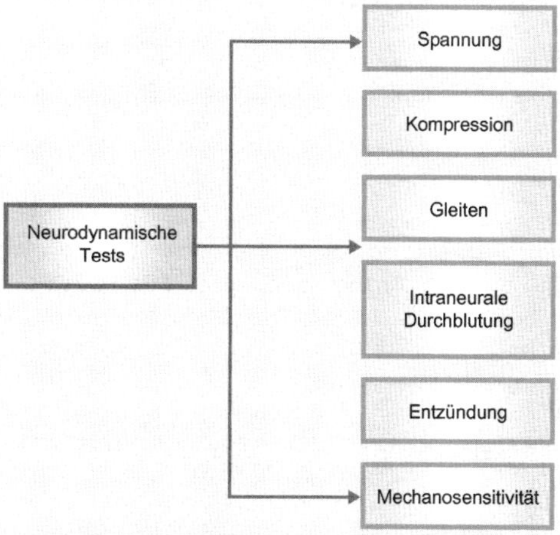

Abb. 1.14: Neurodynamische Tests und ihre Auswirkungen auf neurale Gewebe (aus Shacklock 1995a, Physiotherapy, mit freundlicher Genehmigung).

1.11.2 Verwendung neurodynamischer Tests

Neurodynamische Tests werden angewandt, um einen Eindruck der mechanischen Leistungsfähigkeit und Empfindlichkeit der Neuralstrukturen sowie der zugehörigen angrenzenden und innervierten Gewebe zu bekommen. Die Einbeziehung der zugehörigen angrenzenden und innervierten Gewebe ist notwendig, weil das Nervensystem im Zusammenhang mit dem muskuloskeletalen System und zentralen Nervensystem betrachtet werden muss (Butler 1998, 2000; Shacklock 1999a, 1999b).

LITERATURANGABEN

Adams C, Logue V.: Studies in cervical spondylotic myelopathy: 1 Movement of the cervical roots, dura and cord, and their relation to the course of the extrathecal roots. Brain 94: 557–568; 1971

Bayliss W.: On the origin from the spinal cord of the vasodilator fibres of the hind-limb, and on the nature of these fibres. Journal of Physiology 26, 3: 173–209; 1901

Beith I, Robbins E, Richards P.: An assessment of the adaptive mechanisms within and surrounding the peripheral nervous system, during changes in nerve bed length resulting from underlying joint movement. In: Shacklock M (Hrsg) Moving in on Pain, Butterworth-Heinemann, Australia; 1901

Bove G, Light A.: Unmyelinated nociceptors in rat paraspinal tissues. Journal of Neurophysiology 73(5): 1752–1762; 1995a

Bove G, Light A.: Calcitonin-gene related peptide and peripherin immunoreactivity in nerve sheats. Somatosensory and Motor Research 12(1): 49–57; 1995b

Bove G, Light A.: The nervi nervorum. Missing link for neuropathic pain? Pain Forum, Focus 6(3): 181–190; 1997a

Bove G, Light A.: The nerve of these nerves! Pain Forum, Focus 6(3): 199–201; 1997b

Breig A.: Adverse Mechanical Tension in the Central Nervous System. Almqvist and Wiksell, Stockholm; 1978

Breig A, Marions O.: Biomechanics of the lumbosacral nerve roots. Acta Radiologica. Diagnosis 1: 1141–1160; 1963

Butler D.: Mobilisation of the Nervous System. Churchill Livingstone, Edinburgh; 1991

Butler D.: Adverse mechanical tension: a model for assessment and treatment: Commentary: Adverse neural tension reconsidered. Australian Journal of Physiotherapy Monograph 3: 13–17; 1998

Butler D.: The Sensitive Nervous System. Noigroup Publications, Adelaide; 2000

Chahl L, Ladd R.: Local oedema and general excitation of cutaneous sensory receptors produced by electrical stimulation of the saphenous nerve in the rat. Pain, 2: 25–34; 1976

Charnley J.: Orthopaedic signs in the diagnosis of disc protrusion. Lancet 1: 186–192; 1951

Cline M, Ochoa J, Torebjork H.: Chronic hyperalgesia and skin warming caused by sensitized C nociceptors. Brain 112(3): 621–647; 1989

Coveney B, Trott P, Grimmer K, Bell A, Hall R, Shacklock M.: The upper limb tension test in a group of subjects with a clinical presentation of carpal tunnel syndrome. In: Proceedings of the 10th Biennial Conference of the Manipulative Physiotherapists' Association of Australia, Melbourne: 31–33; 1997

Coppieters M, Stappaerts K, Staes F.: A qualitative assessment of shoulder girdle elevation during the upper limb tension test 1. Manual Therapy 4: 33–38; 1999

Cornefjord M, Olmarker K, Rydevik R, Nordborg C.: Mechanical and biochemical injury of spinal nerve roots: a morphological and neurophysiological study. European Spine Journal 5(3): 187–192; 1996

Cornefjord M, Sato K, Olmarker K, Rydevik B, Nordborg C.: A model for chronic nerve root compression studies. Presentation of a porcine model for controlled, slow-onset compression with analyses of anatomic aspects, compression onset rate, and morphologic and neurophysiologic effects. Spine 22(9): 946–957; 1997

Cyriax J.: Dural pain. Lancet 1(8070): 919–921; 1978

Dellon A, Mackinnon S, Seiler W.: Susceptibility of the diabetic nerve to chronic compression. Annals of Plastic Surgery 20(2): 117–119; 1988

Denny-Brown D, Doherty M.: Effects of transient stretching of peripheral nerve. Archives of Neurology and Psychiatry 54(1): 116–129; 1945

Ferrell W, Russell N.: Extravasation in the knee induced by antidromic stimulation of articular C fibre afferents of the anaesthetized cat. Journal of Physiology 379: 407–416; 1986

Fricke B, Andres K, Von During M.: Nerve fibers innervating the cranial and spinal meninges: Morphology of nerve fiber terminals and their structural integration. Microscope Research and Technology 53(2): 96–105; 2001

Fujita Y, Yamamoto H, Tani T.: An experimental study of spinal cord traction syndrome. Nippon Seikeigeka Gakkai Zasshi 62(4): 359–368; 1988

Gelberman R, Szabo R, Williamson R, Hargens A, Yaru N, Minteer-Convery M.: Tissue pressure threshold for peripheral nerve viability. Clinical Orthopaedics and Related Research 187: 285–291; 1983

Gelberman R, Yamaguchi K, Hollstien S, Winn S, Heidenreich F, Bindra R, Hsieh P, Silva M.: Changes in interstitial pressure and cross-sectional area of the cubital tunnel and of the ulnar nerve with flexion of the elbow. An experimental study in human cadavera. Journal of Bone Joint Surgery 80A(4): 492–501; 1998

Goadsby P, Burke D.: Deficits in the function of small and large afferent fibers in confirmed cases of carpal tunnel syndrome. Muscle and Nerve 17: 614–622; 1994

Greening J, Smart S, Leary R, Hart-Craggs M, O'Higgins B, Lynn B.: Reduced movement of the median nerve in carpal tunnel during wrist flexion in patients with non-specific arm pain. Lancet 354: 217–218; 1999

Grewal R, Varitimidis S, Vardakas D, Fu F, Sotereanos D.: Ulnar nerve elongation and excursion in the cubital tunnel after decompression and anterior transposition. Journal of Hand Surgery 25B(5): 457–460; 2000

Groen G, Baljet B, Drukker J.: The innervation of the spinal dura mater: anatomy and clinical implications. Acta Neurochirurgica 92, 39–46(Up-to-date description of the innervation of the dura mater); 1988

Hall T, Zusman M, Elvey R.: Manually detected impediments during the straight leg raise test. In: Jull G (Hrsg.) Clinical Solutions. Ninth Biennial Conference of the Manipulative Physiotherapists Association of Australia, Gold Coast, Queensland: 48–53; 1995

Hall T, Zusman M, Elvey R.: Adverse mechanical tension in the nervous system? Analysis of the straight leg raise. Manual Therapy 3(3): 140–146; 1998

Helme R, Andrews P.: The effect of nerve lesions on the inflammatory response to injury. Journal of Neuroscience Research 13: 453–459; 1985

Howe J, Loeser J, Calvin W.: Mechanosensitivity of dorsal root ganglia and chronically injured axons: a physiological basis for the radicular pain of nerve root compression. Pain 3: 25–41; 1977

Hromada J.: On the nerve supply of the connective tissue of some peripheral nervous system components. Acta Anatomica 55: 343–351; 1963

Kenins P.: Identification of the unmyelinated sensory nerves which evoke plasma extravasation in response to antidromic stimulation. Neuroscience Letters 25: 137–141; 1981

Konnai Y, Honda T, Sekiguchi Y, Kikuchi S, Sugiura Y.: Sensory innervation of the lumbar dura mater passing through the sympathetic trunk in rats. Spine 25(7): 776–782; 2000

Laban M, MacKenzie J, Zemenick G.: Anatomic observations in carpal tunnel syndrome as they relate to the tethered median nerve stress test. Archives of Physical Medicine and Rehabilitation 70: 44–46; 1989

Lang J.: Über das Bindegwebe und die Gefäße der Nerven. Z. f. Anatomie und Entwicklungsgeschichte 123: 61–79, zitiert von Millesi M 1986 The nerve gap: theory and clinical practice. Hand Clinics 4: 651–663; 1962

Lembeck F, Holzer P.: Substance P as neurogenic mediator of antidromic vasodilation and neurogenic plasma extravasation. Naunyn-Schmiedeberg's Archives of Pharmacology, 310: 175–183; 1979

Levine J, Fields H, Basbaum A.: Peptides and the primary afferent nociceptor. Neuroscience 13(6): 2273–2286; 1993

Levine J, Clark R, Devor M, Helms C, Moskowitz M, Basbaum A.: Intraneuronal substance P contributes to the severity or experimental arthritis. Science 236(2): 547–549; 1984

Lew P, Morrow C, Lew A.: The effect of neck and leg flexion and their sequence on the lumbar spinal cord: implications for low back pain and sciatic. Spine 19(21): 2421–2424; 1994

Louis R.: Vertebroradicular and vertebromedullar dynamics. Anatomia Clinica 3: 1–11; 1981

Lundborg G.: Nerve Injury and Repair. Churchill Livingstone, Edinburgh; 1988

Lundborg G, Dahlin L.: Anatomy, function and pathophysiology of peripheral nerves and nerve compression. Hand Clinics 12: 185–193; 1996

Lundborg G, Rydevik B.: Effects of stretching the tibial nerve of the rabbit: a preliminary study of the intraneural circulation and barrier function of the perineurium. Journal of Bone and Joint Surgery 55B: 390–401; 1973

Lynn B, Cotsell B.: Blood flow increases in the skin of the anaesthetized rat that follow antidromic sensory nerve stimulation and strong mechanical stimulation. Neuroscience Letters 137: 249–252; 1992

Mackinnon S, Dellon A.: Surgery of the Peripheral Nerve. Thieme, New York

Mackinnon S 1992 Double and multiple crush syndromes. Hand Clinics 8: 369–390; 1988

Maitland G.: Vertebral Manipulation, 5th edition. Butterworth Heinemann, London

Mauhart D 1989 The effect of chronic ankle inversion sprain on the plantarflexion/inversion straight leg raise test. Graduate Diploma thesis, University of South Australia; 1986

McLellan D, Swash M.: Longitudinal sliding of the median nerve during movements of the upper limb. Journal of Neurology, Neurosurgery and Psychiatry 39: 556–570; 1976

Millesi H.: The nerve gap: theory and clinical practice. Hand Clinics 4: 651–663; 1986

Millesi H, Zöch G, Rath T.: The gliding apparatus of peripheral nerve and its clinical significance. Annales de Chirurgie de la Main et du Membre Superieur 9(2): 87–97; 1990

Millesi H, Zöch G, Reihsner R.: Mechanical properties of peripheral nerves. Clinical Orthopaedics and Related Research 314: 76–83; 1995

Moskowitz M, Brody M, Liu-Chen L.: In vitro release of immunoreactive substance P from putative afferent nerve endings in bovine pia arachnoid. Neuroscience 9(4): 809–814; 1983

Nakamichi K, Tachibana S.: Transverse sliding of the median nerve beneath the flexor retinaculum. Journal of Hand Surgery 17B: 213–216; 1992

Nordin M, Nystrom B, Wallin U, Hagbarth K.: Ectopic sensory discharges and paresthesiae in patients with disorder

of peripheral nerves, dorsal roots and dorsal columns. Pain 20: 231–245; 1984
O'Halloran D, Bloom S.: Calcitonin gene-related peptide: a major neuropeptide and the most powerful vasodilator of all. British Medical Journal, 302: 739–740; 1991
Ogata K, Naito M.: Blood flow of peripheral nerve effects of dissection, stretching and compression. Journal Hand Surgery 11B(1): 10–14; 1986
Olmarker K, Holm S, Rosenqvist A, Rydevik B.: Experimental nerve root compression. A model of acute, graded compression of the porcine cauda equina and an analysis of neural and vascular anatomy. Spine 16(1): 61–69; 1991
Parkhouse N, Le Quesne P.: Impaired neurogenic vascular response in patients with diabetes and neuropathic foot lesions. New England Journal of Medicine 318(20): 1306–1309; 1988
Pechan J, Julis I.: The pressure measurement in the ulnar nerve. A contribution to the pathophysiology of cubital tunnel syndrome. Journal of Biomechanics 8: 75–79; 1975
Peitl B, Petho G, Porszasz R, Nemeth J, Szolcsanyi J.: Capsaicin-insensitive sensory-efferent meningeal vasodilatation evoked by electrical stimulation of trigeminal nerve fibres in the rat. British Journal of Pharmacology 127(2): 457–467; 1999
Phalen G.: Spontaneous compression of the median nerve at the wrist. Journal of the American Medical Association 145(15): 1128–1133; 1951
Phalen G.: Reflections on 21 years' experience with the carpal-tunnel syndrome. Journal of the American Medical Association 212(8): 1365–1367; 1970
Pintér E, Szolcsànyi J.: Inflammatory and antiinflammatory effects of antidromic stimulation of dorsal roots in the rat. Agents and Actions 25(3/4): 240–242; 1988
Rath T, Millesi H.: The gliding tissue of the median nerve in the carpal tunnel. Handchirurgie Mikrochirurgie Plastische Chirurgie July 22(4): 203–205; 1990
Read R.: Stress testing in nerve compression. Hand Clinics 7(3): 521–526
Rempel D, Dahlin L, Lundborg G 1999 Pathophysiology of nerve compression syndromes: response of peripheral nerves to loading. Journal of Bone and Joint Surgery 81A(11): 1600–1610; 1991
Rozmaryn L, Dovelle S, Rothman E, Gorman K, Olvey K, Bartko J.: Nerve and tendon gliding exercises and the conservative management of carpal tunnel syndrome. Journal of Hand Therapy 11: 171–179; 1998
Rydevik B.: Neurophysiology of cauda equina compression. Acta Orthopaedica Scandinavica Supplement 251: 52–55; 1993
Schaafsma L, Sun H, Zochodne D.: Exogenous opioids influence the microcirculation of injured peripheral nerves. American Journal of Physiology 272(1/2): H76–82; 1997
Selvaratnam P.: Mechanical stimulation to the median nerve at the wrist during the upper limb tension test. In: Proceedings of the 10th Biennial Conference of the Manipulative Physiotherapists' Association of Australia, Melbourne: 182–188; 1997
Selvaratnam P, Cook S, Matyas T.: Transmission of mechanical stimulation to the median nerve at the wrist during the upper limb test. In: Proceedings of the 10th Biennial Conference of the Manipulative Physiotherapists' Association of Australia 182–188; 1997
Shacklock M.: The plantarflexion inversion straight leg raise. Master of Applied Science Thesis. University of South Australia, Adelaide; 1989
Shacklock M.: Neurodynamics. Physiotherapy 81: 9–16; 1995a
Shacklock M.: Clinical application of neurodynamics. In: Shacklock M (Hrsg.) Moving in on Pain. Butterworth-Heinemann, Sydney: 123–131; 1995b
Shacklock M.: Central pain mechanisms; a new horizon in manual therapy. Australian Journal of Physiotherapy 45: 83–92; 1999a
Shacklock M.: The clinical application of central pain mechanisms in manual therapy. Australian Journal of Physiotherapy 45: 215–221; 1999b
Shacklock M, Wilkinson M.: Can nerves be moved specifically? In: Proceedings of the 11th Biennial Conference of the Musculoskeletal Physiotherapists' Association of Australia, Adelaide, Australia; 2001
Slater H.: The effect of foot and ankle position on the 'normal' response to the SLR test, in young, asymptomatic subjects. Master of Applied Science thesis, University of South Australia; 1988
Smith C.: Changes in length and position of the segments of the spinal cord with changes in posture in the monkey. Radiology 66: 259–265; 1956
Sunderland S.: Nerves and Nerve Injuries, Churchill Livingstone, Edinburgh; 1978
Sunderland S.: Nerve Injuries and Their Repair: A Critical Appraisal. Churchill Livingstone, Edinburgh; 1991
Sunderland S, Bradley K.: Stress-strain phenomena in human peripheral nerve trunks. Brain 84: 102–119; 1961
Sweeney J, Harms A.: Persistent mechanical allodynia following injury of the hand. Treatment through mobilization of the nervous system. Journal of Hand Therapy 9(4): 328–338; 1996
Symington J.: The physics of nerve stretching. British Medical Journal May 27: 770–771; 1882
Tani S, Yamada S, Knighton R.: Extensibility of the lumbar and sacral cord. Pathophysiology of the tethered spinal cord in cats. Journal of Neurosurgery 66(1): 116–123; 1987
Tsai Y-Y.: Tension change in the ulnar nerve by different order of upper limb tension test. Master of Science Thesis, Northwestern University, Chicago; 1995
Wall E, Massie J, Kwan M, Rydevik B, Myers R, Garfin S.: Experimental stretch neuropathy: changes in nerve conduction under tension. Journal of Bone and Joint Surgery 74B(1): 126–129; 1992

Werner C, Haeffner F, Rosén I.: Direct recording of local pressure in the radial tunnel during passive stretch and active contraction of the supinator muscle. Archives of Orthopaedic and Traumatic Surgery 96: 299–301; 1980
Werner C, Ohlin P, Elmqvist D.: Pressures recorded in ulnar neuropathy. Acta Orthopaedica Scandinavica 56(5): 404–406; 1985a
Werner C, Rosén I, Thorngren K.: Clinical and neurophysiologic characteristics of the pronator syndrome. Clinical Orthopaedics and Related Research 197: 231–237; 1985b
Wilgis S, Murphy R.: The significance of longitudinal excursions in peripheral nerves. Hand Clinics 2: 761–786; 1986
Xavier A, Farrell C, McDanal J, Kissin I.: Does antidromic activation of nociceptors play a role in sciatic radicular pain? Pain 40: 77–79; 1990
Yamada H, Honda T, Yaginuma H, Kikuchi S, Sugiura Y.: Comparison of sensory and sympathetic innervation of the dura mater and posterior longitudinal ligament in the cervical spine after removal of the stellate ganglion. Journal of Comparative Neurology 434(1): 86–100; 2001
Yamada S, Zinke D, Sanders D.: Pathophysiology of 'tethered cord syndrome'. Journal of Neurosurgery 54: 494–503; 1981
Zöch G, Reihsner R, Beer R, Millesi H.: Stress and strain in peripheral nerves. Neuro-Orthopaedics 10: 371–382; 1991
Zöch G, Reihsner R, Millesi H.: Elastic behavior of the median nerve and ulnar nerve in situ and in vitro. Handchirurgie Mikrochirurgie Plastische Chirurgie Nov 21(6): 305–309; 1989
Zochodne D.: Epineurial peptides: a role in neuropathic pain? Canadian Journal of Neurological Sciences 20(1): 69–72; 1993
Zochodne D, Allison J, Ho W, Ho L, Hargreaves K, Sharkey K.: Evidence for CGRP accumulation and activity in experimental neuromas. American Journal of Physiology 268(2/2): 584–590; 1995
Zochodne D, Ho L.: Influence of perivascular peptides on endoneurial blood flow and microvascular resistance in the sciatic nerve of the rat. Journal of Physiology 444: 615–630; 1991a
Zochodne D, Ho L.: Stimulation-induced peripheral nerve hyperemia: mediation by fibers innervating vasa nervorum? Brain Research 12, 546(1): 113–118; 1991b
Zochodne D, Ho L.: Vasa nervorum constriction from substance P and calcitonin gene-related peptide antagonists: sensitivity to phentolamine and nimodipine. Regulatory Peptides 47(3): 285–290; 1993
Zochodne D, Huang Z, Ward K, Low P.: Guanethidine-induced adrenergic sympathectomy augments endoneurial perfusion and lowers endoneurial microvascular resistance. Brain Research 519(1–2): 112–117; 1990
Zochodne D, Low P.: Adrenergic control of nerve blood flow. Experimental Neurology 109(3): 300–307; 1990
Zochodne D, Theriault M, Sharkey K, Cheng C, Sutherland G.: Peptides and neuromas: calcitonin gene-related peptide, substance P, and mast cells in a mechanosensitive human sural neuroma. Muscle and Nerve 1997 20(7): 875–880; 1997
Zorn P, Shacklock M, Trott P, Hall R.: The effect of sequencing the movements of the upper limb tension test on the area of symptom production. In: Proceedings of the 9th biennial conference of the Manipulative Physiotherapists' Association of Australia: 166–167; 1995

KAPITEL

2 Spezifische Neurodynamik

2.1 Einleitung

Dieses Kapitel soll eine aktualisierte Zusammenfassung der Thematik liefern, sodass der Leser diese Information zum Verständnis der mechanischen Effekte neurodynamischer Tests nutzen und in der praktischen Anwendung einsetzen kann.

Definition

Die spezifische Neurodynamik beinhaltet die lokalen Effekte der Körperbewegungen auf das Nervensystem, die für jede Körperregion spezifisch sind.

2.2 Die Wirbelsäule

2.2.1 Flexion und Extension

Mechanisches Interface – Spinalkanal

Länge

Eine Flexion der gesamten Wirbelsäule führt zu einer Verlängerung der spinalen Neuralstrukturen, denn diese und auch der Spinalkanal liegen hinter der Rotationsachse der spinalen Bewegungssegmente. Dadurch liegen sie auf der Seite der Wirbelsäule, die sich bei Flexions- und Extensionsbewegungen verlängert bzw. verkürzt. Der Spinalkanal selbst verlängert sich bei Flexion der gesamten Wirbelsäule um 9 cm (in der Lumbalregion um 5 cm; Louis 1981). Die Neuralstrukturen sind an ihrem kaudalen Ende durch das hochelastische Filum terminale am Os coccygis befestigt, am kranialen Ende ist die Dura am Schädel befestigt. Daher entsteht bei einer Flexion von beiden Enden aus Zug auf die Neuralstrukturen (➢ Abb. 2.1).

Freier Raum um das Nervensystem

In der Wirbelsäule vergrößert sich der freie Raum um das Nervensystem bei Flexion und verringert sich bei Extension (Penning & Wilmink 1981). An der Halswirbelsäule erweitern sich die intervertebralen Foramina um die Nervenwurzeln bei Flexion gegenüber Extension um bis zu 23% (Yoo et al. 1992). An der Lendenwirbelsäule kommt es im Spinalkanal und auch in den intervertebralen Foramina zu folgenden Vorgängen (Schonstrom et al. 1989): Der Spinalkanal erweitert sich von endgradiger Extension bis zu endgradiger Flexion um 16%, die Öffnung der intervertebralen Foramina vergrößert sich um 27–30% (Panjabi et al. 1983; Inufusa et al. 1996). Im Allgemeinen reduzieren sich die Kompressionskräfte auf die spinalen Neuralstrukturen durch eine Flexion. Dies ist auch der Grund dafür, dass Symptome, die durch Stenosen der Zwischenwirbellöcher entstehen, sich bei Flexion häufig verbessern (Vorneigen) und bei Extension verschlechtern (Stehen und Gehen; ➢ Abb. 2.2).

Neurale Gewebe

Spannung und Verformung

Ein Haupteffekt der Flexion auf die neuralen Gewebe der Wirbelsäule ist die Spannungszunahme. Wieviel Spannung durch diese Bewegung in den Geweben entsteht, ist nicht bekannt. Die Verformung der lumbalen Dura von Extension bis Flexion kann jedoch

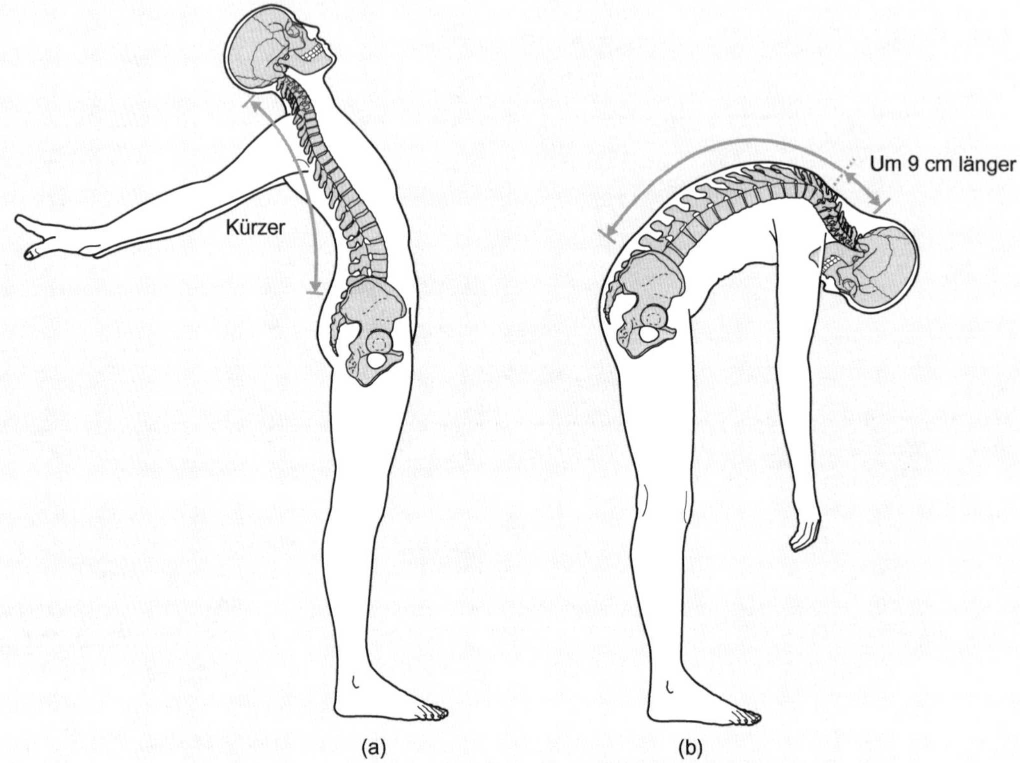

Abb. 2.1: Längenänderung des Spinalkanals während der Flexion.

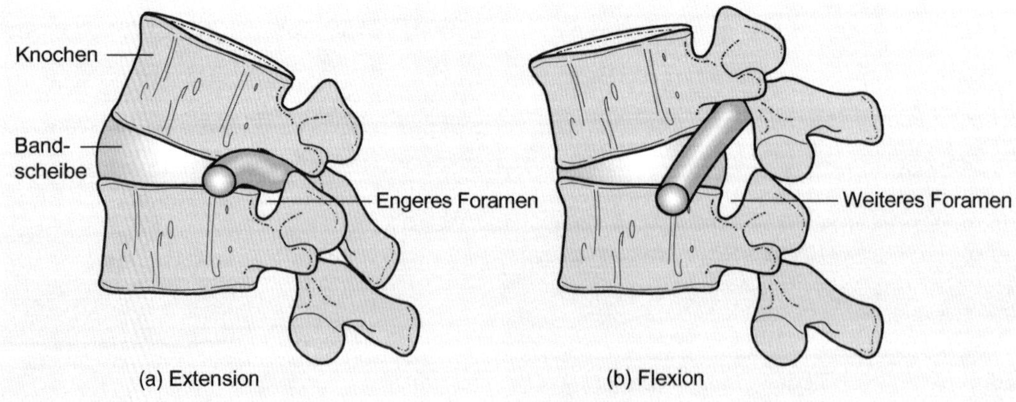

Abb. 2.2: Auswirkungen spinaler Bewegungen auf das intervertebrale Foramen.
a) Die Extension bewirkt ein Schließen.
b) Die Flexion erzeugt eine Öffnung.
Die Seitneigung bewirkt auf ähnliche Weise ein signifikantes Öffnen und Schließen (wie später erörtert).

30% betragen, die der sakralen Nervenwurzeln 16% und die des Rückenmarks 10–20% (Adams & Logue 1971; Louis 1981; Yuan et al. 1998). Daran ist zu erkennen, dass sich das Rückenmark mitsamt seinen zugehörigen Strukturen erheblich verlängert, sodass selbst die Blutgefäße sich entrollen und verlängern. Durch die Flexion der Wirbelsäule spannen sich alle spinalen Neuralstrukturen bis zu dem Punkt, an dem sich das Filum terminale verlängert, da sich das Rückenmark in seinem Kanal in eine kraniale Richtung bewegt (Louis 1981; ➢ Abb. 2.3).

Durch eine Flexion der Halswirbelsäule kommt es zu einer signifikanten Spannungszunahme in den lumbosakralen Nervenwurzeln (Breig 1978, S. 84), wodurch diese Bewegung klinisch nützlich ist, um bei lumbalen Rückenschmerzen eine neurale Komponente zu prüfen (➢ Abb. 2.4).

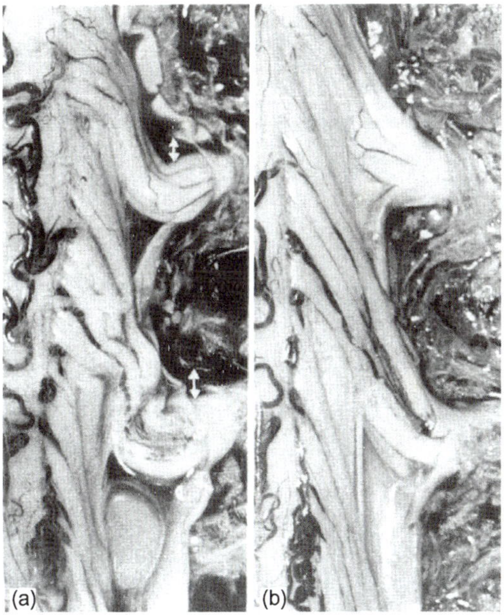

Abb. 2.3: Bewegung, Spannung und Verformung von zervikalem Rückenmark und Nervenwurzeln bei der spinalen Flexion. a) Bei Extension der Halswirbelsäule ist das Gewebe entspannt, neurales Gewebe und intervertebrale Foramina sind separiert (weiße Pfeile, rechts). b) Verlängerung der neuralen und vaskulären Gewebe, verbunden mit einem Gleiten und Kontakt der neuralen Gewebe mit den intervertebralen Foramina (aus Breig 1978, mit freundlicher Genehmigung des Autors).

Gleiten und Konvergenz

Die allgemeinen Mechanismen des Gleitens und der Konvergenz wurden in ➢ Kap. 1 beschrieben. Das Gleiten von Neuralstrukturen an der Wirbelsäule ist jedoch komplex und unser Verständnis darüber bisher nur unvollständig. Spezielle Bewegungssequenzen erzeugen ihre eigenen Gleitmuster, von denen einige bereits dokumentiert wurden. Eine Halswirbelsäulenflexion führt zu einem kranialen Gleiten der Neuralstrukturen in der lumbalen Region (Breig & Marions 1963; Breig 1978). Im Gegensatz dazu verursacht der Straight Leg Raise (SLR) ein kaudales Gleiten der Nervenwurzeln in den lumbosakralen intervertebralen Foramina (Goddard & Reid 1965; Breig 1978; Breig & Troup 1979) und des zervikalen Rückenmarks (Smith 1956). Das Problem ist, dass die Gleitbewegungen der Neuralstrukturen gegenüber ihrem knöchernen Interface unterschiedlich ausfallen, abhängig von der Bewegung und der jeweiligen Region. Paradoxerweise bewirkt eine Flexion der gesamten Wirbelsäule sowie eine isolierte Flexion der oberen Halswirbelsäule (kranial der unteren zervikalen Segmente) eine kaudale Gleitbewegung des Gehirns und der Rückenmarksgewebe gegen den benachbarten Knochen. Kaudal der

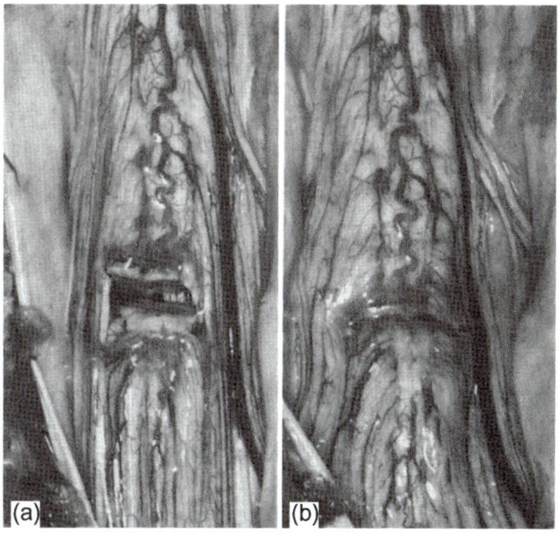

Abb. 2.4: Auswirkungen der zervikalen Flexion auf das lumbale Rückenmark. Die Flexion bewirkt ein Auseinanderklaffen der durchtrennten neuralen Gewebe (links), wohingegen das neurale Gewebe sich in der neutralen Position annähern kann (rechts) (aus Breig 1978, mit freundlicher Genehmigung des Autors).

unteren zervikalen Segmente bewegen sich die neuralen Strukturen jedoch nach kranial in Richtung C5 (Adams & Logue 1971; Louis 1981; Yuan et al. 1998). Dasselbe Phänomen tritt im Bereich von L4–S1 auf: Die oberhalb dieser Segmente liegenden Nerven bewegen sich nach kaudal, die unterhalb liegenden gleiten nach kranial in Richtung dieser Region (Louis 1981). Die Bewegungen der Wirbelsäule um die Neuralstrukturen sowie die komplexe Abfolge des „Leihens und Verleihens“ von neuralem Gewebe führen zu einer Konvergenz in Richtung C5–C6 und L4–L5, den beweglichsten Segmenten der Wirbelsäule (Smith 1956; Adams & Logue 1971; Louis 1981).

Die oben genannten Punkte sind v.a. für das Verständnis der neurodynamischen Sequenzierung in der klinischen Anwendung von Bedeutung (> Abb. 2.5 und > Abb. 2.6).

Klinischer Nutzen von Flexions- und Extensionsbewegungen

Diagnose

Der Praktiker kann sagittale Bewegungen einsetzen, um bei spinalen Problematiken eine mechanische Diagnose zu erstellen. Die spinale Flexion erhöht die Spannung der Neuralstrukturen, kann jedoch den Druck auf sie verringern. Die spinale Extension übt eine Kompression auf die neuralen Elemente aus, erzeugt jedoch wenig Spannung. Symptome einer Nervenwurzelproblematik, bei der der Patient keine Spannung tolerieren kann, werden z.B. häufig durch die Flexion im Slump-Test hervorgerufen. Symptome einer Stenose des Spinalkanals oder der intervertebralen Foramina werden hingegen typischerweise durch Extensionsbewegungen ausgelöst, da diese einen einengenden Effekt auf die Neuralstrukturen haben. Folglich kann man mit Einsatz sagittaler Bewegungen die mechanische Diagnose eines

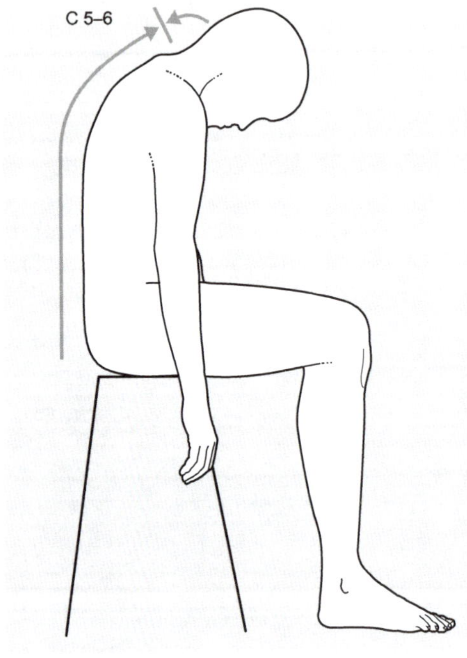

Abb. 2.5: Die zervikale Flexion bewirkt ein Gleiten der neuralen Gewebe im Spinalkanal. Es kommt zu einer Konvergenz in Höhe von C5–C6, jedoch nicht in der unteren Lumbalregion, da das Interface in dieser Region nicht bewegt wird.

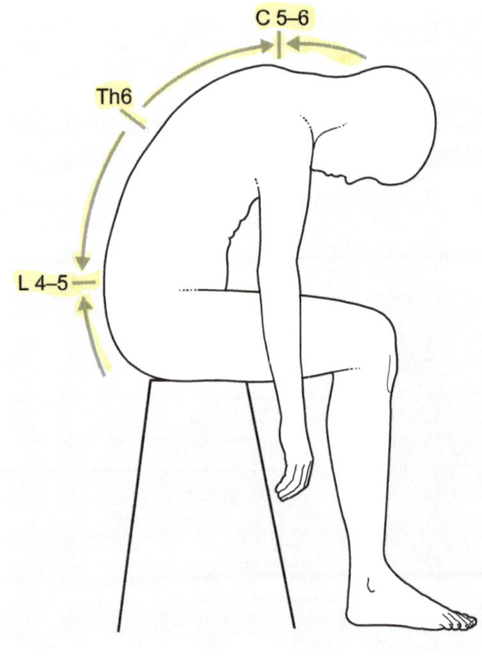

Abb. 2.6: Die Flexion der gesamten Wirbelsäule bewirkt Bewegungen der neuralen Gewebe im Spinalkanal gegen den Kanal. Es kommt zu einer Konvergenz in die angezeigten Richtungen.

Spannungsproblems (Flexion) oder einer Schlussproblematik des Interfaces (Extension) erstellen, je nachdem, welche Bewegungen die Symptome lindern oder verstärken.

Behandlung

Eine mechanische Diagnose führt den Therapeuten zu einer spezifischen mechanischen Behandlung. Liegt ein Spannungsproblem vor, kann man den Fokus darauf richten, die Reaktionsfähigkeit der Neuralstrukturen auf Spannung zu verbessern. Alternativ kann der Schwerpunkt sein, eine erhöhte Spannung in den Nerven zu vermeiden, damit sie sich regenerieren können. Herrscht eine Schlussproblematik des Interfaces vor, kann eine Behandlungstechnik eingesetzt werden, die diesen Mechanismus verbessert. Ein weiterer Behandlungsansatz für diese Problematik ist es, das Interface zu öffnen, um die Provokation der Neuralstrukturen zu vermindern. Diese Aspekte verdeutlichen dem Praktiker, dass es notwendig ist, die mechanische Diagnose mit den ursächlichen Mechanismen in Verbindung zu bringen, die jeweils spezifische klinische Muster erzeugen.

2.2.2 Seitneigung und lateraler Shift

Mechanisches Interface

Der Haupteffekt der Seitneigung auf das mechanische Interface ist die Verengung der ipsilateralen intervertebralen Foramina um die Nervenwurzeln und deren Öffnung auf der kontralateralen Seite (Fujiwara et al. 2001). Auf der ipsilateralen Seite verstärkt sich der Druck auf die Nervenwurzeln, auf der kontralateralen Seite wird er vermindert.

Effekte auf das Neuralsystem

Die Seitneigung lässt die Spannung in den Neuralstrukturen auf der konvexen Seite der Wirbelsäule ansteigen und verringert die Spannung auf der konkaven Seite (Breig 1978; Louis 1981; Selvaratnam et al. 1988). Die vermehrte Spannung im Nervensystem entsteht durch zwei Mechanismen: Zum Einen verursacht die Seitneigung selbst eine Verlängerung des Interfaces und der neuralen Gewebe auf der konvexen Seite, zum Anderen bewirkt die seitliche Verschiebung der Wirbelkörper (lateraler Shift) eine vergrößerte Distanz zwischen Wirbelsäule und Peripherie. Die Verschiebung erzeugt eine mechanische Anspannung, die sich entlang des peripheren Nervensystems ausbreitet (> Abb. 2.7).

Eine Seitneigung der Wirbelsäule führt zu einer Spannungszunahme in den angrenzenden kontralateralen Nerven und Nervenwurzeln. Nach unseren Beobachtungen bei dynamischen bildgebenden Verfahren am Plexus brachialis und an distaleren peripheren Nerven ist ein lateraler Shift in die kontralaterale Richtung effektiver, um distale neurale Bewegungen zu erzeugen, als eine kontralaterale Seitneigung.

Die Effekte von kontralateraler Seitneigung und kontralateralem Shift der Wirbelsäule setzen sich bis weit in die Peripherie hinein fort. An der oberen Extremität bewegt sich der N. medianus bei diesen Bewegungen mehrere Millimeter nach proximal (McLellan & Swash 1976; Shacklock & Wilkinson 2000 (unveröffentlichte Ultraschalluntersuchungen, School of Medical Radiation, University of South Australia)). Ähnliche Effekte entstehen bei kontralateraler Seitneigung der Lendenwirbelsäule in der unteren Extremität, durch die sich der N. ischiadicus in der Beckenregion nach proximal bewegt (Breig 1978).

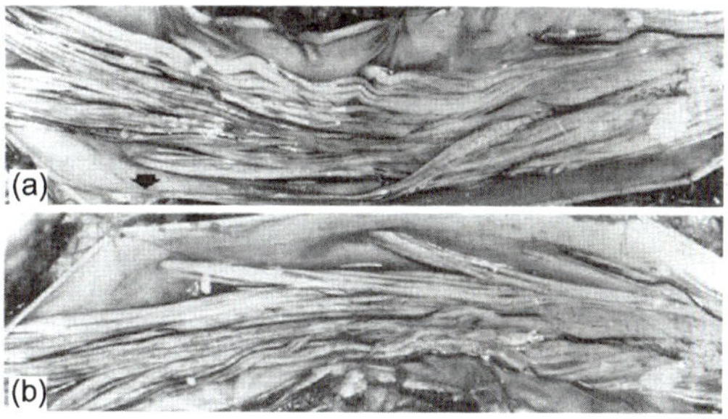

Abb. 2.7: Auswirkungen der kontralateralen Seitneigung auf die neuralen Gewebe der Lendenwirbelsäule. Auf der konvexen Seite werden die Gewebe verlängert und gespannt, und diese Effekte können sich bis in die Peripherie fortsetzen (aus Breig 1978, mit freundlicher Genehmigung des Autors).

Klinischer Nutzen von Seitneigung und lateralem Shift

Seitneigung und lateraler Shift sind v.a. von Nutzen für die strukturelle Differenzierung distaler Symptome, die Sensitivierung neurodynamischer Tests und die Beurteilung, ob Seitneigung oder lateraler Shift eine Komponente des klinischen Problems sind.

Strukturelle Differenzierung

Im Allgemeinen lässt sich eine neurale Komponente bei distalen Symptomen an der oberen Extremität mit der kontralateralen Seitneigung effektiver differenzieren als mit der ipsilateralen Seitneigung. Vermutlich deswegen, weil die hervorgerufenen Spannungsveränderungen sich bei der kontralateralen Seitneigung im Nervensystem ausbreiten. Die Frage, ob Seitneigungsbewegungen eine isolierte Bewegung der Nerven der oberen Extremität auslösen, ist bisher nicht ausreichend geklärt. Zwei Studien zeigen jedoch, dass dies manchmal erreicht werden kann (McLellan & Swash 1976; Shacklock & Wilkinson 2000 (unveröffentlichte Ultraschalluntersuchungen, School of Medical Radiation, University of South Australia)).

Auch in der unteren Körperhälfte kann eine kontralaterale Seitneigung der Lendenwirbelsäule zur Differenzierung einer neuralen Komponente von Symptomen eingesetzt werden, v.a. beim Straight-Leg-Raise-Test (Lew & Puentedura 1985) und Slump-Test.

Sensitivierung

Die kontralaterale Seitneigung ist für die Sensitivierung neurodynamischer Tests häufig von entscheidender Bedeutung, und zwar wiederum durch ihre Fähigkeit, die Spannung bis weit in den Nerventrakt hinein zu erhöhen. An der oberen (Kenneally et al. 1988; Selvaratnam et al. 1994; Coveney et al. 1997) und unteren Extremität (Lew & Puentedura 1985) konnte gezeigt werden, dass die Seitneigung bei neurodynamischen Tests zu einer vermehrten Symptomreaktion führt.

Die mechanische Diagnose kann durch die eingesetzte Seitneigung erheblich verbessert werden: Eine Schmerzprovokation durch ipsilaterale Seitneigung deutet auf ein Schlussproblem des mechanischen Interfaces hin; eine Schmerzprovokation durch kontralaterale Seitneigung weist auf eine Spannungskomponente hin, die die neuralen Strukturen auf der kontralateralen Seite stimuliert. Folglich kann die Seitneigung dazu benutzt werden, um verschiedene Neuropathodynamiken zu unterscheiden. Sie gibt dem Therapeuten wichtige Hinweise für eine spezifische Behandlung der relevanten Komponente (wird in ➢ Kap. 4 näher erläutert).

2.2.3 Rotation

Mechanisches Interface

Der Haupteffekt der spinalen Rotation auf das Interface ist eine Verengung der intervertebralen Foramina auf der ipsilateralen Seite sowie deren Erweiterung auf der kontralateralen Seite (Fujiwara et al. 2001). Dementsprechend kann bei der Untersuchung von Schlussmechanismen eine geringgradige ipsilaterale Rotation mit der Flexion oder Extension kombiniert werden, um zu bestimmen, ob die Rotation im Rahmen einer Interfaceproblematik einer Nervenwurzel eine Rolle spielt.

Effekte auf das Neuralsystem

Durch die Rotation verringert sich der Umfang des Rückenmarks in der Halswirbelsäule (Breig 1960), so als würde es wie ein nasses Handtuch ausgewrungen. Es ist unklar, ob dies für neurodynamische Untersuchungen von Bedeutung ist. Bei manchen Patienten ist es möglich, in der neurodynamischen Untersuchung eine Rotation einzusetzen, falls dies ihren Bedürfnissen entspricht, z.B. bei Patienten, deren neurogene Symptome durch Drehungen der Halswirbelsäule und Armbewegungen ausgelöst werden. Der entsprechende neurodynamische Test der oberen Extremität kann mit einer Rotation der Halswirbelsäule als Testkomponente durchgeführt werden.

Bei den richtigen Patienten ist eine Kombination aus Rotation der Lendenwirbelsäule und Straight Leg Raise häufig eine effektive Behandlungstechnik für lumbalen Rückenschmerz und Schmerzen im hinteren Oberschenkel.

2.2.4 Einflüsse der Schwerkraft

Neurobiomechanik

1978 demonstrierte Breig, dass die neuralen Inhalte des Spinalkanals sich mit der Schwerkraft absenken (Breig 1978). Auf den ersten Blick wirkt dieser Effekt wie eine triviale Begleiterscheinung. Es handelt sich jedoch um einen wichtigen Aspekt der spinalen Neurodynamik. In einer interessanten und einprägsamen Studie untersuchte Miller (1986) die Effekte der Schwerkraft auf die Resultate des Straight-Leg-Raise-Tests an normalen Probanden. Die Probanden wurden in Seitlage positioniert, und die Testergebnisse der unten liegenden Seite wurden mit denen der oben liegenden Seite verglichen. Selbst wenn die Seitneigung ausgeglichen wurde, zeigte der Test eine durchgehend höhere Spannung der unten liegenden Extremität als der Test der oben liegenden. Auch der Leser wird bei vielen Menschen feststellen können, dass der Straight Leg Raise der unten liegenden Extremität eine höhere Spannung aufweist, egal auf welcher Seite der Proband liegt. Dies ist ein schlüssiges Indiz für den Einfluss der Schwerkraft auf lumbale neurodynamische Tests. Der zugrunde liegende Mechanismus ist die Konvexität der Neuralstrukturen auf der unten liegenden Seite und deren Konkavität auf der oben liegenden Seite, was zu einer vermehrten Spannung während des Straight-Leg-Raise-Tests der unteren Seite führt (➢ Abb. 2.8).

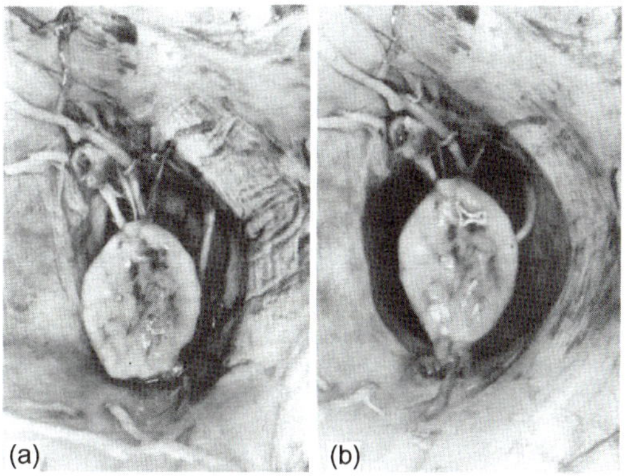

Abb. 2.8: Auswirkungen der Schwerkraft auf das Rückenmark. Die neuralen Gewebe rutschen mit der Schwerkraft nach unten (a. links). Sie können durch eine zervikale Flexion wieder in die Mitte des Spinalkanals gebracht werden (b. rechts). Diese Vorgänge eröffnen Therapeuten neue Möglichkeiten bei der Untersuchung und Behandlung von Störungen mit neurodynamischen Komponenten (aus Breig 1978, mit freundlicher Genehmigung des Autors).

Klinischer Nutzen

In der klinischen Neurodynamik kann die Schwerkraft sehr nützlich sein. Möchte man die Kraft einer Technik verringern, um Provokationen zu vermeiden, kann die oben liegende Seite getestet oder mobilisiert werden. Besteht hingegen die Absicht, den Straight Leg Raise zu sensitivieren, kann die untere Extremität der unten liegenden Seite bewegt werden. Auch die Durchführung einer lumbalen kontralateralen Seitneigung ist gemeinsam mit den anderen Testelementen ergänzend zur Sensitivierung geeignet und effektiv.

2.2.5 Kontralaterale neurodynamische Tests

Einflüsse auf die Reaktion von Symptomen

Kontralaterale Bewegungen des Nervensystems können einige faszinierende Vorgänge auslösen, nicht zuletzt können sie die auftretenden Symptome bei den Tests reduzieren. Die Ausführung des medianen neurodynamischen Tests 1 erzeugt normalerweise Symptome im Bereich des ventralen Ellenbogens und Unterarms (Kenneally et al. 1988). Wird der Test gehalten und derselbe Test an der kontralateralen Extremität durchgeführt, klingen die Symptome auf der gehaltenen Seite häufig ab (Elvey 1979; Rubenach et al. 1985). Dies ist normal; entsprechende Reaktionen können auch beim Slump-Test und Straight-Leg-Raise-Test beobachtet werden.

Neurobiomechanik

Im Folgenden wird ein Mechanismus vorgeschlagen, der bei einem kontralateralen neurodynamischen Test die Symptome auf der gehaltenen Seite verringern kann. Er beruht auf dem Verhältnis zwischen den Winkeln der Nervenwurzeln und den Bewegungen des Rückenmarks.

Die zervikalen und lumbalen Nervenwurzeln verlassen das Rückenmark in einem bestimmten Winkel. Dieser Winkel besteht aus zwei Vektoren, dem horizontalen und vertikalen. Von Bedeutung ist v.a. der vertikale Vektor, denn er erzeugt die Bewegungen des Rückenmarks, die für eine Spannungsabnahme in der kontralateralen Nervenwurzel erforderlich sind. Beim kontralateralen neurodynamischen Test wirken die Kräfte über die kontralateralen Nervenwurzeln auf das Rückenmark. Der vertikal gerichtete Teil der Kraft, die von der kontralateralen Nervenwurzel übertragen wird, bewirkt eine Absenkung des Rückenmarks im Spinalkanal. Diese nach unten gerichtete Bewegung des Rückenmarks ist sicherlich gering, sie ist jedoch ausreichend, um die vertikal durch die ipsilaterale Nervenwurzel laufende Spannung zu verringern. Diese Theorie stützt sich sowohl auf die von mir angefertigten mechanischen Modelle als auch auf geometrische Analysen und wird durch ähnliche Untersuchungen an Leichen bestätigt (Louis 1981; > Abb. 2.9).

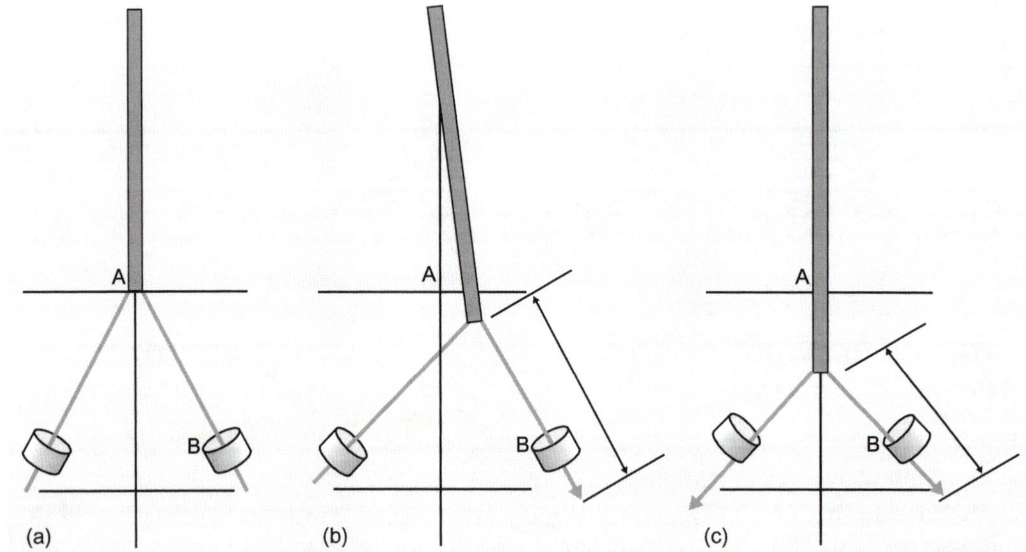

Abb. 2.9: Auswirkungen eines kontralateralen neurodynamischen Tests auf die neurale Spannung. a) Neutrale Position – A kennzeichnet den Übergang von der Nervenwurzel ins Rückenmark. B kennzeichnet das intervertebrale Foramen. Die Entfernung zwischen beiden Punkten steht im Verhältnis zur Spannung. b) Durchführung eines neurodynamischen Tests auf der linken Seite des Patienten (Ansicht von ventral), angezeigt durch den Pfeil am distalen Ende der Nervenwurzel. Der Test erzeugt eine nach distal gerichtete Bewegung und Spannung der Nervenwurzel sowie eine Verschiebung von Punkt B nach kaudal und auf die ipsilaterale Seite. Die neue Länge der Nervenwurzel wird durch den dünnen doppelseitigen Pfeil neben und parallel der Nervenwurzel angezeigt. c) Nun wird ein kontralateraler neurodynamischer Test ausgeführt (z.B. MNT1 oder eine Knieextension im Rahmen des Slump-Tests). Die festgehaltene Nervenwurzel wird durch die vertikal gerichtete Vektorkomponente verkürzt. Gegenüber a) und b) hat sich das Rückenmark im Spinalkanal abgesenkt. Die festgehaltene Nervenwurzel ist nun im Vergleich zu b) etwa 10% kürzer und weniger gespannt.

Klinischer Nutzen kontralateraler Bewegungen

Kontralaterale Bewegungen können in der mechanischen Diagnostik und Therapie eingesetzt werden. Tritt infolge einer kontralateralen Technik eine veränderte Symptomatik in der gehaltenen Extremität auf, liefert dies den Beweis dafür, dass ein neurodynamischer Mechanismus die Symptome mitverursacht. Unter bestimmten Voraussetzungen kann eine Behandlung mit kontralateralen Techniken gerechtfertigt sein, insbesondere, wenn die Technik eine Verbesserung bewirkt und in das übrige Management des Patienten integriert werden kann.

2.2.6 Bilaterale neurodynamische Techniken

Neurobiomechanik und Symptomreaktion

Es gibt Parallelen zwischen kontra- und bilateralen neurodynamischen Tests. Hervorzuheben ist in diesem Zusammenhang, dass bilaterale Techniken besonders gut geeignet sind, um kraniale und kaudale Bewegungen des Rückenmark zu erzeugen. Ein Beispiel für den Effekt ist die häufig verminderte Reaktion auf den unilateralen medianen neurodynamischen Test 1, wenn gleichzeitig ein bilateraler Straight Leg Raise durchgeführt wird (Elvey 1979; Bell 1987). Dazu kommt es, weil das Rückenmark im Rückenmarkskanal nach unten gezogen wird und die Beanspruchung der Nervenwurzeln gleichmäßig verteilt wird, anstatt sich auf eine bestimmte Neuralstruktur zu konzentrieren. Bezogen auf den medianen neurodynamischen Test 1 führt der bilaterale Straight Leg Raise zu einer verringerten Spannung der zervikalen Nervenwurzeln. Der Hintergrund dieser Vorgänge ist mit dem der kontralateralen Tests vergleichbar.

Klinischer Nutzen

Für die Anwendung bilateraler Techniken eignen sich v.a. Straight Leg Raise und Slump-Test. In der Lumbalregion kann eine kaudal gerichtete Bewegung des Rückenmarks erzeugt werden, indem ein bilateraler Straight Leg Raise bei gleichzeitiger Extensionsposition der Halswirbelsäule durchgeführt wird. Im Gegenzug bewirkt eine Flexion der Halswirbelsäule bei gleichzeitigem Rückführen des Beins aus der Straight-Leg-Raise-Position eine kranial gerichtete Bewegung des Rückenmarks. Dies ist ein Beispiel für einen Slider spinaler Neuralstrukturen.

2.2.7 Stellungnahme zu nicht-organischen Beiträgen zu Rückenschmerz

Ein ernst zu nehmender Aspekt für das Gleiten neuraler Strukturen in der Lendenwirbelsäule ist, dass Position und Bewegung der lumbosakralen Nervenwurzeln beim Knie-Extension-Im-Sitz-Test (KEIS), Slump-Test und Straight Leg Raise unterschiedlich sind. Dies liegt daran, dass der Test ein anderer ist, sobald sich Startposition oder Reihenfolge der Bewegungen verändern. Da Symptome von der spezifischen Bewegungsreihenfolge und Position abhängen, ist es eine logische Folge, dass die hervorgerufenen Symptome ebenfalls unterschiedlich sind.

Der Slump-Test ist in erster Linie ein Spannungstest, da die kraniokaudalen Effekte der Wirbelsäulenflexion (einschließlich der Flexion der Halswirbelsäule) und des Straight-Leg-Raise-Tests eine entgegengesetzte Ausrichtung haben. In der Lumbalregion verändern die Neuralstrukturen nur geringfügig ihre anatomische Position. Es wird jedoch mehr Spannung erzeugt als es der Fall ist, wenn nur von einem Ende aus eine Kraft auf die Nervenwurzel einwirkt. Beim Straight-Leg-Raise-Test kommt es nur zu einer geringfügigen Vorspannung aus kranialer Richtung. Dadurch können sich die Nervenwurzeln weiter nach kaudal verschieben als beim Slump-Test. Folglich bedeutet ein Straight Leg Raise, der bei einem Patienten auffälliger ist als der KEIS- oder Slump-Test, dass die Problematik eher auf einen Verlust des kaudalen Gleitens bzw. eine vermehrte

Sensitivität beim kaudalen Gleiten hinweist als auf ein Spannungsproblem.

Während des KEIS-Tests (Waddell et al. 1980) flektieren die lumbalen und thorakalen Regionen der Wirbelsäule, wenn der Patient sich in der sitzenden Position entspannt. Dadurch könnten sich die lumbosakralen Nervenwurzeln im Rückenmarkskanal in einer höheren Position befinden als in der neutralen Rückenlage. Möglicherweise werden die Nervenwurzeln beim KEIS-Test lediglich in kaudale Richtung bewegt, sodass sie in ihre ursprüngliche Position zurückkehren. Da weder Flexion der Halswirbelsäule noch Dorsalextension des Fußes eingesetzt werden, entsteht in den Nerven kaum Spannung. Dementsprechend testet der KEIS-Test die Bewegung der Nervenwurzeln von einer erhöhten Position in der Wirbelsäule zurück in ihre normale Position, was ihn zu einem wenig überzeugenden Test neuromechanischer Dysfunktion macht. Normalerweise ist der KEIS-Test nur in Fällen schwerwiegender Einengung oder extremer Empfindlichkeit der Nerven auffällig, und verglichen mit dem Slump-Test oder Straight Leg Raise ist er im Allgemeinen nicht sensitiv. Aus diesem Grund liefert der KEIS-Test vermehrt falsch-negative Testergebnisse und wird von Praktikern häufig falsch interpretiert.

Unterschiede zwischen KEIS-, Slump- und Straight-Leg-Raise-Test sind ganz natürlich und völlig normal (Didben 1996). Damit wird die Ansicht, solche Unterschiede seien immer ein Hinweis auf nicht-organische physische Zeichen von Rückenschmerz, ernsthaft in Frage gestellt. Praktiker begegnen häufig Patienten, die ihre Zehen nur berühren bzw. ihr gestrecktes Bein nur heben können, wenn ihre Wirbelsäule flektiert ist. Sobald sie ihre Wirbelsäule strecken, wird das Anheben des gestreckten Beins eingeschränkt.

Die mechanischen Effekte des KEIS- und Slump-Tests sind offensichtlich verschieden und können daher nicht immer direkt miteinander verglichen werden. Eine Interpretation jedweder Unterschiede zwischen den Tests als Hinweise auf nicht-organische Zeichen von Rückenschmerz muss mit Umsicht, Sachkenntnis und in Bezug zu bekannten zentralen psychosozialen und peripheren Schmerzmechanismen erfolgen (s. Waddell 1998; Shacklock 1999a, 1999b, 2000).

Eine Übersicht über die Biomechanik des zentralen Nervensystems finden Sie in Shacklock et al. (1994).

2.3 Obere Körperhälfte

2.3.1 Halswirbelsäule

Seitneigung der Halswirbelsäule

Neurobiomechanik

Durch die Vergrößerung des Abstands zwischen Schulter und Hals übt die kontralaterale Seitneigung der Halswirbelsäule proximale Spannungskräfte auf den Plexus brachialis aus (Elvey 1995; Selvaratnam et al. 1988; Kleinrensink et al. 2000), was mit einer Bewegung der Neuralstrukturen in Richtung der Seitneigung einhergeht. Die Kräfte dieser Bewegung werden nach distal bis in die Nn. radialis und ulnaris am Ellenbogen (Kleinrensink et al. 2000) und den N. medianus am Handgelenk übertragen (McLellan & Swash 1976, Shacklock & Wilkinson 2000 [unveröffentlichte Ultraschalluntersuchungen, School of Medical Radiation, University of South Australia]).

Einfluss auf Symptome

Die kontralaterale Seitneigung der Halswirbelsäule führt zu einer reproduzierbaren Verstärkung der Symptome, die durch den medianen (Kenneally et al. 1988; Selvaratnam et al. 1994, 1997) und radialen (Yaxley & Jull 1991) neurodynamischen Test hervorgerufen werden. Diese Bewegung ist eine der vorrangigen Bewegungen zur strukturellen Differenzierung und Sensitivierung bei den neurodynamischen Tests der oberen Extremität, insbesondere, wenn die hervorgerufenen Symptome distal lokalisiert sind.

Bei allen neurodynamischen Tests der oberen Extremität verringert die ipsilaterale Seitneigung häufig die erzeugten Symptome. Für die strukturelle Differenzierung ist sie jedoch weniger nützlich als die kontralaterale Seitneigung, denn die Spannung der peripheren Nerven ist manchmal nicht stark genug, um durch eine ipsilaterale Seitneigung weiter vermindert werden zu können (Shacklock & Wilkinson 2000 [unveröffentlichte Ultraschalluntersuchungen, School of Medical Radiation, University of South Australia]). Dies trifft besonders dann zu, wenn der jeweilige neurodynamische Test der oberen Extremität nicht bis zum Ende des Bewegungsausmaßes durchgeführt werden kann. Folglich kommt es beim Einsatz der ipsilateralen Seitneigung häufiger zu falsch-negativen Ergebnissen als bei der kontralateralen Seitneigung. Dennoch ist die ipsilaterale Seitneigung bei empfindlichen neuralen Problematiken hilfreich, um die einzelnen Strukturen zu differenzieren. Sie kann eingesetzt werden, wenn erste Symptome auftreten, um diese zu verringern, wohingegen die kontralaterale Seitneigung die Symptome verstärkt. Der Wert der ipsilateralen Seitneigung liegt also in ihrer Fähigkeit, Symptome zu beeinflussen, ohne sie zu provozieren, was v.a. bei der Differenzierung empfindlicher neuraler Störungen hilfreich ist.

Alternativ hierzu ist das Rückführen aus der kontralateralen Seitneigung eine nützliche Variante zur Differenzierung der Bewegungsfolge bei weniger ausgeprägten Problematiken. (Dies wird in > Kap. 6 detaillierter beschrieben.)

2.3.2 Schulter

Depression der Skapula

Neurobiomechanik

Eine Depression der Skapula erhöht die Spannung in den peripheren Nerven der oberen Extremität, da sich der Abstand zwischen Halswirbelsäule und Arm vergrößert. Bei dieser Bewegung verschieben sich die zervikalen Nervenwurzeln nach distal (Frykholm 1951; Smith 1956; Reid 1960; Adams & Logue 1971). Berücksichtigt man die Vorgänge des neuralen Gleitens und der Konvergenz, ist davon auszugehen, dass die Dynamik der Skapuladepression komplex ist. Vermutlich gibt es eine große Variationsbreite zwischen den Individuen und der Lage des umgebenden Gewebes. Die Wahrscheinlichkeit, dass es zu einer proximal gerichteten Gleitbewegung des Plexus brachialis gegenüber dem Glenohumeralgelenk kommt, ist hoch. In unseren *in-vivo*-Ultraschalluntersuchungen der Bewegungen des N. medianus in Unterarm und Handgelenk wurde der Nerv durch eine Skapuladepression nach proximal bewegt. Die Depression löst eine weniger effektive Bewegung aus als die kontralaterale Seitneigung. Werden jedoch beide Bewegungen kombiniert, kann eine signifikante Steigerung des Bewegungsausschlags des Nervs erreicht werden (Shacklock & Wilkinson 2000 [unveröffentlichte Ultraschalluntersuchungen, School of Medical Radiation, University of South Australia]), auch wenn dies individuell unterschiedlich ist.

Einfluss auf Symptome

Die Skapuladepression führt zu einer reproduzierbaren Verstärkung der Symptome bei neurodynamischen Tests der oberen Extremität. Dementsprechend kann die Bewegung effektiv eingesetzt werden, um eine neurale Komponente verschiedener Probleme der oberen Extremität zu differenzieren.

Glenohumerale Abduktion

Das mechanische Interface zwischen dem Proc. coracoideus und einem Punkt in der Mitte des Humerusschaftes verlängert sich bei der glenohumeralen Abduktion um etwa 2,4 cm (Elvey 1995). Zu Spannung und Verformung neuraler Gewebe lässt sich sagen, dass die Abduktion die Spannung im Plexus brachialis sowie in den distaleren peripheren Nerven der oberen Extremität erhöht (Adams & Logue 1971; Wright et al. 1996; Selvaratnam et al. 1988; Kleinrensink et al. 2000). Von 0°–90° Abduktion streckt sich der N. medianus am Ellenbogen um 4,2%. Eine Abduktion von 90°–110° erzeugt eine noch größere Streckung (9,1%) (Wright et al. 1996). Bei der Bewegung gleitet die Nervenwurzel C5 in ihrem intervertebralen Foramen 4 mm nach distal (Elvey 1979). Der N. medianus bewegt sich am Schultergelenk sogar um 1 cm (Elvey 1995). Wir haben außerdem festgestellt, dass der N. medianus sich einige Zentimeter oberhalb des Ellenbogens um mehrere Millimeter nach proximal bewegt.

Klinisch kann beobachtet werden, dass sich die Reaktion der Symptome auf einen neurodynamischen Test der oberen Extremität durch die Abduktion verstärkt. Dies verdeutlicht den engen Zusammenhang zwischen Bewegung, daraus resultierender Spannung in den Nerven und der Auslösung von Symptomen (Elvey 1979). Die glenohumerale Abduktion bewirkt ein nach distal gerichtetes Gleiten der Nerven, die proximal der Schulter liegen und ein nach proximal gerichtetes Gleiten der Nerven, die distal der Schulter liegen. Auf diese Weise kommt es an der Schulter zu einer Konvergenz der Nerven. Am Handgelenk gleitet der N. medianus bei der Abduktion um 8–9 mm nach proximal (Wright et al. 1996).

Außenrotation

Die Effekte der glenohumeralen Außenrotation auf die Nerven sind unklar. Mittels Spannungsmessern stellte Ginn (1988) fest, dass diese Bewegung nicht immer zu einer Spannungserhöhung im Nerv führte, wohingegen dies bei Selvaratnam et al. (1988) der Fall war. Auch klinisch kommt es beim medianen neurodynamischen Test 1 zu individuell unterschiedlichen Symptomreaktionen.

Horizontale Extension

Mir ist keine Studie bekannt, die das Ziel hatte, den genauen Effekt der spezifischen glenohumeralen horizontalen Extension auf die Spannung von Nerven zu ermitteln. Elvey (1979) erwähnte, diese Bewegung stehe im Zusammenhang mit einer vermehrten Spannung des Nervensystems. Klinisch verstärkt die Bewegung bei neurodynamischen Tests die Symptome, vermutlich weil die Nerven auf der ventralen Seite des Schultergelenks verlaufen. Dennoch führen einige Praktiker bei den Routinetests keine horizontale Extension durch (Butler 1991, 2000). Der Grund hierfür ist, dass die Bewegung zwar zu einem Spannungsanstieg führen kann, sie kann jedoch auch eine Ursache für nicht übereinstimmende Testergebnisse sein und spielt bei normalen Probanden aufgrund der mangelnden Spannungserhöhung keine wesentliche Rolle bei der Symptomprovokation. Trotzdem kann die horizontale Extension zur Sensitivierung neurodynamischer Tests der oberen Extremität eingesetzt werden.

Innenrotation

Da der N. radialis dorsal des Schultergelenks verläuft und sich dorsolateral um den Humerusschaft windet, erhöht die glenohumerale Innenrotation die Spannung in diesem Nerv (Kleinrensink et al. 2000). Klinisch verstärkt die Innenrotation üblicherweise die Reaktion beim radialen neurodynamischen Test.

2.3.3 Ellenbogen

Extension

Die Extension des Ellenbogens verlängert das Bett des N. medianus um 20% (Millesi 1986), was zu einer Verlängerung des Nervs um 4–5% führt (Zöch et al. 1991). Oberhalb des Ellenbogens bewegt sich der N. medianus nach distal, unterhalb des Ellenbogens nach proximal (Wright et al. 1996). Auch dieses ist ein weiteres Beispiel für das neurodynamische Prinzip der Konvergenz in Richtung des bewegten Gelenks.

Flexion

Eine Ellenbogenflexion verringert die Spannung im N. medianus, der sich am Ende der Bewegung zusammenkräuselt (Wright et al. 1996). Im Gegensatz dazu wird die Spannung im N. ulnaris am Ellenbogen erhöht (Toby & Hanesworth 1998), z.T. sogar um 23% (Grewel et al. 2000). Das Verformungsausmaß des N. ulnaris am Ellenbogen variiert bei der Flexion beträchtlich und ist abhängig von der Bewegungsreihenfolge. Er verformt sich noch stärker, wenn als erste Bewegung des ulnaren neurodynamischen Tests eine Ellenbogenflexion ausgeführt wird (Tsai 1995).

Neben der erhöhten Spannung im N. ulnaris steigt durch die Ellenbogenflexion auch der intraneurale Druck erheblich (Pechan & Julis 1975; Green & Rayan 1999). Das über dem N. ulnaris liegende Retinaculum wird um 45% gestreckt (Schuind et al. 1995), was mit einer Verkleinerung des Kubitaltunnelraumes um 41% und einer Verringerung der Nervenquerschnittsfläche um 30–50% einhergeht. Bei der Ellenbogenflexion kann der Druck im Nerv soweit ansteigen, dass er 45% höher ist als der Druck im Kubitaltunnel (Gelberman et al. 1998). Bei Patienten mit einem Kubitaltunnelsyndrom kann der Duck auf den N. ulnaris mehr als 200 mmHg erreichen (Werner et al. 1985a). Dieser Wert liegt deutlich über dem des systolischen Blutdrucks, was auf eine neurale Ischämie hinweist. Dies gilt besonders, wenn man bedenkt, dass der Druckgrenzwert für die Unversehrtheit von Nerven bei nur 30–50 mmHg liegt (Gelberman et al. 1983). In Kombination mit manuellem Druck auf den Nerv am Ellenbogen, hat die Ellenbogenflexion im Test bei einem Kubitaltunnelsyndrom eine höhere Sensitivität als die Flexion allein oder das Tinel-Zeichen (Novak et al. 1994).

Supination und Pronation

Verformung und Bewegungsausschlag des N. medianus sind an Handgelenk und Ellenbogen bei Pro- und Supination gering, vermutlich, weil diese Bewegungen zu keinen großen Längeveränderungen des Interfaces führen. Außerdem gibt es große individuelle Schwankungen (Wright et al. 1996). Wright et al. (1996) zeigten, dass die Pronation im N. medianus am Ellenbogen einen Spannungsanstieg von 0,6% erzeugte, während die Spannung am Handgelenk um dieselbe Prozentzahl abnahm. Der Nerv bewegte sich am Ellenbogen auch 0,34 mm nach proximal, am Handgelenk 3,9 mm nach distal. Der Bewegungsausschlag des Nervs zwischen Pro- und Supination misst insgesamt 4,4 mm am Handgelenk und 1,0 mm am Ellenbogen. Diese Werte wurden an Leichen und unter Laborbedingungen gemessen.

Auch wenn gezeigt werden konnte, dass Pro- und Supination nur geringe Auswirkungen haben, ist es dennoch entscheidend, *wann* sie ausgeführt werden. Werden Pro- und Supination am Ende des neurodynamischen Tests hinzugefügt, können durch sie ausgelöste kleine Veränderungen am Nerv einen entscheidenden Unterschied in der Reaktion ausmachen. Dies hängt von der Vorspannung der Nerven ab, und bereits kleine zusätzliche Bewegungen können ausreichen, um bedeutsame Auswirkungen auf das Nervensystem zu haben.

Ein wichtiger Vorteil von Pro- und Supination ist die Möglichkeit, die Nerven über das mechanische Interface zu belasten. Der M. supinator kann mit einer passiven Pronation gedehnt werden, um einen Druck von bis zu 46 mmHg auf den N. interosseus antebrachii posterior im Supinatortunnel auszuüben. Die maximale Kontraktion des M. supinator erzeugt bis zu 190 mmHg Druck (Werner et al. 1980). Dies unterstützt die Idee, aktive Bewegungen mit neurodynamischen Tests zu kombinieren, um die angrenzenden Strukturen in Verbindung mit dem Nervensystem zu untersuchen und zu behandeln und Krafteinwirkungen auf das Nervensystem gezielt zu lokalisieren. Die Wechselwirkungen mit dem Interface sind ein Schlüsselsaspekt der fortgeschrittenen neurodynamischen Sequenzierung, wie später in diesem Buch beschrieben.

2.3.4 Handgelenk

Flexion und Extension

Neurobiomechanik

Die Spannung im N. medianus wird durch Flexion des Handgelenks verringert und durch Extension verstärkt. Zwischen diesen beiden Bewegungen beträgt die Spannungsveränderung im Nerv am Ellenbogen insgesamt 14,8%, am Handgelenk erreicht sie 9,6%. Bei Handgelenksflexion bewegt sich der N. medianus nach proximal, bei Extension nach distal. Von der Flexion bis zur Extension gleitet der Nerv am Ellenbogen 5,6 mm in Längsrichtung, am Handgelenk sind es bis zu 19,6 mm (Wright et al. 1996). Außerdem kommt es am Handgelenk zu einer seitlichen Verschiebung des N. medianus, die mit einem

Ausschlag zwischen 1,5 mm und 3,0 mm gemessen wurde (Nakamichi & Tachibana 1992; Greening et al. 1999).

Provokationstests

Zur Erkennung eines Karpaltunnelsyndroms wird im Allgemeinen die Handgelenksflexion als provozierende Bewegung eingesetzt (Phalen 1951, 1970). Diese Bewegung übt einen Druck auf den Nerv aus und kann bei den Patienten zu einer neuralen Ischämie führen. Ein bereits ischämischer bzw. unter Druck stehender Nerv wird bei zusätzlich ausgeübtem Druck Symptome zeigen. Bei normalen Probanden kann im Karpaltunnel durch die Handgelenksflexion ein Druck von bis zu 40–50 mmHg erzeugt werden. Sowohl bei normalen Probanden als auch bei Patienten mit Karpaltunnelsyndrom kommt es bei Bewegungen des Handgelenks zu signifikanten Veränderungen des Drucks. Manchmal kann die Handgelenksextension einen höheren Druck im Karpaltunnel erzeugen als die Flexion (Gelberman et al. 1981; Luchetti et al. 1998), was bedeutet, dass auch diese Bewegung als physischer Test verwendet werden kann.

Radiale und ulnare Deviation

Radiale und ulnare Deviation bewirken Veränderungen in einer ähnlichen Größenordnung wie Pro- und Supination des Unterarms. Auch hier liegt die Ursache für die geringen Auswirkungen darin begründet, dass die Bewegungen kaum zu einer Längenveränderung im mechanischen Interface führen. Zwischen radialer und ulnarer Deviation beträgt die Spannungsveränderung im N. medianus am Ellenbogen insgesamt 3,3%, am Handgelenk 3,8%. Durch die radiale Deviation erhöht sich die Nervenspannung am Ellenbogen, während sie sich am Handgelenk verringert. Am Handgelenk sind die Auswirkungen der Spannung umgekehrt: Die radiale Deviation bewirkt also eine Verringerung der Spannung, die ulnare Deviation eine Zunahme. Die gesamte longitudinale Gleitbewegung des N. medianus zwischen radialer und ulnarer Deviation erreicht am Ellenbogen nur 0,12 mm, am Handgelenk sind es bis zu 0,49 mm (Wright et al. 1996). Wie bei Pro- und Supination lösen kleine Veränderungen der radialen und ulnaren Deviation evtl. keine wesentlichen mechanischen Vorgänge aus, wenn sie isoliert ausgeführt werden. Auch diese Bewegungen können jedoch in Verbindung mit anderen Testkomponenten sehr nützlich sein.

Flexion und Extension der Finger

Neurobiomechanik

Das Schema von Bewegung und Spannung des N. medianus bei Fingerbewegungen ähnelt dem Schema der Handgelenksbewegungen. Die Fingerflexion verringert die Spannung im N. medianus, die Fingerextension erhöht sie. Zwischen den beiden Bewegungen beträgt die Spannungsveränderung im N. medianus am Ellenbogen insgesamt 10,3%, am Handgelenk 19,0%. Der Nerv bewegt sich bei Flexion nach proximal, bei Extension nach distal. Zwischen Fingerflexion und -extension misst das longitudinale Gleiten des N. medianus am Ellenbogen insgesamt 3,4 mm. Am Handgelenk kann diese Bewegung bis zu 9,7 mm betragen (Wright et al. 1996). Die Fingerextension erzeugt am Handgelenk eine nach distal gerichtete Bewegung des N. medianus von 4,0–9,5 mm (Laban et al. 1989; Zöch et al. 1991).

Seitlich verschiebt sich der N. medianus am Handgelenk bei gesunden Probanden infolge einer Fingerextension normalerweise in radiale Richtung (ca. 1,55 mm) (Erel et al. 2003).

Provokationstests

Der Test der passiven Extension des Zeigefingers wird bei Patienten mit entsprechenden Sympomen zur Diagnostik eines chronischen Karpaltunnelsyndroms angewandt und wird als „Tethered median nerve stress test“ bezeichnet (Laban et al. 1986). Dieser Test ist allerdings sehr provokant, evtl. durch die deutliche Spannungserhöhung im N. medianus durch die Fingerextension, und sollte vorsichtig eingesetzt werden.

2.4 Untere Extremität

2.4.1 Hüfte

Flexion – Straight-Leg-Raise-Test (SLR)

Der SLR wurde umfassend erforscht, und es ist seit Langem bestätigt, dass dieser Test eine große Bewegung und deutliche Spannungszunahme in den lumbosakralen Nervenwurzeln und im N. ischiadicus hervorruft (Charnley 1951; Goddard & Reid 1965; Breig 1978).

Mechanisches Interface

Im Interface bewirkt die Hüftflexion eine vermehrte Spannung der ischiokruralen Muskulatur, die bereits ab 10° Flexion zu einer Aufrichtung des Beckens (Bohannon et al. 1985) und weiterlaufend zu einer Flexion der Lendenwirbelsäule führt, (Breig 1978) und bewegt alle lokalen muskuloskeletalen und neuralen Strukturen der Lenden-Becken-Region. Folglich kann der SLR selbst nicht direkt zwischen neuralen und muskuloskeletalen Strukturen unterscheiden. Daher ist die strukturelle Differenzierung immer eine notwendige Ergänzung bei der Durchführung dieses Tests.

Neurale Gewebe

Viele Praktiker gehen davon aus, dass der SLR den N. ischiadicus über die gesamte Länge der unteren Extremität nach distal zieht und bewegt. Es ist richtig, dass der Nerv durch die Hüftflexion in Spannung gebracht wird. Allerdings entsteht dieser Vorgang tatsächlich durch eine Verlängerung des Interfaces an der Hüfte um den N. ischiadicus, und anstelle weitreichender distaler Bewegungen des Nervs im Bein kommt es zur Konvergenz des Nervs in Richtung Hüftgelenk (Smith 1956). Da die Verlängerung vom Hüftgelenk aus eingeleitet wird, gleiten die Neuralstrukturen oberhalb der Hüfte nach distal und unterhalb nach proximal, jeweils in Richtung Hüftgelenk. Einmal mehr bildet die Konvergenz einen Teil der Nervenbewegungen. Da der N. tibialis im Bein nach proximal gleitet, wird dies auch Bewegungen der Plantarnerven in die gleiche Richtung hervorrufen (➢ Abb. 2.10).

Die distal gerichteten Bewegungen der lumbosakralen Nervenwurzeln in ihren Foramina können 9–10 mm ausmachen, wobei sich der Truncus lumbosacralis im Becken ebenfalls in dieselbe Richtung bewegt (Goddard & Reid 1965). Die beim SLR auftretende Größenordnung von Spannung und Verformung ist bisher noch nicht bestimmt worden. Das Nervenbett zwischen Hüfte und Fußgelenk verlängert sich jedoch um 124 mm (Beith et al. 1995), was bei einer Person durchschnittlicher Größe eine Veränderung von 10–17% ausmacht. Die Hüftflexion ist beim SLR für 44% der Längenveränderung des Nervenbettes verantwortlich (Beith 1995).

Innenrotation

Die Innenrotation der Hüfte erhöht die Spannung des Plexus lumbosacralis, der zugehörigen Nervenwurzeln und des N. ischiadicus (Breig & Troup 1979), da die neuralen Strukturen auf der Dorsalseite des Gelenks verlaufen. Durch die Fähigkeit, die Symptomreaktion auf Tests bei Patienten und auch bei normalen Probanden zu verstärken, ist die Innenrotation eine nützliche sensitivierende Bewegung für den SLR und den Slump-Test.

Adduktion

Die Adduktion des Hüftgelenks verstärkt die Reaktion auf den SLR (Sutton 1979). Nach meiner Kenntnis

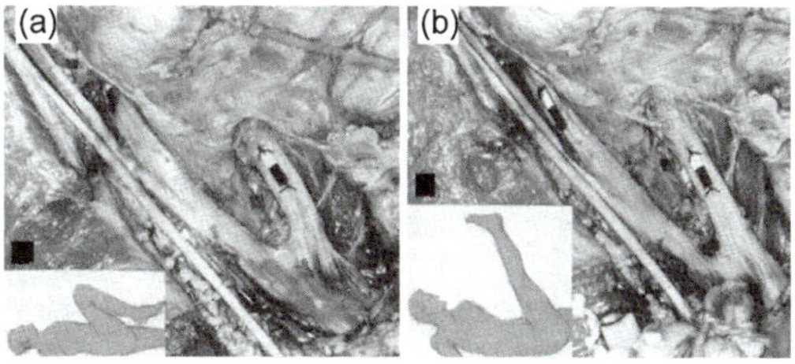

Abb. 2.10: Auswirkungen der Hüftgelenksflexion auf die Spinalnerven und den Truncus lumbosacralis. Es kommt zu einer distalwärts gerichteten Bewegung dieser Strukturen. Manchmal messen die Bewegungen fast bis zu einem Zentimeter (aus Breig 1978, mit freundlicher Genehmigung des Autors).

wurde die Spannung der neuralen Gewebe bei Adduktion allerdings noch nie direkt gemessen. Die Hüftadduktion kann unter bestimmten Bedingungen als sensitivierende Bewegung beim SLR eingesetzt werden.

Extension

Bei gesunden Probanden verstärkt die Hüftextension die Reaktion auf den Prone-Knee-Bend-Test (Davidson 1987). Es ist jedoch wahrscheinlich, dass dies durch den M. iliopsoas ausgelöst wird, durch den der Plexus lumbalis verläuft. Obwohl die Hüftextension zu einer verstärkten Symptomreaktion führt, ist es möglich, dass die Reaktion nicht eindeutiger einer neuralen Ursache zuzuordnen ist als beim Prone-Knee-Bend-Standardtest. Dies liegt daran, dass die Zunahme der Symptome nicht immer durch neural differenzierende Bewegungen (Hüftextension) zu beeinflussen ist wie z.B. bei Flexion der Halswirbelsäule (Davidson 1987).

2.4.2 Knie

Extension

Die Knieextension verlängert das Bett des N. ischiadicus um 60 mm und ist damit zu 49% an der Verlängerung des Nervenbettes beteiligt (Beith et al. 1995). Die Nn. ischiadicus und tibialis konvergieren in Richtung des Knies, indem sie nach distal bzw. proximal gleiten (Smith 1965). Dies verursacht ein Gleiten der Plantarnerven in proximale Richtung. Die Knieextension ist von klinischem Nutzen, denn das Gelenk besitzt eine große Bewegungsfreiheit, wodurch Veränderungen der Symptome leicht zu beobachten sind. Folglich kann diese Bewegung benutzt werden, um Nerven zu mobilisieren, die weit vom Knie entfernt liegen, ohne die Strukturen mechanisch übermäßig zu beanspruchen. Beispiele hierfür sind der N. tibialis posterior (Shacklock 1995) oder die lumbosakralen Nervenwurzeln.

Flexion – Prone Knee Bend

Der Prone Knee Bend wird klinisch eingesetzt, um die mittleren lumbalen Nervenwurzeln und den N. femoralis in Spannung zu bringen (O'Connell 1943). Dies wird durch den M. quadriceps femoris erreicht, der einen Zug auf die Nervenendigungen des N. femoralis ausübt. Der Prone-Knee-Bend-Standardtest ist durch die Verbindung des M. rectus femoris mit dem Becken jedoch kein ausgesprochener Neuraltest. Durch diese Verbindung kommt es zu einer Beckenkippung, wodurch sämtliche Strukturen der Lenden-Becken-Region als mögliche Schmerzursache im Bereich des Rückens bzw. Beckens in Frage kommen. Daher werden weitere differenzierende Bewegungen benutzt, um den Prone Knee Bend auf dem Gebiet der neuralen Differenzierung einzusetzen. Diese Bewegungen werden in > Kap. 7 beschrieben.

2.4.3 Fuß- und Sprunggelenke

Dorsalextension

Es konnte gezeigt werden, dass eine Dorsalextension des oberen Sprunggelenks die Spannung im N. tibialis erhöht (Beith et al. 1995). Außerdem wurde bei Operationen beobachtet, dass diese Bewegung in SLR-Position Bewegungen der lumbosakralen Nervenwurzeln hervorruft (Macnab 1988, persönliche Kommunikation). Klinisch erweist sich die Dorsalextension durch ihre Eigenschaft, Bewegungen im N.-ischiadicus-Trakt bis hinauf zu den lumbosakralen Nervenwurzeln zu erzeugen, häufig als nützliche Bewegung zur Differenzierung und Sensitivierung beim SLR.

Eversion

Der N. tibialis posterior spannt sich bei Eversion (Daniels et al. 1998), denn er verläuft auf der medialen Seite der Sprunggelenksregion, wenn auch dorsal des medialen Malleolus. Der Druck auf den Nerv steigt bei der Eversion bis auf 32 mmHg an und ist damit 7- bis 16-mal höher als der Druck in Neutralstellung (Trepman et al. 1999). Es ist eindeutig, dass die mechanischen Funktionen der unteren Extremität für das Management neuraler Problematiken in dieser Region von Bedeutung sind.

Dorsalextension/Inversion – N. suralis

Aufgrund seines dorsolateralen Verlaufs um das Sprunggelenk spannt sich der N. suralis bei der Dorsalextension/Inversion des Sprunggelenks. Dieser Nerv kann z.B. bei Verstauchungen des Knöchels verletzt werden, wenn die verursachende Bewegung beide spezifischen Bewegungskomponenten beinhaltet.

Plantarflexion/Inversion – N. peroneus

Aufgrund seines Verlaufs über den ventrolateralen Bereich der Sprunggelenksregion wird der N. peroneus superficialis durch die Plantarflexion/Inversion des Sprunggelenks gespannt und nach distal bewegt (Kopell & Thompson 1976; Shacklock 1989 (unveröffentlichte Daten)). An Leichen konnte ich eine Bewegung von mehreren Millimetern beobachten. Dabei kam es in der Region des N. peroneus superficialis, direkt proximal des Knöchels zu größeren Bewegungen als in der Region des Fibulaköpfchens. Der Nerv scheint sich mit den benachbarten Sehnen zu bewegen, wenn auch nicht gleich viel.

Bei manchen Knöchelverstauchungen kommt es zu Verletzungen dieses Nervs (Nobel 1966; Streib 1983; Kleinrensink et al. 1994). Dies kann bei einigen Patienten neurodynamische Tests erfordern, die eine peroneale Komponente enthalten (z.B. Varianten von Slump-Test und SLR; Mauhart 1989; Pahor & Toppenberg 1996).

Plantarflexion/Inversion des Sprunggelenks eignen sich zur Sensitivierung (Slater 1988; Mauhart 1989) und Differenzierung einer N.-peroneus-Beteiligung bei Schmerzen der unteren Extremität.

Diese Bewegung ist außerdem beim M.-piriformis-Syndrom von Bedeutung, denn bei Menschen mit einer weit proximal liegenden Teilung des N. ischiadicus in seine peronealen und tibialen Anteile, kann sie bis hinauf in das Becken gezielt Kräfte auf den peronealen Anteil ausüben (Shacklock 1989).

LITERATURANGABEN

Adams C, Logue V.: Studies in cervical spondylotic myelopathy: 1 Movement of the cervical roots, dura and cord, and their relation to the course of the extrathecal roots. Brain 94: 557–568; 1971

Bell A.: The upper limb tension test and straight leg raising. In: Proceedings of the 5th Biennial Conference of the Manipulative Therapists' Association of Australia, Melbourne: 106–114; 1987

Beith I, Robins E, Richards P.: An assessment of the adaptive mechanisms within and surrounding the peripheral nervous system, during changes in nerve bed length resulting from underlying joint movement. In: Shacklock M (Hrsg.), Moving in on Pain, Butterworth-Heinemann: 194–203; 1995

Bohannon R, Gajdosik R, LeVeau B.: Contribution of pelvic and lower limb motion to increases in the angle of passive straight leg raise. Physical Therapy 65(4): 474–476; 1985

Breig A.: Biomechanics of the central nervous system. Almqvist and Wiksell, Stockholm; 1960

Breig A.: Adverse mechanical tension in the central nervous system. Almqvist and Wiksell, Stockholm; 1978

Breig A, Marions O.: Biomechanics of the lumbosacral nerve roots. Acta Radiologica. Diagnosis 1: 1141–1160; 1963

Breig A, Troup J.: Biomechanical considerations in the straight leg raising test. Cadaveric and clinical studies of medial hip rotation. Spine 4(3): 242–250; 1979

Butler D.: Mobilisation of the Nervous System. Churchill Livingstone, Edinburgh; 1991

Butler D.: The sensitive nervous system. NOI Group Publications, Adelaide; 2000

Charnley J.: Orthopaedic signs in the diagnosis of disc protrusion. Lancet 1: 186–192; 1951

Coveney B, Trott P, Grimmer K, Bell A, Hall R, Shacklock M.: The upper limb tension test in a group of subjects with a clinical presentation of carpal tunnel syndrome. In: Proceedings of the 10th Biennial Conference of the Manipulative Physiotherapists' Association of Australia, Melbourne: 31–33; 1997

Daniels T, Lau J, Hearn T.: The effects of foot position and load on tibial nerve tension. Foot and Ankle International 19(2): 73–78; 1998

Davidson S.: Prone knee bend: an investigation into the effect of cervical flexion and extension. In: Proceedings of the 5th Biennial Conference of the Manipulative Therapists'Association of Australia. Melbourne: 235–246; 1987

Dibden K.: A comparison of the straight leg raising manoeuvres in supine and sitting in an asymptomatic populati-

on. Graduate Diploma thesis, University of South Australia; 1996
Elvey R.: Brachial plexus tension tests and the pathoanatomical origin of arm pain. In: Idczak R (Hrsg.) Aspects of manipulative therapy. Lincoln Institute of Health Sciences, Melbourne: 105–110; 1979
Elvey R.: Peripheral neuropathic disorders and neuromusculoskeletal pain. In: Shacklock M (Hrsg.) Moving in on Pain. Butterworth-Heinemann: 115–122; 1995
Erel E, Dilley A, Greening J, Morris V, Cohen B, Lynn B.: Longitudinal sliding of the median nerve in patients with carpal tunnel syndrome. Journal of Hand Surgery 28B(5): 439–443; 2003
Frykholm R.: The mechanism of cervical radicular lesions resulting from friction or forceful traction. Acta Chirurgia Scandinavica 102: 93–98; 1951
Fujiwara A, An H, Lim T, Haughton V.: Morphologic changes in the lumbar intervertebral foramen due to flexion-extension, lateral bending, and axial rotation an in vitro anatomic and biomechanical study. Spine 15/26(8): 876–882; 2001
Gelberman R, Hergenroeder P, Hargens A, Lundborg G, Akeson W.: The carpal tunnel syndrome. A study of carpal canal pressures. Journal of Bone and Joint Surgery 63A(3): 380–383; 1981
Gelberman R, Szabo R, Williamson R, Hargens A, Yaru N, Minteer-Convery M.: Tissue pressure threshold for peripheral nerve viability. Clinical Orthopaedics and Related Research 187: 285–291; 1983
Gelberman R, Yamaguchi K, Hollstien S, Winn S, Heidenreich F, Bindra R, Hsieh P, Silva M.: Changes in interstitial pressure and cross-sectional area of the cubital tunnel and of the ulnar nerve with flexion of the elbow. An experimental study in human cadavera. Journal of Bone Joint Surgery 80A(4): 492–501; 1998
Ginn K.: An investigation of tension development in the upper limb soft tissues during the upper limb tension test. In: Proceedings of the International Federation of the Orthopaedic Manual Therapists, Cambridge: 25–26; 1988
Goddard M, Reid J.: Movements induced by straight leg raising in the lumbo-sacral roots, nerves and plexus, and in the intrapelvic section of the sciatic nerve. Journal of Neurology, Neurosurgery and Psychiatry 28: 12: 12–18; 1965
Green J, Rayan G.: The cubital tunnel: anatomic, histologic, and biomechanical study. Journal of Shoulder and Elbow Surgery 8(5): 466–470; 1999
Greening J, Smart S, Leary R, Hart-Craggs M, O'Higgins B, Lynn B.: Reduced movement of the median nerve in carpal tunnel during wrist flexion in patients with non-specific arm pain. Lancet 354: 217–218; 1999
Grewal R, Varitimidis S, Vardakas D, Fu F, Sotereanos D.: Ulnar nerve elongation and excursion in the cubital tunnel after decompression and anterior transposition. Journal of Hand Surgery 25B(5): 457–460; 2000
Inufusa A, An H, Lim T, Hasegawa T, Haughton V, Nowicki B.: Anatomic changes of the spinal canal and intervertebral foramen associated with flexion-extension movement. Spine 1, 21(21): 2412–2420; 1996
Kenneally M, Rubenach H, Elvey R.: The upper limb tension test: the SLR test of the arm. In: Grant R (Hrsg.) Physical Therapy of the Cervical and Thoracic Spine, Clinics in Physical Therapy 17. Churchill Livingstone, New York: 167–194; 1988
Kleinrensink GJ, Stoeckart R, Meulstee J, Kaulesar Sukul DM, Vleeming A, Snijders CJ, van Noort A.: Lowered motor conduction velocity of the peroneal nerve after inversion trauma. Medicine and Science in Sports and Exercise 26(7): 877–883; 1994
Kleinrensink GJ, Stoeckart R, Mulder PG, Hoek G, Broek T, Vleeming A, Snijders C.: Upper limb tension tests as tools in the diagnosis of nerve and plexus lesions. Anatomical and biomechanical aspects. Clinical Biomechanics 15(1): 9–14; 2000
Kopell H, Thompson W.: Peripheral Entrapment Neuropathies. Robert Krieger Publishing Company, Malabar, Florida; 1976
Laban M, Friedman N, Zemenick G.: 'Tethered' median nerve stress test in chronic carpal tunnel syndrome. Archives of Physical Medicine and Rehabilitation 67: 803–804; 1986
Laban M, MacKenzie J, Zemenick G.: Anatomic observations in carpal tunnel syndrome as they relate to the tethered median nerve stress test. Archives of Physical Medicine and Rehabilitation 70: 44–46; 1989
Lew P, Puentedura E.: The straight leg raise test and spinal posture. In: Proceedings of the 4th Biennial Conference of the Manipulative Physiotherapists' Association of Australia, Brisbane: 183–205; 1985
Louis R.: Vertebroradicular and vertebromedullar dynamics. Anatomia Clinica 3: 1–11; 1981
Luchetti R, Schoenhuber R, Nathan P.: Correlation of segmental carpal tunnel pressures with changes in hand and wrist positions in patients with carpal tunnel syndrome and controls. Journal of Hand Surgery 23B(5): 598–602; 1998
McLellan D, Swash M.: Longitudinal sliding of the median nerve during movements of the upper limb. Journal of Neurology, Neurosurgery and Psychiatry 39: 556-570
Mauhart D.: 1989 The effect of chronic ankle inversion sprain on the plantarflexion/inversion straight leg raise. Graduate Diploma thesis, University of South Australia; 1976
Miller A.: The straight leg raise test. Graduate Diploma Thesis, University of South Australia; 1986
Millesi H.: The nerve gap: theory and clinical practice. Hand Clinics 4: 651–663; 1986
Nakamichi K, Tachibana S.: Transverse sliding of the median nerve beneath the flexor retinaculum. Journal of Hand Surgery 17B: 213–216; 1992

Nobel W.: Peroneal palsy due to hematoma in the common peroneal nerve sheath after distal torsional fractures and inversion ankle sprains. Journal of Bone and Joint Surgery 48A(8): 1484–1495; 1966

Novak C, Lee G, Mackinnon S, Lay L.: Provocative testing for cubital tunnel syndrome. Journal of Hand Surgery 19A(5): 817–820; 1994

O'Connell J.: Sciatica and the mechanism of the production of the clnical syndrome in protrusion of the lumbar intervertebral discs. British Journal of Surgery 30: 315–327; 1943

Pahor S, Toppenberg R.: An investigation of neural tissue involvement in ankle inversion sprains. Manual Therapy 1(4): 192–197; 1996

Panjabi M, Takata K, Goel V.: Kinematics of the lumbar intervertebral foramen. Spine 8(4): 348–357; 1983

Pechan J, Julis I.: The pressure measurement in the ulnar nerve. A contribution to the pathophysiology of cubital tunnel syndrome. Journal of Biomechanics 8: 75–79; 1975

Penning L, Wilmink J.: Biomechanics of the lumbosacral dural sac. A study of flexion-extension myelography. Spine 6(4): 398–408; 1981

Phalen G.: Spontaneous compression of the median nerve at the wrist. Journal of the American Medical Association 145(15): 1128–1133; 1951

Phalen G.: Reflections on 21 years' experience with the carpal-tunnel syndrome. Journal of the American Medical Association 212(8): 1365–1367; 1970

Reid J.: Ascending nerve roots. Journal of Neurosurgery. 23: 148–155; 1960

Rubenach H.: The upper limb tension test – the effect of the position and movement of the contralateral arm. In: Proceedings of the 4th Biennial Conference of the Manipulative Therapists' Association of Australia: 274–283; 1985

Schonstrom N, Lindahl S, Willen J, Hansson T.: Dynamic changes in the dimensions of the lumbar spinal canal: an experimental study in vitro. Journal of Orthopaedic Research 7(1): 115–121; 1989

Schuind F, Goldschmidt D, Bastin C, Burny F.: A biomechanical study of the ulnar nerve at the elbow. Journal of Hand Surgery 20B(5): 623–627; 1995

Selvaratnam P, Cook S, Matyas T.: Transmission of mechanical stimulation to the median nerve at the wrist during the upper limb tension test. In: Proceedings of the 10th Biennial Conference of the Manipulative Physiotherapists' Association of Australia: 182–188; 1997

Selvaratnam P, Glasgow E, Matyas T.: Strain effects on the nerve roots of brachial plexus. Journal of Anatomy 161: 260–264; 1988

Selvaratnam P, Matyas T, Glasgow E.: Noninvasive discrimination of brachial plexus involvement in upper limb pain. Spine 19: 26–33; 1994

Shacklock M.: The plantarflexion inversion straight leg raise. Master of Applied Science Thesis. University of South Australia, Adelaide; 1989

Shacklock M.: Clinical application of neurodynamics. In: Shacklock M (Hrsg.) Moving in on Pain. Butterworth-Heinemann, Sydney: 123–131; 1995

Shacklock M.: Central pain mechanisms; a new horizon in manual therapy. Australian Journal of Physiotherapy 45: 83–92; 1999a

Shacklock M.: The clinical application of central pain mechanisms in manual therapy. Australian Journal of Physiotherapy 45: 215–221; 1999b

Shacklock M.: Balanced on a tight rope between low back pain and evidence-based practice. New Zealand Journal of Physiotherapy 28(3): 22–27; 2000

Shacklock M, Butler D, Slater H.: The dynamic central nervous system: structure and clinical neurobiomechanics. In: Boyling G, Palastanga N (Hrsg.), Modern Manual Therapy of the Vertebral Column, Churchill Livingstone, Edinburgh: 21–38; 1994

Slater H.: The effect of foot and ankle position on the 'normal' response to the SLR test, in young, asymptomatic subjects. Master of Applied Science thesis, University of South Australia; 1988

Smith C.: Changes in length and position of the segments of the spinal cord with changes in posture in the monkey. Radiology 66: 259–265; 1956

Streib E.: Traction injury of peroneal nerve caused by minor athletic trauma: electromyographic studies. Archives of Neurology 40(1): 62–63; 1983

Sutton J.: The straight leg raising test. Graduate Diploma in Advanced Manipulative Therapy Thesis, University of South Australia; 1979

Toby E, Hanesworth D.: Ulnar nerve strains at the elbow. Journal of Hand Surgery 23A(6): 992–997; 1998

Trepman E, Kadel N, Chisholm K, Razzano L.: Effect of foot and ankle position on tarsal tunnel compartment pressure. Foot and Ankle International 20(11): 721–726; 1999

Tsai Y-Y.: Tension change in the ulnar nerve by different order of upper limb tension test. Master of Science Thesis, Northwestern University, Chicago; 1995

Waddell G.; The back pain revolution. Churchill Livingstone, Edinburgh; 1998

Waddell G, McCulloch J, Kummel E, Venner R.: Nonorganic physical signs in low back pain. Spine 5(2): 117–124; 1980

Werner C, Haeffner F, Rosén I.: Direct recording of local pressure in the radial tunnel during passive stretch and active contraction of the supinator muscle. Archives of Orthopaedic and Traumatic Surgery 96: 299–301; 1980

Werner C, Ohlin P, Elmqvist D.: Pressures recorded in ulnar neuropathy. Acta Orthopaedica Scandinavica 56(5): 404–406; 1985a

Werner C, Rosén I, Thorngren K.: Clinical and neurophysiologic characteristics of the pronator syndrome. Clinical Orthopaedics and Related Research 197: 231–237; 1985b

Wright T, Glowczewskie F, Wheeler D, Miller G, Cowin D.: Excursion and strain of the median nerve. Journal of Bone and Joint Surgery 78A(12): 1897–1903; 1996

Yaxley G, Jull G.: Adverse tension in the neural system: a preliminary study of tennis elbow. Australian Journal of Physiotherapy 39: 15–22; 1991

Yoo J, Zou D, Edwards W, Bayley J, Yuan H.: Effect of cervical spine motion on the neuroforaminal dimensions of human cervical spine. Spine 17(10): 1131–1136; 1992

Yuan Q, Dougherty L, Margulies S.: In vivo human cervical spinal cord deformation and displacement in flexion. Spine 23(15): 1677–1683; 1998

Zöch G, Reihsner R, Beer R, Millesi H.: Stress and strain in peripheral nerves. Neuro-Orthopaedics 10: 371–382; 1991

KAPITEL

3 Allgemeine Neuropathodynamik

3.1 Allgemeines

3.1.1 Allgemeine und spezielle Neuropathodynamik

Wie die Neurodynamik wird die Neuropathodynamik in einen allgemeinen und einen speziellen Teil gegliedert. Die allgemeine Neuropathodynamik beschäftigt sich mit grundlegenden Funktionsveränderungen des Nervensystems, die in vielen Körperregionen auftreten können. Die spezielle Neuropathodynamik behandelt Störungen, die für bestimmte Körperregionen spezifisch sind und von der lokalen Anatomie und Biomechanik beeinflusst werden. Die spezielle Neuropathodynamik wird in den Kapiteln über klinische Syndrome behandelt.

3.1.2 Notwendigkeit einer neuen Klassifikation für neurale Störungen

In der Vergangenheit wurden periphere Neuropathien nach den zugehörigen pathoanatomischen und pathophysiologischen Veränderungen und ihrer klinischen Symptome eingeteilt. Die beiden bedeutendsten Klassifikationen stammen von Seddon und Sunderland. Die bekannten Begriffe Neurapraxia, Axonotmesis und Neurotmesis wurden zur Beschreibung der drei Neuropathiearten eingeführt (Seddon 1943). Zusätzlich schlug Sunderland (1951) fünf verschiedene Unterarten vor, die sich jeweils auf Schädigungen in bestimmten Nerventeilen bezogen. Diese Einteilung entsprach einer Weiterführung der Klassifikation von Seddon, denn sie erfasste Verletzungen der Axone und des neuralen Bindegewebes noch detaillierter (Übersicht s. Sunderland 1991). Die Klassifikationen neuraler Störungen sind für Patienten geeignet, deren Schädigung so schwerwiegend ist, dass sie massive anatomische und neurologische Veränderungen hervorruft. Diese Patientengruppe macht jedoch in der Praxis nur einen kleinen Teil aus. Viele der übrigen neuralen Störungen sind von anderer *Natur* als die im bisherigen System klassifizierten Störungen; normalerweise liegen keine offensichtlichen Pathologien oder neurologischen Ausfälle vor. Dennoch wird das Problem, das sich i.d.R. als intermittierend, dynamisch und mit Bewegungs- und Sensitivitätsstörungen darstellt, durch mechanische bzw. physiologische Dysfunktionen (Neuropathodynamik) und nicht durch Pathologien verursacht. In der umfangreichen Klassifikation schmerzhafter Störungen, die von der International Association for the Study of Pain veröffentlicht wurde, finden sich auch Störungen, die vom Nervensystem ausgehen (Merskey & Bogduk 1994).

Definition

Neurogener Schmerz: durch Läsionen, Dysfunktionen oder Störungen der Leitungsfunktion des peripheren oder zentralen Nervensystems ausgelöste bzw. verursachte Schmerzen (Merskey & Bogduk 1994).

Historisch betrachtet wurde diese Definition von der Forschung auf dem Gebiet der Schmerzneurophysiologie beeinflusst. Da die Mechanik des Nervensystems einen Einfluss auf dessen Physiologie hat, ist es an der Zeit, mechanische Aspekte in diese Definition miteinzubeziehen.

3.1.3 Die Grenzen erweitern …

Die obige Definition berücksichtigt, dass intermittierende Dysfunktionen des Nervensystems die Ursache für Schmerzen sein können, ohne dass eine Pathologie bzw. ein Verlust der Nervenleitfähigkeit vorliegt. Wie bereits erwähnt, ist es nun erforderlich, diese Definition aufgrund der Wechselwirkungen zwischen Mechanik und Physiologie des Nervensystems um den mechanischen Faktor zu erweitern. Wenn die Möglichkeit miteinbezogen wird, dass mechanische Dysfunktionen eine potenzielle Ursache für Schmerzen sein können, erschließen sich neue Unterteilungen neuraler Problematiken. In diesen neuen Klassifikationen können die spezifischen Elemente der mechanischen Dysfunktion in unterschiedliche Komponenten oder diagnostische Kategorien eingeteilt werden. Eine solche Einteilung muss zu Kategorien führen, die verschiedene Schlüsselfaktoren berücksichtigt:

1. Die Tatsache, dass mechanische Dysfunktionen des Nervensystems Schmerzen verursachen können.
2. Neurale Dysfunktionen sind mit Störungen der Gewebe verwoben, die an das Nervensystem angrenzen (mechanisches Interface) oder von diesem versorgt werden (innervierte Gewebe). Insofern müssen diagnostische Kategorien den Interaktionen zwischen diesen drei Strukturarten gerecht werden: mechanisches Interface, neurale Gewebe und innervierte Gewebe.
3. Aus Sicherheitsgründen müssen relevante anatomische und neurophysiologische Gesichtspunkte in der klinischen Analyse berücksichtigt werden. Dies ist außerdem notwendig, um den Ansatz einer Verbindung zwischen der Neurodynamik und dem muskuloskeletalen System abzurunden.

Es folgt eine Klassifikation bzw. eine Sammlung diagnostischer Kriterien von Störungen, die das Nervensystem betreffen. Diese Klassifikation verbindet die Pathodynamik des Nervensystems mit der Behandlung. Ein Hauptmerkmal ist die Zusammenführung der Funktionen von Nerven- und muskuloskeletalem System.

3.1.4 Existenz verschiedener Arten mechanischer Dysfunktionen

Neuropathodynamische Mechanismen werden entsprechend ihrer Beeinflussung auf das Nervensystem anhand drei wesentlicher Komponenten eingeteilt: mechanisches Interface, neurale Strukturen und innervierte Gewebe.

Bei einigen Patienten können sich spezifische mechanische Dysfunktionen auf eine Art und Weise darstellen, die exakt die Pathomechanik widerspiegelt. Eine Schließproblematik des mechanischen Interfaces um das Nervensystem zeigt sich beispielsweise anders als ein Öffnungsproblem. Entsprechend wird sich ein eingeschränktes neurales Gleiten anders zeigen als eine Spannungsveränderung in einem Nerv.

3.1.5 Wechselwirkung verschiedener Mechanismen

In fast allen Fällen kommt es zu Wechselwirkungen zwischen den verschiedenen pathodynamischen Elementen. Interfacekomponenten interagieren mit neuralen Komponenten, die daraufhin mit Komponenten der innervierten Gewebe in Wechselwirkung treten. Die innervierten Gewebe können wiederum andere Aspekte der Pathodynamik beeinflussen, und so schließt sich der Kreis. Bei den meisten Patienten sind mehrere Komponenten beteiligt, die klassifizierbar sind. Es folgt eine Einteilung neurodynamischer Problematiken, die den Eckpfeiler der mechanischen Diagnose und Therapie bildet.

3.1.6 Bestimmung der Beziehungen zwischen Neuropathodynamik und klinischen Problematiken

Zur Bestimmung von Dysfunktionskategorien, die Grundlage für die Diagnostik sind, werden Begriffe wie normal, abnormal, günstig (optimal) und ungünstig (suboptimal) benutzt. Sie leiten sich daraus ab, ob eine Funktion angemessen ist und keine Symptome auftreten. Bei einigen wenigen Glücklichen funktioniert der Körper so gut (optimal), dass auch große Belastungen und Beanspruchungen kein Problem darstellen, z.B. bei Eliteathleten und asymptomatischen Fließbandarbeitern. Jeden Tag verändert sich die Funktionalität des Körpers ein wenig. Sie ist selten perfekt oder optimal. Es gibt jedoch günstige oder ungünstige Merkmale, die die Wahrscheinlichkeit auftretender Probleme beeinflussen. Normalität erzeugt i.d.R. so lange keine Symptome, bis die Körperregion genügend mechanischem Stress ausgesetzt ist. Bei denjenigen, deren Körper sich im unteren Bereich der Normalität befindet bzw. eine Anomalie oder ein unterschwelliger pathologischer Prozess vorhanden ist, treten zwar evt. keine Symptome auf, das Risiko hierfür ist jedoch bei entsprechender Provokation höher. Dies kann als ungünstig oder, mit den Worten von Jenny McConnell, als „suboptimal" klassifiziert werden. Die Verbesserung der Funktion auf ein günstigeres Niveau (Funktionsoptimierung) kann einen wesentlichen Teil der Behandlung des Problems ausmachen. Tatsächlich versuchen wir die Umgebung des Nervensystems bestmöglich zu gestalten, um eine optimale Funktion zu fördern. Dies gilt, solange Zeichen, Symptome und Verhalten des Patienten in angemessener Weise übereinstimmen.

Durch die Berücksichtigung der oben genannten Begriffe wird die Diagnose komplexer. Der Vorteil ist jedoch, dass der Praktiker dadurch ermutigt wird, die *Bedeutung* und die *Rolle* der Pathodynamik im Verhältnis zum Gesamtproblem des Patienten zu betrachten. Die alten Betrachtungsweisen von normal und nicht normal, in deren Schwarz-Weiß-Kategorien die Patienten entweder hineinpassen oder nicht, werden dadurch bewusst verlassen. Ein Problem kann beispielsweise eine leichte Auffälligkeit in der Dynamik des Nervs oder Interfaces sein, die jedoch noch im Bereich des Normalen liegt, wenn auch am unteren Ende der Skala. Für einen Athleten, der auf ein hohes funktionelles Niveau angewiesen ist, kann dies ausgesprochen wichtig sein und eine Behandlung erfordern. Dagegen ist eine geringe Funktionsauffälligkeit bei einem Patienten mit starken und einschränkenden Schmerzen, bei dem zentrale Aspekte und Verhalten im Vordergrund stehen, evt. nicht besonders relevant. Die folgende Darstellung beschreibt ein suboptimales Problem, das für die derzeitige Problematik des Patienten nicht von Bedeutung ist.

Fallbeispiel

Im November 2001 hatte ich die Gelegenheit, einen Eliteboxer zu untersuchen. Während und nach dem Training litt er unter Schmerzen in beiden ventromedialen Unterarmen. Der deutlichste Auslösemechanismus war das Schlagen gegen den schweren Boxsack. Er bemerkte, dass seine Unterarme nach dem Training angeschwollen waren und sich anfühlten, als seien sie voll gepumpt mit Blut. Die ventromediale Muskulatur beider Unterarme war druckempfindlich. Der MNT1 war auf der rechten Seite eindeutig abnormal, denn die Bewegung war etwas fester und erzeugte einen stechenden Schmerz in der ventralen Schulterregion. Die strukturelle Differenzierung war erfolgreich, löste aber *nicht* den zuvor gespürten Schmerz aus. An diesem Punkt stellte sich heraus, dass eine frühere Verletzung das abnormale Testergebnis brachte, die jedoch *nichts* mit dem aktuellen Problem zu tun hatte. Bei der Verletzung handelte es sich um einen Riss des Labrums glenoidale im rechten Schultergelenk (diagnostiziert mithilfe bildgebender Verfahren), der den ventralen Schulterschmerz in der Vergangenheit schon ausgelöst hatte, zurzeit allerdings asymptomatisch war. Bei der Palpation zeigte sich die ventrale Schulterregion druckempfindlich. Pathomechanik, Entzündung und Narbenbildung im Schulterbereich können zu sekundären und unterschwelligen Neuropathodynamiken geführt haben (Levin & Dellon 1992). Dies ist ein Beispiel für eine suboptimale bzw. abnormale Problematik, die in keinem Zusammenhang mit den derzeitigen Unterarmschmerzen steht. Verfahren zur Klärung der Ursache der Unterarmschmerzen könnten daraufhin Untersuchungen der Muskulatur und Knochen bzw. weitere Untersuchungen beinhalten, um zu ermitteln, ob eine lokale Problematik vorliegt.

Aus dieser Sichtweise heraus werden die Begriffe normal, abnormal, optimal und suboptimal zur Klassifizierung von Dysfunktionen mit Bezug zum Nervensystem benutzt. Der entscheidende Vorteil dabei ist, dass diese Begriffe bewusst von der Einteilung neurodynamischer Tests in „positiv" und „negativ" abweichen, die so häufig vorgenommen wird und völlig ungenügend ist. Anstelle einer Schwarz-Weiß-Teilung in normal und abnormal (negativ und positiv) gibt es eine ganze Bandbreite von Veränderungen des Nervensystems, die in der Analyse berücksichtigt werden sollten. Dies wird in Kap. 5 genauer beschrieben.

Optimal/günstig Das neuromuskuloskeletale System verhält sich außerordentlich gut und erzeugt auch in Situationen mit hoher Beanspruchung keine Symptome.

Suboptimal Das neuromuskuloskeletale System verhält sich vollkommen, bis zu dem Punkt, an dem das Risiko für auftretende Symptome erhöht ist. Ohne einen ausreichenden Auslöser bzw. eine entsprechende Provokation treten jedoch nicht notwendigerweise Symptome auf. Abhängig vom Gewebezustand kann das Problem relevant, irrelevant, symptomatisch oder asymptomatisch sein.
Normal Das neuromuskuloskeletale System funktioniert innerhalb des normalen Bereichs. Die Chance entstehender Symptome wird allerdings davon beeinflusst, ob die Gewebe gewöhnlichen oder außergewöhnlichen mechanischen Beanspruchungen ausgesetzt sind.
Abnormal Die Funktion des neuromuskuloskeletalen Systems liegt eindeutig außerhalb der normalen Bandbreite. Dies kann durch Pathologien bzw. Anomalien der Mechanik oder der Physiologie verursacht sein. Da Neuropathien nicht immer Symptome erzeugen (Neary et al. 1975), können Problematiken dieser Kategorie allerdings symptomatisch, asymptomatisch, relevant oder irrelevant sein.
Relevant Es gibt einen kausalen Zusammenhang zwischen Pathodynamik und klinischem Problem.
Irrelevant Zwischen Pathodynamik und klinischem Problem besteht kein kausaler Zusammenhang.

Die einzelnen Problemkategorien schließen sich nicht gegenseitig aus, sie beeinflussen sich oft wechselseitig.

3.2 Dysfunktionen des mechanischen Interfaces

Definition

Dysfunktionen des mechanischen Interfaces treten auf, wenn die umgebenden Strukturen des Bewegungsapparates einen abnormalen oder ungünstigen Druck auf das Nervensystem ausüben.

Der auf das Nervensystem ausgeübte Druck kann intermittierend oder konstant sein, je nach Ausprägung der Störung. Dysfunktionen des mechanischen Interfaces können in verschiedene Arten unterteilt werden. Da die mechanische Untersuchung und Behandlung des muskuloskeletalen Systems ein Schlüsselaspekt im Umgang mit Interfaceproblematiken ist, sollte der Praktiker natürlich Kenntnis darüber haben.

3.2.1 Schlussdysfunktionen

Definition

Die Schlussdysfunktion ist als veränderter Schlussmechanismus des Bewegungsapparates (Gelenke, Muskeln oder andere Gewebe) um das Nervensystem definiert, durch den abnormale oder ungünstige Kräfte auf die benachbarten Neuralstrukturen wirken.

Wie bei allen Dysfunktionen leitet sich der Verdacht auf eine Schlussdysfunktion aus der Anamnese ab und stützt sich auf Vorgeschichte, Symptomverhalten, radiologische und manuelle Untersuchungen. Die Schlussdysfunktion des mechanischen Interfaces ist eine der häufigsten Formen der Pathodynamik.

Reduziertes Schließen

Definition

Die Dysfunktion des reduzierten Schließens tritt auf, wenn dem Bewegungsapparat die Bewegung in die Schlussrichtung fehlt (> Abb. 3.1).

Der Schlussmechanismus gehört zur normalen Funktion des Bewegungsapparates und des Nervensystems. Es ist daher evt. notwendig, das Nervensystem regelmäßigen und angemessenen Drucksteigerungen auszusetzen, um eine normale Ernährung zu gewährleisten sowie Steifigkeit und Empfindlichkeit gegenüber Schließvorgängen vorzubeugen. Folglich kann, wenn ein reduziertes Schließen diagnostiziert wurde und insbesondere, wenn es sich um ein mechanisches Problem handelt, die Verbesserung des Schlussmechanismus ein notwendiger Bestandteil der Behandlung sein. Da Risiken mit der Ausübung von Druck auf das Nervensystem verbunden sind, muss der Praktiker absolut überzeugt davon sein, dass die Behandlung mit einer Schließtechnik sicher, effektiv und auch tatsächlich erforderlich ist. Ein reduziertes Schließen wird häufig durch eine Schutzreaktion infolge einer vorhandenen Pathologie verursacht. Bandscheibenvorwölbungen, Schwellungen der hinteren Intervertebralgelenke, Osteophyten, Tumore und Abszesse gehören zu den Pathologien, die ein reduziertes Schließen bedingen können und sollten bei der Suche nach der Dysfunktion im Hinterkopf behalten werden. Oft ist es in der Anfangsphase sogar besser, das Interface um die Neuralstrukturen zu öffnen, um den Druck auf diese zu verringern. Weitere Hinweise zur Behandlung finden Sie ab ➤ Kap. 8.

Vermehrtes Schließen

Definition

Die Dysfunktion des vermehrten Schließens tritt auf, wenn der angrenzende Bewegungsapparat mehr Bewegung in die Schlussrichtung aufweist als normal bzw. als günstig ist (➤ Abb. 3.2).

Ein vermehrtes Schließen in einem Gelenk muss mit einer Hypermobilität oder Instabilität zusammenhängen, oft in Folge von Gewebsrupturen, veränderter motorischer Kontrolle, unangemessener Nutzung oder anatomischen Variationen des Bewegungsapparates. Liegt die Ursache der Schlussdysfunktion in einer anderen Struktur als einem Gelenk, z.B. einem Muskel, kann eine Behandlung mittels Weichteiltechniken oder Übungen zur Verbesserung der motorischen Kontrolle erforderlich sein. Immer ist eine Dysfunktion des vermehrten Schließens in engem Zusammenhang mit Instabilität und motorischer Kontrolle zu betrachten. Diese Aspekte müssen berücksichtigt werden, um die Effekte des Schließens auf das Nervensystem zu vermindern.

3.2.2 Öffnungs-Dysfunktionen

Definition

Die Öffnungs-Dysfunktion ist als abnormaler Öffnungsmechanismus des in Nachbarschaft zum Nervensystem liegenden Bewegungsapparates definiert. Ebenso wie bei der Schlussdysfunktion lassen

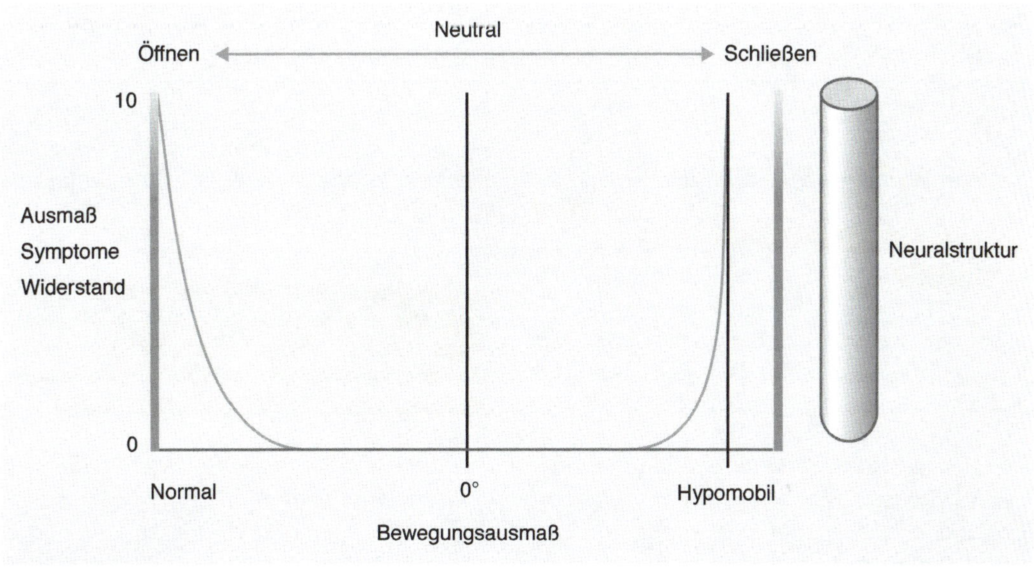

Abb. 3.1: Bewegungsdiagramm der Dysfunktion des reduzierten Schließens.

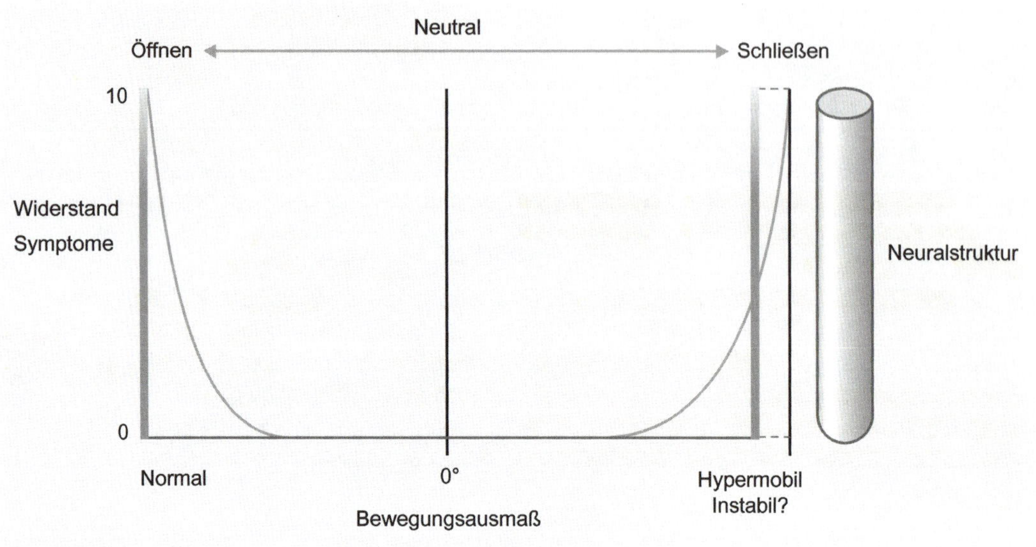

Abb. 3.2: Bewegungsdiagramm der Dysfunktion des vermehrten Schließens.

sich zwei Unterarten unterscheiden: reduziertes Öffnen und vermehrtes Öffnen. ||

Reduziertes Öffnen

Definition

|| Der Bewegungsapparat um das Nervensystem öffnet sich nicht ausreichend oder in ungünstiger Weise (> Abb. 3.3). ||

An der Wirbelsäule kann der Öffnungsmechanismus um eine Nervenwurzel aufgrund einer Steifigkeit des lokalen Bewegungssegments abnormal reduziert sein. In einem solchen Fall ist die Nervenwurzel evt. niemals vollständig druckentlastet, was durch unterschwellige Veränderungen der Durchblutung dazu führen kann, dass sie empfindlicher und schmerzhaft wird. Dieses Problem unterscheidet sich von dem des Schließens, denn es handelt sich um eine *reduzierte Öffnung*, nicht um ein vermehrtes Schließen. Ein Beispiel für ungenügendes Öffnen kann das Segment C5/C6 sein, das sich zwar normal zur ipsilateralen Seite neigt und auch dorthin rotiert, dessen intervertebrales Foramen sich jedoch bei Seitneigung und Rotation zur kontralateralen Seite nicht vollständig öffnet.

An den Extremitäten kann derselbe Mechanismus stattfinden. Als Beispiel sei hier das Karpaltunnelsyndrom genannt, bei dem der Druck im Tunnel ggf. nicht besonders hoch ist. Er reicht u.U. jedoch aus, um den venösen Rückfluss leicht einzuschränken und dadurch eine geringgradige Neuropathie zu verursachen, die zu einem ernsteren Problem werden kann, wenn der Zustand längere Zeit andauert. Ein verringertes Bewegungsausmaß der horizontalen Flexion im Handgelenk nach einem Trauma des Handgelenks veranschaulicht diese Dysfunktion (> Abb. 3.4).

MERKE

Der entscheidende pathologische Mechanismus bei der Dysfunktion des reduzierten Öffnens ist die Beeinträchtigung der *Druckverminderung*, nicht ein erhöhter Druck. Dies führt dazu, dass sich die Neuralstruktur nicht ausreichend vom normal auftretenden Druck erholen kann.

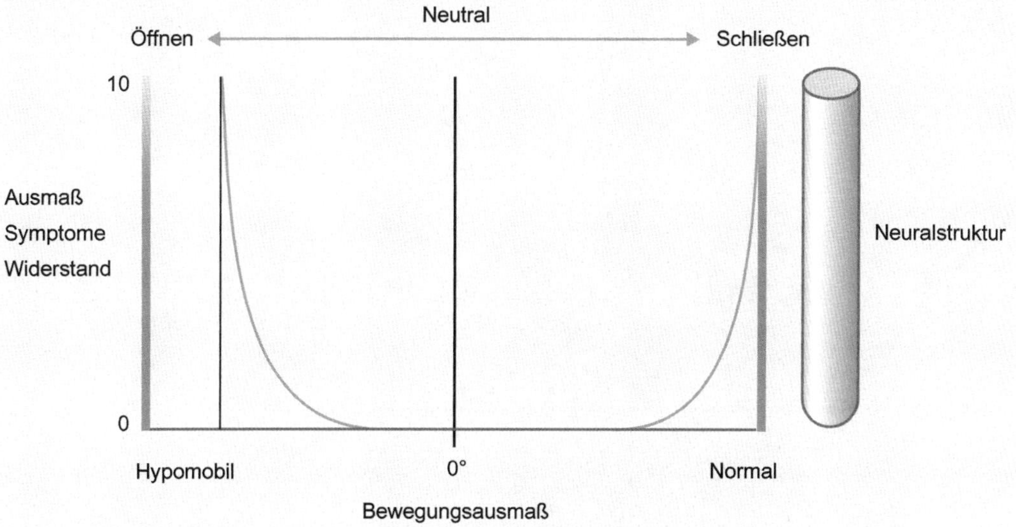

Abb. 3.3: Bewegungsdiagramm der Dysfunktion des reduzierten Öffnens.

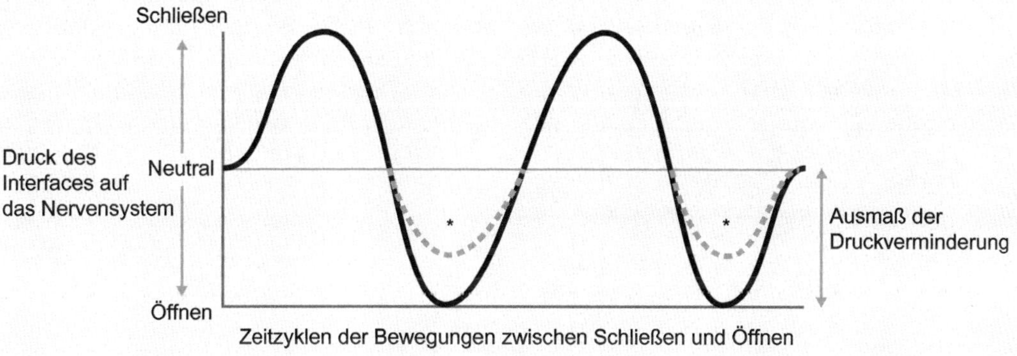

Abb. 3.4: Auswirkungen der Dysfunktion des reduzierten Öffnens auf Druckveränderungen an Neuralstrukturen. Die fett gedruckte Linie kennzeichnet die Druckveränderungen bei zyklischen Bewegungen in die öffnende und schließende Richtung. Die gestrichelte Linie an den Sternchen veranschaulicht die Einschränkung der Druckentlastung bei öffnenden und schließenden Bewegungen.

Vermehrtes Öffnen

Definition

Eine Dysfunktion des vermehrten Öffnens tritt auf, wenn der angrenzende Bewegungsapparat sich weiter als normal oder weiter als günstig um das Nervensystem öffnet und dadurch ungünstige Kräfte auf die Neuralstrukturen ausübt (➢ Abb. 3.5).

Bei der Problematik des vermehrten Öffnens kann das Nervensystem durch die zwischen ihm und dem Interface liegenden Gewebe einem übermäßigen Zug ausgesetzt sein. Diese Dysfunktion betrifft v.a. die Wirbelsäule. Die kontralaterale Seitneigung spielt dabei eine Schlüsselrolle, z.B. eine kräftige Seitneigung der Halswirbelsäule bei einer Verletzung oder die wiederholte Seitneigung bei arbeitsplatzbezogenen oder sportspezifischen Bewegungen. Bei die-

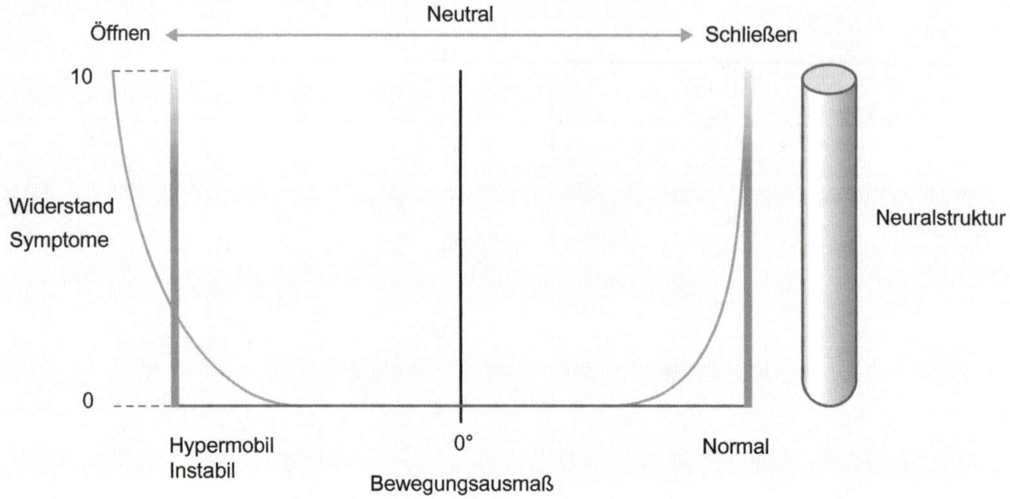

Abb. 3.5: Bewegungsdiagramm der Dysfunktion des vermehrten Öffnens.

ser Dysfunktion kommt es durch die Bewegung spinaler Strukturen zu übermäßigem Zug auf die Nervenwurzeln und die Plexus der kontralateralen Seite. Diese Problematik ist bei Verletzungen durch kräftige Bewegungen zur Seite nicht ungewöhnlich, v.a. bei Kontaktsportarten und Autounfällen mit höherer Geschwindigkeit. Die Dysfunktion des vermehrten Öffnens steht in enger Verbindung mit Instabilitäten.

3.2.3 Bemerkungen zu Instabilitäten

Zurzeit sind Instabilitäten ein aktuelles Thema, und sie haben eindeutig einen Einfluss auf das Nervensystem. So konnte z.B. gezeigt werden, dass eine Sprunggelenksinstabilität die mechanische Beanspruchung des N. tibialis posterior im Tarsaltunnel erhöht (Daniels et al. 1998). An der Wirbelsäule kann eine solche Dysfunktion zu vermehrt auftretenden Kompressions-, Spannungs- oder Scherkräften an den Nervenwurzeln führen. Die Ursache für die neurale Beanspruchung bei Instabilitäten liegt wahrscheinlich in der Ausdehnung der neutralen Zone des Bewegungssegments, in der veränderten Position des Bewegungssegments (bezogen auf Öffnen und Schließen des Interfaces) und in einer mangelhaften Bewegungskontrolle. Vermutlich kommt es durch eine mechanische Irritation zu Problemen an den neuralen Geweben. Der entscheidende Behandlungsansatz ist eine Verbesserung der mechanischen Funktion des Interfaces. Dies veranschaulicht, dass nicht alle neuralen Probleme notwendigerweise mobilisiert werden müssen. Manchmal sollte der Schutz des Nervensystems im Mittelpunkt stehen, und dies erfordert eine Verbesserung der motorischen Kontrolle.

3.2.4 Pathoanatomische Dysfunktionen

Definition

Eine pathoanatomische Dysfunktion tritt auf, wenn eine benachbarte Struktur von abnormaler Form oder Größe einen unerwünschten Druck auf die neuralen Elemente ausübt.

Merkmale

An der Wirbelsäule gehören Vorwölbungen der Bandscheiben, geschwollene Gelenke, Stenosen, Osteophyten und Tumore zu den Pathologien des Interfaces, die das Nervensystem komprimieren und irritieren können, um nur einige zu nennen. An den Extremitäten zählen Ganglien, Schwellungen der Sehnen und Sehnenscheiden, verengte Nervenkanäle (Tunnel), abnormale Muskeln und Sehnen, knöcherne Vorsprünge und Auswüchse sowie Fremdkörper zu den Pathologien (zusammengefasst in Shacklock 1996).

Bei pathoanatomischen Dysfunktionen lösen Schließbewegungen Schmerzen aus, oder sie sind eingeschränkt. Oft wird die Störung durch raumfordernde Prozesse verursacht, die bei Schließbewegungen durch einen übermäßigen Druck auf eine Neuralstruktur Schmerzen auslösen. Dementsprechend nimmt der Körper eine Position ein, in der solche Bewegungen reduziert werden (oder in der es sogar zu einer Öffnung kommt), um lokale neurale und muskuloskeletale Strukturen zu schützen.

Sicherheitsaspekte

Es ist wichtig, die pathoanatomische Störung zu berücksichtigen, denn sie beeinflusst prognostische Faktoren, die in engem Zusammenhang mit den Grenzen physiotherapeutischer Behandlungen und mit Sicherheitsaspekten stehen. Die Reaktion auf eine mechanische Therapie ist bei Patienten, deren grundlegende Problematik pathoanatomischer Natur ist, i.d.R. schlechter als bei Problematiken, die durch eine intermittierende Dysfunktion ohne zugrunde liegende Pathologie bedingt sind. Grund ist die oftmals dauerhafte, fortschreitende und manchmal bösartige Natur solcher Pathologien sowie die generelle Unmöglichkeit, die Pathologie mit physiotherapeutischen Maßnahmen direkt zu verändern. Patienten, bei denen der Verdacht einer solchen Problematik besteht, sollten sofort zum Arzt und entsprechendem Management weitergeleitet werden. In solchen Fällen sind direkte neurodynamische Techniken, durch die vermehrt Kräfte auf das Nervensystem wirken, häufig kontraindiziert. Unter den richtigen Umständen und sorgfältig angewandt, können zur Linderung der Symptome jedoch Techniken zur Öffnung des Interfaces, Druckminderung auf das Nervensystem und Spannungsminderung in neuralen Strukturen angewandt und als Hausaufgabe vermittelt werden, solange die Hauptsorge der Sicherheit des Patienten gilt. Auch das Einüben der motorischen Kontrolle ist zum Schutz des Nervensystems sinnvoll.

Fallbeispiel

Patientenvorstellung

Ein Mann mittleren Alters stellte sich mit Schmerzen und Krämpfen in der linken lumbalen und glutealen Region vor, begleitet von neurologischen Zeichen und Symptomen. Nach einer Magnetresonanztomographie war eine lumbale Mikrodiskotomie geplant, aufgrund eines sequestrierten Bandscheibenfragments, das im Spinalkanal nahe des intervertebralen Foramen lag und auf die linke S1-Nervenwurzel drückte. Die Plantarflexion schien abgeschwächt und die Unterschenkelmuskulatur war geringfügig atrophiert. Obwohl die Operation innerhalb der nächsten sechs Wochen geplant war, kam er zur Behandlung, um seine Beschwerden zumindest zu lindern und mit weniger Schmerz gehen und schlafen zu können.

Bei lumbaler Flexion spürte er ein Ziehen im linken unteren Rücken und im linken Bein. Diese Symptome verstärkten sich durch eine zusätzliche Flexion der Halswirbelsäule. Die lumbale Extension war bis auf ein Viertel des normalen Bewegungsausmaßes eingeschränkt und erzeugte Schmerzen. In den Segmenten L4–S1 waren Extension und ipsilaterale Seitneigung deutlich eingeschränkt und lösten seine Schmerzen in Rücken und Gesäß aus. Die Seitneigung nach rechts brachte keine symptomatischen Erkenntnisse, war jedoch lokal in den unteren lumbalen Segmenten leicht eingeschränkt. Dies ist ein Beispiel für eine pathoanatomische Störung in Verbindung mit der Dysfunktion des reduzierten Schließens. Die neurologische Untersuchung ergab eine Schwäche der Unterschenkelmuskulatur, einen fehlenden Achillessehnenreflex und Verlust des Vibrationsempfindens im Fuß. Der Straight Leg Raise war linksseitig auf 30° begrenzt und verursachte die Schmerzen des Patienten im unteren Rücken und im Bein, auf der rechten Seite war er normal. Auf der linken Seite war die Dorsalextension des Fußes am Ende des Straight-Leg-Raise-Tests hinsichtlich der Rückenschmerzen positiv.

Klinischer Nutzen

Diese Problematik steht für eine pathoanatomische Störung im mechanischen Interface, die vermutlich eine druckbedingte Ischämie der Nervenwurzel S1 mit Verlust der Leitungsfunktion verursachte, verbunden mit einer Mechanosensitivität der Nervenwurzel und Schmerzen in deren Versorgungsgebiet. Wie schon erwähnt, führte dies zu der Dysfunktion des reduzierten Schließens. Aus pathoanatomischer Sicht sind Schließbewegungen kontraindiziert, da sie die Symptome verstärken und weitere neurologische Veränderungen hervorufen können. Öffnende Techniken können jedoch von Vorteil sein, insbesondere wenn es dadurch gelingt, die Nervenwurzel zeitweise vom Druck zu entlasten. Daher sind öffnende Techniken sicherlich nicht kontraindiziert. Sie können dem Patienten zumindest eine vorübergehende Linderung bringen, sodass er sich bis zur Operation weitestgehend funktional bewegen kann.

Behandlung und Ergebnisse

Die Behandlung bestand aus dem Versuch der statischen Öffnung (Kap. 11), indem der Patient dazu angeleitet wurde, die linken lumbalen Foramina intervertebrales eigenständig zu öffnen. In Seitlage rechts (kontralateral) wurden die Hüft- und Kniegelenke jeweils im rechten Winkel eingestellt, die Unterschenkel hingen über den Rand der Behandlungsbank. Dadurch entstand eine Seitneigung nach rechts, die die ipsilateralen intervertebralen Foramina öffnete. Der Patient konnte diese Position über eine längere Zeit einnehmen, da seine Bandscheiben durch die liegende Position entlastet wurden. Ein unter der Taille platziertes Kissen verstärkte die Öffnung der linksseitigen lumbalen Foramina intervertebrales. Nach mehreren Wiederholungen, diese Position jeweils für eine Minute zu halten, steigerte er die Dauer auf mehrere Minuten, wann immer er eine Linderung seiner Symptome benötigte. In der Behandlung wurden keine Bewegungen durchgeführt, die zu Druck oder vermehrter Spannung in den neuralen Strukturen geführt hätten. Bei der ersten Behandlung erlebte der Patient eine sofortige Schmerzlinderung und selbst seine neurologischen Zeichen verbesserten sich leicht. Nach einigen Behandlungen, in denen er übte, die beschriebene Position einzunehmen und die Lendenwirbelsäule in der Position sanft in Richtung rechter Seitneigung mobilisiert wurde, hatten sich die Schmerzen und Krämpfe des Patienten so sehr verbessert, dass er keine weitere Behandlung benötigte. Er schätzte die Verbesserung auf 60–80%. Sein Vibrationsempfinden verbesserte sich fast bis auf das normale Maß, allerdings blieben die motorischen Zeichen beinträchtigt. Er konnte seine täglichen Aktivitäten bis zur Operation im normalen Rahmen handhaben.

Fallbeispiel

Der folgende Fall illustriert die mögliche Einflussnahme pathoanatomischer und pathophysiologischer Dysfunktionen des Interfaces auf neurale Gewebe. Eine 68-jährige Frau stellte sich mit starken Schmerzen und der Empfindung von Nadelstechen am rechten medialen Oberarm vor. Die Schmerzen strahlten in Daumen, Thenar und Zeigefinger aus. Einige Tage zuvor war sie bei einer Nierenfunktionsuntersuchung, bei der ein Katheter in die A. brachialis eingeführt wurde, was zu erheblichen Blutungen geführt hatte. Die Entstehung der neuralen Symptome ist auf die Pathoanatomie (Hämatom) und die Pathophysiologie (Blutung und Entzündung) um den N. medianus zurückzuführen. In diesem Fall kann eine Behandlung mit Spannungstechniken unangebracht sein, eher ist ein Slider zum Erhalt der neuralen Beweglichkeit innerhalb des blutenden Nervenbettes erforderlich (➤ Abb. 3.6).

3.2.5 Pathophysiologische Dysfunktionen

Definition

Pathophysiologische Dysfunktionen treten auf, wenn pathophysiologische Veränderungen des mechanischen Interfaces zu Pathodynamiken der angrenzenden neuralen Strukturen führen.

Der Grund, pathophysiologische Dysfunktionen miteinzubeziehen, ist ihr Zusammenhang mit Schmerzmechanismen. Das Verständnis dafür ist grundlegend für den vernünftigen Einsatz der klinischen Neurodynamik.

Pathophysiologische Problematiken des mechanischen Interfaces werden als eigenständige Kategorie behandelt, weil sie, wie die pathoanatomischen Störungen des Interfaces, ungünstige Auswirkungen auf das Nervensystem haben können. Entzündungen mus-

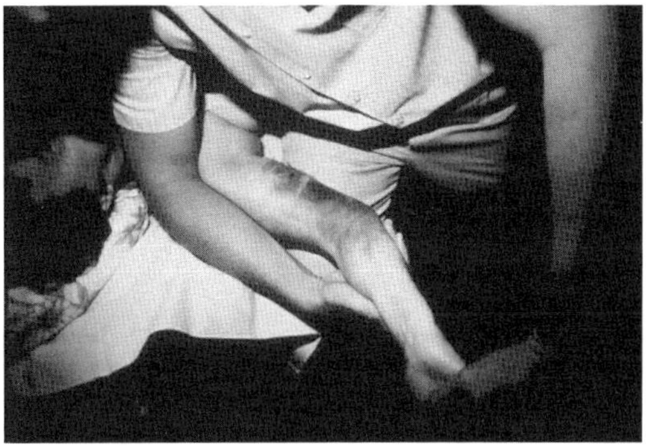

Abb. 3.6: Blutergüsse im Gebiet des N. medianus. Ähnliche Fälle, in denen Muskelverletzungen (z.B. Verletzungen der ischiokruralen Muskulatur) vergleichbare Folgen haben können und eine entsprechende Behandlung erfordern (mit freundlicher Genehmigung, Hr. Paul Ryan, Physiotherapeut für muskuloskeletale Problematiken).

kuloskeletaler Strukturen erzeugen z.B. Schwellungen und können Druck auf das Nervensystem ausüben.

Ein weiterer Mechanismus, durch den pathophysiologische Veränderungen des Interfaces neurale Elemente beeinflussen, wird durch die Vorwölbung des Nucleus pulposus ausgelöst. Innerhalb von Minuten können chemische Substanzen aus der epiduralen Region in die Nervenwurzeln eindringen, durch kleine Venen, die den Epiduralraum mit den intraneuralen Kapillaren in den Nervenwurzeln verbinden (Byrod et al. 1995). Wenn Nucleus-pulposus-Material neben der Nervenwurzel liegt, ohne Druck auf diese auszuüben, kann die Physiologie der Nervenwurzel völlig gestört werden, bedingt durch die verminderte Leitungsfunktion, die Bildung intraneuraler Ödeme und Schwellungen in den Schwann-Zellen (Olmarker et al. 1994; Olmarker et al. 1996; Byrod et al. 1998). Im Endeffekt handelt es sich dabei um eine entzündliche Reaktion, die durch die bloße Anwesenheit einer andersartigen Substanz ausgelöst wird und *ohne*, dass ein vermehrter Druck auf die Neuralstruktur entsteht (Olmarker & Rydevik 1998).

KLINISCHE ANMERKUNG

Der oben beschriebene Mechanismus erklärt das Vorhandensein neurogener Schmerzen bei Patienten, obwohl der Bericht ihrer radiologischen Untersuchung besagt, dass „...die zu beobachtende Vorwölbung der Bandscheibe von zweifelhafter klinischer Bedeutung ist, da kein wesentlicher Druck auf die Nervenwurzel ausgeübt wird".

MERKE

Der bloße Kontakt der Nervenwurzel mit Nucleus-pulposus-Material sensitiviert die Nervenwurzel.

3.3 Neurale Dysfunktionen

3.3.1 Neurale Gleitdysfunktion

Definition

Dysfunktionen des neuralen Gleitens treten auf, wenn eine Neuralstruktur einen geringeren Bewegungsausschlag als normal aufweist oder hypersensitiv auf Gleitbewegungen reagiert.

MERKE

Ein verringertes Gleiten der Nerven führt zu einer vermehrten Spannung und Verformung in den neuralen Geweben. Es konnte ein Zusammenhang mit der Provokation von Symptomen nachgewiesen werden.

Evidenz

Bei Verklebungen des Rückenmarks und duraler Gewebe mit dem Spinalkanal verlängern sich die angrenzenden Neuralgewebe über das Normalmaß hinaus, um den Bewegungsverlust auszugleichen (Adams & Logue 1971). Verklebungen des Rückenmarks stellen ein Modell für die Effekte neuromechanischer Dysfunktionen dar. In diesem Modell unterscheidet ein eingeschränktes Gleiten des Rückenmarks in seinem Kanal zwischen Patienten mit neurologischen Symptomen und Patienten ohne solche Symptome. Interessanterweise beklagen Patienten mit Fehlbildungen des Bindegewebes um das Rückenmark keine neurologischen Symptome, wenn das Rückenmark sich trotzdem normal bewegen kann. Bei vergleichbaren Patienten mit eingeschränkter Beweglichkeit des Rückenmarks zeigen sich jedoch Symptome (Levy 1999). Folglich löst eine verminderte Beweglichkeit des Rückenmarks stärkere neurologische Symptome aus als das reine Vorhandensein von Vernarbungen am Rückenmark, also als die Pathologie selbst.

Auch wenn dies noch nicht endgültig bewiesen ist (Erel et al. 2003), gelten diese Prinzipien ebenfalls für die Extremitäten. Beim Karpaltunnelsyndrom ist der longitudinale Bewegungsausschlag des N. medianus am Handgelenk signifikant vermindert (Valls-Sollé et al. 1995). Das transversale Bewegungsausmaß des Nervs wird normalerweise in einer Größenordnung zwischen 1,5–3 mm gemessen (Nakamichi & Tachibana 1992; Erel et al. 2003). Bei Patienten mit Karpaltunnelsyndrom kann diese Bewegung jedoch eingeschränkt sein, und zwar um 43% (Erel et al. 2003) bis 75% (Nakamichi & Tachibana 1995) des normalen Ausmaßes. Anhand von Operationen ließ sich der Beweglichkeitsmangel durch bindegewebige Verklebungen des Nervs mit seinem Interface erklären (Nakamichi & Tachibana 1995). Die transversale Bewegung des N. medianus ist auch bei Patienten verringert, die aufgrund beruflicher Überanstrengung unspezifische Schmerzen an der oberen Extremität entwickelten (Greening et al. 1999). Bei vielen Problematiken peripherer Nerven kommt es zu paraneuralen Vernarbungen, die zu reduzierten neuralen Bewegungen führen (Kalb et al. 1999) und im Zusammenhang mit Friktionsirritationen stehen (Sakurai & Miyasaka 1986; Sunderland 1991; Skalley et al. 1994; Petersen et al. 1996; Gorgulu et al. 1998). Außerdem werden Verklebungen der Nervenwurzeln bei chronischen radikulären Schmerzen mit verringerten Bewegungen der Nervenwurzel in Verbindung gebracht (Frykholm 1951a, b; Murphy 1977).

Hinweise auf eine Dysfunktion des neuralen Gleitens können anhand klinischer Zeichen ermittelt werden.

Fallbeispiel

Der Fall einer weiblichen Athletin mit einem Tarsaltunnelsyndrom veranschaulicht das oben Beschriebene. Sie verspürte einen brennenden Schmerz in der Plantarfaszie. Ihr Schmerz konnte durch einen neurodynamischen Test reproduziert werden, bei dem zuerst eine Dorsalextension/Eversion im Sprunggelenk und anschließend der Straight Leg Raise durchgeführt wurde. Eine zusätzliche Flexion der Zehen am Testende *verstärkte* ihren Schmerz. Es handelte sich hierbei um eine Dysfunktion des proximalen Gleitens, bedingt durch eine verminderte Gleitfähigkeit des Nervs im Tarsaltunnel oder eine hypersensitive Reaktion des Nervs auf die Bewegung. Die Palpation des Nervs am distalen Tunnelende reproduzierte ebenfalls ihren Schmerz. Die Palpation ist vergleichbar mit der Reibung des Nervs an der Tunnelwand bei der proximalen Gleitbewegung.

Das Anhaften paraneuralen Narbengewebes bei neuralen Verklebungen erhöht auch die Spannung der Gewebe, die verklebt sind. Dadurch können auch diese Gewebe Symptome verursachen. Ein weiterer Schlüsselaspekt ist der, dass es aufgrund von Vernarbungen zwischen Epineurium und angrenzenden Geweben zu einer Einschränkung der Nervenbewegungen kommen kann, ohne dass die Axone geschädigt werden (Weller 1974). Dies verdeutlicht den Wert mechanischer Tests, die Gleitbewegungen anstelle von Spannung im Nervensystem erzeugen.

3.3.2 Neurale Spannungsdysfunktion

Definition

Zu Spannungsdysfunktionen neuraler Gewebe kommt es, wenn die Spannungsdynamik des Nervensystems abnormal oder ungünstig ist und dadurch ungewöhnliche Spannungen in den Neuralstrukturen entstehen, oder wenn die Strukturen ungewöhnlich sensibel auf solche Vorgänge reagieren.

Seit ihrer Einführung wird die Spannungsdysfunktion recht unterschiedlich dargestellt. Die ersten Autoren vertraten wechselnde Meinungen darüber, ob eine solche Dysfunktion existiert oder nicht, sogar darüber, ob sie klinisch relevant ist. Die größten Herausforderungen bestanden in dem zunehmenden Interesse an zentralen Schmerzmechanismen und deren Potenzial, falsch-positive neurodynamische Testergebnisse zu fördern sowie in der Verwirrung darüber, was eine normale und was eine auffällige Reaktion auf einen neurodynamischen Test ist. Ich vertrete die Meinung, dass es bei einigen Menschen neurale Spannungsdysfunktionen gibt. Das Problem in der Vergangenheit war, dass diese Dysfunktion zu häufig und zu oft in unangemessener Weise diagnostiziert wurde.

Spannungsdysfunktionen von Nerven hängen von verschiedenen Variablen ab. Wie schon erwähnt, führt vermindertes neurales Gleiten zu vermehrter Spannung in den Nerven. Es besteht außerdem die Möglichkeit, dass innere Vernarbungen eines Nervs dessen Fähigkeit, sich zu verlängern, herabsetzen. Es folgt ein Beispiel einer neuralen Spannungsdysfunktion (➢ Abb. 3.7).

Klinische Merkmale

Der Befund einer neuralen Spannungsdysfunktion wird durch Bewegungen provoziert, die die betreffende neurale Struktur einer Spannung aussetzen. Daher sind Bewegungen wichtig, die den Nerv verlängern. Gegenenfalls sind Spannungstechniken (Tensioner) in der Behandlung dieser Problematik angebracht und notwendig. Die geeignete Auswahl von Techniken wird in ➢ Kap. 6 und in den Kapiteln über spezielle klinische Syndrome beschrieben.

3.3.3 Neurale Hypermobilität – Instabilität

Definition

Neurale Instabilitäten treten auf, wenn der Bewegungsausschlag der neuralen Elemente größer ist als normal oder als es günstig ist.

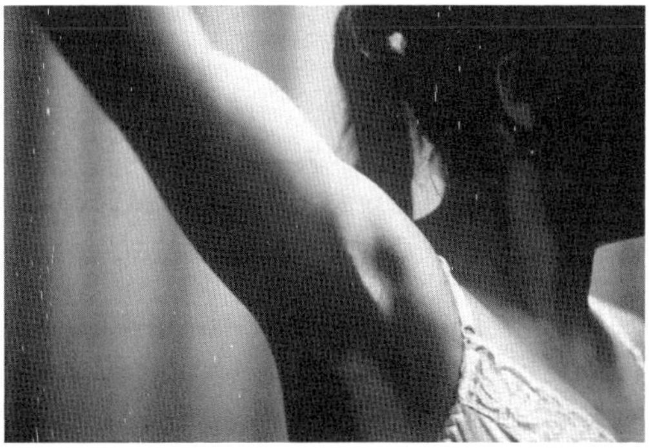

Abb. 3.7: Spannungsdysfunktion des N. medianus.

KLINISCHE BEMERKUNG

Nerven können sich inner- oder außerhalb ihrer normalen Position verschieben. Typisches Beispiel für eine neurale Instabilität ist das Überspringen des N. ulnaris bei Flexion/Extension des Ellenbogens. Wiederholungen können eine ulnare Neuritis verursachen. Wenn ein konservatives Management fehlschlägt, kann der Nerv am Ellenbogen operativ weiter nach ventral verlegt werden. Ich habe Fälle gesehen, in denen der N. medianus am Ellenbogen aus seinem Bett sprang.

3.3.4 Pathoanatomische Dysfunktionen

Definition

Pathoanatomische neurale Dysfunktionen treten auf, wenn es aufgrund von Pathologien des Nervensystems zu Funktionsstörungen kommt.

Wie zuvor erwähnt, kann es sich bei solchen Pathologien um die von Seddon und Sunderland klassifizierten handeln. In diesen Fällen werden sich offensichtliche Veränderungen der neurologischen Funktionen zeigen. Außerdem können Pathologien innerhalb des Nervensystems selbst auftreten wie z.B. Meningiome, Schwannome, eine Arachnoiditis, die zu Vernarbungen der Meningen führt und spinale Dysraphismen und Anomalien. (Es können zwei Nervenwurzeln aus einem Foramen austreten, sodass das

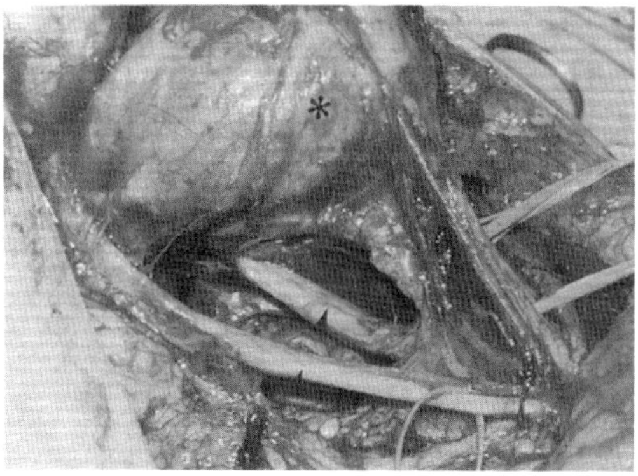

Abb. 3.8: Ein Tumor im Gebiet des Plexus brachialis als pathoanatomische Ursache einer Neuropathie (Mackinnon & Dellon, 1988, Surgery of the Peripheral Nerve. Thieme, Kap. 19, S. 544. Abdruck mit freundlicher Genehmigung).

benachbarte Foramen leer ist.) Dies führt zu einer Benachteiligung bzw. einem suboptimalen Zustand des Nervenwurzelkomplexes. Da Therapeuten keine bildgebenden Verfahren zur Diagnostik solcher Problematiken einsetzen und die physische Untersuchung nicht zur Diagnostik von Pathologien geeignet ist, können Therapeuten potenziell die Möglichkeit einer ernsten pathoanatomischen Ursache der Symptome übersehen (➤ Abb. 3.8).

3.3.5 Pathophysiologische Dysfunktionen

Definition

Neuropathophysiologische Dysfunktionen treten auf, wenn ein Aspekt der Physiologie des Nervensystems abnormal ist.

Intraneurale Durchblutung – erhöhter Druck und der Tourniquet-Effekt

Die Auswirkungen des Drucks auf die Durchblutung des Nervensystems sind abgestuft. Bei einem Gewebedruck von nur 30–50 mmHg (Gelberman et al. 1983) steigt der Druck auf die neuralen Strukturen und reduziert sich der Blutfluss in den Venen, die die Flüssigkeit aus den Nerven abtransportieren (erörtert in Sunderland 1976). Die venöse Flüssigkeit staut sich, was zu einem weiteren Druckanstieg im Nerv und zur Entstehung von Ödemen um die Axone führt. Da die Flüssigkeit nicht abfließen kann, während weiterhin arterielles Blut zuströmt, verstärkt sich die Schwellung, und die Versorgung des Nervs mit sauerstoffhaltigem Blut wird unmöglich. Dies ist mit einer leichten Aderpresse um die Extremität vergleichbar. Blut kann in die Extremität eindringen, sie jedoch nicht wieder verlassen, weil der arterielle Blutdruck höher ist als der venöse. Die Venen der Extremität verdicken sich, und wenn die Aderpresse lange genug gehalten wird, verringert sich die Durchblutung der Extremität. Sie verfärbt sich blau und wird hypoxisch (➤ Abb. 3.9).

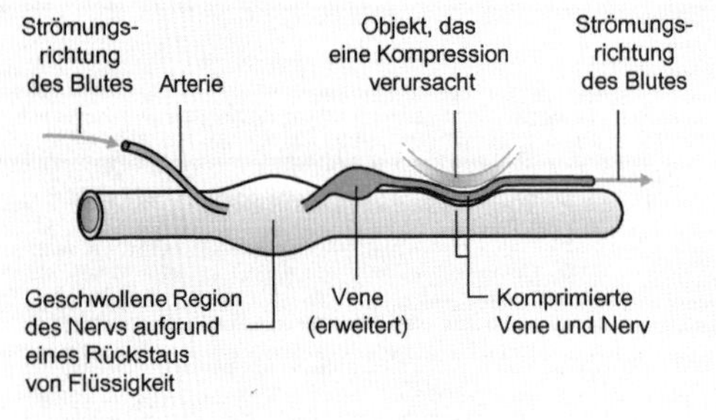

Abb. 3.9: Tourniquet-Effekt, bei dem der Blutfluss aus dem Nerv durch Druck auf die Vene vermindert wird. Es entsteht ein intraneuraler Rückstau. Der Nerv schwillt an und wird ödematös.

MERKE

Zwei wichtige Variablen hinsichtlich des Drucks sind Stärke und Zeit. Je stärker der Druck oder je länger seine Dauer, desto länger benötigt der Nerv, um zu regenerieren.

Ursachen für eine Druckerhöhung auf Neuralstrukturen sind Einengungen der Tunnel, der intervertebralen Foramina und des Spinalkanals, Schwellungen der angrenzenden Strukturen wie z.B. Sehnen und übermäßige Kontraktionen der Muskeln, die benachbart zu den peripheren Nerven liegen (Werner et al. 1980, 1985a, 1985b). Der auf Nerven ausgeübte Druck kann bei Patienten mit peripheren Neuropathien von 30 mmHg bis zu 240 mmHg reichen (Gelberman et al. 1981; Werner et al. 1985a). Der letztgenannte Wert liegt weit über dem des venösen Blutdrucks und teilweise über dem des arteriellen Blutdrucks.

Mechanische Irritation

Die Bindegewebe des Nervensystems werden durch C-Fasern innerviert. Zusätzlich zu ihren afferenten Funktionen wirken diese Fasern auch in die efferente Richtung und beeinflussen Entzündungsprozesse in den Geweben, die sie innervieren. Eines der von den Nozizeptoren versorgten Gewebe ist das Bindegewebe der Neuralstruktur selbst, in der das nozizeptive Axon verläuft. Die im Nerven liegenden nozizeptiven Axone haben Verästelungen, die im Epineurium oder der Dura enden und sensitiv gegenüber mechanischen Vorgängen sind. Werden die Nozizeptoren eines Nervs durch potenziell schädliche Einflüsse stimuliert, z.B. übermäßige Reibung oder wiederholte Kompression, lösen sie durch die Freisetzung von CGRP (Calcitonin-gene related peptide) und Substanz P eine entzündliche Reaktion im Nerven aus. Die Substanzen sind hochgradig vasoaktiv und erzeugen eine lokale Entzündung. Dies veranschaulicht den Gedanken, dass sich Nerven, ebenso wie die muskuloskeletalen Strukturen, die Bindegewebe enthalten und durch C-Fasern versorgt werden, durch mechanische Irritationen entzünden können (Zochodne & Ho 1991).

Bei der entzündlichen Reaktion, verursacht durch die Aktivierung der Nozizeptoren in peripheren Nerven, gibt es für den Praktiker einige wichtige Punkte zu beachten. Je intensiver die Stimulation der Nozizeptoren eines Nervs ist, desto stärker ist die endoneurale Durchblutung; im Vergleich zum Ruhezustand kann sie bis zu 43% ansteigen. Die Durchblutung erhöht sich außerdem mit zunehmender Dauer: Eine 1-minütige Stimulation bewirkt einen Anstieg der endoneuralen Durchblutung um 10%, eine 15-minütige Stimulation einen Anstieg von 50% (Zochodne & Ho 1991).

Mechanische Irritationen verursachen neurale Entzündungen (Sunderland 1991); hier gibt es viele Parallelen zu Kompressionsneuropathien. Die daraus resultierenden Entzündungen stehen im Zusammenhang mit endoneuralen Ödemen. Bei entzündlichen als auch kompressionsbedingten Neuropathien bilden sich gewöhnlich Ödeme in der Neuralstruktur. Bei Kompressionsproblematiken bilden sich intraneurale Ödeme durch den eingeschränkten venösen Rückfluss aus, mechanische Irritationen verursachen dies durch entstehende Entzündungen. Der verstorbene emeritierte Professor Sir Sydney Sunderland drückte es folgendermaßen aus: „Fibroblasten lieben Ödeme." Endoneurale Ödeme bieten ein ideales Umfeld für die Proliferation von Fibroblasten und dadurch bedingte Narbenbildungen, was wiederum zum Verlust neuraler Gleitbewegungen und zu bewegungsabhängigen Schmerzen führen kann. Reibung und Druck durch wiederholte Alltagsbewegungen lösen eine Entzündung in den Bindegeweben der Nerven aus, ebenso wie in den Bindegeweben jeder anderen Struktur. Entzündlich bedingte Vernarbungen durch mechanische Irritationen treten an peripheren Nerven (Laban et al. 1989) und auch Nervenwurzeln auf (Frykholm 1951a, 1951b; Murphy 1977) (➢ Abb. 3.10 und ➢ Abb. 3.11).

Mechanosensitivität

Übersicht

Die Mechanosensitivität ist der hauptsächliche Mechanismus, durch den das Nervensystem zu einer Schmerzursache bei Haltungen und Bewegungen werden kann. Dies liegt daran, dass die afferenten Impulse aus Neuralstrukturen im Zentralnervensystem verarbeitet werden.

Definition

Mechanosensitivität beschreibt die Leichtigkeit, mit der neurale Gewebe durch mechanische Kräfte aktiviert werden können. Je mechanosensitiver ein Nerv ist, desto weniger Kraft ist erforderlich, um Aktivität hervorzurufen und desto intensiver ist die Reaktion. Es gibt Reaktionen, die auf Impulsen und solche, die auf chemischen Vorgängen basieren.

Normale und abnormale Mechanosensitivität

In der Literatur gibt es zwei verschiedene Meinungen zur Thematik der Mechanosensitivität. Erstere ist die, dass Nerven niemals mechanosensitiv sind und daher auch keine Ursache für Schmerzen sein können. Dies ist eindeutig falsch und bedarf keiner weiteren Aufmerksamkeit. Die zweite Meinung ist die, dass gesunde Nerven nicht mechanosensitiv sind, wohl aber geschädigte oder entzündete Nerven. Auch diese Ansicht berücksichtigt vorliegende Forschungsergebnisse nicht ausreichend, denn Feinheiten dieses Phänomens sollten berücksichtigt werden. Kräfte hoher Intensität lösen in ungeschädigten Axonen viel Aktivität aus. Bei geschädigten Nerven ist dies noch signifikanter (Gray & Richie 1954; Lindquist et al. 1973; Howe et al. 1976, 1977; Burchiel 1984). Es ist wichtig, verschiedene Variablen gleichzeitig in Betracht zu ziehen. Die Variablen sind Stärke des mechanischen Auslösers und Zustand der neuralen Gewebe. In Untersuchungen über die

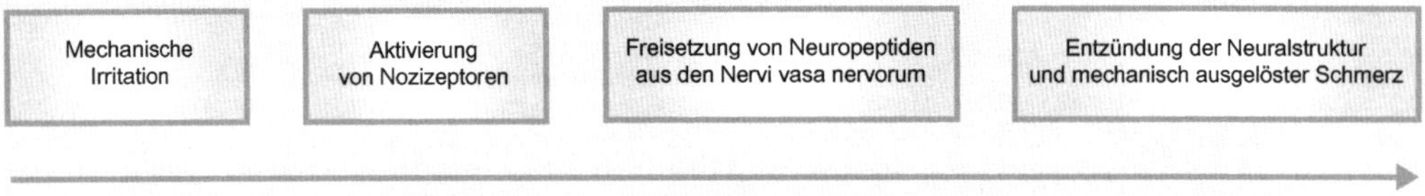

Abb. 3.10: Vorgang, bei dem eine mechanische Irritation Entzündung und Schmerzen von Neuralstrukturen verursacht. Es handelt sich um eine neurogene Entzündung von Nervengewebe.

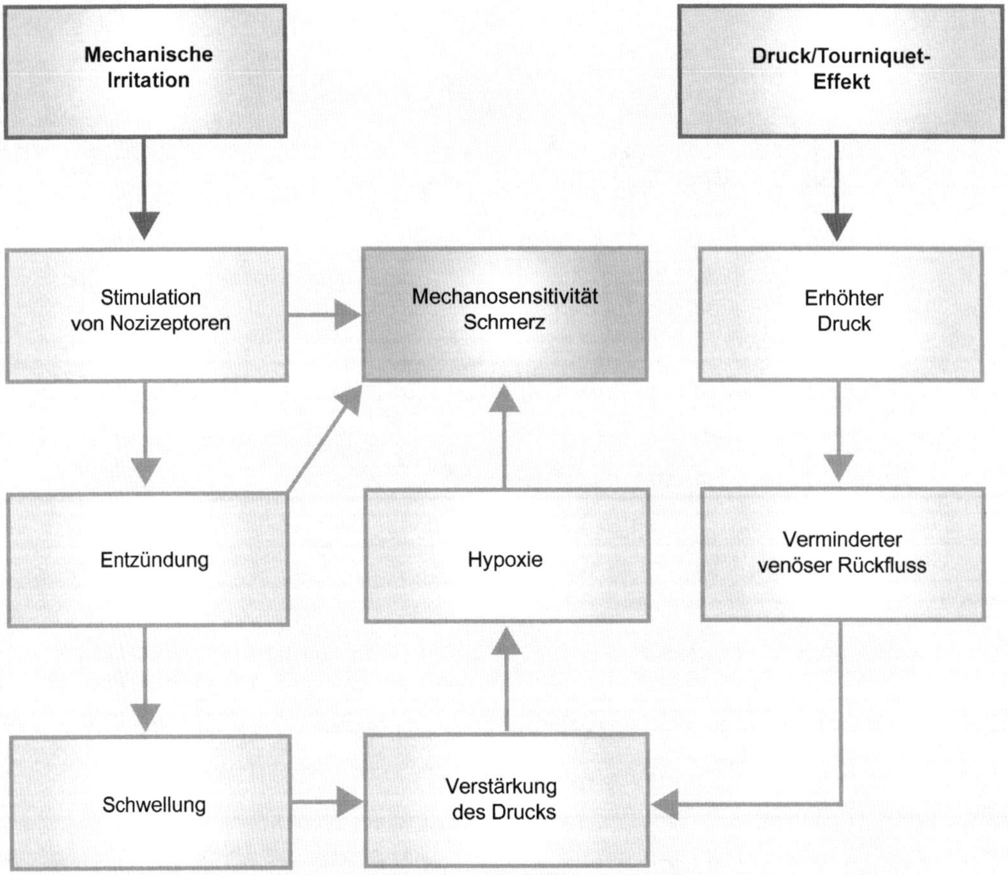

Abb. 3.11: Wechselwirkungen der Effekte von Druck (Tourniquet-Effekt) auf neurale Gewebe und mechanischer Irritation. Paradoxerweise kann eine Entzündung zu einer Ischämie und zu hypoxischen Veränderungen der neuralen Gewebe führen, indem sie Schwellungen und vermehrten Druck verursacht.

Mechanosensitivität, in denen starke Dehnungen oder starker Druck auf neurale Gewebe ausgeübt wurden, reagierten die Axone intensiv mit vielen Impulsen in rascher Folge (Howe et al. 1977). Dies trifft auf sensorische, motorische, autonome und spinale Axone zu (Lindquist et al. 1973; Nordin et al. 1984). Nervenzellen sind im Grunde genommen mechanische Messstationen und werden *normalerweise* infolge intensiver mechanischer Reize aktiv (Rosenblueth et al. 1953; Julian & Goldman 1962). Jeder kann dies überprüfen, indem er einen neurodynamischen Test kraftvoll ausführt oder stark auf den

Nerv klopft, was bei asymptomatischen Probanden zu Empfindungen wie Nadelstechen führen kann. In abnormalen Situationen, in denen neurale Gewebe durch Verletzungen oder Entzündungen sensitiviert sind, können Impulse bereits durch sanfte mechanische Kräfte ausgelöst werden wie sie bei normalen Alltagsaktivitäten entstehen (Howe et al. 1977; Calvin et al. 1982).

Eine Ausnahme ist das Hinterwurzelganglion, da es auch im Normalfall Impulse spontan und in Reaktion auf mechanische Vorgänge wie z.B. den Straight Leg Raise erzeugt. Allerdings wird auch das Hinterwurzelganglion durch Schädigungen mechanosensitiver (Howe et al. 1977; Wall & Devor 1983). Durch pathologische Zustände kommt es an peripheren Nerven (Nordin et al. 1984), an Nervenwurzeln (Howe et al. 1977), am Hinterwurzelganglion (Wall & Devor 1983) und am Rückenmark (Smith & McDonald 1980) zu einer erhöhten Mechanosensitivität. Im entzündeten Zustand können Nerven sogar aktiviert werden, wenn sie druckentlastet werden (Howe et al. 1977). Dies wird als dynamische Hyperalgesie oder Allodynie interpretiert und zeigt sich bei Patienten, bei denen sowohl die Verstärkung als auch die Verminderung von Spannung an einer sensitivierten Neuralstruktur zu Schmerzen führt. Bei Tieren mit Nervenverletzungen kommt es außerdem vermehrt zu einem Überspringen von Impulsen auf benachbarte Nervenzellen im Hinterwurzelganglion. Dies verursacht möglicherweise, dass abnormale und verwirrende afferente Informationen an das Zentralnervensytem weitergeleitet werden, was zu Dysästhesien führt, die bei Patienten mit neuralen Störungen häufig zu beobachten sind (Devor & Wall 1990). Die Mechanosensitivität kann auch durch den axonalen Transport beeinflusst werden (Devor & Govrin-Lippmann 1983), bedingt durch eine veränderte Zufuhr abnormaler Mengen von Rezeptoren an bestimmte Orte entlang des Axons.

Chemische Mechanosensitivität

Ein weiteres Element der Mechanosensitivität, das oft außer Acht gelassen wird, ist die chemische und die zytoskeletale Sensitivität. Zytoskeletale Bestandteile, z.B. Neurofilamente, sammeln sich infolge mechanischer Kompression und Spannung an den Ranvier-Schnürringen, an denen die Schwann-Zellen der Myelinscheide das Axon gegenüber mechanischen Kräften ungeschützt lassen. Dieser Mechanismus wird als Anpassung an mechanische Beanspruchungen und als Schutz der Nervenzelle vor den Beanspruchungen betrachtet (Price et al. 1993). Damit dieser Vorgang ablaufen kann, muss es sich bei der Mechanosensitivität um einen eingebauten natürlichen Mechanismus handeln, der auf alle Formen normaler Kräfte reagiert, auch wenn die Effekte nicht immer wahrnehmbar sind. Diese langsame Reaktion auf mechanische Stimulation erstreckt sich wahrscheinlich auch auf die Bindegewebe des Nervensystems, in Form vermehrt auftretender bindegewebiger Verbindungen zwischen neuralen Elementen und deren Interface (Goddard & Reid 1965). Dies verstärkt sich mit zunehmendem Alter. Der letzte Aspekt der Mechanosensitivität berücksichtigt das Phänomen der Tixotrophie. Dabei verflüssigt sich das Axoplasma im Nerven, sodass es bei Bewegungen leichter fließen kann (Baker et al. 1977) und beeinflusst die viskoelastische Funktion der Nervenzellen. Möglicherweise werden Nerven, die sich nicht bewegen, weniger geschmeidig und benötigen angemessene Bewegungen inklusive Kompression und Spannung, um gesund zu bleiben.

Folglich stellt die langsame Anpassung an natürliche Bewegungen einen Aspekt der Mechanosensitivität dar, der bei Patienten mit langfristigem Rehabilitationsbedarf bedacht werden sollte.

Klinisches Gegenstück der Mechanosensitivität

Das klinische Gegenstück einer erhöhten Mechanosensitivität ist die Provokation von Symptomen, z.B. Schmerz und Parästhesien aufgrund mechanischer Beanspruchungen der Nerven, die durch normale Körperbewegungen entstehen. Eine Mechanosensitivität als direkte Reaktion auf eine mechanische Belastung der neuralen Strukturen konnte genau zu dem Zeitpunkt mit der Provokation von Symptomen in Verbindung gebracht werden, als die mechanische Kraft appliziert wurde. Dies wurde auf zwei Wegen erreicht. Zum einen erfolgte bei Patienten, deren Nervenwurzeln aufgrund einer Bandscheibenvorwölbung entzündet und vernarbt waren, bei

Operationen eine direkte mechanische Stimulation der neuralen Gewebe. Sanfte Bewegungen mit einem dünnen Nylonfaden, der um eine Nervenwurzel gelegt wurde, reproduzierten den Ischiasschmerz der Patienten (Smythe & Wright 1958). Zum anderen konnte die elektrische Aktivität der Axone der Neuralstruktur, von der die Symptome ausgingen, mittels im Nerven platzierter Mikronadelelektroden unter mechanischer Spannung gemessen werden. Der Impulsverkehr in den Neuralstrukturen verstärkte sich genau zu dem Zeitpunkt als die mechanische Beanspruchung appliziert wurde und die Patienten Symptome angaben. Diese Vorgänge zeigten sich am N. ulnaris, an zervikalen und lumbalen Nervenwurzeln und am Rückenmark (Nordin et al. 1984).

Aus diesen Gründen sollte die Mechanosensitivität im Zusammenhang mit der Provokation von Symptomen und der klinischen Analyse von nun an unter Berücksichtigung folgender Punkte betrachtet werden:

MERKE

1. Nerven, die im Normalzustand normalen Kräften ausgesetzt werden, erzeugen mit geringerer Wahrscheinlichkeit Symptome.
2. Nerven, die im Normalzustand abnormalen mechanischen Kräften ausgesetzt werden, erzeugen mit größerer Wahrscheinlichkeit Symptome.
3. Sensitivierte Nerven, die normalen Kräften ausgesetzt werden, können Symptome auslösen.
4. Sensitivierte Nerven, die abnormalen Kräften ausgesetzt werden, rufen mit großer Wahrscheinlichkeit Symptome hervor.
5. Wenn untersucht werden soll, ob eine symptomatische Neuralstruktur vorhanden ist, muss berücksichtigt werden, ob die mechanische Beanspruchung des Nervensystems des Patienten normal bzw. optimal ist. Außerdem muss ermittelt werden, ob es wahrscheinlich ist, dass eine Sensitivierung stattgefunden hat. In Übereinstimmung mit dem Konzept der Neurodynamik sollte der Praktiker Mechanosensitivität nun als Teil fortlaufender Interaktionen zwischen dem Zustand der Neuralstruktur und den damit zusammenhängenden mechanischen Vorgängen betrachten.

Metabolische Störungen

Auch wenn sie hier nur kurz Erwähnung finden, machen metabolische und endokrine Erkrankungen einen wichtigen Teil neuraler Störungen aus. Viele dieser Krankheiten beeinflussen Ernährung und mechanische Funktion der peripheren Nerven. Die besonders häufig auftretende Diabetes-Krankheit ist ein solches Beispiel, bei dem die peripheren Nerven anfälliger auf Druck reagieren (Dellon et al. 1988). Weitere Krankheitsbilder, die bedacht werden sollten, sind Alkoholvergiftungen, HIV/AIDS (Fuller et al. 1991), Erkrankungen der Schilddrüse und v.a.m.

3.4 Dysfunktionen der innervierten Gewebe

3.4.1 Einführung

1. Ein abnormales Nervensystem kann durch seine nach außen gerichteten Aktionen Störungen in den innervierten Geweben verursachen.
2. Zu den durch ein abnormales Nervensystem ausgelösten Veränderungen in den innervierten Geweben gehören Hyper- und Hypoaktivität von Muskeln, Trigger-Punkt ähnliche Empfindlichkeiten und Veränderungen durch Entzündungen in muskuloskeletalen Strukturen.
3. Dysfunktionen des Nervensystems können innerhalb des Körpers zum Ausdruck kommen. Daher können die innervierten Gewebe gewissermaßen als Vergrößerungsglas zum besseren Verständnis der Störungen eingesetzt werden. Wenn eine Neuropathodynamik vorliegt, benötigen sie evt. selbst eine direkte Behandlung.

3.4.2 Dysfunktionen der motorischen Kontrolle

Bedeutung der motorischen Kontrolle

Störungen der motorischen Kontrolle sind von großer Bedeutung für das Nervensystem. Über das mechanische Interface wird dieses System ungünstigen Kräften ausgesetzt, wenn sich das muskuloskeletale System nicht optimal bewegt. Wir wissen viel über die Neurodynamik, und es ist möglich, diese mit den Aspekten der motorischen Kontrolle zu verbinden, um die auf das Nervensystem wirkenden Kräfte zu verbessern.

Der Zusammenhang zwischen motorischer Kontrolle und Neurodynamik

Die Muskeln bilden eine entscheidende Schnittstelle mit dem Nervensystem, zählen gleichzeitig aber auch zu den innervierten Geweben. Folglich kann das muskuläre System hinsichtlich seiner Wechselbeziehungen mit dem Nervensystem auf zwei Arten klassifiziert werden.

Bei der Fehlfunktion eines Muskels können abnormale Kräfte auf die benachbarten Neuralstrukturen wirken. Der Brustausgang, an dem die Mm. scaleni und pectoralis minor mit dem Plexus brachialis in Verbindung stehen, ist hierfür ein gutes Beispiel. An dieser Stelle bilden die Muskeln eine *Schnittstelle* mit dem Nervensystem. Bei einer S1-Nervenwurzelproblematik, die Funktionsveränderungen der Unterschenkelmuskulatur verursacht, ist es allerdings anders. Hier gehört die Muskulatur zu den *innervierten Geweben*, und es ist notwendig, die Behandlung entsprechend anzupassen. Daraus ergibt sich die folgende Aussage:

MERKE

Besteht ein Zusammenhang zwischen einer Problematik der motorischen Kontrolle und der Neurodynamik, ist es von entscheidender Bedeutung, ob die betroffenen Muskeln eine Schnittstelle (d.h. ein Interface) oder innerviertes Gewebe sind und wie ihre Funktion mit dem Nervensystem in Verbindung steht.

Der nächste Schritt ist es, die Art der Dysfunktion der motorischen Kontrolle zu bestimmen. Die Einteilung der Störungen geschieht wie im Folgenden beschrieben. Natürlich sind die Dysfunktionen nie isoliert zu betrachten, es gibt deutliche Überschneidungen. Einige Störungen sind einfach, komplexere Störungen wirken sich auf viele weit auseinander liegende Muskelgruppen aus.

Muskuläre hyperaktive Schutzdysfunktion

Definition

Eine muskuläre hyperaktive Schutzdysfunktion liegt vor, wenn es zu abnormal verstärkten Muskelkontraktionen zum Schutz einer Neuralstruktur kommt.

Übersicht

Die Kontraktion bestimmter Muskeln, z.B. des M. trapezius descendens, wird beim MNT1 als normal bewertet (Balster & Jull 1997; Coppetiers et al. 1999, 2003; van der Heide et al. 2001). Dennoch konnte auch bei neuropathischen Problematiken eine Hyperaktivität von Muskeln nachgewiesen werden (Hall et al. 1995, 1998; Coppetiers et al. 2003), was meiner Meinung nach sehr häufig ist. Diese Aktivität entsteht vermutlich durch eine Serie zentraler Reflexe zum Schutz der entsprechenden Neuralstruktur vor potenziell schädigenden physischen Kräften. Ein Beispiel hierfür ist eine hyperaktive Kontraktion des M. trapezius während des medianen neurodynamischen Tests 1, die eine exzessive Depression der Skapula, eine Überbelastung des Plexus brachialis und der zervikalen Nervenwurzeln verhindern soll. Folglich wäre diese motorische Aktivität ein Schutzmechanismus.

Muskeln, die bei einer vorliegenden neuralen Problematik eine Neuralstruktur beschützen, können sich früher und kräftiger als gewöhnlich kontrahieren. So kann ein S1-Nervenwurzelproblem beispielsweise eine Schutzreaktion der Unterschenkel- und ischiokruralen Muskulatur auslösen, denn eine Dehnung dieser Muskeln übt auch einen Zug auf die Nervenwurzel aus. Im Gegensatz dazu stellt ein angespannter Quadrizeps keine hyperaktive Schutzdysfunktion dar, da er aufgrund der fehlenden mechanischen Verbindung zur S1-Nervenwurzel keinen schützenden Beitrag leistet.

MERKE

Das wesentliche Merkmal der muskulären hyperaktiven Schutzdysfunktion ist, dass die Kontraktion der betroffenen Muskulatur eine bestimmte Neuralstruktur beschützt.

Klinisches Beispiel

Behandlung nach Karpaltunnel-Dekompression

Historie

Eine Frau mittleren Alters stellte sich aufgrund einer kürzlich operativ durchgeführten Karpaltunnel-Dekompression infolge eines Karpaltunnelsyndroms zur Behandlung vor. Als Hauptproblem gab sie einen brennenden Schmerz in den ersten drei Fingern und im Handgelenk sowie eine Bewegungseinschränkung der Hand an. Vor der Operation trat lediglich die Empfindung eines Nadelstechens auf, die sich bei Gebrauch der Hand und nachts beim Schlafen verstärkte. Sie hatte konstante Symptome, die häufig nicht zu ertragen waren und durch Aktivitäten der Hand provoziert wurden. Neben anderen Hinweisen zeigte sich als Hauptbefund ein Spasmus der Hand- und Fingerflexoren bei Extensionsbewegungen von Hand und Fingern. Die muskulären Veränderungen waren variabel. Zu Zeiten intensivster Symptome zeigte sich eine plötzliche Rigidität, die jegliche Extensionsbewegung über den ersten Schmerzpunkt hinaus verhinderte. Waren die Symptome weniger stark ausgeprägt, waren auch größere Bewegungen möglich.

Analyse und Behandlung

Diese spezielle Problematik war eine hyperaktive Schutzdysfunktion. Die Störung stand im Zusammenhang mit den Veränderungen der motorischen Kontrolle aufgrund der Schmerzen und wurde auch als solche betrachtet. Die Behandlung bestand aus einer Schulung der motorischen Kontrolle unter Verwendung von elektromyographischem Biofeedback (EMG), dessen Sensoren auf den Flexoren des Unterarms platziert wurden. Bis zu diesem Zeitpunkt war die Patientin davon ausgegangen, dass der Verlust an Beweglichkeit ausschließlich durch zu feste Gewebe entstanden war und entsprechende Dehnungen weitere Schädigungen hervorrufen würden. Sie hatte nicht realisiert, dass hyperaktive Muskeln zu der Problematik beigetragen hatten. Außerdem vermied sie es aufgrund der Schmerzen, die Hand zu bewegen, und sie zeigte Anzeichen eines Fear-Avoidance-Verhaltens und einer Kinesiophobie. Interessanterweise ließ sie ihrer Hand sehr viel Aufmerksamkeit zukommen, indem sie sie während Bewegungen intensiv betrachtete. Die Muskelkontraktionen traten auf, wenn sie annahm, dass im nächsten Moment Schmerzen auftreten könnten. Dies erzeugte bereits unmittelbar vor der Bewegung eine fixierende Aktivität. Im Endeffekt schützte diese Patientin ihren N. medianus übermäßig. Durch die Kinesiophobie kam es zu Veränderungen der motorischen Kontrolle, einer verminderten neuralen Mobilität und einer Überempfindlichkeit des Nervs.

Der EMG-Bildschirm wurde so platziert, dass die Patientin ihre Hand während der Bewegung nicht sehen konnte. Sie sollte sich auf die motorische Kontrolle konzentrieren, um eine übermäßige Beachtung der Schmerzen zu vermeiden. Ohne sich der therapeutischen Techniken bewusst zu sein (passive Extensionsbewegungen von Hand und Fingern), wurde die Patientin aufgefordert, den EMG-Ausschlag so niedrig wie möglich zu halten. Glücklicherweise führte sie diese Aufgabe ausgesprochen erfolgreich aus, und schon nach einigen Wiederholungen konnte ein deutlich verbessertes Bewegungsausmaß erreicht werden, ohne Schmerzen auszulösen. Als sich Handgelenk und Finger dem Ende des extensorischen Bewegungsausmaßes näherten und das EMG dabei niedrige Werte anzeigte, wurde die Patientin aufgefordert, ihre Hand anzusehen. Sie war überrascht zu sehen, dass sich die Hand fast endgradig bewegt hatte, ohne zu schmerzen. Im Folgenden wurde ihr erklärt, dass Bewegungen nicht notwendigerweise schmerzhaft seien und es darauf ankomme, wie sie diese kontrolliert. Ihr wurde außerdem vermittelt, dass Nervenbewegungen sehr zur Nervenheilung beitragen, da sie Bindegewebe enthalten, das Verformungen durch Bewegung benötige, und dass solche Verformungen das Ergebnis beeinflussen. Daraufhin konnte sie ihre motorische Reaktion kontrollieren und dadurch den Nerv effektiver mobilisieren als zuvor. Dementsprechend wurde weniger Druck auf den N. medianus ausgeübt, da die Sehnen als mechanisches Interface entspannter waren. Außerdem konnte sich der Nerv leichter seitlich verschieben und einen kürzeren longitudinalen Weg bei den Bewegungen nehmen, wodurch er wiederum weniger Spannung ausgesetzt war. Dann war es auch möglich, andere neurodynamische Übungen in der Rehabilitation der Patientin einzusetzen. Nach sechs Wochen regelmäßiger Behandlung konnte sie wieder in ihrem Beruf als Raumpflegerin in einem Hotel arbeiten.

Dysfunktion durch Störungen des muskulären Gleichgewichts

Die Arten von Muskeldysbalancen, die von Praktikern und Forschern beschrieben wurden, sind so zahlreich, dass diese Problematik in der Physiotherapie allgegenwärtig erscheint. Dies ist keine Kritik, verdeutlicht aber die Schwierigkeiten bei der Einteilung von Dysfunktionen der motorischen Kontrolle. Diese Schwierigkeiten verstärken sich zunehmend, wenn die Dysfunktionen in Zusammenhang mit dem Nervensystem gebracht werden. Das zentrale Nervensystem spielt bei der Entwicklung dieser Art von Störungen zweifellos eine Schlüsselrolle, und der Praktiker muss die motorische Problematik klassifizieren und seine Beziehung zur Neurodynamik bestimmen. So ist ein übermäßiger Druck der Skapula auf den Plexus brachialis am Brustausgang (thoracic outlet), der durch einen verspannten M. pectoralis minor und einen hypoaktiven M. trapezius ascendens entsteht, ein gutes Beispiel für ein Problem des Interfaces, das durch eine Muskeldysfunktion entsteht. Natürlich ist bei dieser Problematik eine Behandlung der Bewegungsdysfunktion der Skapula wichtig. Je nach Untersuchungsergebnissen ist es von Vorteil sicherzustellen, dass mit sich verbessernden Muskelfunktionen auch der Plexus brachialis gleiten und Spannungen tolerieren kann.

Es liegt außerhalb der Möglichkeiten dieses Buches, Veränderungen der motorischen Kontrolle im Detail zu erörtern. Für weitere Informationen wird der Leser daher an andere bekannte Quellen verwiesen wie z.B. Sahrmann, Janda, McConnell, Hodges und Comerford.

Dysfunktion der lokalisierten Muskelhyperaktivität (alias Trigger-Punkt)

Definition

Eine Dysfunktion der lokalisierten Muskelhyperaktivität tritt auf, wenn die Aktivität in einem Muskel aufgrund vermehrter efferenter Aktivitäten des Nervensystems gegenüber dem Normalzustand erhöht ist.

Mechanismen

Verletzte mechanosensitive periphere Nerven erzeugen efferente Impulse, die zu deren innervierten Muskeln gelangen. Werden die durch eine mechanische Stimulation des Nervs ausgelösten Impulse nach distal in die motorischen Fasern weitergeleitet, kennzeichnet dies den Nerv als pathologisch, denn in gesunden Nerven geschieht dies nicht. Das Auslösen einer Muskelkontraktion durch Klopfen auf den sensitivierten Nerv am Ort der Verletzung entspricht dem motorischen Äquivalent des Tinel-Zeichens, und dies kann bei der Untersuchung neuraler Störungen eingesetzt werden (Kingery et al. 1995).

Die mechanische Stimulation sensitivierter Neuralstrukturen durch Alltagsbewegungen kann Impulse in Richtung der innervierten Muskulatur aussenden, die dort zu einer Hyperaktivität führen. Diese kann sich lokal auf einen Teil des Muskels begrenzen und Trigger-Punkt ähnliche Veränderungen erzeugen, die deutlich zu palpieren sind. Manchmal sollte eine gründliche Untersuchung der Muskulatur durchgeführt werden, die mit einer bestimmten Neuralstruktur in Verbindung steht, um festzustellen, welche neurale Dysfunktion vorliegt. Spezifische Muskeltests und die Palpation hinsichtlich lokaler Verdickungen, Empfindlichkeiten und Trigger-Punkte gehören mit zur Untersuchung.

Ein typisches Beispiel für die oben beschriebene Neuropathodynamik ist die S1-Radikulopathie. Nach einigen Behandlungen nehmen die Symptome in Rücken und Oberschenkel i.d.R. ab, und die Patienten berichten von einem lokalisierten Restschmerzbereich am dorsolateralen Unterschenkel. Bei der Palpation zeigt sich dieser Bereich durch die Kontraktion lokalen Muskelgewebes häufig äußerst empfindlich und fest. In der Vergangenheit wurde dies als Peripheralisation der Schmerzen interpretiert, aber das ist nicht der Fall. Es kann sich um einen efferenten Mechanismus handeln, der eine Behandlung zur Linderung der Muskeldysfunktion mit lokalen Techniken notwendig macht. Die Behandlung kann Massagen, Trigger-Punkt-Therapie, Akupunktur und Muskeldehnungen beinhalten, aber auch spezifische neurodynamische Techniken.

Muskuläre Hypoaktivitätsdysfunktion

Definition

Eine muskuläre Hypoaktivitätsdysfunktion tritt auf, wenn die Aktivität von Muskeln aufgrund verminderter efferenter Impulse des Nervensystems im Vergleich zum Normalfall reduziert ist. Dabei handelt es sich nicht um Lähmungen. Die Ursache liegt vermutlich in einer veränderten zentralen Steuerung der Muskelfunktion. Diese Dysfunktionen können zu einem verringerten Schutz der Neuralstrukturen führen. Bei einem Thoracic-outlet-Syndrom kann eine Hypoaktivität des M. trapezius z.B. durch eine übermäßige Depression der Skapula während der Alltagsaktivitäten zu einem verringerten Schutz des Plexus brachialis und der zervikalen Nervenwurzeln führen.

Lähmungen

Bei Fällen von Neuropathien, die durch einen starken Verlust der Leitfähigkeit gekennzeichnet sind, kommt es häufig zu muskulären Schwächen und Atrophien. Die betroffenen Muskeln sind somit hypoaktiv, was durch Muskeltests, neurologische Untersuchungen und Inspektion der Muskulatur festgestellt werden kann.

3.4.3 Entzündungsdysfunktion

Es ist hinreichend bekannt, dass die autonomen und motorischen Anteile des Nervensystems die efferenten Impulse auslösen. Seit Kurzem wird jedoch auch das sensorische periphere Nervensystem hinsichtlich der Erzeugung solcher Effekte miteinbezogen.

Neurogene Entzündungen

Freisetzung entzündlicher Substanzen

Wie bereits früher in diesem Kapitel beschrieben, produzieren die Zellkörper der C-Nozizeptoren in den Hinterwurzelganglien CGRP (Calcitonin-gene-related-peptide) und die Substanz P. Daraufhin werden diese Stoffe in den peripheren Nerven entlang der Axone zu deren distalen Endigungen transportiert. Zur Steuerung von Vasodilatation und Entzündungen schütten die C-Fasern diese Substanzen tonisch aus ihren Endigungen aus (Sann et al. 1988), und bei entsprechender Stimulation werden größere Mengen in die Gewebe ausgeschüttet (Kenins 1981; White & Helme 1985). Die vermehrte Freisetzung dieser Stoffe resultiert in einer Entzündung der innervierten Gewebe, was zu einer heftigen Vasodilatation, zum Einsickern von Plasma aus den Blutgefäßen in die Gewebe, zur Degranulation der Mastzellen und zu einer vermehrten Mobilität weißer Blutkörperchen in der Region führen kann (Lembeck & Holzer 1979; Dimitriadou et al. 1991; O'Halloran & Bloom 1991). Das Auftreten roter Blutkörperchen in einem Gelenk aufgrund einer Stimulation des betreffenden Nervs (Ferrell & Russell 1986) illustriert die Kraft dieses Phänomens. Durch eine Stimulation von C-Fasern kann es auch zu einer langfristigen Stärkung der Fibroblasten und einer Vermehrung weißer Blutkörperchen kommen (Kimball & Fisher 1988; Perianin et al. 1989). Diese Wirkweisen stellen die Mechanismen dar, durch die neurale Dysfunktionen Entzündungen in muskuloskeletalen Geweben auslösen können (sogar in Synovialgelenken; Levine et al. 1984) und mittels derer sie diese Gewebe als Reaktion auf aktuelle oder frühere neurale Störungen mechanisch hypersensitivieren können. In muskuloskeletalen Geweben kommt es durch kleinere Verletzungen außerdem leichter zu Entzündungen, wenn der Verletzung eine neurale Störung vorausgegangen ist (➤ Abb. 3.12).

Stimulation einer Entzündung von neuralen Strukturen

Eine mechanische oder elektrische Stimulation einer geschädigten Neuralstruktur kann der Auslöser für eine Entzündung sein (Bayliss 1901; Langley 1923). Bei einer vorhandenen Neuropathie erzeugt die Stimulation der dorsalen Nervenwurzel eine Entzündung im Dermatom (Pintér & Szolcsàni 1988), und die Aktivierung eines peripheren Nervs löst eine Entzündung in dessen Versorgungsgebiet aus (Chahl & Ladd 1976). Bei einer Neuropathie ent-

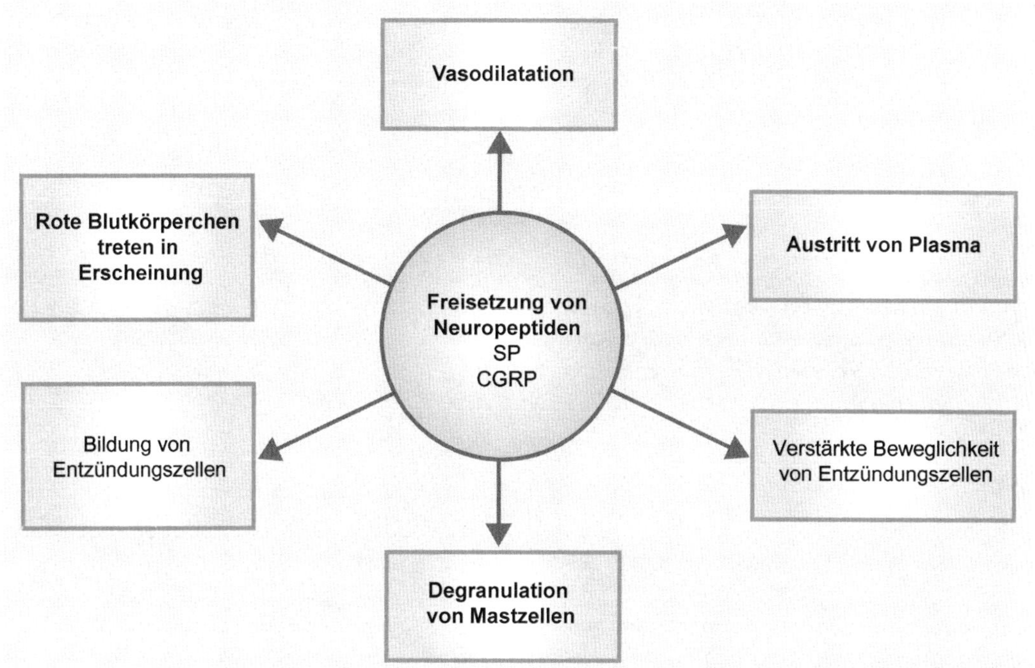

Abb. 3.12: Auswirkungen der Ausschüttung von Neuropeptiden infolge einer antidromen Stimulation peripherer Nerven und Nervenwurzeln, wodurch es zu einer Entzündung der innervierten Gewebe kommt.

stehen im Hinterwurzelganglion und peripheren Nerven antidrome Impulse (Wall & Devor 1983), die unter diesen Bedingungen an der Entstehung von Symptomen in den Extremitäten beteiligt sein können (Xavier et al. 1990). Manchmal erzeugt die mechanosensitive Neuralstruktur durch eine Depolarisation sowie die Freisetzung von CGRP und Substanz P eine Entzündung in den innervierten Geweben, wenn es zu Bewegungen der Neuralstruktur kommt.

Klinische Forschung

MERKE

1. Bei Patienten mit Kompressionsneuropathien konnte eine eingeschränkte Funktion der C-Fasern demonstriert werden, die die Entzündung regulieren (Cline et al. 1989; Goadsby & Burke 1994; Lax & Zochodne 1995).
2. Die Ursache für entzündliche Dysfunktionen konnte in den C-Fasern ausgemacht werden (Cline et al. 1989; Goadsby & Burke 1994; Lax & Zochodne 1995).
3. Die vaskulären und entzündlichen Veränderungen der innervierten Gewebe können direkt den Zustand der Neuropathie widerspiegeln (Lax & Zochodne 1995).

Bedeutungen und Untergruppen

Neurogene Entzündungen haben zwei wichtige Bedeutungen für die klinische Praxis. Erstens muss bei der Behandlung neuraler Problematiken die Aufmerksamkeit auf entzündliche Mechanismen in den innervierten Geweben gerichtet werden. Zweitens kann die Behandlung eines Nervs oder einer Nervenwurzel ein integraler Bestandteil der Behandlung einer entzündlichen Problematik von muskuloskeletalen Strukturen sein.

Verstärkte Entzündung

Definition

Die Dysfunktion der verstärkten Entzündung tritt auf, wenn die entzündlichen Mechanismen in den innervierten Geweben durch eine vermehrte efferente Aktivität des Nervensystems verstärkt werden.

Fallbeispiel

Fersenschmerz

Ein Fall, der die Effekte neuraler Dysfunktionen bei Entzündungen der innervierten Gewebe verdeutlicht, ist der Fersenschmerz. Ein Mann mittleren Alters bat wegen Schmerzen an der Unterseite der Ferse um eine Behandlung. Der Schmerz hatte sich langsam über die letzten drei Monate entwickelt und verstärkte sich weiterhin. Er wurde durch den Fersenkontakt beim Gehen ausgelöst. Der Patient hatte seinen Schuh ausgepolstert, um den Stoß beim Gehen zu verringern, aber dies bewirkte keine Veränderung seiner Symptome. Interessanterweise linderten nichtsteroidale entzündungshemmende Medikamente die Schmerzen nicht. In der Vergangenheit hatte er Rückenschmerzen im Lendenbereich, die in die ipsilaterale Glutealregion ausstrahlten. Zurzeit machte ihm dies jedoch keine Schwierigkeiten, abgesehen von gelegentlichen Schmerzen bei Aktivitäten, die mit einer längeren Flexion einhergingen. Außerdem verspürte er derzeit keine Symptome, die auf eine neurale Problematik hindeuteten wie z.B. Nadelstechen, Sensibilitätsverlust oder Schwäche.

Der Fersenschmerz des Patienten konnte ausgelöst werden, indem die Ferse auf den Boden gepresst wurde, und durch die Palpation eines kleinen empfindlichen Punktes unter der Ferse. Die weitere Untersuchung ergab einige Hinweise auf eine neurale Beteiligung. Straight Leg Raise und Slump-Test, jeweils mit Dorsalextension des Fußes, waren im Seitenvergleich deutlich eingeschränkt. Außerdem kam es beim Slump-Test durch die Auflösung der zervikalen Flexion zu einer Verbesserung des Bewegungsausmaßes der Knieextension und Dorsalextension des Fußes sowie des manuell beurteilten Widerstandes gegen Bewegung. Die passive Dehnung einzelner Unterschenkelmuskeln war unauffällig. Die Muskeln verspannten sich jedoch unangemessen stark beim Straight Leg Raise und Slump-Test. Dies repräsentierte eindeutig ein abnormales Nervensystem, bei dem es mehrere Dinge zu beachten gab – eine muskuläre hyperaktive Schutzdysfunktion und möglicherweise eine neurogene Entzündung. In Anbetracht der Rolle der innervierten Gewebe wurde eine Palpation des M. gastrocnemius durchgeführt, und dies lieferte einige Informationen, die sich später als entscheidend herausstellten. Der laterale Kopf des Muskels zeigte sich im Seitenvergleich fest und empfindlich. Ein käftiger manueller Druck erzeugte lokale Schmerzen, die sich nach distal ausbreiteten und den Fersenschmerz reproduzierten. Es handelte sich um eine Trigger-Punkt-Problematik, ausgelöst durch eine unauffällige, aber anhaltende neurale Störung.

Die einleitende Behandlung beinhaltete eine Trigger-Punkt-Therapie und Tiefenmassage am Unterschenkel (Bearbeitung der festen und empfindlichen Punkte), Ultraschallanwendungen und Interferenztherapie. Zu Anfang wurde erklärt, dass die Problematik höchstwahrscheinlich durch das lumbale Neuralproblem verursacht sei und dass dieses behandelt werden müsse, um ein befriedigendes Ergebnis zu erreichen. Solange sich eine Verbesserung zeigte, war es jedoch gerechtfertigt, zuerst den Unterschenkel zu behandeln. Nach sieben Behandlungen beschrieb der Patient eine Verbesserung seiner Symptome um 80% und eine viel entspanntere und deutlich weniger empfindliche Unterschenkelmuskulatur. Das Gehen erzeugte nur noch leichte Beschwerden in der Ferse, und die Ganganalyse zeigte eine ausgeglichenere Gewichtsverteilung als vorher. Empfindlichkeit und Verspannung der Muskulatur waren verringert, und es wurde schwieriger, den Fersenschmerz durch manuellen Druck auszulösen. Allerdings trat während der letzten beiden Behandlungen keine weitere Verbesserung mehr ein. Daraufhin wurde die Behandlung gleichzeitig auf die neuralen und muskulären Komponenten ausgerichtet, indem Hold-Relax-Techniken an der Unterschenkelmuskulatur in der Position des Straight-Leg-Raise-Tests durchgeführt wurden. Innerhalb der nächsten vier Behandlungen verbesserten sich Straight Leg Raise und Slump-Test mit Dorsalextension des Fußes erheblich, die Unterschenkelmuskulatur war viel weicher und nur noch leicht empfindlich. Der Fersenschmerz konnte nur noch durch übermäßigen Druck auf den Trigger-Punkt ausgelöst werden. Der Patient konnte schmerzfrei gehen, ohne die Auspolsterung seines Schuhs zu benötigen. Er wurde mit dem Ratschlag entlassen, dass er ein Rückenproblem habe, das evtl. eine dauerhafte Behandlung durch Eigenübungen erfordern könne (Dehnübungen und neurodynamische Techniken, die er in der Praxis durchgeführt hatte). Es stand ihm frei, uns für weitere Behandlungen erneut aufzusuchen, falls er das Problem nicht selbst kontrollieren könne.

Der oben beschriebene Fall ist ein Beispiel für Dysfunktionen distal innervierter Gewebe und Schmerzen aufgrund efferenter Impulse des Nervensystems. Eine Beteiligung nozizeptiver Fasern wird auch von der Tatsache gestützt, dass Schmerzen, die durch eine Radikulopathie verursacht werden, bei Menschen durch eine Anästhesierung distaler Regionen einer Extremität beseitigt werden können (Xavier et al. 1990). Diese Art der entzündlichen Dysfunktion kann bei Störungen wie z.B. spezifischer Plantarfaszitis und Fersenschmerz auftreten und ggf. gut auf eine Behandlung mit klinischer Neurodynamik ansprechen (Shacklock 1995).

Verminderte Entzündung

Definition

Eine Dysfunktion der verminderten Entzündung tritt auf, wenn die Entzündungsmechanismen in den innervierten Geweben aufgrund einer verringerten efferenten Aktivität des Nervensystems herabgesetzt sind.

Die Dysfunktion der verminderten Entzündung ist das genaue Gegenteil der zuvor beschriebenen Dysfunktion. In einem nachhaltig geschädigten Nerven, gekennzeichnet durch Denervation und Hypoaktivität, ist die entzündliche Reaktion eingeschränkt, was sich an einer deutlich verminderten Rötung und schlechteren Heilungsprozessen zeigt (Lewis 1927). Tatsächlich konnten Patienten mit einer verminderten entzündlichen Reaktion auch mit neurologischen Defiziten in Verbindung gebracht werden (Courtright & Kuzell 1965) (➢ Abb. 3.13).

Darauf aufbauend kann die physische Untersuchung neben dem herkömmlichen manuellen Befund der muskuloskeletalen innervierten Gewebe auch eine Analyse der Entzündungsreaktion beinhalten. Die Inspektion von Färbung, Temperatur, Schweißbildung und Nährstoffversorgung sind ein Teil der Analyse. Wenn die Beurteilung jedoch auf die *Dynamik* der Durchblutung im Verhältnis zur Neuropathie ausgeweitet wird, sind andere klinische Tests sinnvoll. Teil einer fortgeschrittenen Untersuchung der innervierten Gewebe kann eine Stimulation dieser Gewebe sein, z.B. eine mechanische Reizung (Lynn & Cotsell 1992) durch 5- bis 10-maliges wiederholtes Kratzen der Haut mit einer leichten Noxe, z.B. dem Fingernagel. Normalerweise kommt es innerhalb von Sekunden zu einer symmetrisch verteilten Vasodilatation. In Fällen einer veränderten Entzündungsreaktion aufgrund einer Neuropathie kann es zu asymmetrischen Reaktionszeiten und Intensitäten oder Ausbreitungen der Rötung kommen, wobei diese Veränderungen auf das Versorgungsgebiet eines peripheren Nervs oder einer Nervenwurzel begrenzt sein können. Es kann zu Variationen der vasodilatatorischen Reaktion kommen, wenn das Kratzen über benachbarte normale und abnormale Dermatome oder Versorgungsgebiete peripherer Nerven fortgesetzt wird.

Die Rolle des sympathischen Nervensystems

Zusätzlich zu den C-Fasern regulieren auch die sympatischen Axone peripherer Nerven die Entzündungen in den innervierten Geweben. Dies geschieht durch die Freisetzung von Prostaglandinen und anderen Substanzen wie z.B. Noradrenalin aus den sympathischen Nervenendigungen (Levine et al. 1986; Coderre et al. 1989). Die Entzündungsreaktionen in den innervierten Geweben werden durch die Systeme von sympathischen Fasern und C-Fasern

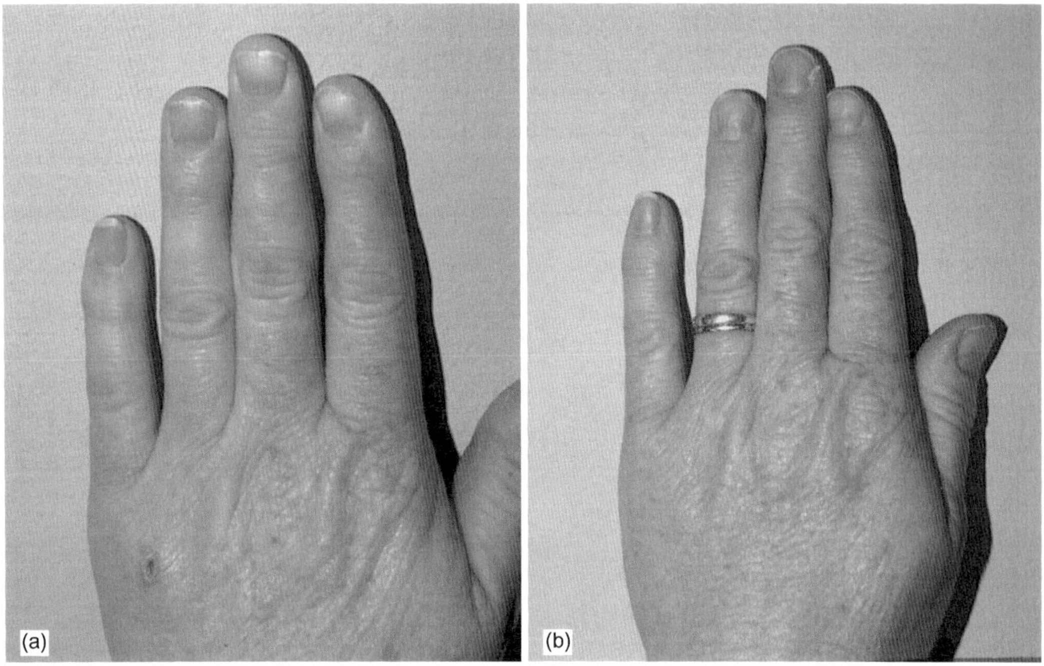

Abb. 3.13: Verminderte Heilung und Nährstoffversorgung von Geweben der Hand bei einem Karpaltunnelsyndrom. a) Es zeigt sich eine Blässe des Nagelbettes des 2. und 3. Fingers, die auf eine verminderte Durchblutung dieser Bereiche hindeutet. Die Fingernägel an Zeige- und Mittelfinger sind eingerissen. An der ulnaren Seite der Hand ist eine offene Stelle. b) Gute Heilung nach der Behandlung. Die Färbung von Hand und Nagelbett hat sich verbessert, die Nägel sind heil, und die offene Stelle ist zugeheilt.

ausbalanciert. Durch übermäßigen Druck auf periphere Nerven kann es zu Funktionsveränderungen der sympathischen Axone (Lindquist et al. 1973) und somit zu einer Beeinflussung der Entzündungsreaktionen kommen.

LITERATURANGABEN

Adams C, Logue V. Studies in cervical spondylotic myelopathy: 1 Movement of the cervical roots, dura and cord, and their relation to the course of the extrathecal roots. Brain 94: 557–568; 1971

Baker P, Ladds M, Rubinson K.: Measurement of the flow properties of isolated axoplasm in a defined chemical environment. Journal of Physiology 269: 10–11; 1977

Balster S, Jull G.: Upper trapezius muscle activity during the brachial plexus tension test in asymptomatic subjects. Manual Therapy 2(3): 144–149; 1997

Bayliss W.: On the origin from the spinal cord of the vasodilator fibres of the hind-limb, and on the nature of these fibres. Journal of Physiology 26(3):173–209; 1901

Burchiel K.: Effects of electrical and mechanical stimulation on two foci of spontaneous activity which develop in primary afferent neurons after peripheral axotomy. Pain 18: 249–265; 1984

Byrod G, Olmarker K, Konno S, Larsson K, Takahashi K, Rydevik B.: A rapid transport route between the epidural space and the intraneural capillaries of the nerve roots. Spine 20(2): 138–143; 1995

Byrod G, Rydevik B, Nordborg C, Olmarker K.: Early effects of nucleus pulposus application on spinal nerve root morphology and function. European Spine Journal 7(6): 445–449; 1998

Calvin W, Devor M, Howe J.: Can neuralgias arise from minor demyelination? Spontaneous firing, mechanosensitivity, and after discharge from conducting axons. Experimental Neurology 75: 755–763; 1982

Chahl L, Ladd R.: Local oedema and general excitation of cutaneous sensory receptors produced by electrical stimulation of the saphenous nerve in the rat. Pain 2: 25–34; 1976

Cline M, Ochoa J, Torebjork H.: Chronic hyperalgesia and skin warming caused by sensitized C nociceptors. Brain 112(3): 621–647; 1989

Coderre T, Basbaum A, Levine J.: Neural control of vascular permeability: interactions between primary afferents, mast cells, and sympathetic efferents. Neurophysiology 62(1): 48–58; 1989

Coppetiers M, Stappaerts K, Staes F.: A qualitative assessment of shoulder girdle elevation during the upper limb tension test 1. Manual Therapy 4: 33–38; 1999

Coppieters M, Stappaerts K, Wouters L, Janssens K.: Aberrant protective force generation during neural provocation testing and the effect of treatment in patients with neurogenic cervicobrachial pain. Journal of Manipulative and Physiological Therapeutics 26(2): 99–106; 2003

Courtright L, Kuzell W.: Sparing effect of neurological deficit and trauma on the course of adjuvant arthritis in the rat. Annals of Rheumatic Diseases 24: 360–367; 1965

Daniels T, Lau J, Hearn T.: The effects of foot position and load on tibial nerve tension. Foot and Ankle International 19(2): 73–78; 1998

Dellon A, Mackinnon S, Seiler W.: Susceptibility of the diabetic nerve to chronic compression. Annals of Plastic Surgery 20(2): 117–119; 1988

Devor M, Govrin-Lippmann R.: Axoplasmic transport block reduces ectopic impulse generation in injured peripheral nerves. Pain 16: 73–85; 1983

Devor M, Wall P.: Cross-excitation in dorsal root ganglia of nerve injured and intact rats. Journal of Neurophysiology 64(6): 1733–1746; 1990

Dimitriadou V, Buzzi M, Moskowitz M, Theoharides T.: Trigeminal sensory fiber stimulation induces morphological changes reflecting secretion in rat dura mater mast cells. Neuroscience 44(1): 97–112; 1991

Erel E, Dilley A, Greening J, Morris V, Cohen B, Lynn B.: Longitudinal sliding of the median nerve in patients with carpal tunnel syndrome. Journal of Hand Surgery 28B(5): 439–443; 2003

Ferrell W, Russell N.: Extravasation in the knee induced by antidromic stimulation of articular C fibre afferents of the anaesthetized cat. Journal of Physiology 379: 407–416; 1986

Frykholm R.: Cervical nerve root compression resulting from disc degeneration and root-sleeve fibrosis. Acta Chirurgia Scandinavica, Suppl. 160; 1951a

Frykholm R.: The mechanism of cervical radicular lesions resulting from friction or forceful traction. Acta Chirurgia Scandinavica 102: 93–98; 1951b

Fuller G, Jacobs J, Guiloff R.: Subclinical peripheral nerve involvement in aids: an electrophysiological and pathological study. Neurology, Neurosurgery and Psychiatry 54: 318–324; 1991

Gelberman R, Hergenroeder P, Hargens A, Lundborg G, Akeson W.: The carpal tunnel syndrome. A study of carpal tunnel pressures. Journal of Bone and Joint Surgery 63A: 380–383; 1981

Gelberman R, Szabo R, Williamson R, Hargens A, Yaru N, Minteer-Convery M.: Tissue pressure threshold for peripheral nerve viability. Clinical Orthopaedics and Related Research 187: 285–291; 1983

Goadsby P, Burke D.: Deficits in the function of small and large afferent fibers in confirmed cases of carpal tunnel syndrome. Muscle and Nerve 17: 614–622; 1994

Goddard M, Reid J.: Movements induced by straight leg raising in the lumbo-sacral roots, nerves and plexus, and in the intrapelvic section of the sciatic nerve. Journal of Neurology, Neurosurgery and Psychiatry 28(12): 12–18; 1965

Gorgulu A, Imer M, Simsek O, Sencer A, Kutlu K, Cobanoglu S.: The effect of aprotinin on extraneural scarring in peripheral nerve surgery: an experimental study. Acta Neurochirgica (Wien) 140(12): 1303–1307; 1998

Gray J, Ritchie J.: Effects of stretch on single myelinated nerve fibres. Journal of Physiology 124: 84–99; 1954

Greening J, Smart S, Leary R, Hart-Craggs M, O'Higgins B, Lynn B.: Reduced movement of the median nerve in carpal tunnel during wrist flexion in patients with non-specific arm pain. The Lancet 354: 217–218; 1999

Hall T, Zusman M, Elvey R.: Manually detected impediments during the straight leg raise test. In: Jull G (Hrsg.) Clinical Solutions. Ninth Biennial Conference of the Manipulative Physiotherapists Association of Australia, Gold Coast, Queensland: 48–53; 1995

Hall T, Zusman M, Elvey R.: Adverse mechanical tension in the nervous system? Analysis of the straight leg raise. Manual Therapy 3(3): 140–146; 1998

Howe J, Calvin W, Loeser J.: Impulses reflected from dorsal root ganglia and from focal nerve injuries. Brain Research 116: 139–144; 1976

Howe J, Loeser J, Calvin W.: Mechanosensitivity of dorsal root ganglia and chronically injured axons: a physiological basis for the radicular pain of nerve root compression. Pain 3: 25–41; 1977

Julian F, Goldman D.: The effects of mechanical stimulation on some electrical properties of axons. Journal of General Physiology 46(1): 297–313; 1962

Kalb K, Gruber P, Landsleitner B.: Compression syndrome of the radial nerve in the area of the supinator groove. Experiences with 110 patients. Handchirurgie Mikrochirurgie Plastische Chirurgie 31(5): 303–310; 1999

Kenins P.: Identification of the unmyelinated sensory nerves which evoke plasma extravasation in response to antidromic stimulation. Neuroscience Letters 25: 137–141; 1981

Kimball E, Fisher C.: Potentiation of IL-1-induced balb/3T3 fibroblast proliferation by neuropeptides. Journal of Immunology, 141: 4203–4208; 1988

Kingery W, Park K, Wu P, Date E.: Electromyographic motor Tinel's sign in ulnar mononeuropathies at the elbow. American Journal of Physical Medicine and Rehabilitation 74(6): 419–426; 1995

Laban M, MacKenzie J, Zemenick G.: Anatomic observations in carpal tunnel syndrome as they relate to the tethered median nerve stress test. Archives of Physical Medicine and Rehabilitation 70: 44–46; 1989

Langley J.: Antidromic action. Journal of Physiology 57: 428–446; 1923

Lax H, Zochodne D.: 'Causalgic' median mononeuropathies: segmental rubror and edema. Muscle and Nerve 18: 245–247; 1995
Lembeck F, Holzer P.: Substance P as neurogenic mediator of antidromic vasodilation and neurogenic plasma extravasation. Naunyn-Schmiedeberg's Archives of Pharmacology 310: 175–183; 1979
Levin L, Dellon A.: Pathology of the shoulder as it relates to the differential diagnosis of thoracic outlet compression. Journal of Reconstructive Microsurgery 8(4): 313–317; 1992
Levine J, Clark M, Devor M, Helms C, Moskowitz M, Basbaum A.: Intraneuronal substance P contributes to the severity of experimental arthritis. Science 226: 547–549; 1984
Levine J, Dardick S, Roizen M, Helms C, Basbaum A.: Contribution of sensory afferents and sympathetic efferents to joint injury in experimental arthritis. Journal of Neuroscience 6(12): 3423–3429; 1986
Levy L.: MR imaging of cerebrospinal fluid flow and spinal cord motion in neurologic disorders of the spine. Magnetic Resonance Imaging Clinics of North America 7(3): 573–587; 1999
Lewis T.: The Blood Vessels of the Human Skin and Their Responses. Shaw and Sons, London; 1927
Lindquist B, Nilsson B, Skoglund C.: Observations on the mechanical sensitivity of sympathetic and other types of small-diameter nerve fibres. Brain Research 49: 432–435; 1973
Lynn B, Cotsell B.: Blood flow increases in the skin of the anaesthetized rat that follow antidromic sensory nerve stimulation and strong mechanical stimulation. Neuroscience Letters 137: 249–252; 1992
Mackinnon S, Dellon A.: Surgery of the Peripheral Nerve. Thieme, New York; 1988
Merskey H, Bogduk N.: Classification of Chronic Pain: Definitions of Chronic Pain Syndromes and Definitions of Pain Terms, 2nd edition. IASP Press, Seattle: 212; 1994
Murphy R.: Nerve roots and spinal nerves in degenerative disk disease. Clinical Orthopaedics and Related Research 129: 46–60; 1977
Nakamichi K, Tachibana S.: Transverse sliding of the median nerve beneath the flexor retinaculum. Journal of Hand Surgery 17B: 213–216; 1992
Nakamichi K, Tachibana S.: Restricted motion of the median nerve in carpal tunnel syndrome. Journal of Hand Surgery 20B: 460–464; 1995
Neary D, Ochoa J, Gilliatt R.: Sub-clinical entrapment neuropathy in man. Journal of the Neurological Sciences 24: 283–298; 1975
Nordin M, Nystrom B, Wallin U, Hagbarth K.: Ectopic sensory discharges and paresthesiae in patients with disorders of peripheral nerves, dorsal roots and dorsal columns. Pain 20: 231–245; 1984
O'Halloran D, Bloom S.: Calcitonin gene related peptide: a major neuropeptide and the most powerful vasodilator of all. British Medical Journal 302: 739–740; 1991
Olmarker K, Nordborg C, Larsson K, Rydevik B.: Ultrastructural changes in spinal nerve roots induced by autologous nucleus pulposus. Spine 21(4): 411–414; 1996
Olmarker K, Rydevik B.: New information concerning pain caused by herniated disk and sciatica. Exposure to disk tissue sensitizes the nerve roots. Lakartidningen 95(49): 5618–5622; 1998
Olmarker K, Rydevik B, Nordborg C.: Autologous nucleus pulposus induces neurophysiologic and histologic changes in porcine cauda equina nerve roots. Spine 19(20): 2369–2370; 1994
Perianin A, Snyderman R, Malfroy B.: Substance P primes human neutrophil activation: a mechanism for neurological regulation of inflammation. Biochemical and Biophysical Research Communications 161(2): 520–524; 1989
Petersen J, Russell L, Andrus K, MacKinnon M, Silver J, Kliot M.: Reduction of extraneural scarring by ADCON-T/N after surgical intervention. Neurosurgery 38(5): 976–983; 1996
Pintér E, Szolcsànyi J.: Inflammatory and antiinflammatory effects of antidromic stimulation of dorsal roots in the rat. Agents and Actions, 25(3/4): 240–242; 1988
Price R, Lasek R, Katz M.: Neurofilaments assume a less random architecture at nodes and in other regions of axonal compression. Brain research 607:125–133; 1993
Rosenblueth A, Buylla A, Ramos G.: The responses of axons to mechanical stimuli. Acta Physiologica Latinoamericana 3(2): 204–215; 1953
Sakurai M, Miyasaka Y.: Neural fibrosis and the effect of neurolysis. Journal of Bone and Joint Surgery 68B(3): 483–488; 1986
Sann H, Pintér E, Szolcsányi J, Pierau F-K.: Peptidergic afferents might contribute to the regulation of skin blood flow. Agents and Actions 23(1/2): 14–15; 1988
Seddon H.: Three types of nerve injury. Brain 66(4): 237–288; 1943
Shacklock M.: Clinical application of neurodynamics. In: Shacklock M (Hrsg.) Moving in on Pain. Butterworth-Heinemann, Sydney: 123–131; 1995
Shacklock M.: Positive upper limb tension test is a case of surgically proven neuropathy: analysis and validity. Manual Therapy 1: 154–161; 1996
Skalley T, Schon L, Hinton R, Myerson M.: Clinical results following revision tibial nerve release. Foot and Ankle International 15(7): 360–367; 1994
Smith K, McDonald W.: Spontaneous and mechanically evoked activity due to central demyelinating lesion. Nature 286: 154–155; 1980
Smythe M, Wright V.: Sciatica and the intervertebral disc. Journal of Bone and Joint Surgery 40A(6): 1401–1418; 1958
Sunderland S.: classification of peripheral nerve injuries producing loss of function. Brain 74: 491; 1951A

Sunderland S.: The nerve lesion in the carpal tunnel syndrome. Journal of Neurology, Neurosurgery and Psychiatry 39: 615–626; 1976

Sunderland S.: Nerve Injuries and Their Repair: A Critical Appraisal. Churchill Livingstone, Edinburgh; 1991

Valls-Sollé J, Alvarez R, Nuñez M.: Limited longitudinal sliding of the median nerve in patients with carpal tunnel syndrome. Muscle and Nerve 18: 761–767; 1995

van der Heide B, Allison G, Zusman M.: Pain and muscular responses to a neural tissue provocation test in the upper limb. Journal of Manual Therapy 6(3): 154–162; 2001

Wall P, Devor M.: Sensory afferent impulses originate from dorsal root ganglia as well as from the periphery in normal and nerve injured rats. Pain 17: 321–339; 1983

Weller R.: Localised hypertrophic neuropathy and hypertrophic polyneuropathy. Lancet 2: 592–593; 1974

Werner C, Haeffner F, Rosén I.: Direct recording of local pressure in the radial tunnel during passive stretch and active contraction of the supinator muscle. Archives of Orthopaedic and Traumatic Surgery 96: 299–301; 1980

Werner C, Ohlin P, Elmqvist D.: Pressures recorded in ulnar neuropathy. Acta Orthopaedica Scandinavica 56(5): 404–406; 1985a

Werner C, Rosén I, Thorngren K.: Clinical and neurophysiologic characteristics of the pronator syndrome. Clinical Orthopaedics and Related Research 197: 231–237; 1985b

White D, Helme R.: Release of substance P from peripheral nerve terminals following electrical stimulation of the sciatic nerve. Brain Research 336: 27–31; 1985

Xavier A, Farrell C, McDanal J, Kissin I.: Does antidromic activation of nociceptors play a role in sciatic radicular pain? Pain 43(2): 259–262; 1990

Zochodne D, Ho L.: Stimulation-induced peripheral nerve hyperemia: mediation by fibers innervating vasa nervorum? Brain Research 546(1): 113–118; 1991

KAPITEL

4 Diagnose spezifischer Dysfunktionen

4.1 Allgemeines

4.1.1 Die Verbindung klinischer Merkmale mit spezifischen Dysfunktionen

Die Diagnostik neuropathischer Dynamiken beeinhaltet selbstverständlich eine anamnestische Befragung und eine physische Untersuchung, die individuell auf den Patienten abgestimmt sind. Während der Befundung, die sich durch das gesamte Management fortsetzt, wird der Patient durch eine Serie von Tests geführt, die von diagnostischen Fragen bis zur physischen Befundung reichen, um spezifische Dysfunktionen zu ermitteln. Dieses Kapitel vervollständigt das Thema der allgemeinen Pathodynamik. Zu diesem Zweck werden die im vorigen Kapitel beschriebenen diagnostischen Kategorien noch einmal wiederholt. Diesmal werden sie allerdings mit den jeweiligen zugehörigen klinischen Merkmalen in Zusammenhang gebracht, und einige Patientenbeispiele werden dargestellt.

4.2 Dysfunktionen des mechanischen Interfaces

4.2.1 Allgemeine Merkmale

Symptome

Qualität

Die häufigsten Qualitäten von Symptomen bei leichten Schlussdysfunktionen sind Ziehen und Schmerzen. Dies liegt wahrscheinlich daran, dass die Problematik hauptsächlich in den muskuloskeletalen Geweben um das Nervensystem, in einem geringeren Ausmaß in den Bindegeweben des Nervensystems lokalisiert ist, und daher in erster Linie nozizeptiv ist. Neurologische Symptome und Dysästhesien treten weniger häufig auf als Ziehen und Schmerzen, denn richtige Schädigungen und Fehlfunktionen der Axone sind i.d.R. nicht vorhanden. Mit steigender Heftigkeit werden zunehmend auch neurologische Symptome wie Nadelstechen, Prickeln und ziehende Schmerzen zu einem Problem. Diese repräsentieren vermutlich eine Intensivierung der Abnormalitäten des Interfaces, die wiederum das Neuralsystem beeinflussen. In schwersten Fällen einer Interfacedysfunktion kann es auch zu neurologischen Symptomen wie Taubheit und Muskelschwäche kommen.

Ausbreitung

Bei einer Problematik des Interfaces treten die Symptome im Ausbreitungsgebiet des beteiligten Interfaces und der Neuralstrukturen auf. Im Falle einer Dysfunktion des reduzierten Schließens kann eine Bandscheibenvorwölbung z.B. diskogen ausstrahlende Schmerzen und Schmerzen im Bereich der betroffenen Neuralstruktur verursachen. Eine dorsale intervertebrale Gelenkproblematik, die eine Irritation des benachbarten Nervenwurzelkomplexes auslöst, kann ein Schmerzmuster erzeugen, das sowohl im Zusammenhang mit dem Gelenk als auch mit der Nervenwurzel steht.

Verhalten

Im Allgemeinen schwanken die Symptome einer mechanischen Interfacedysfunktion, abhängig davon, welche Haltung bzw. Bewegung den Druck oder die Spannung in den Interfacestrukturen erhöht. In

Fällen, in denen das Problem unterschwellig und schwierig zu entdecken ist, zeigt es sich vielleicht nur in der Unfähigkeit, eine Haltung einzunehmen, aufzulösen, zu wiederholen oder für längere Zeit beizubehalten, wenn diese Positionen zu einer Schließung oder Öffnung um die betreffende Neuralstruktur führt. Es kann außerdem vorkommen, dass öffnende oder schließende Bewegungen vom Patienten leicht ausgeführt werden können, dass es dabei aber zu Schmerzen oder zu distal ausstrahlenden Symptomen kommt.

Häufig zeigen sich bei einer Interfacedysfunktion Zeichen einer Entzündung des Interfaces. Die damit verbundenen Symptome können das zirkadiane Muster einer nächtlichen Schmerzverstärkung und einer morgendlichen Steifigkeit aufweisen. Patienten mit dieser Problematik reagieren oft gut auf entzündungshemmende Medikamente. Außerdem lassen sich an den entzündeten Strukturen die üblichen Entzündungszeichen finden wie z.B. Schwellungen, lokale Empfindlichkeit und Funktionsverlust.

Interessanterweise können Dysfunktionen des Interfaces einen schmerzhaften Bogen erzeugen, wenn das Nervensystem bewegt wird. So kann die Knieextension in der Slump-Position in einem Bogen zwischen 120°–150° z.B. Rückenschmerzen im Lendenbereich auslösen. Dies deutet darauf hin, dass eine Neuralstruktur bei der Bewegung für eine begrenzte Zeit in Kontakt mit dem Interface kommt. In dem beschriebenen Fall könnte eine Bandscheibenvorwölbung oder ein Gelenkfortsatz das betreffende Interface sein. Es muss jedoch beachtet werden, dass die bei neuralen Bewegungen entstehenden schmerzhaften Bögen nicht automatisch auf eine Interfaceproblematik hinweisen; ein solches Symptomverhalten kann auch von einem sensitivierten Bereich einer Neuralstruktur verursacht werden, die an einer Interfacestruktur entlanggleitet.

Historie

Häufig berichtet der Patient von einer Verletzung in der Vergangenheit, oder es ist eine Pathologie, ein Krankheitsgeschehen oder eine Fehlfunktion des mechanischen Interfaces vorhanden. Beispiele hierfür sind Spondylolisthese, traumatische Arthritis oder sich wiederholende Haltungen und Bewegungen, die einen Druck oder Zug auf das Nervensystem auslösen. Oft wurde vor dem Auftreten der ersten Symptome eine provozierende Bewegung, meist eine Schlussbewegung, habituell oder auf ungewohnte Weise ausgeführt. Die Symptome können sich auch infolge einer kürzlich eingetretenen leichten Verletzung entwickelt haben, die zu einer Fokussierung der Kräfte auf das Interface und die neuralen Elemente führt.

Fallbeispiel

Ein typisches Beispiel für eine Interfacedysfunktion ist ein Patient, der aus einem kleinen Boot sprang, als es sich dem Ufer näherte. Das Wasser war flacher, als er erwartet hatte, und dementsprechend stabilisierte er seine Halswirbelsäule vor dem Aufprall nicht, als er überraschend auf dem Grund landete. Seine Halswirbelsäule wurde gewaltsam komprimiert und vertikal in eine lordotische Position gezwungen, was zu einem Schlussmechanismus um die Nervenwurzeln führte. Er entwickelte ein C5/C6-Nervenwurzelproblem, das auf bereits vorhandenen degenerativen Veränderungen in diesem Segment aufbaute. Drei gleichzeitig vorhandene Faktoren waren für dieses Problem verantwortlich.

1. Der Verletzungsmechanismus war ein Schlussmechanismus.
2. An den muskuloskeletalen Strukturen um den Nerv bestanden bereits degenerative Veränderungen.
3. Der Schutzmechanismus des Patienten war zum Zeitpunkt des Aufpralls nicht aktiv.

Radiologische Untersuchungen

Manchmal liegen radiologische Hinweise für eine Pathologie des Interfaces vor. Wenn es einen Zusammenhang zwischen konstanten oder ausgeprägten neurologischen Symptomen und einer Schlussdysfunktion gibt, steigert dies die Möglichkeit einer pathoanatomischen Ursache erheblich. Dies sollte unter allen Umständen ernst genommen werden.

An der Wirbelsäule können radiologische Untersuchungen frühzeitig degenerative Veränderungen aufzeigen, die mit einer andauernden Instabilität verbunden sein können. Bei hypermobilen Menschen ist manchmal deutlich eine Hyperlordose zu erkennen, die zu einer übermäßigen Schließung der intervertebralen Foramina und des Spinalkanals führen kann. An den Extremitäten weist eine radiologische Untersuchung nur selten auf relevante Abnormalitäten hin. Ultraschalluntersuchungen der Gewebe um die Nerven können durchgeführt werden, doch obwohl man damit Gewebeauffälligkeiten entdeckt, die für Neuropathien relevant sind, weist dieses Verfahren im Vergleich zu neurodynamischen Tests eine recht geringe Sensitivität auf. Dies zeigt sich durch Pathologien, die bei Operationen entdeckt wurden und bei denen zuvor Ultraschalluntersuchungen negativ waren, neurodynamische Tests jedoch positiv (Shacklock 1996).

Physische Befunde

Aktive Bewegungen und Schutzdeformitäten

Der Patient kann unfähig sein, öffnende oder schließende Bewegungen auszuführen. Diese Art der Dysfunktion kann generalisiert sein und sich über mehrere Gelenke erstrecken, oder sie kann sich lokalisiert nur auf einzelne Spinalnerven, periphere Gelenke oder Muskeln beziehen. In schwereren Fällen kann es zu einer Schutzdeformität kommen. Die Verdrehung entspricht der Richtung des reduzierten Öffnens oder Schließens, je nach Pathodynamik. Bei manchen Patienten kann es wichtig sein, die Deformität manuell zu korrigieren, um ihre Rolle innerhalb der Problematik zu ermitteln. In manchen Fällen ist es außerdem hilfreich, die korrigierende Technik in der Position auszuführen, in der die Deformität am stärksten ausgeprägt ist. Ein Zusammenhang zwischen Veränderungen der Schmerzen und korrigierenden Maßnahmen weist auf die Relevanz der Deformität hin.

Manuelle Untersuchung

Bei einer Dysfunktion des Interfaces können sich für die manuelle Untersuchung des mechanischen Interfaces mehrere Möglichkeiten ergeben. Befundauffälligkeiten bei den passiven Bewegungen und der Palpation können z.B. veränderte Schmerzwahrnehmung (mechanische Allodynie und Hyperalgesie), Verdickung der Weichteile einschließlich Muskulatur, Steifigkeit oder sogar Hypomobilität und Instabilität sein. Häufig ist der Widerstand gegen passive Bewegungen in eine schließende oder öffnende Richtung vergrößert. Das Muster der manuellen Befunde ist davon abhängig, ob es sich um eine Dysfunktion des reduzierten oder vermehrten Schließens oder Öffnens handelt, was später in diesem Kapitel behandelt wird.

Im Allgemeinen gibt es bei Interfacedysfunktionen eine große Bandbreite von Reaktionen, die von sensitiven und irritierbaren bis hin zu kaum empfindlichen und nicht irritierbaren Problematiken reichen (s. Maitland 1986). Die Symptome einer sehr empfindlichen Problematik können leicht durch Bewegungen des Interfaces provoziert werden. In diesen Fällen ist es notwendig, die Durchführung physischer Tests aus Sicherheitsgründen einzuschränken. Bei mittelschweren Problematiken können die Symptome des Patienten weniger leicht reproduziert werden, was die physische Untersuchung weniger einschränkt. Bei einer kaum sensitiven Problematik, die nur von unterschwelligen Veränderungen gekennzeichnet ist, können geringfügige Auffälligkeiten der Funktion und Sensitivität von Interface und Nervensystem die einzigen physischen Befunde sein. Dies kann eine ausgedehnte manuelle Untersuchung erforderlich machen, bei der Bewegungen des neuralen und des muskuloskeletalen Systems miteinander kombiniert werden. Bei dieser Art der Problematik kommt der neurodynamischen Sequenzierung in der Diagnostik eine Schlüsselrolle zu.

Palpation

Die Palpation ist ein entscheidender Faktor bei der Differenzierung zwischen Interface und neuralen Elementen. Bei Interfacedysfunktionen liefert eine Palpation des Interfaces häufig bessere Ergebnisse als eine Palpation lokaler Nerven, auch wenn beide Komponenten symptomatisch sein können. An den Extremitäten sind die Strukturen des Interfaces oft verdickter, geschwollen oder empfindlicher als die benachbarten Nerven. An der Wirbelsäule können die betroffenen Strukturen und Segmente oftmals durch passive Bewegungen und Palpation ermittelt werden.

Neurodynamische Untersuchung

In Fällen von schwacher bis mittlerer Ausprägung sind Auffälligkeiten bei neurodynamischen Tests meist weniger hervorstechend als Auffälligkeiten im Interface. Bei schwerwiegenden Interfaceproblematiken können die Reaktionen auf neurodynamische Tests äußerst abnormal sein; dann allerdings sollte der Verdacht immer auf eine pathoanatomische Ursache fallen. Bei unklaren oder nur geringfügig auffälligen Reaktionen bei neurodynamischen Tests kann eine Veränderung der Bewegungsreihenfolge eingesetzt werden, um die schwer zu bestimmende Pathodynamik zu erkennen.

Neurologische Untersuchung

Oft erzeugen leichte und mittlere Dysfunktionen des Interfaces keine neurologischen Veränderungen, weil die Kräfte nur intermittierend auf das Nervensystem wirken und die neurologische Untersuchung meist in einer Position durchgeführt wird, in der das Interface nicht auf das Nervensystem drückt. Neurologische Veränderungen können gewöhnlich nur bei schwerwiegenden Dysfunktionen des Interfaces festgestellt werden. In diesen Fällen sollte der Praktiker die Möglichkeit einer pathoanatomischen Ursache in Betracht ziehen und Vorsicht walten lassen.

4.2.2 Schlussdysfunktionen

Reduziertes Schließen

Symptome und Symptomverhalten

Das wesentliche Verhaltensmerkmal der Dysfunktion des reduzierten Schließens ist, dass sich die Symptome bei Schlussbewegungen verstärken.

Historie

Häufig kam es in der Vergangenheit zu einer Verletzung des Interfaces. Die daraus resultierenden Entzündungen und biomechanischen Veränderungen beeinflussen in der Folge die neuralen Elemente. Alternativ können auch habituelle Aktivitäten, die einen Schlussmechanismus auslösen, neurale Symptome provozieren, was eine Korrektur erforderlich macht. Typisch hierfür sind Bewegungen mit sich wiederholenden Schlussmechanismen, wie z.B. festes Zugreifen in der Produktionslinie einer Fabrik oder Unkraut Jäten im Garten. In diesem Szenario sind die Pro- oder Supinatoren betroffen, die ihre jeweiligen Nerven komprimieren. Bis ein Therapeut hinzugezogen wird, ist das Schließen bereits durch Schmerz vermeidendes Verhalten reduziert.

Neurologische Untersuchung

Anormalitäten des muskuloskeletalen Systems können sichtbar werden wie z.B. ein enger, dreieckig geformter Spinalkanal oder ein abgeflachtes Bett des N. ulnaris an der Trochlea humeri. Auch wenn Pathologien des Interfaces vorhanden sind, werden Patienten mit neurogenen Schmerzen nicht immer radiologisch untersucht. Symptomatische Interfacepathologien könnten daher häufiger vorkommen als angenommen.

Physische Befunde

Haltung

Bei akuten und schwerwiegenden Störungen aufgrund einer Dysfunktion des reduzierten Schließens zeigen sich oft Schutzdeformitäten. Die Deformität ist grundsätzlich in die Öffnung gerichtet, sodass der Druck auf die benachbarte Neuralstruktur verringert wird. Dementsprechend kommt es bei einer Schlussdysfunktion an der Wirbelsäule zu einer kontralateralen Neigung. Wenn diese Neigung für das aktuelle Problem von Bedeutung ist, wird eine manuelle Haltungskorrektur die Symptome des Patienten verstärken.

Aktive Bewegungen

Bei einer Dysfunktion des reduzierten Schließens sind die aktiven Bewegungen in Richtung des Schließens eingeschränkt. An der Wirbelsäule betrifft dies v.a. die Extension, die ipsilaterale Seitneigung und in geringerem Ausmaß die ipsilaterale Rotation. An den Extremitäten ist die jeweilige Schlussrichtung abhängig von der relativen Lage der Nerven zu den Bewegungsachsen und vom Verhalten des benachbarten Gelenks, der Muskeln und Sehnen. Bei einem Karpaltunnelsyndrom sind zwei schließende Bewegungen die Handgelenks- und aktive Fingerflexion. Ein Schlussmechanismus für den N. interosseus antebrachii posterior ist die aktive Supination, bei der durch die Kontraktion des M. supinator Druck auf den Nerven ausgeübt wird. Auch die Pronation stellt für den Nerv einen Schlussmechanismus dar, allerdings durch die Dehnung des M. supinator. Eine Übersicht über die Biomechanik liefert ➢ Kap. 2.

Manuelle Untersuchung

Bei einer leichten Dysfunktion sind verminderte segmentale aktive oder passive Bewegungen in die Schlussrichtung evtl. die einzigen eindeutigen Auffälligkeiten im Interface. Selbst bei Störungen mittlerer Intensität reproduzieren passive Tests i.d.R. nicht alle Symptome des Patienten vollständig. Die Symptome können jedoch manchmal durch Untersuchungen des Interfaces in Kombination mit neurodynamischen Tests ausgelöst werden, z.B. die Kombination von passiver ipsilateraler Seitneigung und Straight Leg Raise bei einer lumbalen Problematik. Zeigt sich eine Dysfunktion deutlicher, kann die Einschränkung der Schlussbewegungen leicht entdeckt werden, da diese die Symptome des Patienten reproduziert, zumindest diejenigen, die in Zusammenhang mit der Problematik stehen.

Fallbeispiel

Dysfunktion des reduzierten Schließens
Klinische Merkmale

Ein Patient mittleren Alters mit einer Störung der zervikalen Gelenke stellt ein gutes Beispiel für diese Art der Interfacedysfunktion dar. Nachdem er einen Nachmittag damit verbracht hatte, die Decke zu streichen, bekam er abends Schmerzen und ein Nadelstechen in der rechten Nackenregion, am ipsilateralen Unterarm und an der gleichseitigen Hand. Er hatte diese Aktivität nie zuvor ausgeführt und ertrug die Nackenbeschwerden mehrere Stunden lang. Interessanterweise konnte der Patient am Abend ohne Probleme im Bett ein Buch lesen (die dabei vermutlich entstehende Flexion der Halswirbelsäule ist eine *öffnende* Bewegung).

Etwa 18 Monate zuvor erlitt der Patient beim freizeitlichen Fußballspielen eine Nackenverletzung durch einen schweren Sturz auf seine rechte Schulter, was für die rechte Seite einen Schlussmechanismus darstellte.

Bei der physischen Untersuchung konnten die distalen Symptome des Patienten im Sitzen durch eine zervikale Extension, ipsilaterale Flexion und gleichseitige Rotation reproduziert werden. Der MNT1 war auf der betroffenen Seite nur leicht unangenehmer und geringfügig fester als auf der asymptomatischen Seite. Im Segment C5/C6 lag eine Einschränkung der passiven Seitneigung nach rechts vor, da die Bewegung jedoch in Rückenlage, also ohne Belastung durch die Schwerkraft, ausgeführt wurde, löste sie die distalen Symptome nicht aus. Der neurologische Status war normal. Die Palpation der Nackenregion ergab eine Verdickung und Empfindlichkeit der rechten hinteren Intervertebralgelenke und Laminae von C4/C5/C6 und erzeugte eine leichte Erhöhung der lokalen Muskelspannung, insbesondere im Bereich von C5/C6.

Analyse

Der Patient war Rechtshänder, und die Problematik könnte dadurch ausgelöst worden sein, dass er beim Streichen nach rechts und nach oben schaute. Für die Nervenwurzel C6 entspricht dies einer sich wiederholenden Aktivität in die Schlussrichtung. In Kombination mit der asymptomatischen Schlussdysfunktion durch die Verletzung beim Fußballspielen hat diese wahrscheinlich eine Entzündung, Schwellung und gesteigerte Mechanosensitivität der Nervenwurzel verursacht. Eine bereits bestehende Bandscheibenvorwölbung oder eine Verdickung des hinteren Intervertebralgelenks könnten die Problematik begünstigt haben. Bis zu diesem Zeitpunkt waren allerdings keine radiologischen Untersuchungen durchgeführt worden.

MERKE

1. Die Symptome waren
   a. gut lokalisierbar
   b. durch Schlussbewegungen reproduzierbar
   c. verbunden mit einer vorangegangenen Schlussproblematik
   d. scheinbar durch eine Dysfunktion des reduzierten Schließens verursacht.
2. Die auffälligen physischen Zeichen wiesen hauptsächlich auf das Interface hin, bei nur wenigen neuralen Zeichen.

Vermehrtes Schließen

Symptome und Symptomverhalten

Die Symptome einer Dysfunktion des vermehrten Schließens werden ebenfalls durch Schlussbewegungen provoziert. Der Unterschied zwischen dieser Störung und der des reduzierten Schließens ist jedoch, dass das Ausmaß des Schließens vermehrt ist. Folglich existieren Elemente einer Hypermobilität, einer Instabilität oder einer habituellen Schlussbewegung. Eine häufige Form dieser Problematik ist die hyperlordotische Lendenwirbelsäule, die beim Stehen, Gehen und Laufen mit Rückenschmerzen reagiert. Die abdominale und gluteale Muskulatur des Patienten hält die Lendenwirbelsäule nicht ausreichend in einer neutralen Position. Dadurch können ungünstige Kräfte auf die neuralen Elemente des Spinalkanals und die intervertebralen Foramina einwirken. Ein weiteres Beispiel ist ein Fall, in dem ein im Schlaf zu lange in Flexion gehaltener Ellenbogen die Symptome eines Kubitaltunnelsyndroms auslöst. Obwohl der Zustand des N. ulnaris normal ist und er normalen Kräften ausgesetzt ist (die Flexion des Ellenbogens ist eine normale Bewegung), wird der Nerv zu lange komprimiert. Dies stellt, bedingt durch die lange Zeitdauer, ein Problem des vermehrten Schließenes dar und kann leicht behandelt werden.

Bei muskuloskeletalen Instabilitäten können die Nerven übermäßig starken Kräften ausgesetzt sein und benötigen Schutz. Ein Beispiel hierfür ist eine Instabilität im Bereich des Os lunatum. Bei einem positiven Watson-Test kann der N. medianus durch die knöchernen Bewegungen exzessiven Kräften ausgesetzt sein.

Historie

Bei der Dysfunktion des vermehrten Schließens fand man in der Vergangenheit häufig habituelle Körperbewegungen oder Fehlhaltungen. Diese beziehen sich darauf, wie die Person ihren Körper bei den alltäglichen Verrichtungen einsetzt und bewegt. Es kann sein, dass die Strukturen des Körpers normal sind, aber in unangemessener Weise bewegt werden, sodass es zu neuralen Irritationen kommt. Manchmal bestand vorher ein Trauma, oder es zeigten sich Merkmale einer Instabilität.

MERKE

Die provozierende Bewegung ist eine Schlussbewegung. Sie ist bzgl. des Bewegungsausmaßes, der Frequenz oder der Dauer übertrieben.

Physische Befunde

Aktive Bewegungen und Haltung

Eine Analyse der Haltung und der funktionellen Bewegungen kann ergeben, dass die vom Patienten genutzte neutrale Zone der Bewegung in Richtung der Schlussposition verschoben ist. Dies führt im Vergleich zum Normalfall zu länger andauernden oder sich wiederholenden Schlussbewegungen. Erneut wird sich an der hyperlordotischen Lendenwirbelsäule im Stand eine verstärkte Lordose zeigen, und die aktive Beckenkippung und Beckenaufrichtung wird ungleich sein (➤ Abb. 4.1).

Bei isolierter Untersuchung scheinen die öffnenden und schließenden Bewegungen relativ normal zu sein, auch wenn es relative Unregelmäßigkeiten gibt. Wenn diese Bewegungen unauffällig sind, sollte auch an habituelle Schlussbewegungen und eine Hypersensitivität der lokalen Strukturen aufgrund einer mechanischen Irritation gedacht werden. Sind die aktiven Bewegungen in die Schlussrichtung größer als normalerweise erwartet, kann dem eine Instabilität zugrunde liegen. Dies gilt insbesondere dann, wenn die vergrößerte Bewegung gut lokalisierbar ist und mit einem vorherigen Trauma oder Krankheitsgeschehen, z.B. einer Arthritis oder Arthrose, in Zusammenhang steht.

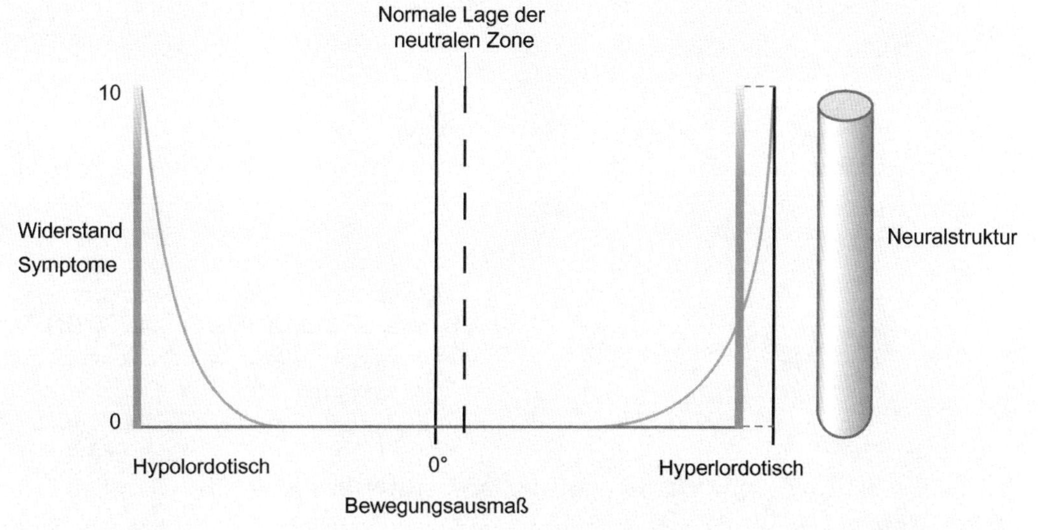

Abb. 4.1: Bewegungs-/Haltungsdiagramm einer hyperlordotischen Lendenwirbelsäule. Das Becken ist gekippt, wodurch es zu einem vermehrten Schließen um die lumbalen Nervenwurzeln kommt. Die durchschnittliche neutrale Zone wandert in Richtung der Nervenwurzeln.

Manuelle Untersuchung

Die manuelle Untersuchung der Bewegungssegmente zeigt bei Dysfunktionen des vermehrten Schließens oftmals keine physischen Auffälligkeiten oder vermehrte segmentale Beweglichkeit.

Palpation

Die Palpation der betroffenen Segmente ergibt bei dieser Dysfunktion häufig eine lokale Empfindlichkeit und eine leichte Muskelschutzspannung. Wenn sie nicht stark gereizt sind, können sich die Strukturen auch relativ normal anfühlen.

Neurodynamische Untersuchung

Bei einer Dysfunktion des vermehrten Schließens sind die Reaktionen auf neurodynamische Tests oft normal oder nur wenig auffällig. Vermutlich entsteht die Problematik eher durch eine vorübergehende mechanische Irritation als durch eine anhaltende Kompression oder Pathologie, und die Neuralstrukturen sind keinen großen Belastungen bei den Tests ausgesetzt. Manchmal ist es erforderlich, die neurodynamische Bewegungsfolge zu modifizieren und gleichzeitig Tests der Neurodynamik und des Interfaces durchzuführen, um versteckte Pathodynamiken des Nervensystems zu entdecken.

4.2.3 Öffnungs-Dysfunktionen

Reduziertes Öffnen

Subjektive Befunde

Symptome und Symptomverhalten

Die üblichen Symptome einer Dysfunktion des reduzierten Öffnens sind lokale Schmerzen mit oder ohne Ausstrahlungen. Öffnende Bewegungen provozieren die Symptome des Patienten und sind typischerweise eingeschränkt.

Historie

Oft gibt es in der Vergangenheit ein Trauma, bei dem der Patient gewaltsam in eine öffnende Position gezwungen wurde. Der Körper reagiert während des folgenden Heilungsprozesses mit einer Entzündung und Muskelschutzspannungen, um öffnende Bewegungen einzuschränken und dadurch weitere Provokationen zu vermeiden. Eine mögliche Ursache kann eine Aktivität sein, bei der es zu habituell öffnenden Bewegungen kommt. Diese wirkt als Stimulus für diese Art der Dysfunktion und führt zu mechanischen Irritationen.

Ein Beispiel ist die Halswirbelsäule, die bei einem Autounfall, bei dem das Fahrzeug seitlich an einen Baum oder Felsen prallt, in die kontralaterale Seitneigung gezwungen wird. Der Kopf bewegt sich weiterhin zur Seite, während der Körper abgebremst wird. Dies führt zu einer forcierten Seitneigung.

Physische Befunde

Schutzdeformitäten und Haltung

Wenn die Wirbelsäule betroffen ist, kann die Dysfunktion des reduzierten Öffnens eine Schutzdeformität im Sinne einer ipsilateralen Seitneigung hervorrufen. Dies steht im Gegensatz zur Dysfunktion des reduzierten Schließens, die eine Schutzdeformität in die kontralaterale Richtung verursachen kann. Dysfunktionen des reduzierten Öffnens können sich ebenso wie andere Deformitäten über mehrere Segmente erstrecken, oder sie können auf ein bestimmtes Segment begrenzt sein. Die Deformität wird speziell dafür geschaffen, um die Spannung der Gewebe des Interfaces und des Neuralsystems zu verringern. Die Problematik des reduzierten Öffnens kann sich auch auf einen Zug an den Neuralstrukturen beziehen, wenn diese aufgrund einer Verletzung oder mechanischen Irritation hypersensitiv sind. Folglich kann man sagen, dass es bei dieser Störung eine Spannungskomponente gibt, was den Begriff der „Spannungsdysfunktion" plausibel macht. Dies hängt davon ab, ob das Interface oder die neurale Struktur das klinische Bild dominiert. In schwersten Fällen geht die ipsilaterale Seitneigung oft mit anderen kompensatorischen Bewegungen einher, beispielsweise mit Elevation der Skapula bei einer Zervikobrachialgie, mit Zahnradphänomen beim Straight-Leg-Raise-Test oder mit Hüftaußenrotation bei lumbalen Störungen.

Manuelle Untersuchung

Die manuelle Untersuchung des mechanischen Interfaces durch passive physiologische Bewegungen und passive Zusatzbewegungen zeigt ein vermindertes Öffnen. Manchmal reproduzieren diese Bewegungen die Symptome des Patienten. Da sich der Patient jedoch bei dieser Untersuchung bzgl. der Schwerkraft meist in einer entlastenden Position befindet, ist das einzige physische Zeichen evtl. eine eingeschränkte Beweglichkeit.

Palpation

Bei einer Dysfunktion des reduzierten Öffnens finden sich häufig Veränderungen der Interfacestrukturen. Palpabel sind Empfindlichkeiten, erhöhte Muskelspannungen und lokale Verdickungen. Entscheidend ist, dass die spürbaren Veränderungen bei einer verminderten Öffnung des Interfaces in den Strukturen liegen müssen, deren Funktion es ist, diese Öffnung zu begrenzen. An der Lendenwirbelsäule kann eine verminderte Öffnung der Segmente L4/S1 z.B. mit einer Empfindlichkeit und erhöhten Spannung des ipsilateralen M. erector spinae einhergehen, da diese Muskeln die kontralaterale Seitneigung zum Schutz der neuralen Elemente einschränken.

Neurodynamische Untersuchung

Die Wahrscheinlichkeit auffälliger neuodynamischer Tests ist bei Problematiken des reduzierten Öffnens höher als bei vielen anderen Arten von Interfacedysfunktionen. Dies liegt daran, dass eine Öffnung häufig die Spannung in den neuralen Geweben erhöht und sensitivierte neurale Gewebe durch öffnende Bewegungen und Haltungen provoziert werden. Daher beinhaltet die Dysfunktion des reduzierten Öffnens oftmals eine neurale Komponente.

Fallbeispiel

Diagnose einer Dysfunktion des reduzierten Öffnens

Historie und Symptome

Ein Mann in den späten Dreißigern stürzte beim Fußballspielen mit hoher Geschwindigkeit auf die rechte Schulter. Er erlitt eine Hautabschürfung über dem Akromioklavikulargelenk, und es bildete sich ein Hämatom in der ipsilateralen parietalen Kopfregion. Noch während des Aufpralls verspürte der Mann einen starken brennenden Schmerz, der sich von der rechten Seite der Halswirbelsäule über die Schulter entlang des Dermatoms C6 bis in den Daumen ausbreitete. Unmittelbar danach bemerkte er eine Lähmung seines Arms, insbesondere den Verlust der aktiven Abduktion und Außenrotation der Schulter, der Flexion und Extension des Ellenbogens, der Supination und Flexion von Handgelenk und Fingern. Man bezeichnet dies als „schmerzhaften Schlag".

Bei der physischen Untersuchung deckten sich die neurologischen Veränderungen mit denen einer vermischten Läsion des Plexus brachialis, wobei sich der Schwerpunkt auf den Spinalnerv C6 konzentrierte. Diese Läsion entstand wahrscheinlich durch eine extreme kontralaterale Seitneigung während der gewaltsamen Depression der Schulter bei dem Unfall. Die neurologischen Defizite wurden durch Untersuchungen der Nervenleitgeschwindigkeit bestätigt, auch wenn eine Magnetresonanztomographie (MRT) keine Auffälligkeiten des Plexus brachialis zeigte. Die röntgenologische Untersuchung ergab lediglich eine Verminderung des Bandscheibenzwischenraumes in den Segmenten C5/C6 und C6/C7. Interessanterweise waren die neurodynamischen Tests unauffällig.

Zwei Jahre später bestanden die Hauptprobleme des Patienten in einer unvollständigen Erholung der Muskelkraft, begleitet von einer Schwäche der Handgelenksextensoren bei starker Beanspruchung des Arms und einem unveränderten konstanten Sensibilitätsverlust. Außerdem empfand er eine dysästhetische Taubheit in der Spitze des rechten Daumens und Schmerzen im Daumen, wenn er warme Objekte berührte (vermutlich durch eine temperaturabhängige Allodynie aufgrund einer zentralen Sensitivierung).

Zu diesem Zeitpunkt aber waren die Hauptsymptome des Patienten die Schmerzen und Steifigkeit an der rechten Seite der Halswirbelsäule, die durch anhaltende Flexion oder Rotation nach rechts ausgelöst wurden. Wenn diese Symptome verstärkt auftraten, entwickelte sich eine ipsilaterale Seitneigung, deren manuelle Korrektur seine rechtsseitigen Schulter- und Nackenschmerzen reproduzierte. Etwa während der ersten sechs Monate nach dem Unfall kam es nur zu leicht ausgeprägten Nackenschmerzen und Steifigkeit, und diese Symptome traten eine Zeit lang überhaupt nicht auf. Im Gegensatz dazu waren die Symptome im Bereich der Halswirbelsäule nun sehr viel deutlicher, so als würde sich schleichend eine zusätzliche Nackenproblematik entwickeln. Tatsächlich war dies für den Patienten der Anlass, weitere medizinische Beratung einzuholen und sich für ein MRT der Halswirbelsäule und des Nackens zu entscheiden.

Das MRT der Halswirbelsäule zeigte linksseitige (kontralaterale) verknöcherte Vorwölbungen der Bandscheiben C5/C6/C7, die am Rückenmark eine Einbuchtung verursachten und es auf die symptomatische Seite drängten. Des Weiteren fand sich auf der linken Seite eine foraminale Stenose C5/C6/C7, durch die ein Druck auf die linksseitigen Nervenwurzeln C5/C6/C7 entstand. Überraschenderweise hatte der Patient auf der linken Seite niemals irgendwelche Symptome verspürt!

Die wesentlichen physischen Befunde der manuellen Untersuchung und Palpation bestanden in diesem Stadium aus einer Steifigkeit der kontralateralen Seitneigung, Schmerzen und Steifigkeit im Bereich von C4–C7 auf der rechten Seite und Verspannungen und Empfindlichkeit des M. trapezius descendens und der Mm. scaleni. Zu dieser Zeit glichen die neurologischen Veränderungen denen zu Beginn der Problematik. In ihrer Art und Verteilung waren sie jedoch weniger schwerwiegend. Mit Außnahme längeren Schreibens und schweren Hebens, das zu einer Schwäche der Muskulatur führte, konnte der Patient seine täglichen Aktivitäten normal ausüben. Er war Physiotherapeut. Während des MNT1 verspürte er ein leicht unangenehmes Gefühl im gesamten oberen Quadranten, und dieses Symptom verringerte sich durch die Auflösung der Handgelenksextension. Zuzeiten verstärkter Schmerzen konnte ein Zusammenhang zwischen der Entwicklung einer ipsilateralen Seitneigung und einer geringfügigen Verschlechterung der neurodynamischen Tests festgestellt werden. In solchen Phasen reproduzierte der MNT1 Teile der rechtsseitigen Nackenschmerzen, doch der Test war weder deutlich fester noch im Bewegungsausmaß eingeschränkt. Die größte Spannung entstand bei Skapuladepression und kontralateraler Seitneigung. In beiden Fällen veränderte sich die Spannung durch Bewegungen des Handgelenks am Bewegungsende des Tests (positiv im Sinne einer strukturellen Differenzierung). Der Zusammenhang zwischen ipsilateraler Seitneigung und MNT1 war bei der Eingangsuntersuchung des Patienten nicht feststellbar.

Interpretation

Bei diesem Fall handelt es sich um eine Dysfunktion des reduzierten Schließens, ausgelöst durch ein Trauma in die öffnende Richtung. Obwohl es sich eindeutig um eine neurale Problematik handelt, ist die mechanische Funktionalität der Nerven recht gut. Die meisten mechanischen Befunde betreffen das Interface und zeigen sich in Form lokaler muskuloskeletaler Veränderungen und intermittierender ipsilateraler Seitneigung. Es ist wahrscheinlich, dass die forcierte kontralaterale Seitneigung beim Unfall die Bandscheibenvorwölbungen auf der linken Seite erzeugte. Diese waren zunächst asymptomatisch, bis der Patient vier Jahre nach der Verletzung bei intensiver bzw. sich häufig wiederholender Beanspruchung des Arms eine Schwäche der linksseitigen Handgelenksextensoren verspürte. Offenbar hatte die Verletzung einen pathologischen Prozess im Interface in Gang gebracht, der sich schleichend weiterentwickelte und zu signifikanten Veränderungen im Interface bei gleichzeitig nur unterschwelligen neurodynamischen Auffälligkeiten führte. Das Verhalten bei den neurodynamischen Tests stand in engerer Verbindung mit der Interfaceproblematik auf der rechten Seite der Halswirbelsäule als mit den neurologischen Problemen am Plexus brachialis.

Vermehrtes Öffnen

Subjektive Befunde

Symptome und Symptomverhalten

Die Symptome einer Dysfunktion des vermehrten Öffnens sind denen anderer Interfacedysfunktionen in vielerlei Hinsicht ähnlich. Es kommt zu ziehenden und schmerzhaften Empfindungen, die häufig in der Region der betroffenen Struktur auftreten, und es können sich ausstrahlende Schmerzen entwickeln. Die Symptome werden zumindest teilweise durch öffnende Bewegungen provoziert, da es dabei zu einer erhöhten Spannung in den muskuloskeletalen und neuralen Geweben kommt. Die Problematik umfasst häufig Aspekte einer Hypermobilität, unangemessener Beanspruchung oder extremer Haltungen. Bei dieser Art der Störung kann es zu Dysästhesien sowie zu Empfindungen wie Nadelstechen und Taubheit kommen, was jedoch seltener der Fall ist als bei einer Dysfunktion des Schließens. Die Symptome sind i.d.R. intermittierend und hängen davon ab, welche provozierenden Bewegungen der Patient ausführt. Die neurologischen Auffälligkeiten sind oftmals subtil. Häufig ist eine detaillierte physische Untersuchung angezeigt, die verschiedene Optionen der neurodynamischen Sequenzierung berücksichtigt.

Historie

Die Dysfunktion des vermehrten Öffnens kann ganz allgemein in zwei Arten unterteilt werden. Die erste Art bezieht sich auf eine traumatische Dehnung der neuralen und muskuloskeletalen Gewebe in eine öffnende Richtung. Dadurch kommt es zu einer Entzündung und Hypersensitivität. Die zweite Art bezieht sich auf habituelle oder unangemessene Beanspruchungen und wird manchmal mit Hypermobilitäten oder Instabilitäten in eine öffnende Richtung in Verbindung gebracht. In diesem Fall berichtet der Patient evtl. nicht von einer besonderen Verletzung in der Vergangenheit.

Physische Befunde

Schutzdeformitäten und Haltung

Per Definition treten bei dieser Störung keine Schutzdeformitäten in öffnende Richtungen auf. Im Gegenteil, die öffnenden Bewegungen sind vergrößert, da dies ja die Problematik verursacht. An der Halswirbelsäule tritt diese Dysfunktion häufig auf, wobei kontralaterale Seitneigung und Rotation hypermobil sind und eine Spannung im Plexus brachialis erzeugen. Typisch dafür wäre eine dünne Frau, deren Hals aufgrund tief stehender Schultern und einem hypoaktiven M. trapezius descendens auffallend lang wirkt.

Manuelle Untersuchung

Die manuelle Untersuchung durch passive physiologische Bewegungen und passive Zusatzbewegungen zeigt i.d.R. eine sehr gute Beweglichkeit und Hypermobilität in Richtung der Öffnung. An den Extremitäten kann die Dysfunktion der vermehrten Öffnung z.B. bei häufigen Inversionstraumen oder anderen Hypermobilitätssysndromen auftreten.

Palpation

Oft sind bestimmte irritierte Bereiche empfindlich, da die Hypermobilität eine mechanische Irritation der relevanten Strukturen mit sich bringt. Bei den Patienten liegt der empfindliche Bereich oftmals entlang des Gelenkspalts, unabhängig davon, ob eine Problematik der Wirbelsäule oder der Extremitäten besteht. Normalerweise ist die Empfindlichkeit im spezifischen Bereich der Irritation lokalisiert. Eine Palpation der Nerven kann eine Überempfindlichkeit entlang ihres Verlaufs zeigen, ausgehend von der irritierten Region.

Neurodynamische Untersuchung

Bei dieser Dysfunktion sind neurodynamische Tests oft unauffällig, oder sie zeigen nur geringfügige Abweichungen. Hier kann es wichtig sein, die neurodynamische Sequenz zu verändern, um gleichzeitig das Interface und das Neuralsystem zu testen (Level-3c-Test; ➢ Kap. 6).

4.2.4 Pathoanatomische Dysfunktionen

Pathologien erforden als Ursache für Pathoneurodynamiken aus verschiedenen Gründen eine besondere Aufmerksamkeit.

1. Anatomische Abnormalitäten des muskuloskeletalen oder neuralen Systems können bewegungsabhängige Schmerzen verursachen, was für Therapeuten von besonderer Bedeutung ist.
2. Identifizierung der Pathologien und angemessene Behandlung der Patienten sollten so früh wie möglich in die Wege geleitet werden.
3. Manchmal kann eine vorhandene Pathologie Anlass zu einer schlechten Prognose geben oder die Möglichkeit einer Schädigung durch manuelle Behandlungen in den Vordergrund rücken. Dementsprechend ist es von Bedeutung, dass der Praktiker ein Verständnis für die Basis der Neuropathodynamik erlangt (Elvey 1998).

Eine typische Darstellung der pathoanatomischen diagnostischen Kategorie ist die ulnare Neuritis, die zu einer auffälligen Reaktion bei den neuroynamischen Tests des N. ulnaris führt. Im Allgemeinen können Nervenproblematiken durch eine Vielzahl von Pathologien verursacht werden, z.B. durch abnormale Sehnen, über dem Nerv liegendes Narbengewebe, aus benachbarten Gelenken hervorstehende Ganglien oder auch durch einen Pancoast-Tumor (Shacklock 1996; Elvey 1998). An der Wirbelsäule können entsprechend Problematiken durch Vorwölbungen der Bandscheiben, geschwollene oder degenerative posteriore Intervertebralgelenke, Stenosen oder Spondylolisthesen in Verbindung mit Instabilitäten und neuralen Irritationen entstehen. Außerdem müssen auch immer ernstere Pathologien in Betracht gezogen werden wie z.B. Hämatome, Meningiome, knöcherne Störungen und maligne Prozesse.

Subjektive Merkmale

Symptome

Qualität

Symptome pathoanatomischen Ursprungs können sehr stark variieren und werden neben anderen biopsychosozialen Faktoren von der Struktur beeinflusst, in der die Pathologie lokalisiert ist. Die Symptome haben typischerweise eine ziehende und schmerzende Qualität und können mit Dysästhesien, Parästhesien und Sensibilitätsverlust einhergehen. Es ist entscheidend für den Leser zu verstehen, dass die Qualität der Symptome nicht notwendigerweise einen Hinweis darüber liefern wird, ob diesen Symptomen eine Pathologie zugrunde liegt. Bevor wichtige und wegweisende klinische Entscheidungen getroffen werden können, muss das gesamte klinische Bild erfasst werden.

Verteilung

Die Verteilung der Symptome eines pathoanatomischen Problems unterscheidet sich meist nicht von der einer anderen Problematik des Interfaces oder des Neuralsystems, weil bei allen Dysfunktionsarten die gleichen nozigenen Mechanismen wirken. Allerdings lösen Pathologien wie maligne Prozesse oder Amyotrophien manchmal diffusere neurologische Veränderungen aus. Weit verteilte neurologische Zeichen sollten daher hinsichtlich einer möglichen Pathologie den Verdacht des Therapeuten erregen. Ein exzellentes Buch über pathologische Ursachen für muskuloskeletale Schmerzen stammt von Boissonnault (1994).

Symptomverhalten

Die Symptome einer pathoanatomischen Problematik werden häufig durch dieselben Vorgänge provoziert wie die anderer Interfacedysfunktionen, je nachdem, welche Struktur betroffen ist, und in welche Kategorie der Dysfunktionen sie einzuordnen ist. Dies macht es schwierig, zwischen einer Pathologie und einer gutartigen Störung als Ursache der Symptome zu unterscheiden. Pathologische Störungen wie z.B. maligne Prozesse in der Wirbelsäule verursachen jedoch häufig Symptome, die hartnäckig, progressiv oder konstant sind und die manchmal nicht mit Bewegungen und Haltungen in Verbindung zu bringen sind (> Tab. 4.1).

Historie

Die Symptome pathoanatomischer Störungen beginnen oft schleichend und sind progressiv. Häufig gibt es in der Vorgeschichte keinen mechanischen Auslöser bzw. einen Auslöser, der eigentlich relativ harmlos war und die Problematik lediglich das „entscheidende Bisschen“ vorangetrieben hat. Um pathoanatomische Störungen miteinzubeziehen, ist es essenziell, den Patienten zu seinem allgemeinen Gesundheitszustand, der medizinischen Vorgeschichte und über durchgeführte medizinische Tests zu befragen. Wenn bisher keine medizinische Untersuchung stattgefunden hat, sollte man den Patienten an einen Arzt weiterleiten. Auch eine mangelnde Verbesserung der Problematik ist ein Warnzeichen dafür, dass ein pathologisches Problem die Ursache für die Symptome sein könnte.

Tab. 4.1: Zusammenfassung der klinischen Merkmale von Dysfunktionen des mechanischen Interfaces

<table>
<tr><th colspan="2">Mechanische Interfacedysfunktionen im Allgemeinen</th></tr>
<tr><td colspan="2">Symptome und Symptomverhalten
• Ziehende und schmerzhafte Empfindungen stehen mehr im Vordergrund als Dysästhesien.
• Symptome treten im Gebiet der betroffenen muskuloskeletalen Struktur ± neuralen Struktur auf.
• Symptome werden durch Bewegungen des Interfaces provoziert, die mit der spezifischen Dysfunktion in Zusammenhang stehen, z.B. Öffnen/Schließen.
• Häufig ist eine entzündliche oder degenerative Komponente vorhanden.
Historie
• Krankheitsprozess, Trauma oder habituell irritierende Bewegungen des Interfaces.
Physische Untersuchung
• Interfacebefunde sind auffälliger als Befunde des Nervensystems.
• Neurodynamische Tests zeigen häufig nur verdeckte Auffälligkeiten (> Kap. 5).</td></tr>
<tr><td>Reduziertes Schließen
• Schlussbewegungen provozieren Symptome (aktiv und/oder passiv)
• Schlussbewegungen häufig eingeschränkt
• Kontralaterale Schutzseitneigung möglich
• Pathologie, Krankheitsprozess oder Verschiebung der Bandscheibe eher wahrscheinlich</td><td>Vermehrtes Schließen
• Schlussbewegungen i.d.R. nicht stark eingeschränkt
• Oft hypermobil in die Schlussrichtung
• Keine Schutzseitneigung
• Häufig habituelle Bewegungen oder Haltungen in schließende Richtung</td></tr>
<tr><td>Reduziertes Öffnen
• Öffnende Bewegungen provozieren Schmerzen
• Ipsilaterale Schutzseitneigung möglich
• Trauma oder Dysfunktion in öffnende Richtung
• Neurodynamische Tests sind oft auffällig</td><td>Vermehrtes Öffnen
• Durch öffnende Bewegungen provozierbar
• Oft hypermobile/haltungsbedingte/sich wiederholende Komponente
• Neurodynamische Tests häufig normal bzw. nur geringfügige Auffälligkeiten vorhanden</td></tr>
</table>

4.2.5 Pathophysiologische Dysfunktionen

Symptome und Symptomverhalten

Pathophysiologische Problematiken des Interfaces sind eng mit allen anderen Formen der Interfaceproblematiken verbunden, da mechanische Störungen generell mit der Physiologie des muskuloskeletalen Systems im Zusammenhang stehen. So kann z.B. eine Verletzung oder Dysfunktion einer muskuloskeletalen Struktur physiologische Veränderungen hervorrufen, indem es zu einer Entzündungsreaktion und über einen längeren Zeitraum hinweg zu degenerativen Prozessen kommt.

Schmerzen sind das wesentliche Symptom von Entzündungen. Ein typisches Merkmal des Symptomverhaltens bei Entzündungen ist das zirkadiane Muster des Schmerzes. Nächtliche Schmerzen oder morgendliche Steifigkeit deuten auf eine Entzündung hin. Sehr oft kommt es auch während oder nach Ruhephasen zu einer Verstärkung der Schmerzen, die sich durch leichte wiederholte Bewegungen wieder lindern. Aufgrund ihrer chemischen Natur können die Schmerzen konstant sein, auch wenn sie sich durch Bewegungen, Haltungen oder zu bestimmten Tageszeiten verändern.

Schmerzen aufgrund degenerativer Veränderungen werden oftmals durch Bewegungen und gleichförmige Haltungen provoziert, und sie verstärken sich nachts oder in Ruhephasen nicht. Im Gegenteil, in Ruhe kommt es zu einer Linderung degenerativ bedingter Schmerzen.

Historie

Häufig gibt es eine Vorgeschichte mit einer Verletzung oder einer anhaltenden mechanischen Dysfunktion. Es können außerdem radiologische Hinweise auf eine pathologische Veränderung des Interfaces vorliegen wie z.B. verminderte Zwischenwirbelabstände, Vorwölbungen der Bandscheiben oder geschwollene Gelenke. Manchmal ist ein rheumatisches Problem vorhanden, bei dem entzündete muskuloskeletale Strukturen das Nervensystem beeinflussen. Das Karpaltunnelsyndrom ist ein solcher Fall, bei dem eine rheumatische Erkrankung zu geschwollenen Sehnenscheiden führt, die wiederum Druck auf den N. medianus am Handgelenk erzeugen.

Physische Untersuchung

Die Untersuchung des Interfaces wird Veränderungen zeigen, die mit der Pathophysiologie übereinstimmen. Merkmale des Problems können Empfindlichkeit, Bewegungsverlust, Verdickungen, Schwellungen und manchmal eine Reproduktion der Schmerzen sein. Die Untersuchungsergebnisse decken sich mit denen der jeweiligen spezifischen Interfacedysfunktion. Neurodynamische Tests können bei pathophysiologischen Problematiken trügerisch sein. Manchmal können solche Problematiken echte Veränderungen der Neurodynamik hervorrufen, die bei neurodynamischen Tests deutlich werden. Die Schwierigkeit ist, dass entzündliche Problematiken eine zentrale Sensitivierung auslösen können, die dann zu falsch-positiven Ergebnissen der neurodynamischen Tests führt.

Fallbeispiel

Falsch-positive neurodynamische Tests

Ein junger Mann kam wegen seiner Schmerzen in der rechten Leistenregion in unsere Praxis. Andere Symptome gab es nicht. Die Schmerzen hatten am Nachmittag nach einem Eishockeyspiel langsam begonnen. Während des Spiels war er schwer auf die rechte Seite gestürzt, und danach bemerkte er einen leichten Schmerz. Die erste Untersuchung fand zwei Tage nach diesem Vorfall statt. Dabei ergaben die physischen Tests, dass die Hüftbewegungen in alle Richtungen schmerzhaft waren, v.a. die Flexion/Abduktion. Interessanterweise reproduzierte der Prone Knee Bend die Schmerzen, ebenso wie die Dorsalextension des Fußes beim Straight-Leg-Raise-Test und die Flexion der Halswirbelsäule beim Slump-Test. Mechanisch betrachtet machte dies keinen Sinn, denn die Lendenwirbelsäule erwies sich bei der Palpation als vollkommen unauffällig. Zu seinem dritten Termin erschien der Patient bleich, benommen, mit Schweißperlen auf der Stirn. Er wurde zu einer umfassenden medizinischen Untersuchung an seinen Arzt weitergeleitet, und mittels einer Computertomographie wurde ein Abszess im Hüftgelenk entdeckt. Der Abszess wurde chirurgisch drainiert, und alle Symptome des Patienten verschwanden. Dies ist ein Beipiel für ein massives pathophysiologisches Problem, das zu einer zentralen Sensitivierung und zu falsch-positiven neurodynamischen Tests führte. Ähnliches begegnete mir noch einmal bei einem Patienten mit einem Abszess im Os coccygis. Dabei war der Slump-Test auffällig, und das Problem erforderte eine medizinische Behandlung.

4.3 Neurale Dysfuktionen

4.3.1 Neurale Gleitdysfunktion

Bei manchen Gelegenheiten kann ermittelt werden, ob eine Neuropathodynamik mit der Beweglichkeit eines Nervs zusammenhängt, oder ob der Nerv hypersensitiv auf Gleitbewegungen reagiert. Besonders einfach ist dies im Fall des N. peroneus superficialis, der subkutan auf der Dorsalseite des Knöchels verläuft und bei Bewegungen des Fußes in eine transversale Richtung gleitet. Bei Inversionstraumen kann der Nerv auffällige Reaktionen in seinem neurodynamischen Test zeigen (Mauhart 1989), und ich konnte eine eingeschränkte Beweglichkeit des Nervs beobachten. Bei den Patienten, bei denen dies der Fall war, wurde der verringerte Bewegungsausschlag durch eine Vernarbung über dem Sprunggelenk infolge einer ausgeprägten entzündlichen Reaktion verursacht. Ein weiteres Beispiel für ein reduziertes Gleiten, das ich in der Praxis beobachten konnte, ist das eines jungen Mannes, der durch eine Glastür gefallen war. Dabei schnitt er sich an einer großen Scherbe in seinen medialen Arm, und der N. ulnaris wurde vollständig durchtrennt. Der Nerv wurde operativ rekonstruiert, und dem Patienten wurde Physiotherapie verordnet. Bei der Untersuchung konnte man sehen, wie die Narbe, die die Haut mit dem Nerven verband, bei Gleittechniken nach distal und proximal bewegt wurde.

Symptome und Symptomverhalten

Es ist wahrscheinlich, dass es bei einer neuralen Gleitdysfunktion zu ziehenden und schmerzhaften Empfindungen im Problembereich und möglicherweise entlang des Nervenverlaufs kommt. Dies liegt daran, dass der Adhäsionsort den Punkt der größten Belastung der neuralen und umliegenden Bewegungen darstellt. Die Symptome, die im Nervenverlauf auftreten, stehen vermutlich in Zusammenhang mit der Ausbreitung von Stress und Beanspruchung des Nervs. Die Distanz, über die sich die Symptome entlang des Nervensystems ausbreiten, wird vom Ausmaß der Fixation, der Verbreitung von Pathodynamiken und der Sensitivität der Neuralstruktur beeinflusst.

Wenn die Symptome nur durch Verklebungen um die Neuralstruktur ausgelöst werden, sind sie theoretisch intermittierend und mechanisch reproduzierbar, insbesondere durch Bewegungen, die Stress am Adhäsionsort erzeugen. Natürlich können, abhängig von der lokalen Dynamik, Gleit- oder Spannungstechniken an den Neuralstrukturen Symptome hervorrufen. Bei neuralen Gleitdysfunktionen kann es außerdem zu Dys- und Parästhesien kommen.

Historie

Bei Patienten mit einer neuralen Gleitdysfunktion kann eine Interfacedysfunktion aus der Vergangenheit vorliegen. In der Historie finden sich zudem Hinweise auf eine Verklebung von Interface und Neuralsystem wie z.B. sich wiederholende gleichförmige Bewegungen mit einer nachfolgenden entzündlichen Reaktion, begleitet von akuten Schmerzen und Bewegungsverlust.

Physische Befunde

Neurodynamische Tests

Neurodynamische Tests zeigen spezifische Auffälligkeiten, die Praktikern in der Vergangenheit Rätsel aufgaben. Der entscheidende Aspekt ist, dass in einer neurodynamischen Position die Addition einer weiteren neurodynamischen Bewegung zu einer Verringerung der Symptome führt. Zur Illustration dieser Aussage sind mehrere klinische Beispiele erwähnenswert.

Fallbeispiele

1. Neben der Flexion der Halswirbelsäule bewirkt eine zusätzliche Knieextension beim Slump-Test eine Verringerung der Rückenschmerzen im Lendenbereich.
2. Die Flexion der Halswirbelsäule vermindert Symptome, die durch eine Knieextension ausgelöst werden. In beiden Fällen werden die neuralen Elemente zurück in ihre Ausgangsposition bewegt. Auch wenn sich ihre Spannung erhöht hat, wurden sie dadurch aus der provozierenden Richtung zurückgeholt.
3. Beim Piriformissyndrom verringert eine Innenrotation des Hüftgelenks die Schmerzen und ermöglicht ein größeres Bewegungsausmaß des Straight-Leg-Raise-Tests. Möglicherweise wird der N. ischiadicus dabei von einer benachbarten Struktur wegbewegt. Der Patient, an den ich dabei denke, wurde operiert; es wurde eine quer über den N. ischiadicus verlaufende Narbe entdeckt und entfernt.
4. Ein Fersenschmerz, der durch den Straight Leg Raise reproduziert und durch eine Flexion der Zehen noch weiter *verstärkt* wurde. Der Straight Leg Raise zieht den N. tibialis posterior nach proximal, und die Zehenflexion ermöglicht ein weiteres Gleiten nach proximal. Die zugrunde liegende Dysfunktion war demnach vermutlich eine Störung des proximalen Gleitens.
5. Eine zusätzliche kontralaterale Seitneigung der Halswirbelsäule verringert Symptome im oberen Arm.

Palpation

Die betroffene Neuralstruktur ist oft in einem Teil ihres Verlaufs sensitiviert, ausgehend vom Fixationsort und sich nach proximal und distal ausbreitend. Die Palpation kann außerdem zur Untersuchung der lateralen Beweglichkeit der Nerven eingesetzt werden. Bei oberflächlicheren zugänglichen Nerven kann man die Einschränkung der lateralen Beweglichkeit manchmal palpieren und sehen. Teilweise können auch Veränderungen des Gewebes in und um den Nerv festgestellt werden, meist in Form von Schwellungen und Verdickungen.

4.3.2 Neurale Spannungsdysfunktionen

Symptome und Symptomverhalten

Bei neuralen Spannungsdysfunktionen kann es zu ganz unterschiedlichen Symptomen kommen, die von ziehenden und schmerzhaften Empfindungen bis hin zu Nadelstechen und Dysästhesien reichen. Im Endeffekt besteht die Problematik aus einer mangelhaften Verlängerung der Neuralstrukturen oder einer erhöhten Sensitivität gegenüber Spannungen, die durch alltägliche Bewegungen entstehen. Problematisch ist häufig das Ausstrecken einer Extremität, z.B. beim Greifen nach einem Gegenstand, wohingegen Gleitbewegungen eher selten ein Problem sind.

Physische Untersuchung

Aktive und passive Bewegungen

Aktive und passive Bewegungen zeigen ein vermindertes Ausmaß, wenn der Nerv unter Spannung steht. Dies ist ein wichtiger Aspekt, da sich die Bewegungen der zugehörigen Gelenke und Muskeln normalisieren, sobald der Nerv nicht mehr unter Spannung ist.

Neurodynamische Tests

Neurodynamische Tests zeigen ein verringertes Bewegungsausmaß, abweichend von der Norm des Patienten. Außerdem reproduzieren sie oftmals die Symptome des Patienten oder zumindest subtile Abnormalitäten, die als verdeckte auffällige Reaktionen enttarnt werden können (➤ Kap. 5). Spannungsdysfunktionen zeigen bei neurodynamischen Tests häufiger Auffälligkeiten als Hypomobilitätsstörungen, da Spannung der primäre Mechanismus der Standardtests ist. Einschränkungen der spannungsbezogenen Funktionen des Nervensystems können daher leicht ermittelt werden.

Palpation

Bei der Palpation findet sich häufig eine Empfindlichkeit entlang des Verlaufs der Neuralstruktur, da die Spannung auch entlang des Neuraltraktes weitergeleitet wird und mechanische Irritationen, aufgrund der Überbelastung, diffuse Veränderungen hervorrufen können.

4.3.3 Hypermobilität – Instabilität von Nerven

Symptome und Symptomverhalten

Neurale Instabilitäten zeigen sich bei einer Bewegung der Extremität in Form eines springenden Nervs. Das Geräusch des Springens ist dumpf und klingt nicht wie das helle „Knacken" eines Gelenks. Im Gegenteil, es ist sehr dumpf und oft nur vom Patienten hörbar. Wenn das Problem symptomatisch ist, wird das Springen oft von einem lokalen Schmerz oder unangenehmen Gefühl begleitet. In schwereren Fällen kann es zu kurzzeitigem Nadelstechen im Versorgungsgebiet des Nervs kommen.

Das häufigste Beispiel für eine hypermobile/instabile Dysfunktion ist der N. ulnaris, der bei Flexions- und Extensionsbewegungen im Ellenbogen springt. Wenn die Spannung des Nervs von entfernteren Regionen aus erhöht wird, kann es zu einem verstärkten Springen kommen. Häufig wiederholte Bewegungen können eine Entzündung des Nervs bedingen, z.B. eine ulnare Neuritis. Auch im Karpaltunnel kann es zum Springen eines Nervs kommen, wobei Patienten gelegentlich bei Greifbewegungen von einem zupfenden Gefühl am Handgelenk berichten. Dies kann z.B. bei Aktivitäten wie Unkraut jäten auftreten; kurzfristig schießt ein Empfinden wie Nadelstechen in die ersten drei Finger ein. Patienten beschreiben dies manchmal als einen „Schlag in den Fingern". Dasselbe kann bei Kontraktionen der ischiokruralen Muskulatur am N. ischiadicus auftreten, wobei es zu einem Springen und zu einschießenden Symptomen in das Bein kommt.

Physische Untersuchung

Neurodynamische Tests

Neurodynamische Tests können in diesem Zusammenhang normal oder abnormal sein. Wenn der Nerv sensitiviert ist, erhöht sich die Wahrscheinlichkeit abnormaler Tests. Wenn Tests Auffälligkeiten zeigen, kommt es eher zu verdeckten auffälligen Reaktionen als zu offensichtlichen (➤ Kap. 5). Folglich sind die Abweichungen von der Norm eher unterschwellig. Wenn der Nerv nicht sensitiviert ist, sind neurodynamische Tests üblicherweise normal, da es zu keiner besonderen Einschränkung der Nervenbeweglichkeit kommt.

Palpation

Ist der Nerv zugänglich, kann das Springen manchmal palpiert oder gar unter der Haut gesehen werden.

Neurologische Untersuchung

Typischerweise ist die neurologische Untersuchung unauffällig. Ist jedoch die Nervenleitfähigkeit vermindert, kann ein operativer Eingriff notwendig werden. Dies ist der Fall, wenn das Therapieziel, die Nervenbeweglichkeit zu verringern, nicht erreicht werden kann.

4.3.4 Pathoanatomische Dysfunktionen

Symptome und Symptomverhalten

Bei pathoanatomischen Dysfunktionen des Nervensystems kommt es tendenziell zu Symptomen wie Schmerz, Dys- und Parästhesien sowie zu neurologischen Einschränkungen, da die Problematik häufig bis in intraneurale Strukturen, z.B. Axone, Blutgefäße und Nozizeptoren, vordringt. Pathoanatomische Probleme des Nervensystems erzeugen persistierende Symptome, die langfristig gesehen nicht gut auf eine Therapie ansprechen, auch wenn es zu einer vorübergehenden Linderung der Symptome kommen kann. Die Symptome einer Pathoanatomie können durch Bewegungen verstärkt oder verringert werden. Sie entwickeln allerdings auch häufig eine Konstanz und Hartnäckigkeit, die untypisch für gutartige Zustände ist. Persistierende Parästhesien, Sensibilitätsverluste und motorische Schwäche sind Schlüsselsymptome, die eine erhöhte Wachsamkeit erfordern.

Physische Untersuchung

Neurodynamische Tests

Auch wenn bei dieser neuralen Dysfunktion eine Pathologie vorhanden ist, können die Reaktionen auf neurodynamische Tests von deutlich auffällig bis hin zu scheinbar normal reichen. Dies hängt mit der Physiologie der Problematik und den involvierten Schmerzmechanismen zusammen, die ausgesprochen individuell sind. Ich vermute, dass eine Neuropathologie, die eine verminderte Sensitivität der Nerven verursacht, bei neurodynamischen Tests seltener Auffälligkeiten zeigt. Pathologien, die eine Hypersensitivität der Nerven auslösen, bewirken eher abnormale neurodynamische Testergebnisse. In jedem Fall sollten die neurodynamischen Tests in angemessener Art und Weise durchgeführt werden, damit ihre Verbindung mit der Pathologie verständlich wird.

Palpation

Die Palpation kann einen sensitivierten Nerv zeigen. Es ist jedoch unwahrscheinlich, dass durch Palpation die Pathologie entdeckt wird, es sei denn, der Nerv ist ausgesprochen gut zugänglich, und die Veränderungen im Nerv sind sehr ausgeprägt. Ein großes Schwannom im sensorischen Ast des N. radialis z.B. fällt in diese Kategorie.

Neurologische Untersuchung

Die neurologische Untersuchung ist oft auffällig, denn die Pathologie ist häufig im Inneren der Neuralstruktur lokalisiert und kann somit die Leitfähigkeit beeinträchtigen.

Fallbeispiel

Ein Beispiel für eine pathoanatomische Dysfunktion ist der Fall einer Frau mittleren Alters, die wegen eines Nadelstechens in der Achselregion und auf der medialen Armseite bis hinunter zum Ellenbogen zur Behandlung in die Praxis kam. Die neurodynamischen Tests waren geringfügig auffällig. Die neurologische Untersuchung ergab eine verminderte Sensibilität am medialen Arm. Neurodynamische Maßnahmen führten nach jeder Behandlung zu einer Verbesserung ihrer Symptome um 40–50%, aber die Probleme stellten sich jedes Mal innerhalb eines Tages wieder ein. Nach fünf Behandlungen stellte sich keine bleibende Verbesserung ein. Unter Berücksichtigung ihrer Vorgeschichte mit Brustkrebs und einer ipsilateralen Mastektomie wurde sie an ihren Arzt weitergeleitet. Die Magnetresonanztomographie zeigte, dass ein sekundäres malignes Geschehen den Plexus brachialis infiltriert hatte.

4.3.5 Pathophysiologische Dysfunktionen

Übersicht

Pathophysiologische Mechanismen des Nervensystems werden in das Clinical Reasoning miteinbezogen, da sie die Frage nach der Ursache beantworten können. Die Schwierigkeit ergibt sich nicht durch die Frage, ob sie relevant sind, sondern dadurch, dass sie nicht immer spezifisch für das mechanische Problem sind. Als Beispiel ist hier die Tatsache genannt, dass die Überstreckung eines peripheren Nervs bis zu dem Punkt einer leichten Störung des Epineuriums die gleichen physiologischen Veränderungen erzeugt, die auch bei anderen Formen mechanischer Verletzungen auftreten. Überstreckungen führen zu Rupturen des Bindegewebes, intraneuralen Ödemen und Entzündungen, erhöhter Mechanosensitivität und Vernarbungen (Denny-Brown & Doherty 1945; Sunderland 1981). Ebenso wie für einen Patienten mit einem primär kompressionsbedingten Mechanismus, sind Bewegungen für einen Patienten mit einer Neuropathie schmerzhaft. Auch moderate Kompressionen können intraneurale Ödeme, Entzündungen, erhöhte Mechanosensitivität, bewegungsabhängige Schmerzen und Parästhesien auslösen.

Aus therapeutischer Sicht ist es daher von entscheidender Bedeutung, hypothetische physiologische Veränderungen im Zusammenhang mit mechanischen Dysfunktionen zu betrachten. Dementsprechend kann ein Kompressionsproblem als eine Schlussdysfunktion diagnostiziert werden, die verschiedene physiologische Veränderungen des Nervensystems hervorruft. Anhand dieser Veränderungen kann der Praktiker die Effekte der Behandlung beurteilen.

Ein weiterer Grund dafür, die Pathophysiologie miteinzubeziehen, ist die Möglichkeit, dass ein primärer Vorgang aus diesem Bereich verantwortlich für die Symptome ist, die Problematik jedoch nicht im Zusammenhang mit abnormalen mechanischen Funktionen steht. Ein diabetischer Nerv, dessen neurodynamische Tests und palpatorische Befunde unauffällig sind, ist ein gutes Beispiel für diese Aussage. Ein weiteres Beispiel ist ein Patient, der eine direkte und kurzzeitige neurale Kompressionsverletzung erleidet. Anstelle einer bleibenden Interfacedysfunktion handelt es sich evtl. nur um einen isolierten Vorfall, bei dem das Interface seine normale Funktion wiedererlangt. Eine andere Alternative ist eine traumatische Rückenverletzung eines Patienten in Richtung der Flexion, in deren Folge es zu persistierenden radikulären Schmerzen kommt. Es ist möglich, dass die Nervenwurzel noch lange nach Auflösung der muskuloskeletalen Komponente entzündet bleibt.

Die im Zusammenhang mit mechanischen Dysfunktionen entscheidenden Elemente, die es bei Pathophysiologien zu berücksichtigenden gilt, werden in ➢ Kap. 3 beschrieben. Dennoch werden im Folgenden einige Beispiele für die Integration der Physiologie in das Clinical Reasoning beschrieben.

Mechanosensitivität

Dies ist der Schlüsselmechanismus in der klinischen Neurodynamik, denn durch die Mechanosensitivität kann das Nervensystem zu einer Ursache für bewegungsabhängige Schmerzen werden. Sie ist außerdem ein guter Maßstab, an dem sich pathophysiologische Veränderungen beobachten lassen, um Fortschritte zu beurteilen.

Fallbeispiel

Ein Patient stellt sich mit ausstrahlenden Schmerzen in das rechte Bein in der Praxis vor. Es wurde festgestellt, dass sie von der Nervenwurzel S1 ausgehen. Der Straight Leg Raise ist bei 30° eingeschränkt und reproduziert die Schmerzen des Patienten in Rücken, Gesäß und Oberschenkel. An diesem Punkt des Straight-Leg-Raise-Tests beginnt die ischiokrurale Muskulatur sich anzuspannen (Schutzkomponente bei Veränderungen der motorischen Kontrolle), und die isolierte Dorsalextension des Fußes verstärkt den Rückenschmerz. Hinsichtlich der Mechanosensitivität lautet die Analyse, dass die Nervenwurzel sensitiviert ist (aus welchem Grund auch immer) und bei Bewegungen afferente Impulse erzeugt. Die Grenze der Mechanosensitivität wird bei 30° des Straight-Leg-Raise-Tests ermittelt. Nach der Behandlung setzen Schmerz und Schutzspannung der ischiokruralen Muskulatur erst bei 40° des Straight-Leg-Raise-Tests ein. Dementsprechend hat sich die Grenze der Mechanosensitivität um 10° bzw. um 33% verbessert.

Alternativ kann sich das Bewegungsausmaß des Straight-Leg-Raise-Tests, der eine Mechanosensitivität und Muskelschutzspannung zeigt, auch auf 20° verringern. In diesem Fall kann eine Verschlechterung der Radikulopathie eingetreten sein. Dies zeigt jedoch an, dass eine Fortsetzung der Behandlung nicht angebracht ist.

Intraneuraler Druck und intraneurale Durchblutung

Fallbeispiel

Der Fall eines Karpaltunnelsyndroms dient als gutes Beispiel für die Analyse des intraneuralen Drucks im N. medianus am Handgelenk.

Die Patientin berichtet von einer nächtlichen Verschlechterung ihrer Symptome. Eine Empfindung von Nadelstechen weckt sie jede Nacht zwischen drei und fünf Uhr mehrere Male auf. Sie ist gezwungen, die Hand für etwa eine Minute zu schütteln, um Linderung zu bekommen. Nach der Behandlung verschiebt sich die Zeit bis zum ersten Auftreten der Symptome auf vier Uhr nachts, und sie braucht ihre Hand nur noch einige Sekunden lang zu schütteln. Dies kann auf eine deutliche Verbesserung (Verringerung) des intraneuralen Drucks während der Nacht hinweisen und im Zusammenhang mit einem vermehrten venösen Rückfluss und einer verbesserten arteriellen Durchblutung des Nervs stehen. Es ist möglich, dass die Behandlung zur Verringerung des Drucks um den Nerv beigetragen hat, indem sie den Durchfluss durch den Karpaltunnel verbesserte.

4.4 Dysfunktionen der innervierten Gewebe

4.4.1 Dysfunktionen der motorischen Kontrolle

Schutzdysfunktionen

Das wesentliche Merkmal einer schutzbedingten Dysfunktion der motorischen Kontrolle ist, dass die veränderte Muskelaktivität ein Muster aufweist, um eine spezifische Neuralstruktur zu beschützen. Demnach beinhaltet die Diagnostik eine Untersuchung des Nervensystems, um zu bestimmen, welche Neuralstruktur betroffen ist sowie eine Analyse der die Neuralstruktur schützenden muskuloskeletalen Strukturen. Befunde einer erhöhten Muskelspannung und eines gesteigerten Bewegungswiderstandes in den Muskeln, die eine Schutzfunktion einnehmen können, werden mit den Befunden der Muskeln verglichen, die diese Funktion nicht einnehmen können. Eigentlich wird sowohl das muskuloskeletale als auch das neurale System untersucht, um zu bestimmen, ob eine patho*dynamische* Verbindung zwischen diesen beiden besteht. Im Verlauf der Untersuchung dieser Interaktionen bestimmt der Praktiker außerdem, ob die Muskulatur derzeit in einer schützenden Weise aktiv ist, indem er sie einmal unabhängig von neuraler Spannung testet und einmal in einer Position, die eine Spannung in den Nerven erzeugt. Auf diese Weise kann er Unterschiede in der Muskelfunktion feststellen. Bei einer Schutzdysfunktion wird die Aktivität in der neurodynamischen Position größer sein. Obwohl dies ein normales Phänomen ist, wird der Praktiker im Seitenvergleich und mit Kenntnis der normalen und optimalen Funktionen erkennen, dass die betreffende Muskulatur in abnormalen Fällen übermäßig aktiv ist. Mehr noch, eine signifikante Aktivität wird mit der Provokation relevanter Symptome einhergehen.

MERKE

Schlüsselaspekte der physischen Untersuchung

Stufe 1 Die Muskeln werden in einer Position getestet, in der die Spannung im Nervensystem minimal ist.
Stufe 2 Daraufhin werden die Muskeln in einer Position getestet, die eine Spannung im Nervensystem erzeugt. Jede Veränderung der Symptomreaktion und des Bewegungswiderstandes wird notiert. Eine Verstärkung sowohl der Symptomreaktion als auch der Muskelaktivität weist darauf hin, dass dieser eine Schutzfunktion einnimmt. Um dies nicht mit einer normalen Reaktion zu verwechseln, werden die Testergebnisse mit denen der gegenüberliegenden Seite verglichen. Oftmals wird die Untersuchung der nicht betroffenen Seite zuerst durchgeführt, weil dies vor den Tests auf der betroffenen Seite einen guten Hinweis liefert, was für den Patienten normal ist.
Stufe 3 Wenn nötig werden dann zum Vergleich Muskeln getestet, die für die zu testende Neuralstruktur keine Schutzfunktion übernehmen können. Dies ist jedoch meist nicht notwendig.

Fallbeispiel

Ein Patient beschreibt bei längerem Gehen unangenehme krampfartige Empfindungen in der Unterschenkelregion. In der Vergangenheit hatte er Ischiasbeschwerden auf derselben Seite, die jedoch schon seit längerer Zeit kein Problem mehr sind. Der Slump-Test zeigt eine verdeckte abnormale Reaktion (➢ Kap. 5) in Form eines ziehenden Gefühls in der Wade bei der Dorsalextensionskomponente des Tests, das durch die Auflösung der Flexion der Halswirbelsäule verringert wird. Es ist nicht exakt das klinische Symptom des Patienten, aber die richtige Region. Außerdem wirkt die Dorsalextension auf der betroffenen Seite etwas fester als auf der nicht betroffenen. Beim Testen auf der nicht betroffenen Seite verspannt sich die Unterschenkelmuskulatur durch die Flexion der Halswirbelsäule weniger stark, und die Spannung in der Region ist ebenfalls geringer (➢ Abb. 4.2 und ➢ Abb. 4.3).

Dysfunktionen durch Störungen des muskulären Gleichgewichts

Es ist nicht meine Absicht, muskuläre Dysbalancen umfassend zu erörtern. An dieser Stelle geht es in erster Linie darum, zu bestimmen, ob eine Verbindung zwischen muskulären Dysbalancen und Veränderungen der Neurodynamik besteht. Daher ist es bei der physischen Untersuchung entscheidend, die neuralen und muskulären Systeme unter Berücksichtigung ihrer Beziehung zueinander zu testen.

Als Beispiel kann untersucht werden, ob ein schwacher M. trapezius ascendens bei einem neurodynamischen Test noch schwächer wird. In diesem Fall wird eine Kontraktion des M. trapezius ascendens ausgeführt, während der Arm in einer neurodynamischen Position gehalten wird, die für die Problematik des Patienten von Bedeutung ist, z.B. Schulterschmerzen beim Tennisaufschlag. Während die Schulter in der vom Patienten beschriebenen Aufschlagposition gehalten wird, können Ellenbogen, Handgelenk und Finger bis zum Endpunkt des neurodynamischen Tests für den Plexus brachialis gestreckt werden. In dieser Position wird der M. trapezius ascendens aktiv kontrahiert und seine Funktion beobachtet. Wenn sich die Kontraktion durch die neurodynamische Positionierung verändert, besteht eine Verbindung zur Neurodynamik. Das Ergebnis kann mit der gegenüberliegenden Seite verglichen werden, und es können auch elektromyographische Messungen durchgeführt werden. Zusätzlich kann eine Entspannung des M. trapezius descendens erfolgen, um zu beurteilen, ob dies einen Einfluss auf die Ergebnisse des neurodynamischen Tests hat. Auch eine kontralaterale Seitneigung kann ausgeführt werden, um die neurale Komponente zu sensitivieren (➢ Abb. 4.4).

Natürlich gibt es viele Möglichkeiten, eine Problematik der motorischen Kontrolle zu untersuchen und zu behandeln, wenn diese mit Abnormalitäten der Neurodynamik interagieren.

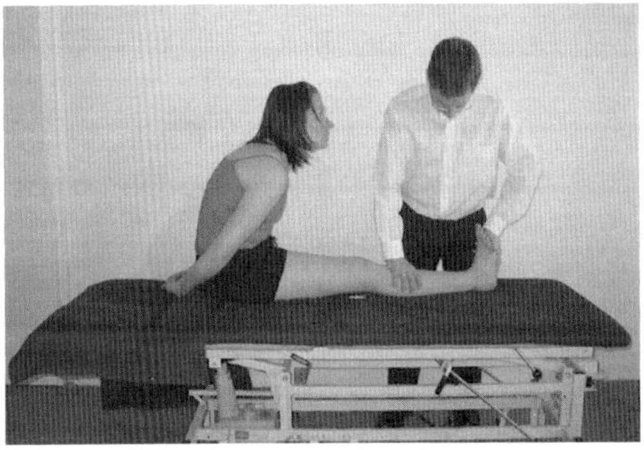

Abb. 4.2: Ausgangsposition für die kombinierten neurodynamischen und muskulären Tests. Slump-Position im Langsitz bei einem Problem der Wadenmuskulatur.

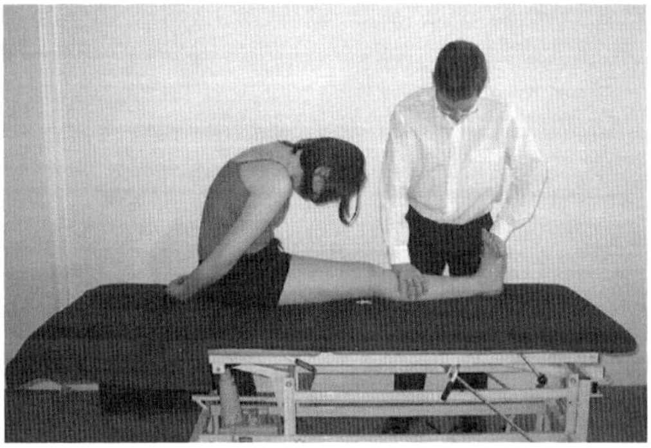

Abb. 4.3: Differenzierende Bewegung zur Untersuchung der Auswirkungen zervikaler Bewegungen auf die muskuläre Reaktion.

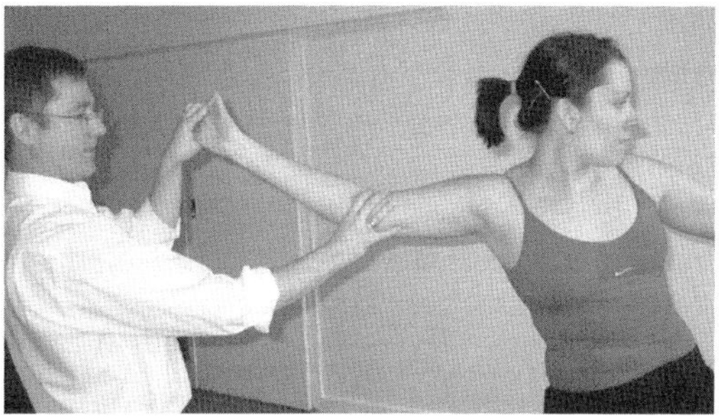

Abb. 4.4: Addition einer neurodynamischen Komponente zu einer funktionellen Bewegung zum Zweck der Differenzierung. Es wird eine Wurfposition eingenommen, bevor zusätzlich die Extension des Handgelenks ausgeführt wird. Optional kann auch eine kontralaterale zervikale Seitneigung eingesetzt werden. Daraufhin können in dieser Position Muskelfunktionstests durchgeführt werden, und die Auswirkungen der neurodynamischen Bewegungen werden beurteilt.

Dysfunktion der lokalisierten Muskelhyperaktivität (alias Trigger-Punkt)

Auch wenn dies nicht immer der Fall ist, glaube ich, dass eine Dysfunktion der lokalisierten Muskelhyperaktivität manchmal infolge einer Neuropathodynamik auftreten kann, wie in > Kap. 3 beschrieben. Wenn dies der Fall ist, gilt es in erster Linie festzustellen, ob eine Übereinstimmung vorhanden ist zwischen dem Muskel, in dem der Trigger-Punkt betroffen ist, und der Neuralstruktur, die den Muskel innerviert. Bei Kopfschmerzen kann z.B. ein Trigger-Punkt im M. rectus capitis vorhanden sein. Damit dies einer Dysfunktion der lokalisierten Muskelhyperaktivität entspricht, muss der Trigger-Punkt eine Verbindung zu einer Empfindlichkeit des N. occipitalis major aufweisen und möglicherweise auch zu einem auffälligen Slump-Test der oberen Halswirbelsäule (> Kap. 9). Ein anderes Beispiel ist die Existenz eines Trigger-Punktes in der Wadenmuskulatur bei einer Radikulopathie von S1. Patienten, bei denen eine Interaktion zwischen Trigger-Punkt und neurodynamischer Problematik besteht, benötigen machmal eine zeitgleiche Behandlung der neuralen und muskulären Komponente.

Muskuläre Hypoaktivität

Es gibt eine Reihe von Ursachen für muskuläre Hypoaktivitäten. Sie können durch zentrale Veränderungen der motorischen Kontrolle aufgrund von Schmerzen verursacht werden. In diesem Fall wird die Problematik in die Kategorie der Dysfunktionen durch Störungen des muskulären Gleichgewichts eingeordnet. Eine andere Ursache ist ein neurologisches Defizit aufgrund einer Neuropathologie, deren Behandlung in diesem Buch nicht beschrieben wird.

Eine besonders relevante Form der muskulären Hypoaktivität wird durch vorübergehende Abnormalitäten der Neurodynamik hervorgerufen. Hier kann es erforderlich sein, das System unmittelbar vor den Muskeltests durch die Ausführung eines neurodynamischen Tests zu sensitivieren. Falls sich dadurch eine muskuläre Hypoaktivität zeigt, ist es evtl. angebracht, diese mittels neurodynamischer Techniken zu behandeln, vorausgesetzt, der Therapeut erkennt die Ursache der Hypoaktivität und kann die Techniken sicher anwenden.

4.4.2 Entzündungsdysfunktionen

Verstärkte Entzündung

Symptome und Symptomverhalten

Symptome einer verstärkten Entzündung sind Schmerzen und Schwellungen im betreffenden Bereich. Die entzündlichen Veränderungen breiten sich eher entlang des Verlaufs der Neuralstruktur aus, also in einer Region, und sind weniger im Gebiet einer spezifischen muskuloskeletalen Struktur lokalisiert. Folglich sollte bei entzündlichen Veränderungen, die keiner spezifischen Struktur zuzuordnen sind und vage und diffus gestreut sind, der Verdacht auf eine neurogene Entzündung aufkommen. Ein weiteres Merkmal neurogener Entzündungen ist, dass Patienten manchmal einen Sensibilitätsverlust im entzündeten Gebiet haben. Dies weist auf eine neurale Dysfunktion hin, die eine verminderte Leitfähigkeit bedingt und gleichzeitig vermehrt efferente

Impulse aussendet, die entzündungsauslösend wirken. Bei einer neurogenen Entzündung werden die Schmerzen durch die Einwirkung mechanischer Kräfte auf die entzündete Region hervorgerufen, genauso wie es bei jedem Entzündungsvorgang der Fall ist. Auch Empfindungen wie Nadelstechen und Taubheit können in der Entzündungsregion wahrgenommen werden. Für ein Fallbeispiel einer Diagnostik und Behandlung bei einer Entzündung in einer muskuloskeletalen Struktur, z.B. der Aponeurosis plantaris, verweise ich an andere Stellen (Shacklock 1995).

Historie

Manchmal gibt es eine Krankheitsgeschichte mit früheren oder aktuellen neuralen Problematiken, beispielsweise Radikulopathien oder ein neurales Kompressionssyndrom. Gleichzeitig können Störungen vorhanden sein, die die Nerven anfälliger für Neuropathien machen, z.B. Diabetes oder Schilddrüsenerkrankungen. Sie können signifikante prädisponierende Faktoren darstellen.

Physische Untersuchung

Aktive Bewegungen

Aktive Bewegungen können die Schmerzen des Patienten reproduzieren und lassen viele Merkmale erkennen, die normalerweise auch bei entzündlichen Problematiken vorhanden sind. Manchmal kann der Patient die aktive Bewegung benennen, die Symptome auslöst, aber diese Bewegung übt nicht unbedingt eine mechanische Belastung auf die Gewebe aus, in denen der Schmerz verspürt wird. Stattdessen spannt diese Bewegung das Nervensystem. In dem oben erwähnten Fall (Shacklock 1995) konnte eine Patientin mit Schmerzen und Schwellungen an der Ferse ihren Schmerz durch etwas auslösen, das sie als Dehnung der hinteren Oberschenkelmuskulatur bezeichnete. An dem Punkt, an dem der erste Schmerz auftrat, wirkte keine direkte Kraft auf die Ferse. Die von ihr eingesetzte Bewegung stellte sich als selbst ausgeführter neurodynamischer Test für den N. tibialis posterior heraus, also als ein Straight Leg Raise mit Dorsalextension/Eversion des Fußes.

Neurodynamische Tests

Die Reaktionen bei neurodynamischen Tests können von normal bis ausgesprochen auffällig reichen, je nach Ausprägung der neuralen Sensitivität. Letztendlich muss das gesamte klinische Bild berücksichtigt werden, um zu dem Ergebnis zu gelangen, dass eine neurogene Entzündung vorhanden ist.

Neurologische Untersuchung

Bei dieser Problematik kann die Leitfähigkeit vermindert sein, was aber nicht aussagt, dass eine neurogene Entzündung vorhanden ist. Allerdings wurde in Forschungsarbeiten, in denen anspruchsvolle Verfahren zur Messung von neurologischen und entzündlichen Merkmalen eingesetzt wurden, eine Verbindung von Neuropathien und veränderten Entzündungsreaktionen demonstriert, wie in ➢ Kap. 3 beschrieben. Möglicherweise bildet die Beteiligung bestimmter Faserarten, beispielsweise kleiner Fasern, eine der Schlüsselvariablen hinsichtlich der Frage, ob neurologische Veränderungen die Entstehung neurogener Entzündungen vorhersagen können.

Palpation

Die Palpation der Nerven in Bezug zu der entzündeten Struktur ist wichtig, insbesondere im Bereich neuraler Tunnel. Dabei können Veränderungen wie z.B. Schwellungen im und um den Nerv festgestellt werden. Der Nerv kann auch eine abnormale Sensitivität zeigen, indem er einen lokalen Schmerz und machmal auch die Symptome des Patienten im entzündeten Gebiet auslöst. Häufig können durch regionale Palpation Schmerzen in der Entzündungszone provoziert werden, und in manchen Fällen kann eine sichtbare Schwellung vorhanden sein.

Beurteilung der Entzündungsreaktion

Wie in ➢ Kap. 3 beschrieben, kann sich der Praktiker einen Eindruck davon machen, ob die Entzündungsreaktion verändert ist oder nicht. Dazu kratzt er ca. 6-mal in schneller Folge kräftig mit der Rückseite seiner Fingernägel über die Haut. Die Symmetrie der Reaktion sollte getestet und Ausbreitung, Geschwindigkeit sowie Grad der Rötung sollten beobachtet werden. Bei der Dysfunktion der verstärkten Entzündung kann die Rötung stärker sein und sich in der problematischen Region schneller entwickeln als in nicht betroffenen Gebieten.

Verminderte Entzündung

Die Symptome einer verminderten Entzündung gehen eher in die Richtung eines neuralen Funktionsverlustes wie z.B. Taubheit, Muskelschwäche und verringerte Sensitivität der Neuralstruktur. Dies liegt vermutlich an einer stark eingeschränkten Leitfähigkeit des Nervensystems, sodass die efferente Leistungsfähigkeit Entzündungen zu erzeugen, herabgesetzt ist. Neuropathien, die mit dieser Dysfunktion in Zusammenhang stehen, können zu mangelhafter Nährstoffversorgung und verzögerten Heilungsprozessen der Gewebe führen.

Die Entwicklung einer Rötung infolge des zuvor beschriebenen Hauttests kann träger und weniger ausgeprägt sein als normal. Es ist allerdings wichtig, beide Seiten exakt zur selben Zeit zu testen, um zeitbedingte Unterschiede der Entzündungsreaktionen zu vermeiden.

LITERATURANGABEN

Boissonnault W.: Examination in Physical Therapy Practice: screening for medical disease, 2nd ed. Churchill Livingstone, New York; 1994

Denny-Brown D, Doherty M.: Effects of transient stretching of peripheral nerve. Archives of Neurology and Psychiatry 54(1): 116–129; 1945

Elvey R.: Treatment of arm pain associated with abnormal brachial plexus tension. Commentary: Adverse neural tension reconsidered. Australian Journal of Physiotherapy Monograph 3: 13–17; 1998

Maitland G.: Vertebral Manipulation 5th edition. Butterworth Heinemann, London; 1986

Shacklock M.: Clinical application of neurodynamics. In: Shacklock M (Hrsg.) Moving in on Pain. Butterworth-Heinemann, Sydney: 123–131; 1995

Shacklock M.: Positive upper limb tension test is a case of surgically proven neuropathy: analysis and validity. Manual Therapy 1: 154–161; 1996

Sunderland S.: Stretch-compression neuropathy. Clinical and Experimental Neurology 18: 1–13; 1981

KAPITEL

5 Neurodynamische Tests in der Diagnostik

5.1 Neurodynamische Tests

Neurodynamische Tests bewegen die zu untersuchenden Neuralstrukturen und setzen sie einem mechanischen Stimulus aus. Die Tests werden angewandt, um einen Eindruck von der mechanischen Funktion der Neuralstrukturen im Verhältnis zum Zustand ihrer Sensitivität zu erhalten. Folglich dienen neurodynamische Tests dazu, mechanische und physiologische Aspekte gleichzeitig zu untersuchen. Bevor die Tests vorgestellt werden, müssen jedoch einige wesentliche Punkte erörtert werden.

5.1.1 Sensitivierende Bewegungen

Definition

Sensitivierende Bewegungen sind Bewegungen, die die Kräfte in den Neuralstrukturen zusätzlich zu den im Standardtest eingesetzten Bewegungen verstärken. Es handelt sich dabei jedoch *nicht* um differenzierende Bewegungen.

Sensitivierende Bewegungen können zur Belastung oder Bewegung des Nervensystems nützlich sein, indem sie zur Sensitivierung neurodynamischer Tests eingesetzt werden. Da sie jedoch auch muskuloskeletale Strukturen bewegen, sind sie für die Ermittlung eines neurodynamischen Mechanismus weniger effektiv als differenzierende Bewegungen. Daher werden sie als *sensitivierende* Bewegungen bezeichnet und nicht als *differenzierende*.

Die sensitivierenden Bewegungen für die obere Körperhälfte sind:

- kontralaterale Seitneigung der Halswirbelsäule
- Depression der Skapula
- horizontale glenohumerale Extension und
- manchmal glenohumerale Außenrotation.

Eine radiale Deviation kann zur Sensitivierung des ulnaren neurodynamischen Tests eingesetzt werden. Die Bewegungen der neurodynamischen Tests bestimmter peripherer Nerven sind Teil der Standardtests und werden nicht bei den sensitivierenden Bewegungen berücksichtigt.

Die sensitivierenden Bewegungen für die untere Körperhälfte sind:

- kontralaterale Seitneigung der Wirbelsäule
- Innenrotation und evtl. Adduktion der Hüfte.

5.1.2 Differenzierende Bewegungen

Definition

Differenzierende Bewegungen stellen das Nervensystem in den Mittelpunkt. Dies erreichen sie, indem sie eine Bewegung der Neuralstrukturen in der betreffenden Region erzeugen, ohne in diesem Bereich muskuloskeletale Strukturen zu bewegen. Demnach werden differenzierende Bewegungen eingesetzt, um herauszufinden, ob ein neurodynamischer Mechanismus am Entstehen der Symptome beteiligt ist.

Der Einsatz differenzierender Bewegungen wird in ➤ Kap. 6 genauer beschrieben. Ganz allgemein wird eine weit von der betroffenen Region entfernt stattfindende Bewegung eingesetzt, um die neuralen Strukturen im problematischen Gebiet vorrangig vor den muskuloskletalen Strukturen zu bewegen. Wenn es bei der differenzierenden Bewegung zu einer Veränderung der Symptome kommt, kann dem ein neurodynamischer Mechanismus zugrunde liegen. Ein Beispiel für eine solche Bewegung ist die Dorsalextension des Fußes im Rahmen des Straight-Leg-Raise-Tests bei Rückenschmerzen in der Lendenregion.

5.1.3 Neuropathodynamik in einem ausgewogenen Kontext

Mechanismen des zentralen Nervensystems

Wie zuvor erwähnt, liegt die große klinische Herausforderung bei zentralen Schmerzmechanismen darin begründet, dass diese bei den mechanischen Tests ein so großes Potenzial für verschiedenartige schmerzbezogene und motorische Reaktionen bereithalten. Es ist daher von entscheidender Bedeutung, die Durchführung und Interpretation neurodynamischer Tests in einen Zusammenhang mit zentralen Schmerzmechanismen zu stellen (Zusman 1992, 1994; Shacklock 1996, 1999a, 1999b; Gifford & Butler 1997; Butler 2000).

Ein wichtiger Aspekt bei der Anwendung der im vorigen Kapitel beschriebenen diagnostischen Kategorien ist, dass die klinischen Merkmale der jeweiligen Dysfunktion ausreichend spezifisch, lokalisiert und reproduzierbar sind. Die Reproduktion der Symptome eines Patienten mit einer Schlussdysfunktion ist beispielsweise gleichbleibend. Bei vielen Patienten ist es nicht möglich, einen Nutzen aus diesen lokalisierenden Zeichen zu ziehen. Es kann sein, dass viele pathodynamische Komponenten gleichzeitig vorhanden sind oder zentrale Mechanismen im Vordergrund stehen. In diesem Fall ist eine sorgfältige Analyse der Problematik der Schmerzmechanismen (peripher und zentral) notwendig, bei der die Mechanismen dem gesamten klinischen Bild gegenübergestellt werden.

Das biopsychosoziale Schmerzmodell

Für den Leser ist es wichtig zu verstehen, dass neurodynamische Tests, Palpation und neurologische Untersuchung eigentlich psychophysische Tests sind, genauso wie jede andere physische Untersuchung des Körpers, und dass diesen Methoden daher signifikante psychosoziale Aspekte innewohnen können. So können z.B. motorische Reflexe und Muskelaktivität signifikant durch Gedanken beeinflusst werden (Stam et al. 1989), und die mentale Ausführung einer körperlichen Aufgabe kann auf eine Weise zu unterschwelligen Veränderungen des Muskeltonus und der elektromyographischen Aktivität führen, die spezifisch für die entsprechenden Gedanken ist (Jacobson 1930a, 1930b). Selbstverständlich wird der Praktiker die in diesem Buch vorgestellten Verfahren in einen korrekten Zusammenhang mit den Schmerzwissenschaften stellen. Dies beinhaltet das biopsychosoziale Modell von Schmerz und Fähigkeitsverlust, einschließlich aller relevanten Kontextfaktoren.

5.2 Interpretation neurodynamischer Tests – diagnostische Kategorien

Wenn neurodynamische Tests die mechanische Funktion des Nervensystems direkt widerspiegelten, würde die Frage nach ihrer diagnostischen Validität überflüssig werden. Die logische Folge wäre, dass die klinisch beobachteten Bewegungen, unabhängig davon was geschieht, die mechanischen Vorgänge repräsentierten, die in Verbindung mit dem Problem des Patienten stehen, was eine perfekte Diagnose bedeuten würde. Leider ist diese willkürliche Annahme weit entfernt von der Wahrheit.

Neurodynamische Tests zeigen bei verschiedenen Individuen große Variationen, unabhängig davon, ob eine Problematik vorliegt oder nicht. Diese Variationen betreffen Parameter wie Symptomreaktion, Bewegungsausmaß, Auswirkungen einer strukturellen Differenzierung u.v.a. Im medianen neurodynamischen Test 1 reicht das Ausmaß der Ellenbogenextension bei asymptomatischen Probanden beispielsweise von voller Extension bis zu -60° (Pullos 1986). Dementsprechend liefert das Ausmaß der Ellenbogenextension allein keinen Hinweis darauf, ob ein Test normal oder auffällig ist. Wenn der Test im Seitenvergleich durchgeführt wird, kann eine

Asymmetrie des Bewegungsausmaßes allerdings ein sehr relevanter Bestandteil der Analyse sein und auf einen neurodynamischen Mechanismus hinweisen. Dies hängt im Weiteren von dem Ergebnis der strukturellen Differenzierung ab. Wenn sich das Ausmaß der Ellenbogenextension durch eine kontralaterale Seitneigung der Halswirbelsäule nicht verändert, verringert sich die Bedeutung des Nervensystems in diesem Zusammenhang. Bewirkt die kontralaterale Seitneigung eine Veränderung der Ellenbogenbewegung, indem der Schmerz des Patienten reproduziert wird, kann das Nervensystem beteiligt sein. Auch die Beweglichkeit der Nerven selbst ist individuell unterschiedlich (Kleinrensink 1997; Erel et al. 2003), was in entsprechenden Variationen der jeweiligen neurodynamischen Tests zum Ausdruck kommen wird. Dies bringt uns zu dem folgenden Merksatz.

MERKE

Es ist ein Schlüsselaspekt der Diagnose, auf welche Art neurodynamische Tests interpretiert werden.

5.2.1 Diagnostische Effektivität

Hintergrund

Wenn der Therapeut durch neurodynamische Tests zu einer effektiven Diagnose gelangen soll, muss er die grundlegenden diagnostischen Prinzipien verstehen. Hinsichtlich der diagnostischen Effektivität stellt sich die Frage – wie effektiv ist der Test in der Diagnostik? Für das Verständnis der klinischen Neurodynamik ist dies ein besonders wichtiger Aspekt, denn neurodynamische Tests werden bei denkenden Menschen von vielen Variablen beeinflusst, die eine Ursache für Variationen darstellen und den Therapeuten in eine schwierige Position bringen können. Die Tests können zu falsch-positiven und falsch-negativen Ergebnissen führen, und deshalb muss der Praktiker die Bedeutung zweier Schlüsselaspekte der diagnostischen Effektivität verstehen, Sensitivität und Spezifizität.

Sensitivität

Die Sensitivität beschreibt die Häufigkeit, mit der ein klinischer Test im Falle einer vorliegenden Erkrankung Auffälligkeiten zeigt. Wenn z.B. bei 100 Probanden eine neuropathische Problematik vorhanden ist und der entsprechende neurodynamische Test bei 90 Probanden auffällig ist, dann liegt seine Sensitivität bei 90%. Im umgekehrten Fall, wenn also ein Test auffällig ist, obwohl keine Erkrankung vorliegt, führt er zu einem falsch-positiven Ergebnis, was selbstvertändlich nicht wünschenswert ist.

Spezifizität

Die Spezifizität beschreibt die Häufigkeit, mit der ein klinischer Test unauffällig ist, wenn keine Erkrankung vorhanden ist. Um bei demselben Beispiel zu bleiben, wenn also ein neurodynamischer Test bei 90 von 100 Probanden ohne vorliegende Problematik unauffällig ist, dann liegt seine Spezifizität bei 90%. Ein unauffälliger Test bei einer vorhandenen Erkrankung würde zu einem falsch-negativen Ergebnis führen, was ebenfalls nicht wünschenswert ist. Therapeuten müssen sich daher jederzeit zweier Kategorien von Reaktionen bewusst sein, nämlich falsch-positiver und falsch-negativer Reaktionen.

Je größer die diagnostische Effektivität eines neurodynamischen Tests ist desto höher wird seine Sensitivität und Spezifizität sein. Zur Beurteilung der Sensitivität und Spezifizität neurodynamischer Tests hinsichtlich klinischer Störungen kann nur auf wenige Forschungsergebnisse zurückgegriffen werden. Was allerdings bei einem Test wie dem medianen neurodynamischen Standardtest 1 gezeigt werden konnte, ist, dass er diagnostisch hervorragend sein kann. Eine Forschungsgruppe konnte diesem Test bei Patienten mit Karpaltunnelsyndrom eine Sensitivität von 82%, eine Spezifizität von 75% und einen positiven Vorhersagewert von 93% zuordnen (Coveney et al. 1997). Selvaratnam et al. (1997) kamen zu ähnlichen Ergebnissen. Vom Standpunkt der klinischen Neurodynamik aus betrachtet, sind dies gute Nachrichten. Es muss jedoch noch sehr viel mehr

Arbeit geleistet werden, bevor diese Techniken weltweit anerkannt werden.

5.2.2 Systematische Einteilung der Reaktionen auf neurodynamische Tests

Damit neurodynamische Tests in angemessener Weise eingesetzt werden können, müssen die beiden diagnostischen Symbole und Kategorien der Reaktionen auf neurodynamische Tests, positiv und negativ, kritisch hinterfragt werden. Im Folgenden werden verschiedene Gründe hierfür angeführt.

Neurodynamische Tests sind auch im Normalfall positiv, denn sie erzeugen auch bei asymptomatischen Probanden neurogene Symptome (Kenneally et al. 1988). Wenn man stark genug an einem Nerv zieht, wird er wehtun, und wie in ➢ Kap. 3 beschrieben, entspricht dies auch den Forschungserkenntnissen auf dem Gebiet der Mechanosensitivität. Folglich bedeutet ein positiver Test nicht unbedingt, dass das Nervensystem abnormal reagiert. Einen Test in einer solchen Situation als positiv zu bezeichnen, wäre technisch gesehen korrekt, aber es könnte sich um einen *normal-positiven* Test handeln. Ihn lediglich deshalb als abnormal einzustufen, weil er neurogene Symptome auslöst, wäre ein Fehler, und dies könnte zu einem falsch-positiven Ergebnis führen. Folglich ist der erste Meilenstein auf dem Weg zur Beurteilung der Reaktion auf einen neurodynamischen Test die Unterscheidung zwischen einer positiven und einer negativen Reaktion auf eine differenzierende Bewegung. Ist die Reaktion negativ, d.h., verändert sie sich während der strukturellen Differenzierung nicht, werden die Symptome eher durch muskuloskeletale oder andere Gewebe hervorgerufen. Kommt es bei der strukturellen Differenzierung zu einer positiven, also einer neurodynamischen Reaktion, besteht der nächste Schritt darin, zu ermitteln, ob es sich um eine normale oder eine auffällige neurodynamische Reaktion handelt.

MERKE

Die Einteilung neurodynamischer Tests in positiv und negativ ist nur dabei behilflich, zu bestimmen, ob die Reaktionen auf die Tests neurodynamischen oder muskuloskeletalen Ursprungs sind. Zu diesem frühen Zeitpunkt der Untersuchung liefert sie keinen Hinweis darauf, ob der Test normal oder auffällig ist. Dementsprechend ist die Unterscheidung von positiv und negativ nur im Rahmen der *strukturellen Differenzierung* zweckmäßig.

Negative strukturelle Differenzierung – muskuloskeletale Reaktion

Die strukturelle Differenzierung ist negativ, wenn Symptome, Bewegungsausmaß oder Bewegungswiderstand sich durch differenzierende Bewegungen nicht verändern. Folglich ist das Nervensystem eliminiert, und die Reaktion wird einer muskuloskeletalen Ursache zugeschrieben.

Positive strukturelle Differenzierung – neurodynamische Reaktion

Die strukturelle Differenzierung ist positiv und weist auf eine Beteiligung des Nervensystems hin, wenn Symptome, Bewegungsausmaß oder Bewegungswiderstand sich durch differenzierende Bewegungen verändern.

Wenn die strukturelle Differenzierung positiv war, dann besteht der nächste Schritt darin, zu bestimmen, ob sich das Nervensystem derzeit normal oder auffällig verhält, indem die Reaktion weitergehend klassifiziert wird.

Aufbauend auf dem oben Beschriebenen wird folgende Klassifikation der neurodynamischen Testreaktionen vorgeschlagen.

Muskuloskeletale Reaktion

Wie bereits erwähnt, werden die Symptome, die durch den neurodynamischen Test ausgelöst werden, durch die strukturelle Differenzierung als muskuloskeletal bestätigt. Ein Beispiel für eine muskuloskeletale Reaktion sind Symptome an der Hand, die durch den medianen neurodynamischen Test hervorgerufen werden, und die sich durch die kontralaterale Seitneigung der Halswirbelsäule *nicht* verändern. Ein weiteres Beispiel sind Rückenschmerzen im Lendenbereich, die beim Straight-Leg-Raise-Test auftreten und trotz einer zusätzlichen Dorsalextension des Fußes konstant bleiben.

Neurodynamische Reaktion

Effekt der strukturellen Differenzierung

Noch einmal neu formuliert, ist das entscheidende diagnostische Kriterium einer neurodynamischen Reaktion, dass sich zumindest eines der Parameter Symptome, Bewegungsausmaß oder spürbarer Widerstand durch die differenzierende Bewegung verändert. Eine Verstärkung oder Verringerung kennzeichnet eine solche Reaktion. An diesem Punkt wird jedoch *nicht* ermittelt, ob die Reaktion normal oder auffällig ist. Dazu ist eine weitere Analyse notwendig.

Normale neurodynamische Reaktion

Die normale neurodynamische Reaktion spricht positiv auf eine strukturelle Differenzierung an, und die Vorgänge decken sich mit dem, was in der Literatur hinsichtlich normativer Reaktionen berichtet wird, wie in ➢ Kap. 7 bei den neurodynamischen Standardtests beschrieben.

Auffällige neurodynamische Reaktionen – Neuropathodynamik

Bei dieser Art der Reaktion kommt es bzgl. der Symptome, des Widerstandsmusters oder des Bewegungsausmaßes zu einer positiven Reaktion auf eine strukturelle Differenzierung, und die Ausprägung dieser Parameter weicht von der bei normalen Probanden gemessenen ab. Bei einer unilateralen Problematik zeigt sich oftmals eine signifikante Asymmetrie dieser Merkmale. So ist beispielsweise ein im Verhältnis zur asymptomatischen Seite verringertes Bewegungsausmaß typisch für ein klinisches Muster, das dem Schutz der relevanten Neuralstrukturen dient.

Mittig lokalisierte Problematiken können sich symmetrisch präsentieren, was den diagnostischen Wert von Asymmetrien vermindert. Der Therapeut muss sich in diesem Fall auf seine klinische Erfahrung verlassen und die Störung mit noch größerer Präzision mit der bekannten Neurodynamik in Verbindung bringen als bei einer unilateralen Problematik. Es können bilaterale Techniken angewandt werden.

An dieser Stelle ist es wichtig, zwischen verschiedenen Arten auffälliger (neuropathodynamischer) Reaktionen zu unterscheiden, die sich bei manchen Patienten darstellen. Zwei Formen können auftreten, offensichtliche und verdeckte auffällige Reaktionen.

Offensichtliche auffällige Reaktion (OAR) Die beiden wesentlichen Merkmale dieser Reaktionskategorie sind die Reproduktion der Symptome des Patienten und die positive Differenzierung dieser Symptome. Die Reproduktion bezieht sich auf exakt die gleichen Symptome, die der Patient verspürt, oder auf Teile davon. Es kann auch zu Abnormalitäten der Bewegung kommen, was aber nicht spezifisch auf eine offensichtliche auffällige Reaktion hinweist. Mit dem Begriff „offensichtlich" wird zum Ausdruck gebracht, dass eine Störung des Nervensystems klar auf der Hand liegt, da es durch eine neurale Bewegung zu einer Reproduktion der Symptome des Patienten kommt. Die Ursache der auffälligen Reaktion ist zu diesem Zeitpunkt noch nicht bekannt, und die Diagnose muss durch Informationen aus anderen Teilen der klinischen Untersuchung vervollständigt werden.

MERKE

Im Zusammenhang mit neurodynamischen Tests ist die offensichtliche auffällige Reaktion der „unwiderlegbare Beweis". Sie beinhaltet die Reproduktion der klinischen Symptome des Patienten und eine positive strukturelle Differenzierung.

Verdeckte auffällige Reaktion (VAR) In dieser Kategorie können Reaktionen auf neurodynamische Tests bzgl. eines oder mehrerer Parameter von der bekannten normalen Reaktion abweichen. Außerdem wird der Schmerz des Patienten nicht reproduziert, obwohl etwas an dem Test nicht normal ist. Die Abnormalität kann aus einer signifikanten Asymmetrie der Symptome, Symptomen in ungewöhnlichen Regionen, einem verringerten Bewegungsausmaß oder einem spürbaren Unterschied des Bewegungswiderstandes bestehen. Sie kann sich auch als Unterschied in der Qualität der Symptome gegenüber der nicht betroffenen Seite manifestieren. Der Patient kann beim MNT1 z.B. von einem leichten ziehenden Schmerz im ventralen Unterarm berichten, der positiv differenziert wird (was auf einen neurodynamischen Mechanismus hinweist), jedoch ist der bei den alltaglichen Armbewegungen verspürte Schmerz eher sehr stark und stechend. Das Ziehen beim neurodynamischen Test geht mit einem verringerten Bewegungsausmaß der Handgelenksextension einher, das sich durch die Auflösung der kontralateralen Seitneigung der Halswirbelsäule wieder vergrößert. Dies ist eine verdeckte auffällige Reaktion. Der klinische Schmerz des Patienten wird nicht reproduziert, aber es zeigt sich eine verdeckte oder verschleierte Neuropathodynamik, die sich später im Rahmen einer detaillierteren Analyse als relevant herausstellen kann. In allen Fällen einer verdeckten auffälligen Reaktion kommt es per Definition zu einer positiven Antwort auf die strukturelle Differenzierung. Ein anderes Beispiel einer verdeckten auffälligen Reaktion ist die Entstehung einer kleinen kompensatorischen Bewegung durch den M. pronator teres, der sich beim medianen neurodynamischen Test auf der betroffenen Seite stärker kontrahiert als auf der nicht betroffenen. Durch die Auflösung der kontralateralen Seitneigung der Halswirbelsäule kommt es zu einer vermehrten Supination. Die Pronation schützt den N. medianus, und das physische Zeichen kann daher eine genauere Untersuchung rechtfertigen.

MERKE

Im Zusammenhang mit neurodynamischen Tests ist die verdeckte auffällige Reaktion der „Indizienbeweis". Obwohl sie eine neurodynamische Abnormalität aufdeckt, die als vergleichbares Zeichen betrachtet werden kann, reproduziert sie nicht die Symptome des Patienten.

Es gibt drei Gründe dafür, diese Testreaktion hier zu präsentieren. Erstens spielt sie eine Rolle bei der fehlenden Sensitivität eines Tests. Dies gilt v.a. für Patienten, deren Problem schwer zu erfassen ist, weil Standardtests keine spezifischen sensitivierenden Bewegungen verwenden und die Symptome des Patienten nicht leicht ausgelöst werden können. Bei diesen Patienten kann das Risiko eines falsch-negativen Ergebnisses durch die Verbindung von Anwendung und Interpretation verringert werden. Wenn diese Art der Reaktion vom Therapeuten unbemerkt bliebe, dann bliebe auch die neurodynamische Komponente der Problematik unentdeckt und somit un-

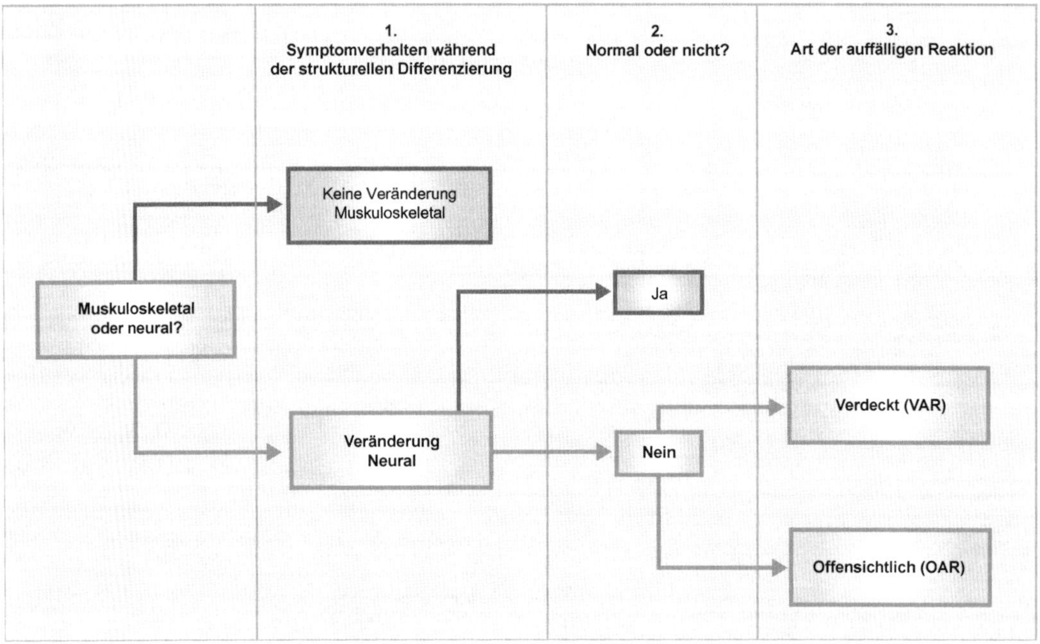

Abb. 5.1: Schema zur Diagnose (Klassifikation) neurodynamischer Reaktionen.

behandelt. Durch diese Reaktionskategorie wird außerdem die Aussage in Frage gestellt, dass das Nervensystem in einem normalen Zustand ist, wenn bei einem Test die Symptome des Patienten nicht reproduziert werden. Viele Patienten fallen in diese Kategorie, und diese Art der Problematik wird häufig übersehen.

Der zweite Grund dafür, die verdeckte auffällige Reaktion hier zu beschreiben, ist, dass sie dazu anregt, die Neurodynamik detaillierter und nicht nur durch eine Standarduntersuchung zu überprüfen, wenn dies klinisch angebracht ist. Genauere und ausgeklügeltere Formen der Untersuchung werden ggf. für diese Art der Problematik benötigt, und diese werden in ➢ Kap. 6 beschrieben.

Der dritte Grund dafür, die verdeckte auffällige Reaktion miteinzubeziehen, ist, und dieses habe ich viele Male beobachtet, dass sich die Problematik der Patienten von einer offenen auffälligen Reaktion über eine verdeckte auffällige Reaktion hin zum Normalzustand entwickelt. Dies könnte darauf hinweisen, dass die verdeckte Reaktion eine Übergangszone zwischen Normalzustand und deutlich auffälligem Bereich darstellt (➢ Abb. 5.1).

Fallbeispiel

Ein Beispiel für eine verdeckte auffällige Reaktion ist ein Patient, der nach 20-minütigem Joggen Schmerzen und Krämpfe im Unterschenkel verspürt. Vor einigen Jahren litt er an Rückenschmerzen im Lendenbereich sowie an Ischiasbeschwerden, woraufhin eine Laminektomie durchgeführt wurde. Der ipsilaterale Straight Leg Raise mit Dorsalextension des Fußes ist unauffällig. Wenn die Reihenfolge der Bewegungen jedoch umgekehrt wird, also zuerst die Dorsalextension des Fußes durchgeführt wird und dann der Straight Leg Raise, kommt es zu einem schmerzhaften Ziehen im Unterschenkel, und die Dorsalextension zeigt gegenüber der kontralateralen Seite einen erhöhten Bewegungswiderstand. Es handelt sich dabei nicht um denselben Schmerz wie beim Joggen, aber er liegt in der richtigen Region. Der Schmerz verstärkt sich bei Hüftflexion, und die Wadenmuskulatur kontrahiert sich bei dieser Bewegung. Separate Muskellängentests zeigen eine unauffällige und symmetrische Wadenmuskulatur. Es ist ersichtlich, dass das Neuralsystem auffällig reagiert, auch wenn es nicht zu einer Reproduktion der klinischen Schmerzen des Patienten kommt. Die neurale Komponente dieser Problematik wäre unentdeckt geblieben, hätte der Therapeut nur den gewöhnlichen Straight Leg Raise eingesetzt.

MERKE

Auch wenn sowohl die offensichtliche als auch die verdeckte auffällige Reaktion positiv auf die strukturelle Differenzierung reagieren und Auffälligkeiten bzgl. des Bewegungsausmaßes und des Bewegungswiderstandes aufweisen können, so unterscheiden sie sich doch in einem wesentlichen Merkmal: Bei der offensichtlichen Reaktion werden die klinischen Symptome des Patienten reproduziert, bei der verdeckten Reaktion nicht.

Zusammenhang der Reaktionen mit der klinischen Problematik

Wenn eine auffällige Reaktion auf einen neurodynamischen Test festgestellt wird, ist es von entscheidender Bedeutung, zu bestimmen, was dies genau bedeutet. Es folgt eine Gruppe von Subkategorien, die in diesem Zusammenhang hilfreich sind.

Diese Subkategorien schließen sich nicht gegenseitig aus, manchmal kommt es zu signifikanten Interaktionen.

Relevant

Die relevante auffällige neurogene Reaktion ist eine Reaktion, die ursächlich mit der fraglichen Störung in Verbindung steht.

Das deutlichste Beispiel für diese Art der Reaktion ist die offensichtliche auffällige Reaktion, bei der sich die lokalen Zeichen, z.B. lokale Pathologien oder spezifische mechanische oder physiologische Dysfunktionen, mit denen der evtl. Störung decken. Alternativ hierzu kann es sich bei einem Patienten, dessen Problematik zu einer verdeckten auffälligen Testreaktion führt, um ein geringfügiges Problem handeln, das jedoch eine Behandlung erfordert. Ein Patient, der bei Aktivitäten, die eine Flexion der Lendenwirbelsäule erfordern, unilaterale Schmerzen im Gesäß verspürt, ist ein gutes Beispiel. Der Slump-Test reproduziert evtl. nicht den Schmerz des Patienten, aber die Knieextension kann steifer sein als auf der nicht betroffenen Seite, vergrößert sich jedoch durch die Auflösung der Flexion der Halswirbelsäule. Zusätzlich tritt ein Ziehen im ipsilateralen Gesäß auf, was sich ebenfalls durch die Auflösung der Flexion der Halswirbelsäule verringert. Die Symptomreaktion findet in derselben Region statt, in der auch der klinische Schmerz des Patienten auftritt, dieser wird jedoch *nicht* reproduziert. Hierbei könnte es sich um eine angemessene Reaktion handeln, und eine Behandlung mit neurodynamischen Mobilisationstechniken wäre angebracht.

Irrelevant

Eine irrelevante auffällige neurodynamische Reaktion liegt dann vor, wenn die Neuropathodynamik nicht ursächlich mit dem derzeitigen klinischen Problem zusammenhängt. Auch wenn auffällige Reaktionen für die Aufdeckung neuraler Problematiken wichtig sind, kann das entdeckte Problem lange vor dem Auftreten eines davon unabhängigen Problems in derselben Region existiert haben, und neue und alte Störung stehen bzgl. des Symptomverhaltens evtl. nicht miteinander in Verbindung. In diesem Fall ist die Reaktion auf den neurodynamischen Test zwar auffällig, sie könnte jedoch irrelevant sein und eine entsprechende Behandlung wäre ggf. unangebracht. Eine solche Einschätzung hängt allerdings sehr von einer intensiven Interaktion zwischen Patient und Therapeut sowie von einer geschickten Untersuchung und einem gutem Clinical Reasoning ab.

Subklinisch

Zu einer subklinischen Reaktion kommt es, wenn die Reaktion auf einen neurodynamischen Test bei einem asymptomatischen Menschen von der Norm abweicht und auf ein unterschwelliges Problem hinweist. Es ist nicht ungewöhnlich, dass diese Art der Reaktion bei der Untersuchung von Probanden außerhalb des klinischen Alltags bemerkt wird, z.B. im Rahmen von Forschungsprojekten mit asymptomatischen Probanden oder in Kursen, in denen Therapeuten getestet werden. Diese Reaktion kann auch bei Patienten auftreten, die Symptome in einem weit von der untersuchten Struktur entfernten Gebiet verspüren. Da es in einer symptomfreien Region zu einem auffälligen neurodynamischen Test kommt, könnte es sich um eine subklinische Problematik handeln, die evtl. zu einem späteren Zeitpunkt Symptome auslöst.

Anormal

Bei manchen Menschen kommt es zu atypischen Reaktionen auf neurodynamische Tests, obwohl sie keine klinischen Symptome zeigen. Abgesehen von der Möglichkeit einer subklinischen Reaktion (s.o.), kann es sich auch um die Manifestation einer anatomischen Anomalie handeln. So ist das Auftreten von Symptomen am medialen Ellenbogen in einem Bogen von 60°–120° Ellenbogenextension beim MNT1 nicht ungewöhnlich und könnte in einer anatomischen oder funktionellen Anomalie des N. medianus oder N. ulnaris begründet sein. Ein brennender Schmerz am Fibulaköpfchen beim Straight-Leg-Raise-Test kann ein weiteres Beispiel für eine Anomalie sein. An Leichen konnte ich in manchen Fällen ein kleines bindegewebiges Band beobachten, das den N. peroneus communis an den Hals der Fibula bindet.

Atypisch, aber normal für diese Person

Das Nervensystem mancher Menschen verhält sich einfach anders als das der allgemeinen Bevölkerung. Verkürzte ischiokrurale Muskeln aufgrund eines unbeweglichen Nervensystems oder eine im MNT1 deutlich eingeschränkte Extensionsfähigkeit des Ellenbogens sind solche Beispiele. Diese Menschen sagen häufig, dass dies bei ihnen schon immer so war. Die Reaktion ist für dieses Individuum möglicherweise normal und bedarf keiner Behandlung. Es ist die Aufgabe des Therapeuten, eine Verbindung bzw. fehlende Verbindung zu dem derzeitigen Problem des Patienten herzustellen.

LITERATURANGABEN

Butler D.: The sensitive nervous system. NOI Press, Adelaide; 2000

Coveney B, Trott P, Grimmer K, Bell A, Hall R, Shacklock M.: The upper limb tension test in a group of subjects with a clinical presentation of carpal tunnel syndrome. In: Proceedings of the Manipulative Physiotherapists' Association of Australia, Melbourne: 31–33; 1997

Erel E, Dilley J, Greening J, Morris V, Cohen B, Lynn B.: Longitudinal sliding of the median nerve in patients with carpal tunnel syndrome. Journal of Hand Surgery 28B(5): 439–443; 2003

Gifford L, Butler D.: The integration of pain sciences into clinical practice. Journal of Hand Therapy 10: 86–95; 1997

Jacobson E.: Electrical measurements of neuromuscular states during mental activities. II Imagination and recollection of various muscular acts. American Journal of Physiology 4: 22–34; 1930a

Jacobson E.: Electrical measurements of neuromuscular states during mental activities. IV Evidence of contraction of specific muscles during imagination. American Journal of Physiology 95: 703–712; 1930b

Kenneally M, Rubenach H, Elvey R.: The upper limb tension test: the SLR test of the arm. In: Grant R (Hrsg.) Physical Therapy of the Cervical and Thoracic Spine. Clinics in Physical Therapy 17. Churchill Livingstone, Edinburgh; 1988

Kleinrensink G.: Influence of movement and posture on peripheral nerve tension. Anatomical, biomechanical and clinical aspects. PhD Dissertation, Chapter 4, upper limb tension tests as tools in the diagnosis of nerve and plexus lesions: 41–51; 1997

Mauhart D.: The effect of chronic ankle inversion sprain on the plantarflexion/inversion straight leg raise. Graduate Diploma thesis, University of South Australia; 1989

Pullos J.: The upper limb tension test. Australian Journal of Physiotherapy 32: 258–259; 1986

Selvaratnam P, Cook S, Matyas T.: Transmission of mechanical stimulation to the median nerve at the wrist during the upper limb tension test. In: Proceedings of the Manipulative Physiotherapists' Association of Australia, Melbourne: 182–188; 1997

Shacklock M.: Positive upper limb tension test is a case of surgically proven neuropathy: analysis and validity. Manual Therapy 1: 154–161; 1996

Shacklock M.: Central pain mechanisms; a new horizon in manual therapy. Australian Journal of Physiotherapy 45: 83–92; 1999a

Shacklock M.: The clinical application of central pain mechanisms in manual therapy. Australian Journal of Physiotherapy 45: 215–221; 1999b

Stam J, Speelman H, van Crevel H.: Tendon reflex asymmetry by voluntary mental effort in healthy subjects. Archives of Neurology 46: 70–73; 1989

Zusman M.: Central nervous system contribution to mechanically evoked responses. Australian Journal of Physiotherapy 38: 245–255; 1992

Zusman M.: The meaning of mechanically produced responses. Australian Journal of Physiotherapy 40: 35–39; 1994

KAPITEL

6 Planung der physischen Untersuchung

6.1 Was beobachtet wird

Im Verlauf der neurodynamischen Untersuchung konzentriert sich der Therapeut auf einige Schlüsselvariablen. Die wesentlichen subjektiven Aspekte sind Lokalisation, Ausdehnung, Qualität und Verhalten der Symptome des Patienten; die hauptsächlichen physischen Aspekte sind Muster des Bewegungswiderstandes, Bewegungsausmaß und kompensatorische Bewegungen. Auch andere subtile und nonverbale Hinweise wie Qualität der Atmung, Tonfall der Stimme, Gesichtsausdruck, muskuläre Schutzspannungen und Vermeidungsverhalten werden mitberücksichtigt. Tatsächlich entwickelt sich unter Einbeziehung dieser Variablen im Geist des Therapeuten ein mentales Bewegungsdiagramm, sodass die Reaktionen zu einer Diagnose und Behandlung zusammengefügt werden können. Die entscheidenden Zutaten sind Sensitivität und fachspezifische Fertigkeiten.

6.1.1 Das Spüren von Veränderungen der Bewegung

Das Bewegungsdiagramm – Maitlands Vermächtnis

Das Bewegungsdiagramm wird mit in die neurodynamische Untersuchung aufgenommen, um die Bedeutung der manuellen Fertigkeiten hervorzuheben. Diese ermöglichen dem Therapeuten den Sprung von einer oberflächlichen Untersuchung mit dem Potenzial für falsch-positive und falsch-negative Ergebnisse hin zu einer genauen Diagnose. Maitland (1991) hat für die Entwicklung dieser Fertigkeiten ein exzellentes Hilfsmittel, das Bewegungsdiagramm, bereitgestellt. Ich empfehle allen Therapeuten, die das Nervensystem mitbehandeln, sich damit vertraut zu machen.

Im Rahmen der neurodynamischen Untersuchung kann mithilfe des MNT1 eine Übung zur Anwendung des Bewegungsdiagramms durchgeführt werden. Dieser sollte langsam und sanft an einem asymptomatischen Probanden ausgeführt werden; zwei Therapeuten werden dazu benötigt. Falls der Test dem Leser noch nicht bekannt ist, verweise ich auf das nächste Kapitel, in dem er detailliert beschrieben wird.

1. Therapeut A führt den MNT1 aus, bis ein mittelstarkes Ziehen ausgelöst wird. Ausmaß der Ellenbogenextension am Punkt des ersten Widerstandes (R1) und Verhalten des Widerstandes werden notiert. Die Position sollte nur kurze Zeit gehalten werden, um eine unnötige Provokation zu vermeiden, und eine klare Kommunikation mit dem Probanden ist erforderlich.
2. Therapeut A bringt den Arm daraufhin in eine angenehme Ruhestellung und zeichnet ein Bewegungsdiagramm für die Extension des Ellenbogens, basierend auf seinen Beobachtungen bzgl. der Symptome, des Bewegungsausmaßes, des Verhaltens und ersten Auftretens des Widerstandes.
3. Dann führt Therapeut B ein kräftiges, kontralaterales Transversalgleiten an der unteren Halswirbelsäule durch und hält die Position während der Durchführung von Stufe 4 *perfekt* aufrecht.
4. Therapeut A führt den neurodynamischen Test erneut aus und zeichnet wieder ein Bewegungsdiagramm nach denselben Parametern wie beim ersten Mal. Daraufhin wird ein Vergleich angestellt.

Bei dieser Übung wird oft notiert, dass das zur Verfügung stehende Bewegungsausmaß der Ellenbogenextension sich verringert und/oder der Widerstand früher in der Bewegung einsetzt und zum Bewegungsende hin steiler ansteigt.

Wie oben dargestellt, besteht der Vorteil des Bewegungsdiagramms darin, bestimmte Variablen bzgl. Bewegung und Schmerz im Rahmen neurodynamischer Techniken hervorzuheben. Ein weiterer Vorteil ist der, dass die Diagramme dem Anwender die Möglichkeit bieten, therapeutische Bewegungen zu dokumentieren und zu analysieren, z.B. mithilfe von Bewegungsgraden, Amplituden und Bewegungsausmaß. Mentale Bewegungsdiagramme sollten bei jeder neurodynamischen Untersuchung erstellt werden.

6.1.2 Planung der Untersuchung – wie umfangreich sollte sie sein?

Allgemeines

Die Entscheidung bzgl. Umfang und Art der neurodynamischen Untersuchung ist einer der wichtigsten Aspekte der klinischen Neurodynamik, denn sie erfasst das Thema der Provokation von Symptomen. Die Provokation ist der mit Abstand häufigste Grund dafür, warum Therapeuten den neuralen Ansatz bei der Behandlung von muskuloskeletalen Störungen nicht berücksichtigen. Auch über die Auswahl und Anwendung der Tests herrscht große Verwirrung. Es ist von besonderer Bedeutung:

- wie stark ein Test ausgeführt werden sollte,
- wie weit er in eine Bewegung geführt werden sollte,
- welche speziellen Testvarianten für den jeweiligen Patienten angemessen sind und
- wie die Entscheidungen bzgl. der vielen Variationen getroffen werden.

Das Verständnis dieser Aspekte ist derzeit nicht ausreichend; dieser Abschnitt zielt darauf ab, dies zu ändern.

Die Symptome mancher Patienten sind sehr stark und leicht zu provozieren, oder die Problematik erfordert besondere Vorsicht. In diesen Fällen werden sanfteste und feinstabgestimmte Untersuchungen durchgeführt. Der Therapeut muss sich dabei hinsichtlich verschiedener Faktoren entscheiden, z.B. welche neurodynamische Sequenz eingesetzt werden soll, wie weit das Nervensystem bewegt werden soll, wieviel Bewegungswiderstand toleriert werden soll, und in welchem Umfang Symptome ausgelöst bzw. nicht ausgelöst werden sollen. Am anderen Ende des Spektrums reichen die Standardtests bei Patienten, deren Symptome selten auftreten und deren Problematik schwierig zu entdecken ist, nicht aus, und eine umfangreichere Untersuchung ist gerechtfertigt. In diesem Fall werden die eingesetzten Techniken spezifischer und konzentrieren sich auf die Spezifizität der Untersuchung mittels Variationen der neurodynamischen Sequenzen.

Die Entscheidungen bzgl. des Untersuchungsausmaßes werden von vielen klinischen Faktoren beeinflusst, die einer Klärung bedürfen. Nach meiner Meinung sollte ein System zur Festlegung der Natur und des Ausmaßes der Untersuchung erstellt werden, das die relevante Neuropathodynamik und das klinische Verhalten des Patienten berücksichtigt, eine genaue Beschreibung der Untersuchungsstufen und -art für die jeweiligen Problematiken der Patienten.

Es folgt ein abgestuftes System zur Entscheidung über Ausmaß und Art der Untersuchung bzgl. der Planung neurodynamischer Tests. Nicht alle genannten Kriterien werden gleichzeitig auf einen Patienten zutreffen, und es ist die Aufgabe des Praktikers, die treffendsten Elemente auszuwählen.

Level 0 – Neurodynamische Tests sind kontraindiziert

Es erscheint abwegig, für die physische Untersuchung ein Level 0 einzuführen. Es handelt sich dabei jedoch um einen wichtigen Aspekt im Management einer Person mit einer Neuropathodynamik, denn manchmal ist eine physische Untersuchung aus physischen oder psychosozialen Gründen schlichtweg unangebracht. Es folgt ein typisches Beispiel.

Fallbeispiel

Eine junge Frau suchte mich in der Praxis auf. Sie war in einen Auffahrunfall verwickelt gewesen und litt unter Schmerzen im Nacken und in der Brustwirbelsäulenregion. Zuvor wurde die Patientin zwölf

Wochen lang von einem Kollegen behandelt, der sie schließlich mit dem Hinweis zu mir überwies, dass „... eine zervikale Manipulation in Betracht gezogen werden sollte". Bei ihrem ersten Besuch weinte die Patientin und konnte kaum über ihre Beschwerden sprechen. Es wurde deutlich, dass eine physische Untersuchung solange nicht angebracht sein würde, bis sie ihre Problematik klar kommunizieren und stärker in den Entscheidungsprozess miteinbezogen werden konnte. Wären zu diesem Zeitpunkt provozierende physische Tests durchgeführt worden und hätten ihre Symptome sich dadurch verschlechtert, wären ethische und medizinrechtliche Probleme entstanden, denn die Patientin war in diesem Zustand nicht in der Lage, die Risiken abzuwägen und ihr Einverständnis zu geben. Ich erklärte ihr, dass ich erst bereit sei, sie zu untersuchen, wenn sie effektiver mit mir kommunizieren könne, und schlug ihr vor wiederzukommen, wenn sie sich ausreichend gefasst habe. Da es ihr so schwer viel, ihre symptomatischen Erfahrungen in Worten auszudrücken, machte ich außerdem den Vorschlag, diese aufzuschreiben, sodass ich sie bei ihrem nächsten Besuch lesen könne. Eine Woche später kehrte sie mit einer umfangreichen schriftlichen Dokumentation zurück. Eines ihrer Bedenken war die Frustration über die bisherige lange und erfolglose physiotherapeutische Behandlung. Interessanterweise dauerte es mehrere Besuche und erforderte einige Diskussionen, bis sie begann, ihre eigene Verantwortung im Prozess der Problemlösung anzuerkennen. Die physische Untersuchung konnte erst nach vier Sitzungen beginnen, und sie bestand zu diesem Zeitpunkt lediglich aus der Inspektion der aktiven zervikalen und thorakalen Bewegungen, einem eingeschränkten medianen neurodynamischen Test, der neurologischen Untersuchung und einer sanften Palpation der betreffenden Gebiete. Hinsichtlich physischer Dysfunktionen gab es kaum eine Übereinstimmung mit Symptomen und Historie. Dementsprechend wurde beschlossen, dass ein kognitives und auf Aktivität basierendes Pacing-Programm momentan der beste Ansatz sei. Die Patientin kam 1-mal wöchentlich zur Behandlung, und ihr wurde erklärt, wie ihre Schmerzen entstanden und was sie tun könne, um diese zu beeinflussen. Sechs Wochen später hatten sich ihre Schmerzen deutlich verbessert, und sie konnte normal an ihrem sozialen Leben und beruflichen Alltag als Büroangestellte teilnehmen, was zuvor nur eingeschränkt möglich war. Sie wurde in dem Wissen entlassen, dass ihr Problem bzgl. aller praktischen Lebensbereiche geheilt war und sie zwecks weiterer Hilfe wiederkommen könne, wenn sie mit ihrer Situation nicht zufrieden sei. Dies ist ein Fall, in dem beim ersten Termin *keine* neurodynamischen Tests durchgeführt wurden. Eine Behandlung mit den Techniken war auf keinen Fall angebracht.

Ein anderes Beispiel für unangebrachte neurodynamische Tests sind starke Schmerzen, bei denen eine Untersuchung zu aufdringlich wäre und die Symptome des Patienten unnötigerweise provozieren würde. Auch in Fällen, in denen der Schwerpunkt stark auf psychosozialen Aspekten liegt, kann die Durchführung neurodynamischer Tests unangemessen sein. Außerdem gilt jede allgemeine Kontraindikation für Manuelle Therapie auch für neurodynamische Untersuchungen.

Level 1 – Eingeschränkte Untersuchung

Beschreibung

Die Level-1-(eingeschränkte)-Untersuchung wird eingesetzt, wenn es in erster Linie darum geht, keine Symptome zu provozieren. Einige Komponenten eines neurodynamischen Tests können weggelassen werden, damit nur minimale Kräfte auf das Nervensystem wirken. Außerdem kann es notwendig sein, die Bewegungssequenz zu modifizieren, um die angestrebten Ziele zu erreichen.

Bei der Level-1-Untersuchung werden die neurodynamischen Tests nicht vollständig durchgeführt. Es werden jedoch ausreichende neurale Bewegungen ausgeführt, um die für Diagnostik und Behandlungsplan erforderlichen Informationen zu erhalten, egal, ob in dieser Behandlung neurodynamische Techniken eingesetzt werden oder nicht. Level 1 eröffnet neue und sicherere Möglichkeiten der Untersuchung und Behandlung von Patienten mit leicht irritierbaren Symptomen oder Pathologien. Bisher wurden „neurale Spannnungstests" in solchen Situationen ausgelassen, z.T. aufgrund der

Art und Weise, in der sie durchgeführt wurden. Aber nun, durch die verbesserte Feinabstimmung und den Bezug der Tests zur Neurodynamik (anstelle von Spannung), können die Tests sehr viel sicherer und geschickter eingesetzt werden als früher. Folglich können in Fällen, die vormals als aussichtslos betrachtet wurden, mehr Informationen gesammelt und sanftere Behandlungen ausgeübt werden.

Indikationen

Level-1-Tests werden eingesetzt:

- wenn Symptome leicht zu provozieren sind und nach der Bewegung lange Zeit brauchen, um abzuklingen. Dies bezieht sich auf Maitlands Konzept der Irritierbarkeit, in dem irritierbare Problematiken sanfter und mit größerer Vorsicht behandelt werden als nicht irritierbare (Maitland 1986).
- wenn starke Schmerzen vorhanden sind und eine vollständige neurodynamische Untersuchung aus Gründen der Ethik und Sicherheit nicht angemessen ist.
- bei latenten Schmerzen – wenn sich die Symptome des Patienten erst einige Zeit nach physischen Tests entwickeln. Eine Latenz beinhaltet ein Risiko, da es zum Zeitpunkt der Untersuchung keine adäquate Warnung vor einer drohenden Zunahme der Symptome gibt.
- wenn entweder im Nervensystem oder im mechanischen Interface eine Pathologie vorhanden ist, z.B. ein schwerwiegender Bandscheibenvorfall oder ein stark stenosierter lateraler Rezessus. Dadurch kann der Druck auf die Nervenwurzel erhöht sein, der Bewegungsausschlag der sensitivierten Nervenwurzel eingeschränkt oder deren Sensitivität erhöht.
- wenn neurologische Defizite eine Level-1-Untersuchung erforderlich machen, um keine neurale Irritation auszulösen.
- wenn eine anhaltende Verstärkung neurologischer Symptome möglich ist.
- wenn die Problematik sich vor der physischen Untersuchung fortschreitend verschlechtert, z.B. bei kurz zuvor eingetretenen Problemen der Nervenwurzel.
- Die Untersuchung des Nervensystems sollte in den Fällen auf Level-1-Tests begrenzt bzw. nicht durchgeführt werden, in denen es unklar ist, ob das Nervensystem eine Untersuchung toleriert. Wenn sich die Durchführung einer Level-1-Untersuchung als sicher herausstellt, aber nicht so viele Informationen liefert wie benötigt, kann der Therapeut vorsichtig zur Level-2-Untersuchung übergehen.

Methode

Bei der Level-1-Untersuchung führt der Therapeut neurodynamische und mechanische Tests für muskuloskeletale Strukturen getrennt voneinander durch. Dies bedeutet, dass die Tests nicht absichtlich darauf ausgerichtet sind, gleichzeitig das Nervensystem und Gewebe des Interfaces und der innervierten Gewebe zu testen. Durch den Zusatz „eingeschränkt" ist diese Untersuchung darauf begrenzt, nur minimale Symptome auszulösen, und sie begibt sich im Allgemeinen nur ein einziges Mal an den Punkt, an dem erstmalig Symptome auftreten. Das volle Bewegungsausmaß wird nicht ausgeschöpft. Trotzdem kann die Level-1-Untersuchung genügend Information über das Problem liefern, v.a. auf die Frage, ob eine neurale Komponente vorhanden ist. Dennoch kann eine strukturelle Differenzierung durchgeführt werden, wenn auch auf modifizierte Art.

Modifizierte strukturelle Differenzierung

Bei der modifizierten strukturellen Differenzierung wird i.d.R. vor der Anwendung anderer Testbewegungen eine differenzierende Spannungsbewegung ausgeführt, die keine Symptome auslöst. Der übrige Level-1-Test wird bis zu dem Punkt ausgeführt, an dem erste Symptome auftreten. An diesem Punkt wird die differenzierende Bewegung *aufgelöst*, um eine *Verringerung* der Symptome zu bewirken. Dadurch wird die differenzierende Bewegung zu einem „Ausschalter" (Off-Switch) anstelle eines „Einschalters" (On-Switch). Diese wird anstelle einer Spannung erhöhenden differenzierenden Bewegung am

Ende des neurodynamischen Tests ausgeführt und vermeidet die Provokation von Symptomen.

Fallbeispiel

Zur Illustration der Level-1-(eingeschränkten)-Untersuchung kann die kontralaterale Seitneigung der Halswirbelsäule bei einer irritierbaren Problematik des N. medianus am Handgelenk als erste Testbewegung ausgeführt werden. Es ist unwahrscheinlich, dass diese Bewegung eine übermäßige neurale Spannung am Handgelenk hervorruft, aber sie kann später während des Tests zur Differenzierung eingesetzt werden. Die Nerven werden dann durch eine distale Bewegungssequenz bis an den Punkt gebracht, an dem die ersten Symptome auftreten. Dann wird die Spannung der Nerven durch die Rückführung der differenzierenden Bewegung (kontralaterale Seitneigung der Halswirbelsäule) in die neutrale Position verringert. Auf diese Art können die Veränderungen der Symptome nicht nur dem Nervensystem zugeordnet werden, sondern die differenzierende Bewegung provoziert auch keine Symptome. Außerdem werden Bewegungen des Handgelenks und der Finger ausgelassen. Die wesentliche Komponente ist die Extension des Ellenbogens.

Dementsprechend ist die Bewegungsreihenfolge für den oben beschriebenen Fall die Folgende:
- kontralaterale Seitneigung der Halswirbelsäule
- glenohumerale Abduktion/Außenrotation
- Ellenbogenextension bis zum Auftreten der ersten Symptome
- Auflösung der kontralateralen Seitneigung der Halswirbelsäule – Verringerung der Symptome.

Schlüsselaspekte der Level-1-(eingeschränkten)-Untersuchung

- Beginne in der Position, die für den Patienten am angenehmsten ist und/oder in der die Kräfte auf das Nervensystem am geringsten sind.
- Führe die Technik langsam und vorsichtig durch.
- Führe die Bewegung nur ein einziges Mal bis zum Auftreten der ersten Symptome durch.
- Bei der Technik wird evtl. nicht das volle Bewegungsausmaß erreicht.
- Der Therapeut muss ggf. die Reihenfolge der Bewegungen verändern, z.B. distal beginnen, um das Nervensystem zu schützen.
- Der Therapeut muss u.U. eine ungewollte Belastung des mechanischen Interfaces und der innervierten Gewebe vermeiden, indem er diese entsprechend positioniert.
- Die strukturelle Differenzierung wird modifiziert (Verwendung eines Off-Switch).
- Neurales und muskuloskeletales System werden getrennt voneinander untersucht.

Level 2 – Standarduntersuchung

Beschreibung

Die Untersuchung besteht aus den Standardtests für muskuloskeletale und neurale Strukturen. Die drei Hauptkomponenten werden wie in der Level-1-Untersuchung getrennt voneinander getestet (Interface, neurale Komponente, innervierte Gewebe). Die neurodynamischen Tests werden bis zu einer unproblematischen Reproduktion der Symptome durchgeführt, und konnten genügend Informationen gesammelt werden, ohne starke Symptome auszulösen, ist es umso besser. Es ist nicht unbedingt notwendig, die Tests bis zum Bewegungsende auszuführen, aber es ist erlaubt, solange dies klinisch angezeigt ist. Die neurodynamische Position wird nur für wenige Sekunden gehalten.

Indikationen und Kontraindikationen

- Die Problematik ist nicht besonders leicht zu provozieren, und die ausgelösten Symptome sind nicht sehr stark.
- Es gibt keine neurologischen Symptome, oder sie machen nur einen kleinen Teil der Problematik aus. Wenn Symptome auftreten, sind sie intermittierend, nicht leicht zu provozieren und stabil.
- Die Problematik ist stabil, verschlechtert sich zumindest auf keinen Fall rapide.
- Die Schmerzen sind zum Zeitpunkt der Untersuchung nicht sehr stark. Bzgl. der Provokation von Symptomen gibt es keine Hinweise auf eine Latenz.

- Die Level-2-Untersuchung ist kontraindiziert, wenn die Problematik instabil, hypersensitiv oder irritierbar ist oder es wahrscheinlich ist, dass eine vorliegende Pathologie oder Pathophysiologie durch die Tests provoziert wird.

Methode

Bei der Level-2-Untersuchung wird das Nervensystem im Grunde genommen normal getestet, allerdings ohne sensitivierende Bewegungen und ohne spezielle Kombinationen neuraler und muskuloskeletaler Tests. Die Testbewegungen sollten keine übermäßigen Schmerzen oder neurologischen Symptome auslösen und sich nicht in einen starken Widerstand hineinbewegen.

- Es werden neurodynamische Standardsequenzen angewandt, wie in ➢ Kap. 7 skizziert.
- Neurale und muskuloskeletale Strukturen werden separat untersucht. Bei einer Problematik des N. medianus am Ellenbogen wird z.B. der Test für den Nerv angewandt, beim neurodynamischen Test wird jedoch keine Kontraktion des M. pronator teres ausgeführt. Die Kontraktion des M. pronator teres wird isoliert überprüft.
- Eine Bewegung in den Symptombereich hinein ist akzeptabel, solange die Symptome nicht sehr stark sind und sofort nach dem Test wieder zurückgehen.
- Es kann sich ein gewisses Maß an Widerstand aufbauen. Der Widerstand sollte allerdings nicht zu stark sein.
- Das volle Bewegungsausmaß kann erreicht werden, aber dies ist nicht entscheidend.

Einführung in höhere Untersuchungslevel

Der Begriff „Sensitivierung" bezieht sich darauf, mit der Untersuchung des Nervensystems besser in der Lage zu sein, Veränderungen seiner Funktion zu ermitteln. Auch wenn Sensitivierung ein Oberbegriff ist, der auf alle Untersuchungsstufen oberhalb der Standarduntersuchung (Level 2) zutrifft, sind für die höheren Untersuchungsstufen spezifische Merkmale von Bedeutung, die im Folgenden aufgeführt werden. Außerdem werden auf Level 3 spezifische Arten der Untersuchung eingesetzt, die auf der Methode der Sensitivierung und kausalen Mechanismen basieren. Eine Sensitivierung neurodynamischer Tests kann über verschiedene Wege erreicht werden:

1. Verstärkte Krafteinwirkung auf das Nervensystem – auf diese Art übt der betroffene Test eine höhere Spannung auf das Nervensystem aus als bei der Level-2-Untersuchung, sodass manche Problematiken ggf. effektiver erkannt werden können. Die Steigerung von der Standarduntersuchung (Level 2) hin zu Untersuchungen auf diesem Level findet eher durch ein vergrößertes Bewegungsausmaß als durch einen mechanischen Unterschied statt. Dieses höhere Testniveau wird als Level-3a-Untersuchung bezeichnet (neurodynamisch sensitiviert). Die Ausführung der Untersuchung auf Level 3a beinhaltet zusätzlich die bekannten sensitivierenden Bewegungen der Standardtests. Im Vergleich mit der Level-2-(Standard)-Untersuchung handelt es sich bei der Level-3a-Untersuchung im Wesentlichen um „mehr desselben".
2. Eine genauere Lokalisation der Kräfte ist die zweite Art der Steigerung neurodynamischer Tests – es werden nicht nur die Kräfte der Standardtests auf das Nervensystem ausgeübt, sondern diese werden auch spezifischer eingesetzt und gezielter in der Problemregion lokalisiert, anstatt nur mehr Kraft einzusetzen. Dies wird als Level-3b-(lokalisierte)-Untersuchung bezeichnet, die mittels einer lokal beginnenden neurodynamischen Sequenz sensitiviert wird. Natürlich können die auf das Nervensystem einwirkenden Kräfte bei diesem Level der Untersuchung nicht nur auf dieses System begrenzt werden. Sie können jedoch evtl. genauer lokalisiert werden als bei der Standard-(Level 2)-Untersuchung.
3. Vermehrt multistrukturelle Ausprägung der auf das Nervensystem wirkenden Kräfte – die auf das Nervensystem einwirkenden Kräfte erfassen den kausalen Mechanismus in mehreren Bereichen. Die Untersuchung auf diesem Level beinhaltet das gleichzeitige Testen des mechanischen Interfaces und der neuralen und innervierten Gewebe in unterschiedlichen Kombinationen. Aus diesem

Grund wird sie als Level-3c-(multistrukturelle)-Untersuchung bezeichnet.
4. Bei dieser Methode der Sensitivierung wird die symptomatische Position bzw. Bewegung des Patienten eingesetzt, während zusätzlich neurodynamische Bewegungen ausgeführt werden, um die neuralen Aspekte der Technik zu sensitivieren oder zu differenzieren. Hierbei handelt es sich um eine Level-3d-Untersuchungstechnik.

Es ist nicht immer notwendig, alle Level-3-Techniken zu durchlaufen (d.h. 3a, b, c, d), denn hierbei werden die kausalen Mechanismen spezifischer untersucht. Manchmal ist es akzeptabel, direkt von einer Level-3-a-Untersuchung zu einer 3c- oder 3d-Untersuchung überzugehen, solange diese Entscheidung die klinischen Merkmale widerspiegelt.

Indikationen und Kontraindikationen

- Die Level-2-Untersuchung ist normal oder liefert nicht genügend hilfreiche Informationen, und der Praktiker möchte das Problem umfassender untersuchen.
- Die Symptome sind nicht sehr stark und nicht leicht provozierbar.
- Die Problematik ist stabil.
- Es gibt keine Hinweise auf eine Pathologie, die das Nervensystem negativ beeinflusst.
- Bei jedem Patienten, bei dem die Level-1- oder Level-2-Untersuchung ausreichend Informationen geliefert hat, ist die Level-3-Untersuchung unnötig und meiner Ansicht nach kontraindiziert.
- Die übrigen Kontraindikationen der Level-3-Untersuchung entsprechen denen der Level-2-Untersuchung.

Level 3a – Neurodynamisch sensitiviert

Beschreibung

Das entscheidende Merkmal der Level-3a-(neurodynamisch sensitivierten)-Untersuchung ist das „mehr desselben", d.h., dass während des neurodynamischen Standardtests durch zusätzliche sensitivierende Bewegungen vermehrt neurale Spannung aufgebaut wird. So kann der Straight Leg Raise z.B. durch eine Innenrotation des Hüftgelenks sensitiviert werden, was die Spannung der Nerven zusätzlich zu der bereits durch den Straight Leg Raise bestehenden Spannung erhöht. Um es noch einmal zu wiederholen, der Unterschied zwischen einem Level-2-(Standard)-Test und einer Level-3a-Untersuchung ist die Größe des Bewegungsausmaßes.

Methode

Vor einer Level-3a-Untersuchung wird eine Level-2-(Standard)-Untersuchung ausgeführt. Dadurch wird sichergestellt, dass das Nervensystem diese Tests verträgt. Zusätzlich zu den Standardtests werden Bewegungen eingesetzt, die bekanntermaßen den jeweiligen Test sensitivieren. Sie werden im Kapitel über neurodynamische Standardtests beschrieben.

Die sensitivierenden Bewegungen werden sanft durchgeführt, wobei Symptomreaktion, Bewegungswiderstand und Bewegungsausmaß aller Bewegungskomponenten beobachtet werden. An dieser Stelle kommt dem mentalen Bewegungsdiagramm eine entscheidende Bedeutung zu, denn bei dieser Art der Untersuchung kommt es häufig zu subtilen Veränderungen. Es lohnt sich, alle sensitivierenden Bewegungen für die verschiedenen Tests zu kennen, damit der Praktiker sich entlang des Testspektrums bewegen und die adäquate Untersuchungsstufe leicht bestimmen kann.

Level 3b – Sensitiviert durch neurodynamische Sequenzierung – lokalisierte Technik

Beschreibung

Die Tests einer Level-3b (lokalisierten) -Untersuchung unterscheiden sich qualitativ von denen der vorherigen Stufen. Die Tests wurden modifiziert, um sie spezifischer und lokalisierter zu gestalten, und nicht nur, um im Sinne einer „Mehr-desselben-Manier" die Spannung im Nervensystem zu erhöhen. Deswegen stellen Tests auf diesem Level eine absichtliche Abweichung von den Standardsequenzen dar. Ein Straight Leg Raise, bei dem der Patient Schmerzen im Gesäß verspürt, illustriert diese Art der Sensitivierung. Wenn ein Standardtest nicht genügend Informationen liefert, kann die Bewegungssequenz des Straight-Leg-Raise-Tests verändert werden und mit einer Flexion/Adduktion und Innenrotation der Hüfte beginnen. Der übrige Test kann dann durch Knieextension und evtl. Dorsalextension des Fußes vervollständigt werden. Veränderungen der neurodynamischen Bewegungssequenz stellen das Schlüsselmerkmal der Level-3b-Untersuchung dar.

Indikationen und Kontraindikationen

Indikationen und Kontraindikationen für die Level-3b-Untersuchung sind dieselben wie für alle Level-3-Untersuchungen (bei Level 3a beschrieben). Auf Level 3b wird untersucht, wenn Level-3a-Tests keine ausreichenden Informationen geliefert haben, oder wenn die Problematik eine Konzentration der Kräfte mit einem gewissen Maß an Spannungszunahme in einer spezifischen Region angemessen erscheinen lässt. Ein schwach ausgeprägtes Karpaltunnelsyndrom kann z.B. leichter mit einem Level-3b-Test als mit einem Level-3a-Test entdeckt werden, weil die Kräfte der Level-3b-Untersuchung lokalisierter am Handgelenk wirken.

Methode

Die neurodynamische Bewegungssequenz wird so modifiziert, dass die Kräfte lokalisierter auf das Nervensystem einwirken. Sie wird auf die folgende Art und Weise ausgeführt:

Fokussierung der Bewegungssequenz in der problematischen Region (lokal beginnen) – ein geringgradiges Karpaltunnelsyndrom kann z.B. eine Sequenz erfordern, die mit der Extension von Handgelenk und Fingern beginnt, gefolgt von den übrigen Bewegungskomponenten des medianen neurodynamischen Tests. Eine weitere Variable ist die Entschlossenheit, mit der die Technik durchgeführt wird. Meine Forschungsarbeiten zeigten, dass der Test mit umso größerer Wahrscheinlichkeit lokale neurogene Symptome hervorrief je entschlossener die erste Bewegung ausgeführt wurde (Shacklock 1989).

Level 3c – Multistrukturell

Beschreibung

Die Level-3c-(multistrukturelle)-Untersuchung wurde geschaffen, um die kausalen Mechanismen gleichzeitig in multiplen Domänen zu erfassen. Sie sollte so spezifisch wie möglich sein. Unter Berücksichtigung dieser Merkmale ist der Schlüsselaspekt, der diese Untersuchung von den anderen Untersuchungstypen unterscheidet, dass verschiedene *Arten* von Strukturen gleichzeitig getestet werden und ihr Einfluss auf das Nervensystem beurteilt wird. Es ist zwar so, dass auch alle vorangehenden Stufen gleichzeitig multiple Strukturen testen, aber auf diesem Level wird der multistrukturelle Ansatz aufgrund des Designs effektiver sein.

Indikationen und Kontraindikationen für Level-3c-Tests sind dieselben wie für die anderen Level-3-Untersuchungen.

Level-3c-(multistrukturelle)-Untersuchungen werden v.a. bei Personen mit hohem Anforderungsprofil eingesetzt, bei denen kleinere mechanische Problematiken leichter zu Symptomen führen als bei Personen, deren Anforderungen weniger hoch sind. Zu Patienten mit besonderen Beanspruchungen gehören Athleten, Sportler, und Menschen, die an einem Arbeitsplatz tätig sind, der körperliche Aktivitäten erfordert. Die Level-3c-Untersuchung ist jedoch nicht auf diese Personengruppe begrenzt; es kann sehr wohl erforderlich sein, einen älteren Menschen mit einem steifen Interface auf dieser Stufe zu untersuchen, um sicherzustellen, dass alle Möglichkeiten ausgeschöpft wurden.

Methode

Level-3c-Tests sind effektiv, da Bewegungen miteinander kombiniert werden und sie gleichzeitig das Interface sowie neurale und innervierte Gewebe testen. Auf diese Art wird die Dynamik des Nervensystems *im Zusammenhang* mit dem Interface und den innervierten Geweben beurteilt, entgegen der vorherigen Stufen ohne Bezugspunkt, z.B. kann der radiale neurodynamische Test ausgeführt werden, während der M. supinator kontrahiert wird (das mechanische Interface drückt auf den N. interosseus antebrachii posterior) und Sehnen und Muskeln der Extensoren gedehnt werden (innervierte Gewebe).

Diese Form der Untersuchung ist sicherlich sensitiver als die, jede Struktur einzeln zu testen, und sie beurteilt die integrierte multistrukturelle Dynamik. Es ist üblich, auch die Bewegungssequenz zu verändern, um lokal im Bereich der Problematik zu beginnen. Folglich können Level-3c-Tests die Merkmale der Level-3b-Tests aufweisen. Fachbezogene Fertigkeiten und Spezifizität, nicht Kraft, sind die Schlüsselaspekte der Level-3c-Untersuchung. Ein weiteres Beispiel sind Wadenprobleme, bei denen Level-3b-Tests nicht erfolgreich sind und z.B. der Straight Leg Raise mit Dorsalextension des Fußes nicht zu einer auffälligen Reaktion führt. Eine zusätzliche statische Plantarflexion gegen Widerstand mit Dorsalextension des Fußes könnte effektiver sein. Dies wäre der Fall, in dem zusätzlich zum Straight Leg Raise mit Dorsalextension des Fußes und veränderter Bewegungssequenz zur Betonung der Wadenmuskulatur die innervierten Gewebe getestet werden.

Level 3d – Symptomatische Position oder Bewegung

Die Level-3d-Methode der Sensitivierung neurodynamischer Tests besteht darin, dass der Patient während der Durchführung neurodynamischer Bewegungen seine symptomatische Haltung einnimmt bzw. seine symptomatische Bewegung ausführt. Diese kann vom Patienten benannt werden und hinsichtlich der Interaktionen zwischen Interface, innervierten Geweben und Nervensystem analysiert werden.

Fallbeispiel

Level-3d-Untersuchung

Ein junger Mann suchte mich zur Behandlung seines rechtsseitigen Rückenschmerzes im Lendenbereich auf. Es handelte sich um leichte intermittierende Beschwerden, die nur auftraten, wenn er sich beim Autofahren nach rechts drehte, um in den toten Winkel zu sehen. Sowohl der Straight Leg Raise als auch der Slump-Test waren auf Level 2 vollkommen unauffällig, ebenso wie alle seine Bewegungen der Wirbelsäule. Bei der Palpation fand sich ein empfindlicher Punkt über dem ipsilateralen lumbosakralen hinteren Intervertabralgelenk. Die Untersuchung der symptomatischen Bewegung brachte eine Fülle an Informationen. Im bilateralen Langsitz reproduzierte die thorakale Rotation nach rechts seinen Rückenschmerz. In dieser rotierten Position verstärkten Dorsalextension des Fußes und Flexion der Halswirbelsäule seine Schmerzen. Dies verdeutlicht den Wert einer neurodynamischen Analyse in Verbindung mit dem, was für den Patienten relevant ist. Die Behandlung bestand aus lumbalen Rotationsübungen in kontralateraler Seitlage, kombiniert mit dem Straight Leg Raise. Diese Mobilisation reproduzierte ganz leicht den Schmerz des Patienten, der jedoch durch die wiederholten Bewegungen immer schneller nachließ. Sowohl die erneute Befundung der symptomatischen Bewegung als auch das Autofahren war nach einigen Behandlungen problemfrei. Die Diagnose für die spezifische Dysfunktion war eine Interfacedysfunktion des reduzierten Schließens in Verbindung mit einer neuralen Spannungskomponente, und die Behandlung war gleichzeitig auf beide Teile ausgerichtet. Eine Behandlung auf niedrigeren, weniger umfassenden Stufen hätte weniger effektiv sein können.

➢ Abb. 6.1 liefert eine Übersicht über das abgestufte System.

6.1.3 Neurodynamische Standardtests

Allgemeine Hinweise

Für den klinischen Einsatz sollte eine Sammlung neurodynamischer Standardtests zur Verfügung stehen. Diese Tests sollten bzgl. des Umfangs den mittleren Bereich der Untersuchung abdecken. Dementsprechend werden sie bei allen asymptomatischen Probanden und bei vielen Patienten leicht durchzuführen und angebracht sein. Die im Folgenden beschriebenen Tests würde ich als Standardtests bezeichnen, und sie liegen in der Kategorie der Level-2-Untersuchungen. Es sollte bedacht werden, dass die Standardtests nicht bei allen Patienten eingesetzt werden können. Für das Erlernen der wesent-

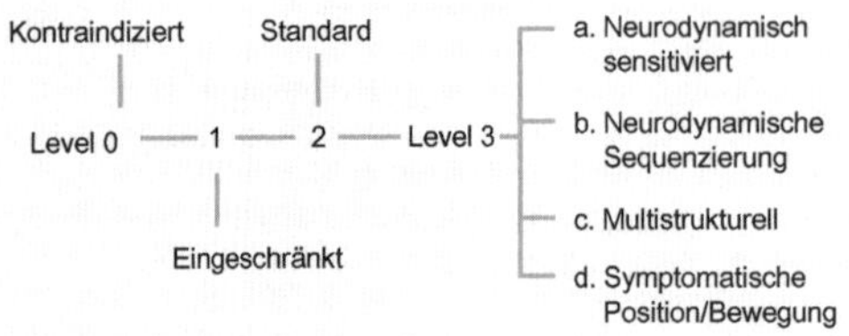

Abb. 6.1: Zusammenfassung des abgestuften Systems zur Bestimmung des Ausmaßes und der Art der Technik zur physischen Untersuchung und Behandlung neurodynamischer Störungen.

lichen Aspekte derartiger Untersuchungen dienen sie jedoch unseren Absichten.

Bewegungssequenz

Die Bewegungssequenzen der neurodynamischen Standardtests werden von verschiedenen Autoren sehr unterschiedlich beschrieben (Bragard 1929; Chavany 1934; von Lanz Wachsmuth 1959; Elvey 1979; Kenneally et al. 1988; Butler 1991, 2000; Selvaratnam et al. 1997). Tatsächlich wurde nie die wirklich beste Sequenz für Standardtests ermittelt, und bei der folgenden Darstellung handelt es sich vorwiegend um eine Konvention, die sich über Jahre hinweg entwickelt hat. Die jeweils bevorzugte Sequenz passt sich den situationsbedingten Anforderungen an, d.h., ein Test, der in einer bestimmten Region eine maximale Spannung des Nervensystems hervorruft, unterscheidet sich von dem, der auf eine Gleitbewegung des Nerven gegenüber einer spezifischen Interfacestruktur abzielt. Die nachfolgenden spezifischen Sequenzen der Standardtests entstanden auf der Grundlage anatomischer Studien sowie klinischer und biomechanischer Beobachtungen. Sie halten Einfachheit und Sicherheit auf der einen Seite sowie Genauigkeit und Effektivität auf der anderen Seite in Balance. Folglich stellen sie einen Kompromiss dar, der im Allgemeinen gut anzuwenden ist. Dennoch werden Level-2-(Standard)-Tests nie so spezifisch sein wie neurodynamische Bewegungsfolgen, die gezielt darauf ausgerichtet sind, bestimmte Effekte im Nervensystem zu erzeugen.

Testlevel

Die in der Literatur vorgestellten Standardtests liegen in der Level-2-Kategorie (Elvey 1979; Kenneally et al. 1988; Butler 1991, 2000), denn normalerweise werden sie bis zum Bewegungsende ausgeführt und alle ihre Bewegungskomponenten eingesetzt. Was dies betrifft, gleichen viele Standardtests in diesem Buch denen aus der Vergangenheit. Es ist jedoch offensichtlich, dass es nicht angemessen sein kann, alle Patienten mit Level-2-Tests zu untersuchen. In einigen Fällen wird eine Level-2-Untersuchung zu intensiv sein, während sie in anderen nicht ausreichend spezifische oder umfassende Informationen liefert, um ein unterschwelliges Problem zu entdecken.

Aus diesem Buch soll nicht hervorgehen, dass die Level-2-Untersuchung die bevorzugte Untersuchung darstellt. Für Lernzwecke stellt sie allerdings aus zweierlei Gründen den besten Ausgangspunkt dar.

Erstens wurde die Forschung hinsichtlich normaler Reaktionen auf neurodynamische Tests an jungen, asymptomatischen Probanden durchgeführt, und zwar auf Level 2. Dies bedeutet, dass die bekannten normalen Reaktionen und Bewegungsausschläge eigentlich nur auf dieser Stufe ermittelt wurden, sodass dem Praktiker für das Verständnis der Testreaktionen nur diese zur Verfügung steht. Der zweite Grund dafür, die Level-2-Untersuchung als den besten Ausgangspunkt zu betrachten, ist, dass Therapeuten die Durchführung neurodynamischer Tests gewöhnlich an ihren Kollegen erlernen, die Level-2-Tests recht gut tolerieren.

6.1.4 Allgemeine Hinweise zur Technik

Aufklärung des Patienten

Vor dem eigentlichen Test sollten die Patienten über das weitere Vorgehen aufgeklärt werden. Sie werden darüber informiert, was als Nächstes geschehen wird und können sich entspannen und voll kooperieren. Wenn der Patient sich bzgl. der bevorstehenden Vorgänge nicht sicher ist, vergrößert sich das Risiko einer ängstlichen oder schützenden Reaktion, die den

Test ungenau werden lässt. Dementsprechend schlage ich vor, dass eine kurze, einfache und beruhigende Aufklärung erfolgt, um die volle Kooperationsbereitschaft zu erreichen. Dabei ist es allerdings ratsam, keine Informationen über den Testzweck zu geben. Der Grund hierfür liegt in der Beeinflussung von Schmerzen und motorischer Kontrolle durch bestimmte Erwartungen, weshalb diese Aspekte vor und während der Untersuchung so neutral wie möglich gehalten werden sollten. Die nachfolgenden Instruktionen sind ein Beispiel für die von mir vorgeschlagene Art und Weise, einen Patienten bei einem Standardtest aufzuklären.

Fallbeispiel

„Wenn es für Sie in Ordnung ist, möchte ich gerne einige Bewegungen mit Ihrem Arm durchführen. Dies hilft mir, die Problematik zu beurteilen, und Sie können dabei leichte Symptome spüren oder auch nicht. Es ist nicht wichtig, ob es dazu kommt oder nicht, aber wenn sich etwas tut, muss ich ganz genau wissen, was und wann. Daher sagen Sie mir bitte mit Worten, was geschieht, ohne Ihren Körper zu bewegen. Haben Sie das verstanden? Okay, ist die Position bequem und fühlen Sie sich entspannt?"

Diese Instruktionen enthalten einige wesentliche Bestandteile: Aufklärung des Patienten über die Vorgehensweise, Einholen des Einverständnisses des Patienten, Beruhigung und einen möglichst neutralen Ansatz, um beim Patienten keine Erwartungen oder Bedenken zu wecken. Außerdem ist es wichtig, dass der Test nur leichte oder mittelstarke Symptome auslöst. Dies erhält das Vertrauen des Patienten in den Therapeuten, und bei der nächsten Durchführung des Tests spielt Angst keine Rolle.

Seitenvergleich

Der Seitenvergleich der Reaktionen auf neurodynamische Tests ist ganz entscheidend für die Diagnostik. Er ermöglicht dem Therapeuten, subtile Veränderungen zu entdecken und Basisreaktionen zur Ermittlung von Auffälligkeiten zu bestimmen. Bei bilateralen Problematiken oder solchen, die in der Mitte liegen, muss der Therapeut auf gute Kenntnisse der Normreaktionen bei jedem Test zurückgreifen können.

Nicht betroffene Seite zuerst untersuchen

Um dem Patienten zu vermitteln, dass die nachfolgende neurodynamische Untersuchung für ihn akzeptabel sein wird, kann die nicht betroffene Seite vor der betroffenen getestet werden. Dies liefert dem Therapeuten außerdem die Basisinformationen, mit denen er die Testreaktionen der betroffenen Seite vergleichen kann. Der Vorteil hiervon wird auch dann besonders deutlich, wenn es um die Diagnostik einer verdeckten auffälligen Reaktion geht. Diese Reaktion ist ihrer Natur entsprechend eher unterschwellig, sodass der Seitenvergleich leicht kleine Unterschiede in der Testreaktion widerspiegeln kann.

Jede Bewegung präzise aufrechterhalten

Jede beendete Bewegung eines neurodynamischen Tests muss gleichbleibend gehalten werden, während die übrigen Bewegungen ausgeführt werden. Bei Therapeuten ist es üblich, dass sie eine Bewegung „verlieren", wenn sie beendet ist. Dies verringert die Spannung im Nervensystem, verändert die neurodynamische Sequenz und ist eine Ursache für Ungenauigkeiten. Folglich werden Bewegungen für den Rest des Tests beibehalten, wenn sie beendet sind, es sei denn, Modifikationen werden absichtlich und aus spezifischen Gründen durchgeführt, oder es handelt sich um eine differenzierende Bewegung.

Sei sanft und hetze nicht

Es ist von entscheidender Bedeutung, dass die Technik sanft und nicht in Eile ausgeführt wird. Dies hilft dem Therapeuten, den Test ohne Provokation von Symptomen auszuführen und Auffälligkeiten in der Bewegung leichter zu spüren. Es fördert das Vertrauen und die Kooperationsbereitschaft der Patienten, gibt ihnen ein Gefühl von Sicherheit und eröffnet ihnen die Möglichkeit sich selbst zu schützen.

Auslösen versus Provozieren

An dieser Stelle ist es wichtig, zwischen den Begriffen „auslösen" und „provozieren" zu unterscheiden. „Provozieren" hat einen negativeren Beiklang und suggeriert, dass die nachfolgenden Schmerzen intensiver und länger anhaltend sind als im anderen Fall. „Auslösen" meint nichts anderes als einen Effekt zu bewirken, der nur zufälligerweise einer kurzfristigen Erzeugung von Symptomen entspricht, und es handelt sich um einen weniger noxischen Begriff. Daher verwende ich bei der Besprechung von Tests oft den Begriff „auslösen", um die Tatsache zu verdeutlichen, dass eine Provokation von Symptomen nicht das Ziel des Tests ist. Stattdessen geht es darum, Symptome „auszulösen", um Informationen zur Beurteilung der Reaktion zu erhalten.

Kurze Testdauer

Die Technik sollte nicht zu lange gehalten werden. Es ist unmöglich, spezifische Aussagen darüber zu treffen, wie lange ein Test dauern soll, denn diese Variable wird von vielen Faktoren beinflusst. Ich würde vorschlagen, dass ein Level-2-Test an seinem Endpunkt (nicht notwendigerweise am Bewegungsende) nicht länger als 10 Sekunden gehalten wird. Dies würde nur dazu dienen, den Anforderungen des Tests genüge zu tun, und nicht dazu, die Dehnung einer Neuralstruktur aufrechtzuerhalten. Dennoch können die 10 Sekunden, in denen ein Level-1-Test in einer provozierenden Position gehalten wird, übermäßig lang sein. Wenn zu diesem Zeitpunkt nicht genügend Informationen gesammelt werden konnten, ist es erforderlich, den Test aufzulösen und die Geschehnisse im Nachhinein mit dem Patienten zu besprechen. Nach einer Diskussion kann der Patient häufig eindeutigere Aussagen über die Vorgänge machen. In jedem Fall ist es besser, die Vorgehensweise vor ihrer Umsetzung gut zu erklären, damit der Patient effektiver daran teilnehmen kann und exzessives Testen vermieden wird.

Überwachung von Region und Qualität der Symptome

Es ist zwingend erforderlich, sowohl die Region als auch die Qualität der Symptome während neurodynamischer Tests zu überwachen. Anhand der Region lässt sich eine Aussage darüber machen, ob die Symptomverteilung normal ist. Die Qualität der Symptome hilft bei der Unterscheidung von normalen und auffälligen Reaktionen. So kann z.B. ein durch den Straight Leg Raise ausgelöstes Ziehen in der unteren Wadenregion zwar nicht dieselbe Qualität aufweisen wie der klinische Schmerz des Patienten, es kann aber in derselben Region liegen. Dies ist keine normale Lokalisation für Symptome und daher kann eine solche Symptomverteilung in manchen Fällen einen Hinweis auf eine neurale Beteiligung in Form einer verdeckten auffälligen Reaktion darstellen (➢ Kap 5).

Ausführen der strukturellen Differenzierung

Bei der Diagnostik anhand neurodynamischer Tests wird grundsätzlich eine strukturelle Differenzierung durchgeführt. Ohne diese Methode gibt es keinen Hinweis auf einen neurodynamischen Mechanismus. Die Tests können falsch-positive oder falschnegative Ergebnisse liefern, was zu einer unangemessenen bzw. zum Fehlen einer angemessenen Behandlung führen kann. Außerdem ist es essenziell, dass die Technik der strukturellen Differenzierung präzise ausgeführt wird.

Verwende Bewegungsdiagramme

Der Einsatz mentaler Bewegungsdiagramme bei der Untersuchung ist ein Schlüsselaspekt der Manuellen Therapie im Allgemeinen, und er ist eine absolute Grundvoraussetzung zur Ermittlung unterschwelliger Abweichungen in den Reaktionen auf neurodynamische Tests. Es ist sogar möglich, dass das Bewegungsdiagramm die einzige feststellbare Auffälligkeit offenlegt. So kann z.B. ein Patient, dessen Widerstand gegen die Supination sich beim MNT1 mehr als gewöhnlich erhöht (und sich durch eine kontralaterale Seitneigung der Halswirbelsäule verändert), bei diesem Test von keinerlei auffälligen Symptomen berichten. Tatsächlich geschieht dies recht häufig. Die Einschränkung der Supination kann durch eine dynamische Verkürzung des M. pronator teres entstehen. Diese Dysfunktion kann eine physische Auffälligkeit eines Tests anzeigen, obwohl keine subjektiven Auffälligkeiten vorhanden sind, und dies wiederum kann den Einsatz spezifischerer Tests notwendig machen.

Achte auf schmerzbedingte Ausweichbewegungen

Schmerzbedingte Ausweichbewegungen sind ein wichtiger Teil neurodynamischer Tests. Es ist nicht ungewöhnlich für Patienten, unbewusst kleine Bewegungen auszuführen, die die Kräfte im Nervensystem verringern. Eine ipsilaterale Seitneigung der Halswirbelsäule ist ein typisches Beispiel für ein Spannungsproblem des Nervensystems, ein weiteres ist die Elevation der Skapula bei neurodynamischen Armtests. Andere, subtilere Ausweichbewegungen sind z.B. die Pronation bei Untersuchungen des N. medianus oder eine Außenrotation und ein Ruckeln der Hüfte beim Straight-Leg-Raise-Test. Es ist wichtig, sich dieser Anpassungen bewusst zu sein und sie während der Tests zu korrigieren. Die manuelle Korrektur einer Pronation, die im Rahmen eines Tests für den N. medianus auftritt, kann beispielsweise ein neurodynamisches Problem aufdecken, das ansonsten unerkannt geblieben wäre. Dasselbe gilt für Untersuchungen des mechanischen Interfaces. Eine Dysfunktion des reduzierten Schließens an der Wirbelsäule zeigt sich z.B. oft durch eine kontralaterale Seitneigung bei Extensionsbewegungen. Die Seitneigung verringert den Druck auf das Nervensystem, und wenn sie nicht manuell korrigiert wird, verschleiert sie die neurale Verbindung. Auch periphere Symptome von Patienten werden durch Korrekturen oftmals leichter reproduziert. Eine Reproduktion der Symptome durch die manuelle Korrektur solcher Deviationen bestätigt die Relevanz der Ausweichbewegung.

Qualitative Veränderungen der Technik führen zu großen Veränderungen in der Diagnose

Mit diesem Satz soll zum Ausdruck gebracht werden, dass kleine Variationen der Technik zu vollkommen unterschiedlichen Diagnosen führen können. Wenn die strukturelle Differenzierung eines Tests beispielsweise unvollständig ausgeführt wird, könnte die Diagnose lauten, dass die Testreaktion muskuloskeletal ist. Die vollständige und präzise Durchführung der strukturellen Differenzierung kann dazu führen, dass sich die Reaktion zu einer neurodynamischen Reaktion hin verändert. Ein weiteres Beispiel ist das Übersehen einer kleinen Ausweichbewegung, die die Spannung im Nervensystem verringert. Diese Bewegung manuell zu korrigieren, führt zu einer effektiveren Untersuchung der Neuralstrukturen und kann den Unterschied zwischen einer normalen neuralen Reaktion und einer verdeckten oder sogar einer offensichtlichen auffälligen Reaktion ausmachen.

LITERATURANGABEN

Bragard K.: Die Nervendehnung als diagnostisches Prinzip ergibt eine Reihe neuer Nervenphänomene. Münchener Medizinische Wochenschrift 76: 1999–2003; 1929

Butler D.: Mobilisation of the Nervous System. Churchill Livingstone, Melbourne; 1991

Butler D.: The Sensitive Nervous System. NOI Press, Adelaide; 2000

Chavany J. : A propos des neuralgies cervico-brachiales. Bulletin Medicine 48: 335–339; 1934. Zitiert von Frykholm R.: Cervical nerve root compression resulting from disc degeneration and root sleeve fibrosis: a clinical investigation. Acta Chirurgica Scandinavica Supplement 160: 70; 1951

Elvey R.: Brachial plexus tension tests and the pathoanatomical origin of arm pain. In: Idczak R (Hrsg.) Aspects of Manipulative Therapy. Lincoln Institute of Health Sciences, Melbourne: 105–110; 1979

Kenneally M, Rubenach H, Elvey R.: The upper limb tension test: the SLR test of the arm. In: Grant R (Hrsg.) Physical therapy of the cervical and thoracic spine. Clinics in physical therapy 17. Churchill Livingstone, Edinburgh; 1988

Maitland G.: Vertebral Manipulation, 5th edition. Butterworth-Heinemann, London; 1986

Maitland G.: Peripheral Manipulation, 3rd edition. Butterworth-Heinemann, London; 1991

Selvaratnam P, Cook S, Matyas T.: Mechanical stimulation to the median nerve at the wrist during the upper limb tension test. In: Proceedings of the 10th Biennial Confe-

rence of the Manipulative Physiotherapists' Association of Australia, Melbourne: 182–188; 1997
Shacklock M.: The plantarflexion/inversion straight leg raise. Master of Applied Science Thesis. University of South Australia; 1989
Von Lanz T, Wachsmuth W.: Praktische Anatomie. Ein Lehr- und Hilfsbuch der anatomischen Grundlagen ärztlichen Handelns. Springer Verlag, Berlin; 1959

KAPITEL

7 Neurodynamische Standardtests

7.1 Terminologie der Beschreibung von Techniken

Neurodynamische Techniken werden nicht für die linke und rechte Körperseite beschrieben; stattdessen wird eine Terminologie verwendet, die es dem Praktiker ermöglicht, die Tests auf beiden Seiten durchzuführen. Dies unterstützt den reibungslosen Transfer der Techniken von einer Seite auf die andere und erlaubt auch Linkshändern, ihre bevorzugte Seite zuerst zu erlernen.

Die Begriffe „nah" und „entfernt" werden verwendet, um anzuzeigen, welche eigene Extremität der Therapeut zur Ausführung einer Technik einsetzt. Der Begriff „entfernt" bezieht sich auf die Extremitäten des Therapeuten, die weiter weg vom Patienten sind, der Begriff „nah" auf die, die näher am Patienten sind. Die Begriffe „distal" und „proximal" bezeichnen im Allgemeinen die Handposition des Therapeuten am Patienten.

Nach kranial blickend bedeutet, dass der Therapeut zum Kopf des Patienten schaut, nach kaudal blickend, dass er in Richtung der Füße des Patienten blickt.

7.2 Passive Neck Flexion

7.2.1 Einleitung

Dieser Test, bei dem die Halswirbelsäule passiv in die Flexion gebracht wird, erzeugt eine Spannung im Rückenmark. Die Spannung entsteht, weil das Rückenmark bei der Flexion hinter der Drehachse der zervikalen Bewegungssegmente liegt. Dadurch verlängert sich der zervikale Rückenmarkskanal. Der Kanal und die intervertebralen Foramina öffnen sich, und die neuralen Gewebe der Halswirbelsäule werden gespannt und gleiten relativ zu ihrem Umgebungsgewebe. Das Muster der Gleitbewegung ist ganz und gar nicht einfach. In der oberen Zervikalregion gleiten die neuralen Gewebe nach kaudal, während sie sich in der unteren Zervikalregion nach kranial bewegen. Außerdem wird das Gehirn nach unten in Richtung des Foramen magnum gezogen. In der Brustwirbelsäule werden die neuralen Gewebe nach kranial bewegt. Dies scheint auch in der Lendenwirbelsäule der Fall zu sein, auch wenn das Ausmaß der Bewegungen in den Regionen unterschiedlich ist. Die wesentlichen Effekte an der Lendenwirbelsäule sind der Spannungsanstieg und die kraniale Verschiebung der Neuralstrukuren (rezensiert in Shacklock et al. 1994).

7.2.2 Vorbereitung

Der Patient liegt in Rückenlage, der Kopf ist mittig auf einem flachen Kissen abgelegt. Der Therapeut steht seitlich des Patienten und platziert seine kraniale Hand unter das Okziput des Patienten, seine Handfläche als Hauptunterstützungsfläche einsetzend. Die andere Hand übt einen Druck auf den oberen Teil des Sternums aus, damit sich die Brustwirbelsäule während des Tests nicht mitbewegen kann. Die Finger dieser Hand sind gespreizt, sodass die Auflagefläche möglichst groß und der Kontakt so angenehm wie möglich ist.

7.2.3 Bewegungen

Die Bewegung besteht aus einer passiven Flexion der Halswirbelsäule, und zwar bis zu dem Punkt, für den sich der Therapeut zuvor entschieden hat. Auch wenn dieser Test im Vergleich zu anderen leicht auszuführen ist, ist doch eine gute Technik von großer Bedeutung. Die Bewegung sollte präzise in der Frontalebene stattfinden.

7.2.4 Häufige Probleme mit dieser Technik

Abweichungen von der Frontalebene.

Keine ausreichende Fixation des Thorax – dies ermöglicht generalisierte Bewegungen der zervikalen und thorakalen Wirbelsäule, keine isolierte passive Flexion der Halswirbelsäule.

Zu starker Druck oder zu starke Dehnung aufgrund eines zu großen Bewegungsausschlags.

7.2.5 Normale Reaktion

Die normale Reaktion auf den Passive-Neck-Flexion-Test ist ein Ziehen in der oberen Thorakalregion am Ende der Bewegung. Empfindungen wie lumbaler Rückenschmerz, ausstrahlende Schmerzen in die Arme oder Kopfschmerzen sind nicht normal. Auch Symptome in den Beinen treten bei diesem Test normalerweise nicht auf. Wenn es z.B. in den Füßen zu einer Empfindung wie Nadelstechen kommt, sollte der Therapeut eine Läsion im Bereich des zervikalen Rückenmarks in Erwägung ziehen und eine weitere neurologische Untersuchung durchführen. Diese sollte die Überprüfung des Babinski-Zeichens, eines Klonus, der Sehnenreflexe und der sensorischen sowie motorischen Funktionen des zentralen Nervensystems beinhalten. Außerdem kann eine Überweisung an den Arzt erforderlich sein.

7.3 Medianer neurodynamischer Test 1 (MNT1)

7.3.1 Einleitung

Der neurodynamische Standardtest 1 für die obere Extremität oder auch medianer neurodynamischer Test 1 (MNT1) bewegt fast alle Nerven zwischen Halswirbelsäule und Hand und schließt die Nn. medianus, radialis und ulnaris, den Plexus brachialis, die Spinalnerven und die zervikalen Nervenwurzeln mit ein. Bei asymptomatischen Probanden löst der Test Symptome im Ausbreitungsgebiet des N. medianus aus (Kenneally et al. 1988), da sich die entstehenden Kräfte am stärksten auf diese Struktur auswirken.

7.3.2 Indikationen

Der MNT1 sollte durchgeführt werden, wenn bei Schmerzen oder anderen Symptomen in der oberen Körperhälfte ein Verdacht auf die Beteiligung einer neuralen Komponente vorliegt, oder wenn der Praktiker plant, eine solche Beteiligung auszuschließen. Dies trifft v.a. in Fällen zu, in denen die Symptome im Bereich des N. medianus lokalisiert sind.

7.3.3 Vorbereitung

Position des Patienten: Rückenlage, Arme seitlich am Körper, die Schulter schließt seitlich mit der Behandlungsbank ab, wenn möglich kein Kissen, der Körper ist ausgestreckt.

Position des Therapeuten: Schrittstellung, das Gesicht zum Kopf des Patienten gewandt, parallel zum Patienten stehend, mit der nahen Hüfte dicht an der Behandlungsbank. Der nahe Fuß steht vorn.

Handhaltung: Die nahe Hand des Therapeuten stützt sich mit den Knöcheln oberhalb der Schulter des Patienten auf der Behandlungsbank ab. Die Finger des Therapeuten werden dabei sanft unter der Skapula platziert, bleiben dabei aber ausgestreckt und liegen auf der Unterlage. An diesem Punkt drückt der Therapeut die Schulter *nicht* nach kaudal. Stattdessen konzentriert er ich darauf, sich kräftig mit ausgestrecktem Ellenbogen auf seine Knöchel aufzustützen. Dadurch wird der Reibungswiderstand zwischen Knöcheln und Liege erhöht, sodass eine Elevation der Skapula automatisch durch diesen Kontaktpunkt gehemmt wird, ohne dass der Therapeut eine aktive Depression der Skapula am Patienten ausführen muss. Diese Technik spart Energie und erhöht die Präzision. Der Therapeut kann auf diese Art auch durch Flexions-/Extensionsbewegungen seines Handgelenks kleine Anpassungen der Skapuladepression vornehmen (➢ Abb. 7.1).

Die distale Hand des Therapeuten hält die Hand des Patienten im Pistolengriff. Dabei wird der Daumen des Patienten durch den Zeigefinger des Therapeuten in Extension gehalten, um eine Spannung im motorischen Ast des N. medianus zu erzeugen. Die übrigen Finger des Therapeuten umfassen die des Patienten distal der Metakarpophalangealgelenke (➢ Abb. 7.2 und ➢ Abb. 7.3).

7.3.4 Bewegungen

1. Glenohumerale Abduktion, wenn möglich, bis zu 90°–110° in der Frontalebene. In früheren Versionen dieses Tests wurde eine Extensionskomponente eingesetzt, bei der der Arm dorsal der Frontalebene in die Abduktion geführt wurde. Dies wird jedoch nicht länger empfohlen, denn diese Bewegung führt häufig zu unterschiedlichen Testausführungen, und sie ist nicht wirklich erforderlich, um neurale Symptome auszulösen. Die Skapula wird lediglich an der Elevation gehindert.
2. Glenohumerale Außenrotation – bis zum möglichen Bewegungsende. Wenn der Patient sehr beweglich ist, endet diese Bewegung gewöhnlich bei 90°. Der Grund dafür, die Außenrotation unmittelbar im Anschluss an die glenohumerale Abduktion auszuführen, ist, dass damit alle Bewegungen des Schultergelenks direkt hintereinander beendet werden.
3. Supination des Unterarms und Extension von Handgelenk und Fingern.
4. Ellenbogenextension. Der Therapeut muss sicherstellen, dass es bei dieser Bewegung nicht zu einer glenohumeralen Adduktion kommt. Dies wird z.T.

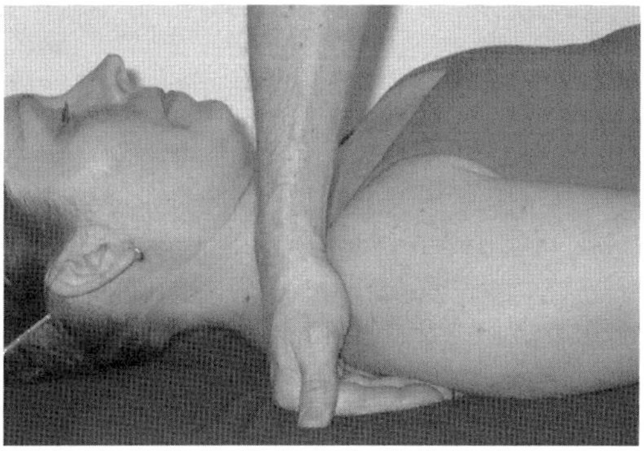

Abb. 7.1: Position der proximalen Hand des Therapeuten in Vorbereitung auf den medianen neurodynamischen Test 1.

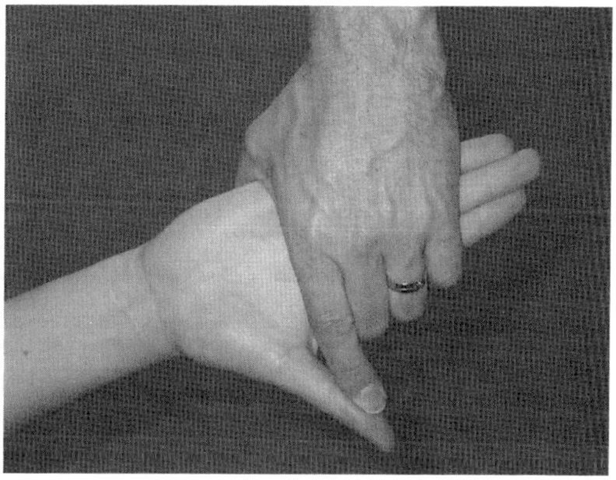

Abb. 7.2: Position der distalen Hand des Therapeuten in Vorbereitung auf den medianen neurodynamischen Test 1.

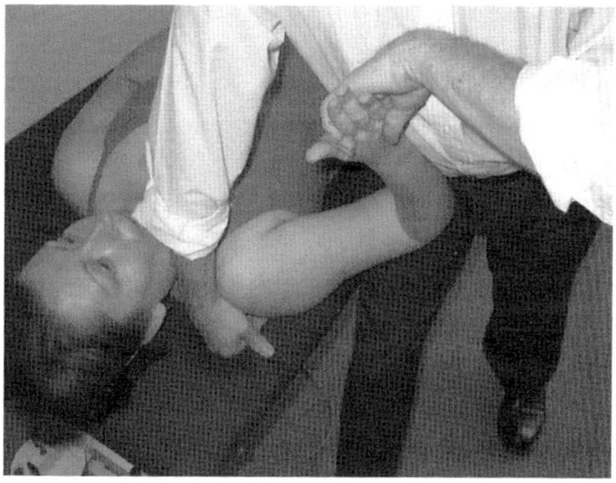

Abb. 7.3: Ausgangsposition für den medianen neurodynamischen Test 1.

dadurch erreicht, dass der Therapeut den Arm des Patienten mit seinem nahen Oberschenkel abstützt, während Knie und Hüfte leicht flektiert sind.

5. Strukturelle Differenzierung. Die Auswahl der richtigen differenzierenden Bewegungen basiert auf der Lokalisation der Symptome. Wenn proximale Symptome differenziert werden sollen, wird die Extension des Handgelenks aufgelöst. Wenn distale Symptome differenziert werden sollen, wird die Halswirbelsäule in kontralaterale Seitneigung gebracht. Leider ist kaum ein Patient in der Lage, eine kontralaterale Seitneigung durchzuführen, auch wenn er es vorher üben konnte. Daher ist es oftmals notwendig, die Halswirbelsäule vor dem Test in eine kontralaterale Seitneigung zu bringen und den Patienten an geeigneter Stelle zu bitten, den Kopf zur Differenzierung zurück in die Mittelstellung zu bewegen. Im Allgemeinen wird die ipsilaterale Seitneigung der Halswirbelsäule nicht eingesetzt. Da sie nicht immer ausreichend große Veränderungen der neuralen Spannung hervorruft, kann sie bei der Differenzierung falsch-negative Ergebnisse liefern (➢ Abb. 7.4, ➢ Abb. 7.5, ➢ Abb. 7.6 und ➢ Abb. 7.7).

7.3.5 Häufige Probleme mit der Technik

Der Handballen der proximalen Hand des Therapeuten, die die Skapula stabilisiert, drückt oft von

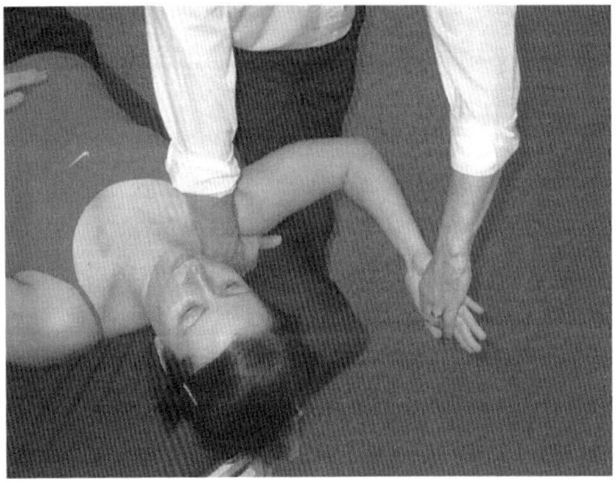

Abb. 7.4: Glenohumerale Abduktion und Außenrotation während des medianen neurodynamischen Tests 1.

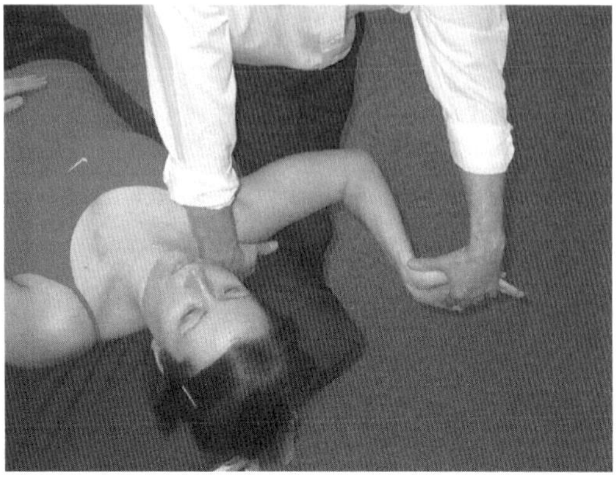

Abb. 7.5: Supination des Unterarms und Extension von Handgelenk und Fingern während des medianen neurodynamischen Tests 1.

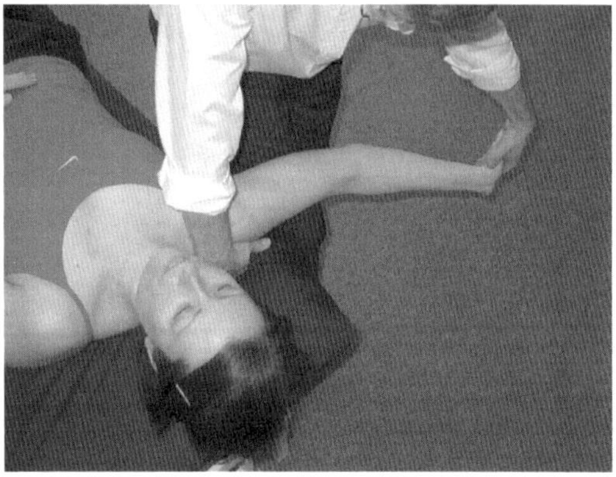

Abb. 7.6: Extension des Ellenbogens während des medianen neurodynamischen Tests 1.

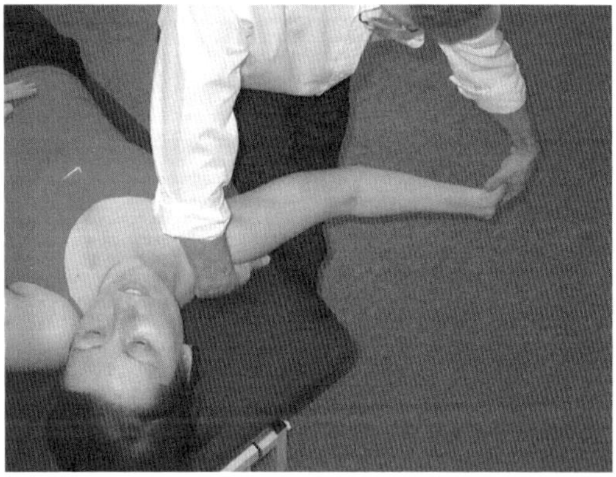

Abb. 7.7: Differenzierung distaler Symptome mithilfe der kontralateralen zervikalen Seitneigung während des medianen neurodynamischen Tests 1. Für den Fall, dass proximale Symptome differenziert werden müssen, wird die Extension des Handgelenks aufgelöst.

ventral auf die Schulter. Dies sollte vermieden werden, indem das Handgelenk des Therapeuten ausgestreckt bleibt, sodass die im Arm des Therapeuten nach unten wirkende Kraft den Reibungswiderstand zwischen Hand und Liege erhöht und dadurch die Elevation der Skapula verhindert. Eine Depression der Skapula wird nicht durchgeführt.

Kein ausreichendes Verhindern der Skapulaelevation. Wie bereits erwähnt, ist es von entscheidender Bedeutung, dass der Therapeut seine Knöchel mithilfe eines ausgestreckten Ellenbogens kräftig auf der Behandlungsliege abstützt. Dadurch wird der entstehende Reibungswiderstand groß genug, um ein Verrutschen der stabilisierenden Hand nach kranial zu verhindern. Wenn der Druck auf die Liege dabei nicht stark genug ist, wird der Therapeut gezwungen, eine aktive Depression der Skapula einzusetzen. Dies macht den Test in seiner Ausführung schwieriger und ungenauer, und es führt oft dazu, dass der Therapeut anfängt zu zittern und sich anzuspannen. Außerdem kommt beim Therapeuten dadurch oft das Gefühl auf, als ringe er mit dem Patienten.

Mangelndes Aufrechterhalten der glenohumeralen Abduktion bei den distaleren Testkomponenten. Während der Ausführung der Ellenbogenextension lässt der Therapeut den Arm des Patienten häufig adduzieren, weil er ihn nicht ausreichend mit seinem nahen Oberschenkel abstützt.

Fehlende Kontrolle der Außenrotation während der Durchführung der Ellenbogenextension – dadurch verändert sich der Test. Der Therapeut kann dies kontrollieren, indem er darauf achtet, die Ellenbogenextension genau in der Ebene des Humerus auszuführen.

Die Hand des Patienten in eine Ulnardeviation ziehen. Der Therapeut muss seinen Ellenbogen weit genug anheben, um die Extension des Handgelenks in der korrekten Ebene leichter halten zu können, während der Ellenbogen des Patienten ausgestreckt wird. Außerdem tendiert der Arm des Patienten dazu, sich in die Innenrotation zu bewegen, wenn der Ellenbogen des Therapeuten nicht hoch genug gehalten wird. Dadurch verringert sich die Effektivität des Tests. Der Therapeut muss die Achsen und Ebenen jeder eingesetzten Bewegung im Kopf haben, damit die Testbewegungen exakt ausgeführt werden können.

7.3.6 Normale Reaktion

Symptome: ein Ziehen im ventralen Ellenbogen, sich in die ersten drei Finger ausbreitend. Manchmal kommt es im Verlauf des N. medianus zu Empfindungen wie Nadelstechen. Diese Symptome verstärken sich normalerweise durch eine kontralaterale Seitneigung der Halswirbelsäule, und sie verringern sich manchmal durch eine ipsilaterale Seitneigung der Halswirbelsäule (Kenneally et al. 1988). Gelegentlich kann es zu einem Spannungsgefühl in der ventralen Schulterregion kommen (➤ Abb. 7.8).

Bewegungsausmaß: zwischen 60° Flexion und voller Extension des Ellenbogens (Pullos 1986).

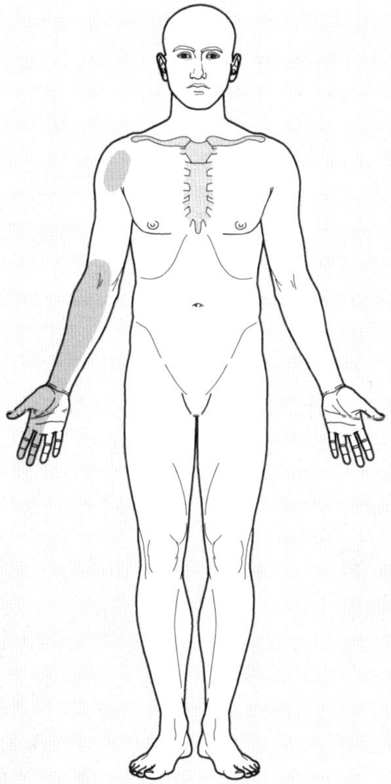

Abb. 7.8: Normale Verteilung der Symptome beim medianen neurodynamischen Test 1 (in Anlehnung an Kenneally M, Rubenach H, Elvey R 1988. Grant ER (Hrsg.) Physical Therapy of the Cervical and Thoracic Spines. Churchill Livingstone Edinburgh). In der oberen Extremität tritt, wie gekennzeichnet, ein Dehngefühl auf, und es kann zu Empfindungen von Nadelstechen in den ersten drei Fingern kommen.

7.3.7 Modifizierte Technik – unterstützter MNT1

In manchen Fällen ist eine stärkere Unterstützung des Arms notwendig, und dann ist es hilfreich, die Technik des Standard-MNT1 zu modifizieren. Bei dieser Vorgehensweise unterstützt der Therapeut den Arm des Patienten mit seiner eigenen proximalen Hand. Dazu wandelt er die „Knöchel-auf-der-Liege"-Technik ab und stützt sich stattdessen mit dem Ellenbogen auf die Behandlungsliege. Auf diese Art kann der nahe Unterarm des Therapeuten den Ellenbogen und Oberarm des Patienten unterstützen. Diese Technik eignet sich bei Schulterinstabilitäten, bei starken Schmerzen, die eine verbesserte Kontrolle der Technik erfordern, oder wenn der Patient hinsichtlich einer Schmerzprovokation besonders besorgt ist (➢ Abb. 7.9).

7.4 Ulnarer neurodynamischer Test (UNT)

7.4.1 Einleitung

Der ulnare neurodynamische Test (UNT) ist bzgl. der Ausführung vielleicht der schwierigste der neurodynamischen Standardtests. Der Grund dafür, ihn unmittelbar nach dem MNT1 zu präsentieren, ist, dass er vom therapeutischen Standpunkt aus betrachtet mehr der natürlichen Reihenfolge entspricht als die anderen Tests der oberen Extremität. Abgesehen vom Plexus brachialis und der zervikalen Nervenwurzeln erzeugt der UNT auch eine signifikante Spannung im N. ulnaris. Ich bin nicht davon überzeugt, dass dieser Test die Nervenwurzel C8 präzise gegenüber den anderen differenziert. Er beansprucht jedoch evtl. die unteren Trunci des Plexus brachialis und evtl. die kaudaler gelegenen Nervenwurzeln.

7.4.2 Indikationen

Der UNT wird eingesetzt, wenn Symptome im Bereich des N. ulnaris, der unteren Trunci des Plexus brachialis oder der Spinalnerven bzw. Nervenwurzeln von C8–Th1 auftreten. Die relevante Region erstreckt sich vom seitlichen Halsbereich über die ventrale Schulter, die Axilla, entlang der medialen Seite des Arms und des Ellenbogens bis zum Hypothenar und dem 4. und 5. Finger. Radikulopathien von C8, Thoracic-outlet-Syndrome, Kubitaltunnelsyndrome und ulnare Neuropathien in der Guyon-Loge sind Zustände, die eine Durchführung dieses Tests rechtfertigen.

7.4.3 Vorbereitung

Position des Patienten: Rückenlage, die Schulter schließt seitlich mit der Liege ab, kein Kissen.

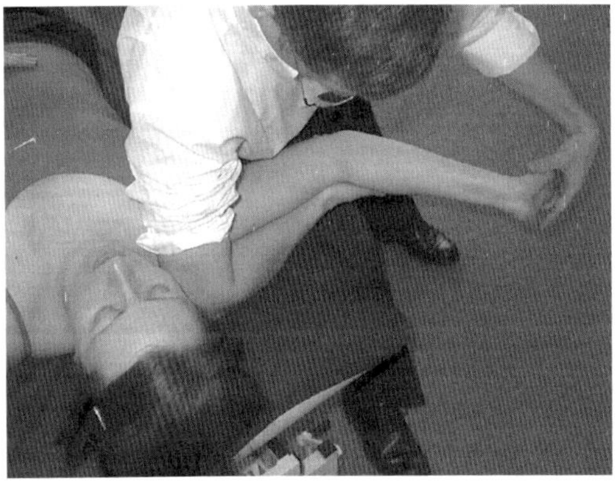

Abb. 7.9: Technik des unterstützten medianen neurodynamischen Tests 1.

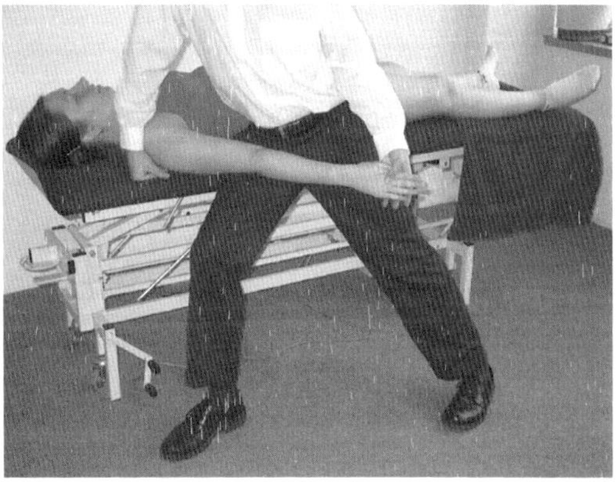

Abb. 7.10: Ausgangsposition für den ulnaren neurodynamischen Test.

Position des Therapeuten: Schrittstellung, zum Kopf des Patienten blickend. Der nahe Fuß steht vorne, die Hüfte ist dicht am Patienten. Die Hüfte des Therapeuten wird gegen den Rand der Liege positioniert und vom Therapeuten manchmal als Stütze eingesetzt. Die proximale Hand wird wie beim MNT1 unter der Skapula des Patienten platziert. Es ist zwingend erforderlich, dass die Position des nahen Arms beibehalten wird. Im nächsten Schritt wird die Hand des Patienten in Richtung des lateralen Oberschenkels des Therapeuten gebracht, wobei der Unterarm des Therapeuten supiniert ist. Dadurch beginnt der Test für den Patienten in einer Position, in der der Ellenbogen in Extension ist. Der Therapeut startet mit seiner Hand in Supinationsstellung auf seinem Oberschenkel, die Handfläche zeigt nach außen, und die Finger umgreifen die Hand des Patienten. Die Finger des Therapeuten liegen über den Fingern des Patienten, und sein Daumen liegt hinter dessen Metakarpophalangealgelenken. Diese Anfangsposition erleichtert die Durchführung gegen Ende des Tests. Es sind auch andere Griffvarianten möglich, aber wenn sich der Therapeut erst einmal daran gewöhnt hat, finde ich dies die befriedigendste Variante.

Positionen der Gelenke: Der Arm des Patienten wird ausgestreckt und so wenig wie möglich abduziert in der Frontalebene gehalten. Der Unterarm des Patienten ist leicht in Pronation, Hand und Handgelenk befinden sich in Nullstellung. Der Arm des Patienten ruht bequem auf dem Oberschenkel des Therapeuten, damit er nicht aus der Frontalebene heraus nach dorsal rutscht (➤ Abb. 7.10).

7.4.4 Bewegungen

1. Depression der Schulter. Nimmt das mechanische Spiel aus den Nerven und Muskeln (nicht dehnen).
2. Extension von Handgelenk und Fingern/Pronation des Unterarms.
3. Ellenbogenflexion.
4. Glenohumerale Außenrotation. An diesem Punkt verändert sich die Ausführung der Technik. Bisher wurden die Veränderungen hauptsächlich durch Bewegungen der distalen Hand des Therapeuten initiiert, während sein Körper relativ unbewegt blieb. Von diesem Punkt an wird der Körper des Therapeuten, insbesondere seine Beine, mehr miteinbezogen. Als Vorbereitung auf diese Bewegung muss der Therapeut das Gewicht des Patientenarms von seinem Oberschenkel abnehmen, sodass der Arm mithilfe des Oberschenkels und der distalen Hand des Therapeuten rotiert werden kann. Dies erfordert, dass der Therapeut mit seinem nahen Fuß auf den Zehenspitzen steht und den Oberschenkel darauf hin und her wiegt, während die distale Hand die Bewegung führt. Es ist hilfreich, diese wiegende Bewegung zu üben, damit eine reine glenohumerale Außenrotation erzeugt wird.
5. Glenohumerale Abduktion. Der Therapeut muss seine Position verändern, sodass er um die Schulter des Patienten herumgehen kann. Seine proximale Hand bildet dabei den Drehpunkt. Normalerweise kommt es zu einem Schlurfen der Füße, bei dem der hintere Fuß des Therapeuten einen kleinen Schritt vorwärts macht und sein Körper sich um das Schultergelenk des Patienten dreht, während sich dessen Arm in die Abduktion bewegt. Mit etwas Training können Phase 4 und 5 des Tests so geschickt durchgeführt werden, dass sie einen fließenden Teil bilden. Dazu bedarf es allerdings einiger Übung. Aus Rücksicht auf den Patienten muss dieser Schritt sanft ausgeführt werden. In dieser letzten Phase des Tests können recht plötzlich Symptome auftreten und daher ist besondere Vorsicht angebracht.
6. Strukturelle Differenzierung. Durch eine kleine Flexionsbewegung seines proximalen Handgelenks verringert der Therapeut leicht den Druck in Richtung der Skapuladepression (➤ Abb. 7.11, ➤ Abb. 7.12, ➤ Abb. 7.13, ➤ Abb. 7.14 und ➤ Abb. 7.15).

Sensitivierende Bewegungen – (a) kontralaterale Seitneigung der Halswirbelsäule, (b) radiale Deviation – unsere kürzlich gemachten Beobachtungen zeigen, dass es zu einer signifikanten proximalen Bewegung des N. ulnaris am Ellenbogen kommen kann.

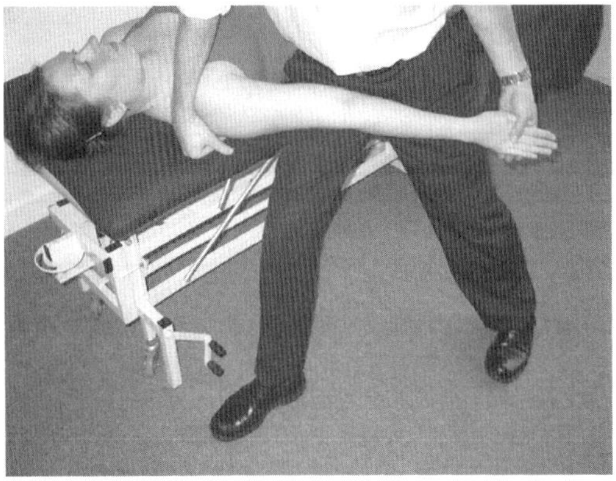

Abb. 7.11: Depression der Skapula in der frühen Phase des ulnaren neurodynamischen Tests.

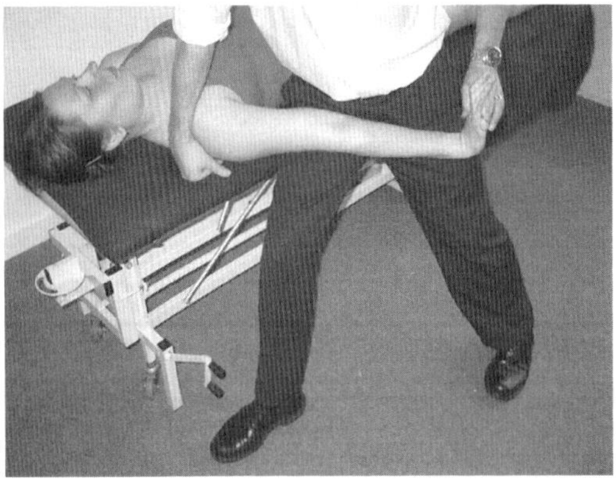

Abb. 7.12: Handgelenkextension und Pronation des Unterarms während des ulnaren neurodynamischen Tests.

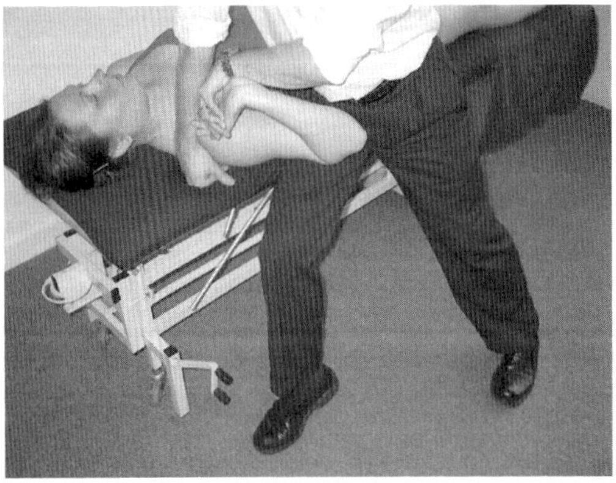

Abb. 7.13: Flexion des Ellenbogens während des ulnaren neurodynamischen Tests.

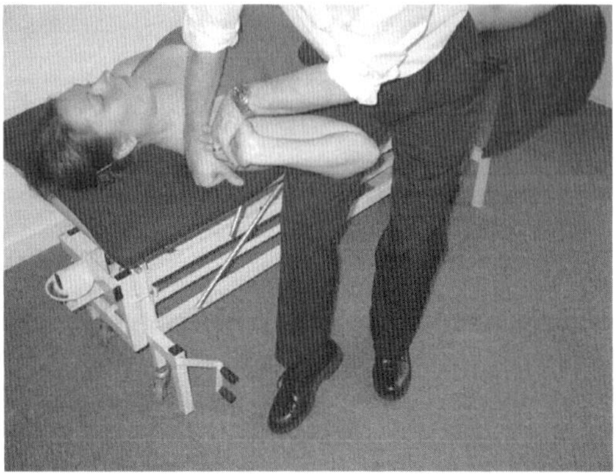

Abb. 7.14: Glenohumerale Außenrotation während des ulnaren neurodynamischen Tests.

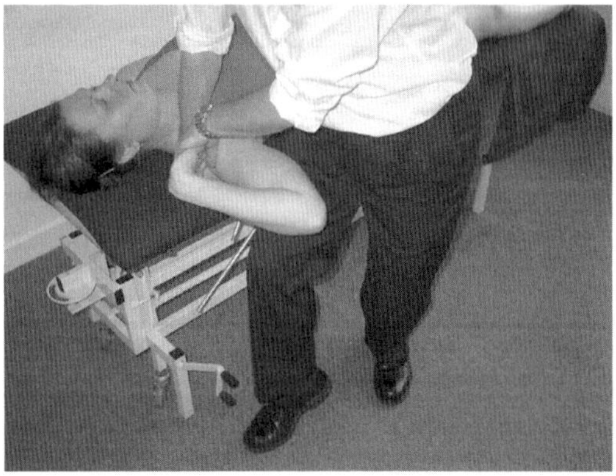

Abb. 7.15: Glenohumerale Abduktion während des ulnaren neurodynamischen Tests.

7.4.5 Häufige Probleme mit der Technik

Mangelhaftes Aufrechterhalten der Skapuladepression. Dies ist der häufigste Fehler beim UNT. Wenn die Depression der Skapula nicht gehalten wird, dann wird sich der Arm übermäßig in Abduktion bewegen, und es werden keine Symptome ausgelöst. Wenn bei der Abduktion nicht ausreichend Symptome auftreten, muss die Skapuladepression überprüft werden. Dies kann bedeuten, dass der Test noch einmal von vorne beginnen muss. Dieses Problem entsteht meist dadurch, dass das Gewicht während der Abduktionsbewegung nicht auf der stabilisierenden Hand (an der Skapula) gehalten werden kann. Dies liegt daran, dass der Therapeut nicht von Anfang an die richtige Position eingenommen hat.

Zu plötzliche Ausführung der Abduktionsbewegung. Da dies eine Übergangsbewegung und ein schwieriger Teil des Tests ist, wird die Abduktion vom Therapeuten oft recht grob durchgeführt. Die Lösung dieses Problems liegt darin, diesen Teil langsam zu üben und den Schwerpunkt dabei auf die korrekte Position an Anfang und Ende zu legen.

Starke Symptome im Hypothenar. Dies kann darauf hinweisen, dass bei der Extension von Handgelenk und Fingern zu viel Kraft eingesetzt wurde. Oft liegt es auch an der radialen Deviation/Pronation von Hand und Unteram. In diesem Fall müssen diese Bewegungen aufgelöst werden, und auch der kleine Finger muss evtl. etwas entlastet werden. Dies bewirkt eine lokale Verringerung der neuralen Spannung und ermöglicht es, den übrigen Test gleichmäßiger durchzuführen.

7.4.6 Normale Reaktion

Symptome: In fast allen Regionen der oberen Extremität können Spannungsgefühle auftreten, die jedoch tendenziell im Versorgungsbereich des N. ulnaris auftreten. Es kann auch zu Empfindungen wie Nadelstechen und Brennen kommen. Die Symptome an Ellenbogen und Hand verändern sich i.d.R. durch die Auflösung der Skapuladepression (Flanagan 1993) (> Abb. 7.16).

Bewegungsausmaß: Das Bewegungsausmaß der glenohumeralen Abduktion beim UNT ist sehr unterschiedlich. Mit einer Skapuladepression, die durch ein sechs Kilogramm schweres Gewicht erzeugt wurde, lag das durchschnittliche Bewegungsausmaß am Punkt der ersten auftretenden Symptome bei 65°, während es am Punkt der maximalen Symptomtoleranz zwischen 91° und 120° liegen kann (Flanagan 1993). Meinen Beobachtungen zufolge kann das normale Bewegungsausmaß im Allgemeinen von 30° bis ungefähr 90° reichen, allerdings bezieht sich dies auf ein Bewegungsausmaß, das unterhalb der maximalen Symptomtoleranz liegt.

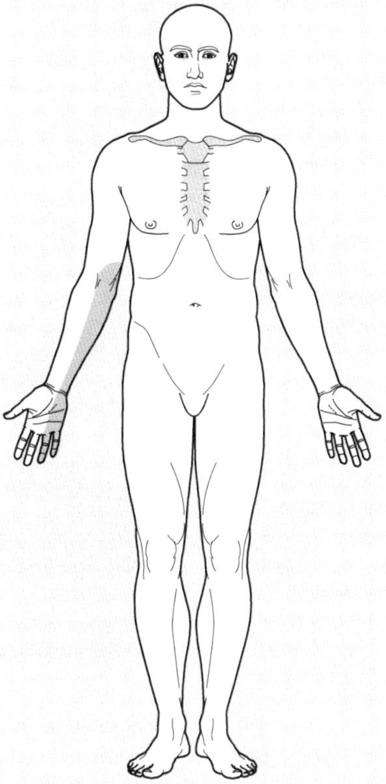

Abb. 7.16: Fokus der normalerweise auftretenden Symptome während des ulnaren neurodynamischen Tests.

7.5 Medianer neurodynamischer Test 2 (MNT2)

7.5.1 Einleitung

So wie im MNT1 werden auch in der Version des MNT2 die unteren zervikalen Nervenwurzeln, die damit verbundenen Spinalnerven, der Plexus brachialis und der N. medianus untersucht. Die durch diesen Test entstehenden Symptome stammen ebenfalls vom N. medianus.

7.5.2 Indikationen

Der MNT2 sollte eingesetzt werden, wenn Symptome im Versorgungsgebiet des N. medianus auftreten, insbesondere, wenn die Symptome des Patienten durch Depressionsbewegungen der Skapula provoziert werden. Der Grund hierfür liegt darin, dass die Skapuladepression einen signifikanten Teil dieses Tests ausmacht und diese Bewegung mit großer Wahrscheinlichkeit die provozierende Situation simuliert. Der Test kann auch den Vorzug vor dem MNT1 erhalten, um das Schultergelenk zu schützen, indem das Ausmaß der Abduktion im Test verringert wird. Auch bei vor kurzem in der Schulterregion durchgeführten Operationen kann der Test indiziert sein (z.B. Arthroplastiken oder Mastektomien), wenn das Nervensystem ohne Durchführung einer glenohumeralen Abduktion beurteilt werden soll. Der Test kann auch bei Zuständen indiziert sein, bei denen die Abduktion entweder kontraindiziert oder nicht möglich ist (z.B. kürzliche Dislokationen, Instabilitäten oder Kapsulitiden). Der Test ist ebenfalls indiziert, um eine spezifische provozierende Bewegung effektiver als im MNT1 zu untersuchen.

7.5.3 Vorbereitung

Position des Patienten: Rückenlage, die Schulter ragt seitlich über die Behandlungsbank hinaus, wenn möglich kein Kissen. Manchmal muss der Patient diagonal auf der Behandlungsbank liegen, wobei der Kopf jedoch möglichst in der Mittellinie des Körpers platziert werden muss.

Position des Therapeuten: Schrittstellung, das *nahe* Bein steht vorne, der Therapeut blickt zu den Füßen des Patienten. Manche Therapeuten vertauschen die Position ihrer Füße, was ich aber für unbefriedigend halte. Dadurch ist es dem Therapeuten nämlich nicht mehr möglich, die dorsale Schulterregion des Patienten mit seinem nahen Oberschenkel abzustützen. Später eignet sich die von mir bevorzugte Position außerdem besser zur Mobilisation von Ellenbogen und Handgelenk mit neurodynamischen Techniken. Die ventrale nahe Hüfte des Therapeuten berührt die kraniale Schulter des Patienten. An dieser Stelle wird *kein* kaudal gerichteter Druck auf die Skapula ausgeübt.

Handhaltung: Der Therapeut lehnt sich über den Arm des Patienten. Die nahe Hand des Therapeuten unterstützt den Ellenbogen des Patienten, während sein Unterarm über dessen Abdomen liegt (ohne sich darauf abzustützen). Die entfernte Hand des Therapeuten hält die Hand des Patienten, indem sich sein Daumen hinter dessen Metakarpophalangegelenken einhakt. Die Finger des Therapeuten spreizen sich dann über dem palmaren Bereich der Finger des Patienten. Für eine gute Ausführung des Tests ist dieser Griff von entscheidender Bedeutung, denn er ermöglicht es, Handgelenk, Finger und Daumen des Patienten zu strecken (➢ Abb. 7.17).

Gelenkpositionen: Der Arm des Patienten liegt seitlich neben dem Körper, wobei der Ellenbogen in 90° Flexion und Handgelenk/Finger in Nullstellung eingestellt sind.

Ich schlage vor, dass der Leser das Folgende aus der Startposition heraus mit einem Kollegen einübt, um sicherzugehen, dass der Test richtig funktioniert:

- Leichtes Vor- und Zurückschaukeln, nur wenige Millimeter weit, um eine Bewegung in die Skapuladepression und zurück zu erzeugen.
- Beugen und Strecken von Fingern und Handgelenk des Patienten. Dabei ist darauf zu achten, dass die Bewegungen gut und kontrolliert ausgeführt werden und sie für beide Beteiligten angenehm sind.

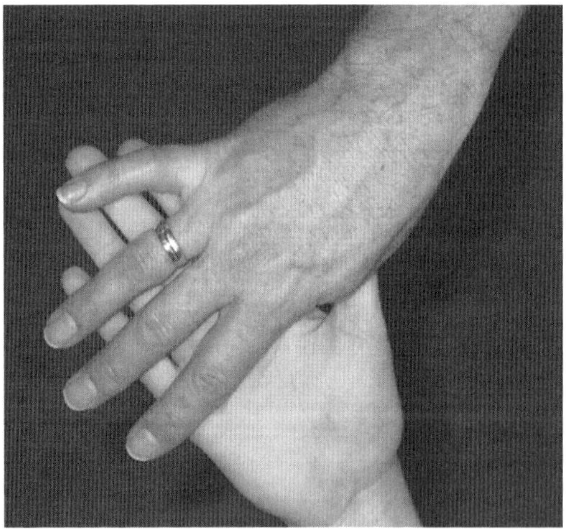

Abb. 7.17: Distale Handhaltung während des medianen neurodynamischen Tests 2.

- Der Therapeut sollte in der Lage sein, das Armgewicht des Patienten mit seiner distalen Hand zu halten. Außerdem sollte der entfernte Ellenbogen hochgehalten werden, damit Flexions- und Extensionsbewegungen von Handgelenk und Ellenbogen in der korrekten Bewegungsebene ablaufen können. Ungenügendes Anheben des Ellenbogens führt zu einer radialen Deviation des Handgelenks und ist nicht korrekt. Wenn dies einmal erreicht ist, unterstützt hauptsächlich der proximale Arm des Therapeuten den Ellenbogen des Patienten.

7.5.4 Bewegungen

1. Depression der Skapula. Sanftes Aufnehmen des Spiels von Nerven und Muskeln.
2. Extension des Ellenbogens bis zum möglichen Bewegungsende.
3. Außenrotation/Supination bis zur Horizontalen (Frontalebene), falls erlaubt. Der Grund diese Bewegungen nur bis zur Horizontalen auszuführen, liegt darin, dass es sehr große individuelle Variationen des Bewegungsausmaßes gibt, wodurch es zu Ungenauigkeiten zwischen verschiedenen Testanwendungen kommen kann. Sich an diese Vorgabe zu halten, hilft dabei, den Test zu standardisieren. Außerdem werden neurale Reaktionen auch dann noch leicht hervorgerufen, wenn die Bewegungen nicht über die Frontalebene hinaus ausgeführt werden.
4. Extension von Handgelenk und Fingern.
5. Glenohumerale Abduktion, wenn erforderlich. Wenn die Symptome des Patienten zu diesem Zeitpunkt positiv auf eine strukturelle Differenzierung reagiert haben und bereits genügend Informationen gesammelt werden konnten, ist die Ausführung der Abduktion evtl. nicht notwendig. Diese Bewegung kann ausgesprochen unangenehm sein, sogar bei asymptomatischen Probanden (> Abb. 7.18).
6. Strukturelle Differenzierung. Der Therapeut verringert *geringfügig* den Druck in Richtung der Skapuladepression, *ohne irgendetwas anderes zu bewegen.* Die Skapula sollte sich maximal wenige Millimeter bewegen, denn dies reicht normalerweise aus, um eine Veränderung der distalen Symptome zu bewirken (> Abb. 7.19, > Abb. 7.20, > Abb. 7.21, > Abb. 7.22 und > Abb. 7.23).
   a. **Distale Symptome.** Verwende Bewegungen der Skapula.
   b. **Proximale Symptome.** Setze Handgelenk und Finger ein.

7.5.5 Häufige Probleme mit der Technik

Keine Kontrolle der Skapuladepression. Dies führt dazu, dass eine sehr große glenohumerale Abduktionsbewegung möglich ist, bevor die ersten Symptome auftreten. Wenn sich eine große Abduktion

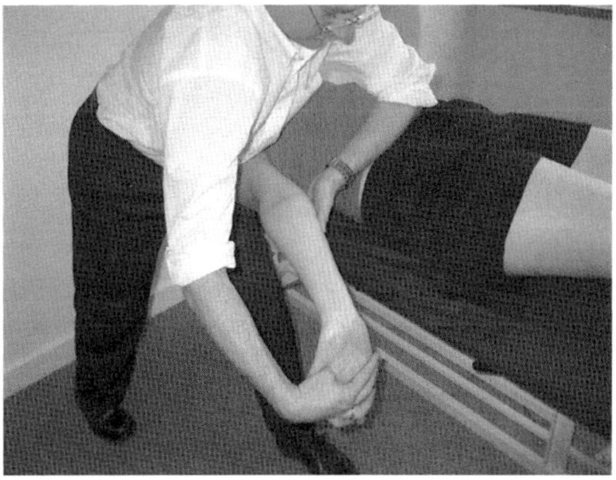

Abb. 7.18: Glenohumerale Abduktion während des medianen neurodynamischen Tests 2.

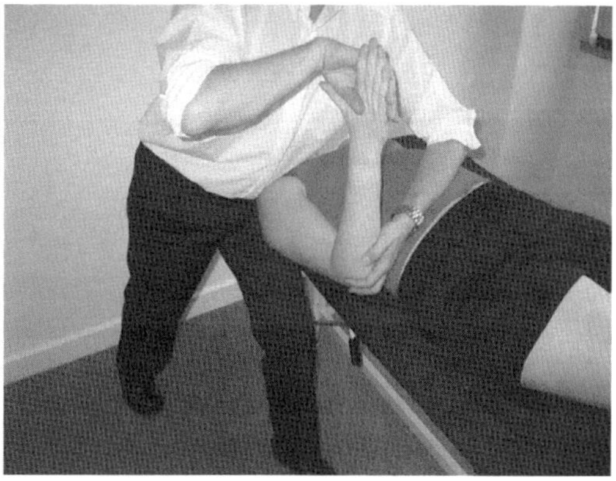

Abb. 7.19: Depression der Skapula während des medianen neurodynamischen Tests 2.

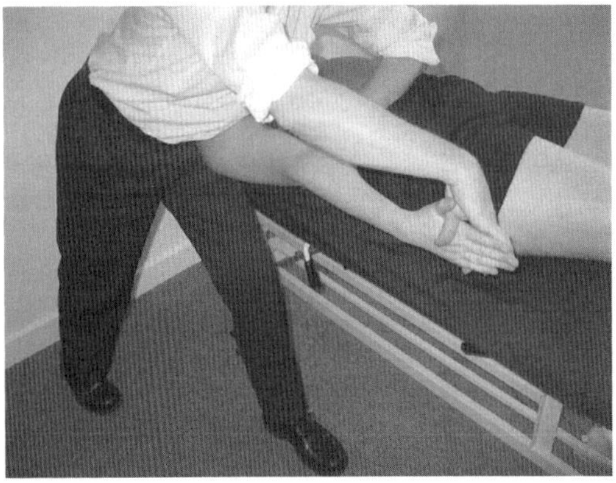

Abb. 7.20: Extension des Ellenbogens während des medianen neurodynamischen Tests 2.

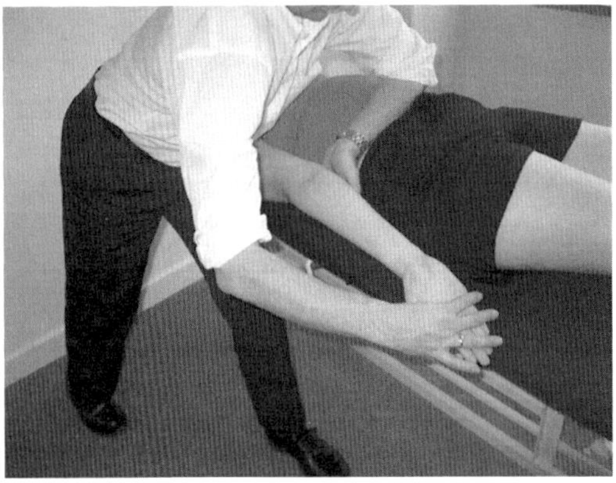

Abb. 7.21: Glenohumerale Außenrotation und Supination des Unterarms während des medianen neurodynamischen Tests 2.

zeigt, sollte der Therapeut die Skapuladepression überprüfen.

Zu große Entlastung der Skapuladepression, was zu einer unspezifischen Bewegung führt. Dies führt bei der strukturellen Differenzierung eher zu falsch-positiven Ergebnissen.

Der Therapeut hält seinen entfernten Ellenbogen nicht hoch genug für die korrekte Durchführung der Extension von Ellenbogen und Handgelenk. Dies führt leicht zu einer unerwünschten radialen Deviation im Handgelenk des Patienten.

Kein korrektes Halten der Hände des Patienten. Meist platzieren Therapeuten ihre Hände zu weit in die des Patienten hinein. Dies schränkt die Möglichkeit des Therapeuten ein, seinen Daumen hinter die

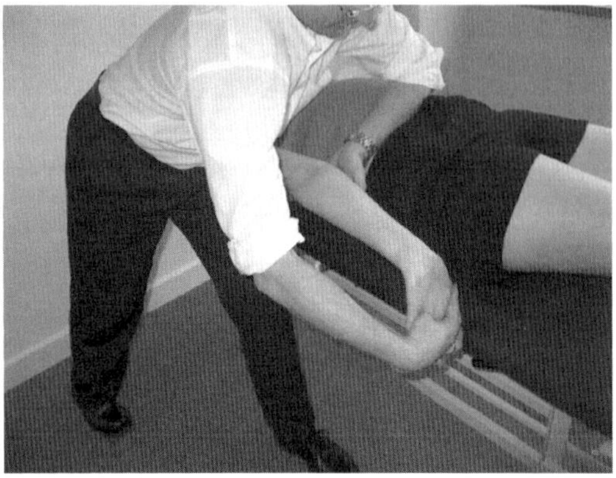

Abb. 7.22: Extension von Handgelenk und Fingern während des medianen neurodynamischen Tests 2.

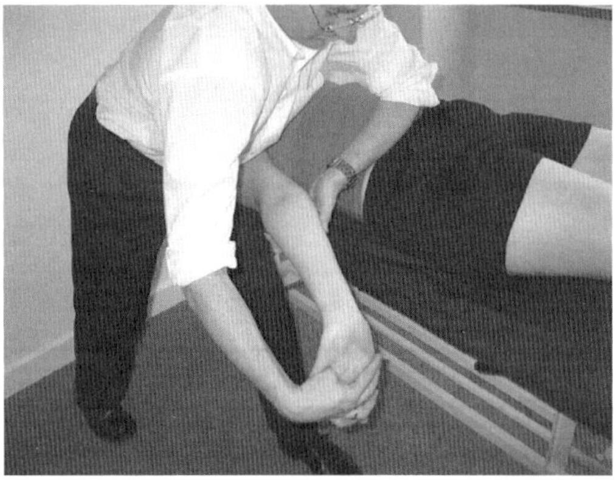

Abb. 7.23: Glenohumerale Abduktion, falls erforderlich.

Metakarpophalangealgelenke des Patienten zu legen und seine Finger über dessen Fingern zu spreizen. Der Therapeut hat dann eher eine Handhaltung wie beim Händeschütteln und keinen therapeutischen Griff (> Abb. 7.24).

7.5.6 Normale Reaktion

Die normale Symptomreaktion auf den MNT2 gleicht der auf den MNT1. Manchmal kommt es zu Empfindungen von Nadelstechen in Hand und Fingern. Typischerweise verringern sich alle Symptome durch die Auflösung der Skapuladepression.

Bewegungsausmaß: i.d.R. volle Extension des Ellenbogens und 0°–50° glenohumerale Abduktion.

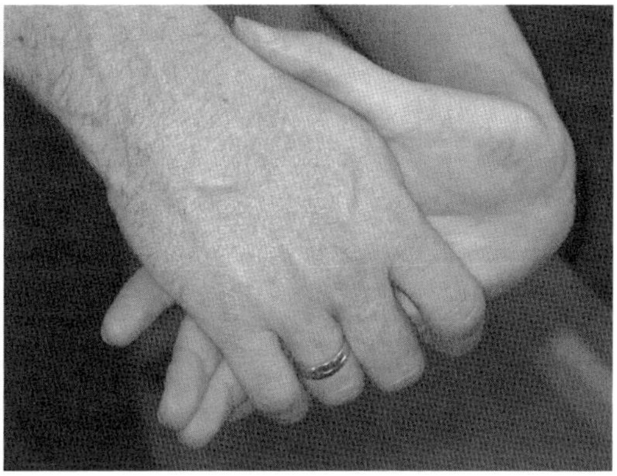

Abb. 7.24: Falsche Handhaltung während des medianen neurodynamischen Tests 2.

Sensitivierende Bewegungen: kontralaterale Seitneigung der Halswirbelsäule.

7.6 Radialer neurodynamischer Test (RNT)

7.6.1 Einleitung

Durch die Komponente der Skapuladepression erzeugt der radiale neurodynamische Test (RNT) mechanische Kräfte, die auf die zervikalen Nervenwurzeln, die entsprechenden Spinalnerven und den Plexus brachialis wirken. Durch dessen spiralförmigen Verlauf um den Humerus ist es außerdem wahrscheinlich, dass die Komponente der Innenrotation weitere Kräfte auf den N. radialis wirken lässt. Die Pronation und Bewegungen von Handgelenk und Fingern wirken auf den distalen Anteil des N. radialis. Demnach ist der resultierende Effekt hauptsächlich eine Belastung des N. radialis in seinem distalen Verlauf. Es ist derzeit nicht bekannt, ob der RNT durch einen Vergleich mit den Effekten des MNT1 in der Lage ist, zwischen verschiedenen Nervenwurzeln zu unterscheiden.

7.6.2 Indikationen

Der RNT ist bei Symptomen im Versorgungsgebiet des N. radialis oder der Nervenwurzel C6 indiziert. Zu entsprechenden Problematiken gehören dorsale Schulterschmerzen, Schmerzen am lateralen Ellenbogen, Schmerzen am dorsalen Unteram in Verbindung mit berufsbedingter Überbeanspruchung, Supinatorsyndrome und die Quervain-Krankheit.

7.6.3 Vorbereitung

Position des Patienten: diagonal in Rückenlage positioniert, die Schulter ragt seitlich über die Behandlungsbank hinaus, kein Kissen. Der Kopf des Patienten sollte möglichst in der Mittellinie des Körpers eingestellt werden.

Position des Therapeuten: nach kaudal blickend, Schrittstellung mit dem nahen Bein vorn, die ventrale Seite der *nahen* Hüfte des Therapeuten ist gegen die kraniale Schulter des Patienten gelegt. Zu diesem Zeitpunkt wird kein Druck in kaudale Richtung gegeben.

Handhaltung: über dem Arm des Patienten lehnend (vertausche gegenüber dem MNT2 die Hände). Die proximale (entfernte) Hand des Therapeuten unterstützt den Ellenbogen des Patienten. Die andere (distale) Hand des Therapeuten bedeckt die Rückseite von Hand und Fingern des Patienten, um eine Ellenbogenextension sowie eine Flexion von Handgelenk und Fingern auszuführen.

Position der Gelenke: Der Arm des Patienten liegt seitlich neben dem Körper, der Ellenbogen ist in 90° Flexion eingestellt, Handgelenk und Finger sind in Nullstellung.

7.6.4 Bewegungen

1. Depression der Skapula. Aufnehmen des Spiels in Nerven und Muskeln (kein Dehnen).
2. Extension des Ellenbogens.
3. Glenohumerale Innenrotation/Pronation des Unterarms.
4. Flexion von Handgelenk und Fingern.

5. Glenohumerale Abduktion.
6. Strukturelle Differenzierung.
   a. **Proximale Symptome.** Auflösen der Handgelenksflexion.
   b. **Distale Symptome.** Geringfügige Verringerung des Drucks in Richtung der Skapuladepression (> Abb. 7.25, > Abb. 7.26, > Abb. 7.27, > Abb. 7.28 und > Abb. 7.29).

7.6.5 Häufige Probleme mit der Technik

Mangelndes Aufrechterhalten der Skapuladepression. Wie beim MNT2 sind dadurch größere Bewegungen der anderen Komponenten möglich, insbesondere der Abduktion. Daher ist es in diesem Fall erforderlich, die Depression der Skapula noch einmal zu überprüfen.

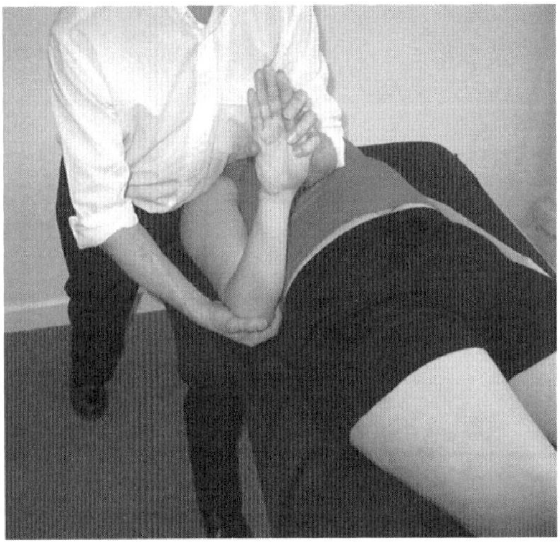

Abb. 7.25: Depression der Skapula während des radialen neurodynamischen Tests.

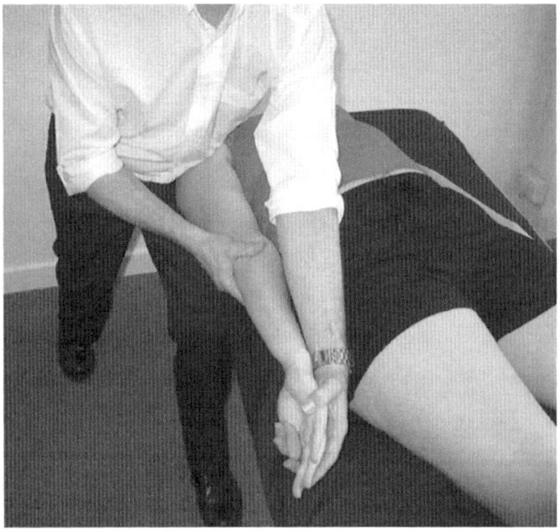

Abb. 7.27: Glenohumerale Innenrotation und Pronation während des radialen neurodynamischen Tests.

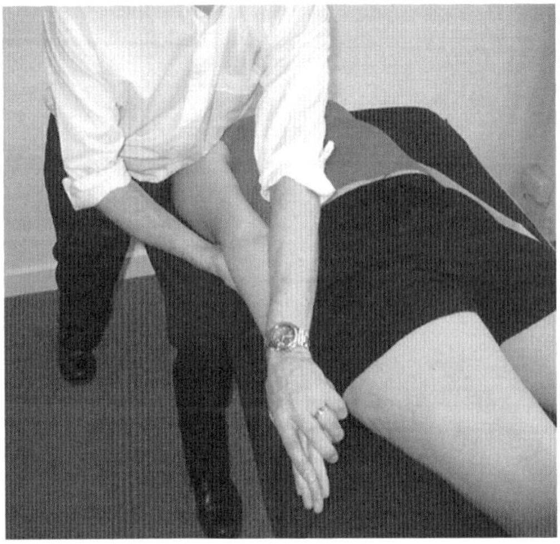

Abb. 7.26: Extension des Ellenbogens während des radialen neurodynamischen Tests.

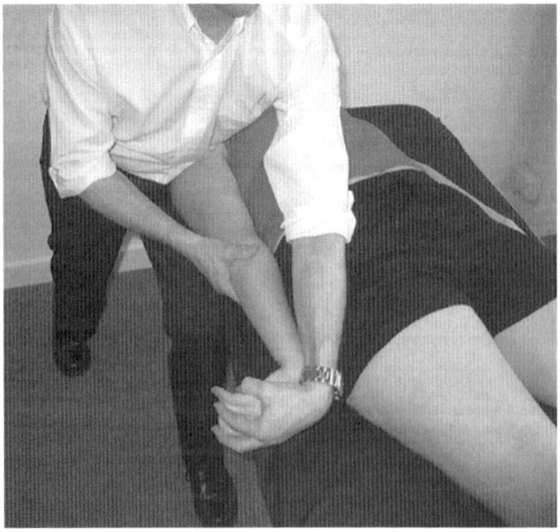

Abb. 7.28: Flexion von Handgelenk und Fingern während des radialen neurodynamischen Tests.

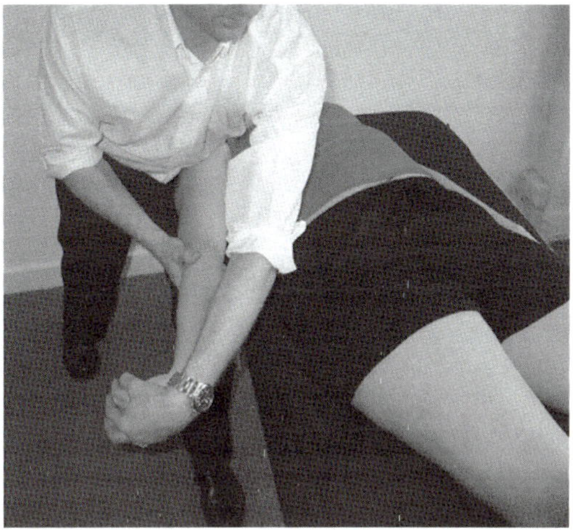

Abb. 7.29: Glenohumerale Abduktion während des radialen neurodynamischen Tests.

Eine zu große Bewegung bei der Verringerung des Drucks in Richtung der Skapuladepression macht den Test anfällig für falsch-positive Ergebnisse.

Übermäßiger Druck in die Handgelenksflexion. Dies führt zu einer Betonung des Handgelenks sowie der damit verbundenen muskuloskeletalen Strukturen und lokalen Nerven.

Verwenden der falschen Hand zur Durchführung der Extension von Handgelenk und Fingern. Dies führt zu einem Spannungsbogen, bei dem die entfernte (falsche) Hand das Handgelenk auslässt und einfach nur die Finger in die Flexion zieht.

7.6.6 Normale Reaktion

Symptome: ein Ziehen im Bereich des lateralen Ellenbogens, sich in den Unteram ausbreitend. Manchmal kommt es zu einem Spannungsgefühl an der Dorsalseite des Handgelenks. Die Symptome am Ellenbogen verändern sich fast immer, die am Handgelenk manchmal durch die Auflösung der Skapuladepression.

Bewegungsausmaß: Yaxley und Jull (1991) ermittelten für die glenohumerale Abduktion bei asymptomatischen Probanden ein durchschnittliches Bewegungsausmaß von 40°–45°. Dies kann jedoch individuell sehr variabel sein und nach meiner Erfahrung zwischen fast keiner Abduktion und 50° schwanken.

Sensitivierende Bewegungen: kontralaterale Seitneigung der Halswirbelsäule.

7.7 Axillarer neurodynamischer Test (ANT)

7.7.1 Einleitung

Der axillare neurodynamische Test kann die Spanung im N. axillaris signifikant erhöhen, er erreicht jedoch meiner Meinung nach den Nerv selbst oftmals nicht sehr spezifisch. Die Symptomreaktion normaler Probanden kann vom Nerv kommen, sie kann aber auch durch lokale muskuloskeletale Strukturen erzeugt werden. Dies gilt besonders für die Strukturen, die in der dorsalen Region des glenohumeralen Gelenks liegen, und zwar, weil die Innenrotation eine wichtige Bewegung des Tests ist. Um sich den spiralförmigen Verlauf des N. axillaris um den dorsalen Humerus zu Nutze zu machen, wird diese Bewegung endgradig ausgeführt. Häufig sind die Muskeln des quadrilateralen (vierseitigen) Raums bei Problemen im hinteren Schulterbereich empfindlich und verdickt, auch wenn Nerven betroffen sind.

7.7.2 Indikationen

Der ANT kann zur Untersuchung von Symptomen der dorsalen und lateralen Schulterregion eingesetzt werden, wenn der Verdacht besteht, dass sie vom N. axillaris stammen. Der Test zielt auf den Durchtritt des Nervs durch den quadrilateralen Raum ab, denn hier kann der Nerv irritiert oder komprimiert werden. Probleme an diesem Nerv können durch Aktivitäten wie Schwimmen oder wiederholte Wurfbewegungen entstehen. Eine Kontraktion der Muskeln, die den quadrilateralen Raum bilden, stellt manchmal die Basis für die Probleme dar.

7.7.3 Vorbereitung

Position des Patienten: diagonal in Rückenlage positioniert, die Schulter ragt seitlich über die Behandlungsbank hinaus, kein Kissen, so wie beim RNT.

Position des Therapeuten: wie beim RNT. Der Therapeut hält den Arm des Patienten mit seiner proximalen (entfernten) Hand direkt oberhalb des Ellenbogens. Seine distale Hand hält den distalen Unterarm des Patienten.

Position der Gelenke: Der Ellenbogen des Patienten bleibt in etwa 30° Flexion. So wird verhindert, dass am Ende des Tests durch eine Ellenbogenextension eine Kraft auf den N. interosseus antebrachii posterior ausgeübt wird, die den Schwerpunkt des Tests unerwünschterweise auf diesen Nerv anstatt den proximalen Teil des radialen Nerventraktes verschieben würde. Zu Beginn ist das glenohumerale Gelenk so wenig abduziert wie möglich. Handgelenk und Finger des Patienten werden nicht eingestellt, sodass sie eine neutrale Position einnehmen können.

7.7.4 Bewegungen

1. Kontralaterale Seitneigung der Halswirbelsäule.
2. Depression der Skapula.
3. Glenohumerale Innenrotation bis zum Ende des möglichen Bewegungsausmaßes.
4. Glenohumerale Abduktion, wenn Schritt 3 keine Symptome auslöst.
5. Strukturelle Differenzierung – geringgradige Rückführung aus der kontralateralen Seitneigung der Halswirbelsäule (➤ Abb. 7.30).

Der Level-3c-neurodynamische-Test für den ANT beinhaltet einen Widerstand gegen die Kontraktion der Muskeln des quadrilateralen Raums.

7.7.5 Häufige Probleme mit der Technik

Keine ausreichende glenohumerale Innenrotation.

Zulassen einer zu großen Extension des Ellenbogens. Dies verschiebt den Schwerpunkt des Tests auf distalere Anteile des radialen Nerventraktes.

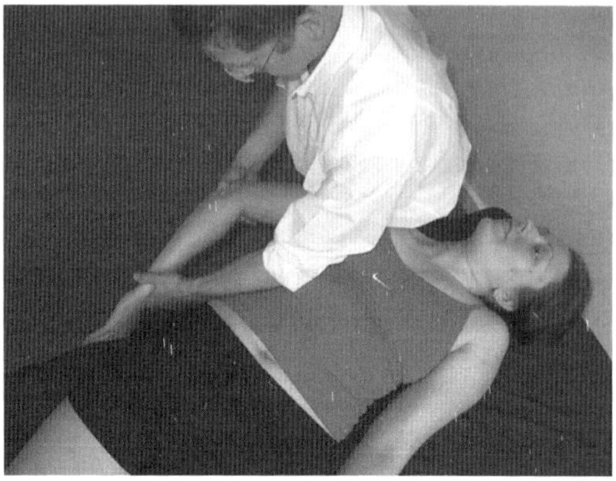

Abb. 7.30: Technik des axillaren neurodynamischen Tests.

Verlieren der kontralateralen Seitneigung der Halswirbelsäule. Der Patient kann durch die Depression der Skapula auf der Liege rutschen und dadurch die Position seines Kopfes verändern. In diesem Fall kann es erforderlich sein, ihn zu bitten, den Kopf mit seiner kontralateralen Hand in der richtigen Position zu halten.

7.7.6 Normale Reaktion

Symptome: ein Ziehen in der dorsolateralen Region von Schulter und Oberarm. Nicht bei allen Personen treten Symptome auf.

Bewegungsausmaß: ca. 45°–90° Abduktion.

Sensitivierende Bewegungen: kontralaterale Seitneigung der Halswirbelsäule.

7.8 Sensorischer radialer neurodynamischer Test (SRNT)

7.8.1 Einleitung

Der SRNT ist ein gutes Beispiel für den Einsatz der innervierten Gewebe zur Erzeugung von Spannung in einem bestimmten Nerv. Er kann außerdem sehr hilfreich dabei sein, die irrtümliche Diagnose einer Quervain-Krankheit aufzudecken. Ich selbst bin einigen Patienten mit dieser Diagnose begegnet, bei denen es Hinweise auf eine Störung des sensorischen Astes des N. radialis gab. Bei einem dieser Patienten ergab es sich, dass er mich spontan aufsuchte, und zwar unmittelbar nachdem ihm sein Arzt eine lokale Betäubung der Sehnen der Mm. extensor pollicis brevis und abductor pollicis longus mit Steroidinjektionen verabreicht hatte. Die Region war taub, und auch durch eine kräftige Palpation der Sehnen konnte kein Schmerz ausgelöst werden. Der SRNT reproduzierte die Symptome des Patienten, und diese veränderten sich durch Bewegungen der Skapula. Die Möglichkeit einer Fehldiagnose der Quervain-Krankheit wird in der Literatur beschrieben, wobei der sensorische Ast des N. radialis die Ursache für die Symptome im Daumen war (Saplys et al. 1987).

7.8.2 Indikationen

Der SRNT ist bei Symptomen im sensorischen Versorgungsgebiet des N. radialis indiziert und umso mehr, wenn die Symptome in Abwesenheit proximaler Symptome in dieser Region lokalisiert sind.

7.8.3 Vorbereitung

Die Vorbereitung der proximalen Bewegungskomponenten des SRNT ist die gleiche wie beim RNT. Die distalen Komponenten, die die Hand betreffen, sind allerdings unterschiedlich. Sie werden modifiziert, um eine Flexion/Adduktion des Daumens sowie eine ulnare Deviation des Handgelenks miteinzubeziehen, sodass durch Bewegungen der Sehnen der Mm. extensor pollicis brevis und abductor pollicis longus Spannung im sensorischen Ast des N. radialis aufgebaut werden kann. Im Grunde verbindet dies den Finkelstein-Test mit dem RNT. Es ist wichtig, keine Handgelenksflexion auszuführen. Diese Bewegung erzeugt keine Spannung im Nerven und führt häufig zu einem Test mit verfälschter Spezifizität, da zusätzlich zu den bei einer Quervain-Krankheit relevanten Sehnen auch die Fingerextensoren gestreckt werden (➤ Abb. 7.31).

7.8.4 Bewegungen

Der SRNT besteht aus den folgenden Bewegungen:

1. Depression der Skapula.
2. Glenohumerale Innenrotation/Extension des Ellenbogens/Pronation des Unterarms.
3. Flexion/Adduktion des Daumens.
4. Radiale Deviation des Handgelenks.
5. Strukturelle Differenzierung – *geringfügige* Rückführung aus der Skapuladepression (➤ Abb. 7.32).

7.8.5 Häufige Probleme mit der Technik

Das häufigste Problem bei dieser Technik ist, dass das Spiel der Bewegungen von Handgelenk und Daumen nicht vollständig aufgenommen wird. Dies be-

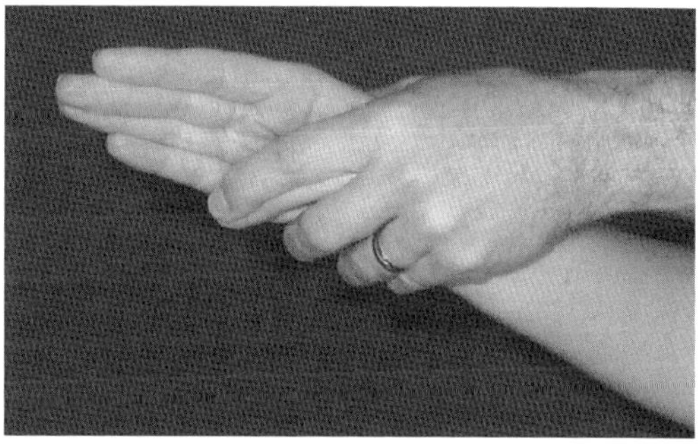

Abb. 7.31: Distale Handhaltung für den sensorischen radialen neurodynamischen Test.

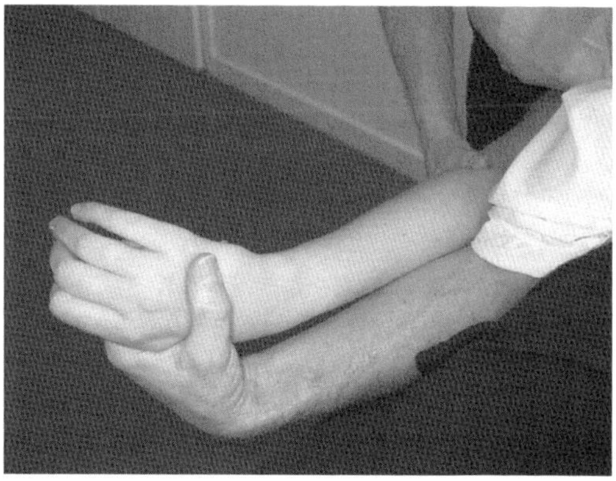

Abb. 7.32: Technik des sensorischen radialen neurodynamischen Test.

deutet nicht, dass stark an Daumen und Handgelenk gezogen werden soll, aber es ist notwendig ein gutes Gespür dafür zu erlangen, wann diese Strukturen sanft ihr Bewegungsende erreicht haben.

7.8.6 Normale Reaktion

Als normale Reaktion auf den SRNT kommt es manchmal zu einem ziehenden und dehnenden Gefühl im Bereich der distalen beiden Drittel des radialen Unterarms, das sich in den Daumen und gelegentlich auch in den Bereich zwischen Daumen und Zeigefinger sowie in die Basis des Zeigefingers ausbreitet. Der Hauptsymptombereich konzentriert sich auf den Daumen und zwar entlang der Sehnen, in denen Spannung entsteht. Manchmal ist dies die einzige Region, in der Symptome auftreten. Die Frage, ob es sich dabei um eine neurodynamische Reaktion handelt, wird durch die strukturelle Differenzierung beantwortet.

Sensitivierende Bewegung: Kontralaterale Seitneigung der Halswirbelsäule.

7.9 Straight Leg Raise (SLR)

7.9.1 Einleitung

Der Straight Leg Raise wird zur Untersuchung der Bewegungen und der machanischen Sensitivität lumbosakraler Neuralstrukturen und ihrer distalen Ausläufer angewandt. Die Ausläufer bestehen aus dem Truncus lumbosacralis und dem Plexus lumbosacralis im Becken, den Nn. ischiadicus und tibialis sowie deren distalen Ausläufern in das Bein und den Fuß.

7.9.2 Indikationen

Der SLR wird im Allgemeinen bei Schmerzen und anderen Symptomen im dorsalen und lateralen Bereich der unteren Körperhälfte eingesetzt. Seine Anwendung kann jedoch auch im Rahmen einer Untersuchung der thorakalen Wirbelsäule angebracht sein, denn er ist potenziell in der Lage, bei Pathologien, wie z.B. Vorwölbungen der thorakalen Bandscheiben, Symptome in den unteren Extremitäten auszulösen. Auch bei Fersenschmerzen ist die Durchführung des SLR indiziert.

7.9.3 Vorbereitung

Der Patient wird symmetrisch in Rückenlage positioniert. In seiner reinsten Form wird der Test aus Gründen der Reproduzierbarkeit ohne ein Kopfkissen ausgeführt. In der Praxis wird dies von Therapeuten allerdings häufig anders gehandhabt, weil es nicht praktikabel ist. Wenn der Therapeut ein Kissen für den Kopf verwenden möchte, empfehle ich ein dünnes Kissen, um die Symptome möglichst genau reproduzieren zu können. Bei Patienten, die Schwierigkeiten mit der Rückenlage haben, können Startposition und Technik selbstverständlich modifiziert werden.

7.9.4 Bewegungen

Der SLR besteht einfach aus einer Flexion der Hüfte mit gestrecktem Knie. Es ist wichtig, jede Abweichung der Bewegungen in die frontale und transversale Ebene zu vermeiden, v.a. Adduktion/Abduktion sowie Innen- und Außenrotation der Hüfte. Der Grund hierfür ist, dass diese Bewegungen für den Test sensitivierende Bewegungen sind (für einen Rückblick ➢ Kap. 3).

Der Therapeut nimmt eine Schrittstellung ein, bei der er zum Patienten schaut. Auf diese Art kann er Gewichtsverteilung und Richtung den erforderlichen Bewegungen während der Technik anpassen. Manche Extremitäten wiegen mehr und sind schwieriger handzuhaben als andere, und diese Position hilft dem Therapeuten die Technik entsprechend anzupassen.

Die distale Hand des Therapeuten umgreift sanft den hinteren Teil des Beins, direkt proximal des Fußgelenks. Diese Position wird gewählt, da manche Patienten den Griff um den Kalkaneus als unangenehm empfinden, weil der Talus dadurch während des Tests ventral unter die Tibia gedrückt wird.

Die proximale Hand des Therapeuten wird ventral auf dem Knie platziert, entweder direkt proximal der Patella über dem Tibiaplateau oder unmittelbar distal der Patella auf dem Ansatz der Patellasehne. Durch diese Positionen der Hand wird eine patellofemorale Kompression und das damit verbundene unangenehme Gefühl vermieden.

Das Bein wird langsam angehoben, und Symptome und physische Reaktionen werden genau beobachtet. Während der eigentlichen Bewegung ist es von größter Bedeutung, dass der Therapeut jegliche Flexion des Knies verhindert, denn kleine Veränderungen der Position des Knies erzeugen signifikante Veränderungen der Symptomreaktion und des Bewegungsausmaßes. Bewegungen der Hüfte in der frontalen und transversalen Ebene werden ebenfalls präzise kontrolliert.

7.9.5 Strukturelle Differenzierung

Die strukturelle Differenzierung wird folgendermaßen ausgeführt:

Proximale Symptome: Verwende die Dorsalextension des Fußgelenks. An diesem Punkt ist der Therapeut in einer schwierigen Position, denn er hat keine Hand mehr frei, um den Fuß zu bewegen. Daher ist ein Griffwechsel erforderlich. Der Therapeut dreht sich so, dass er nach kranial blickt, platziert sein nahes Knie auf der Liege und legt das Bein des Patienten auf seine Schulter. Dabei stellt er sicher, dass das Knie gestreckt bleibt. Dann bewegt sich die distale Hand des Therapeuten um den medialen Anteil des Beins, und seine andere Hand hält den Fuß, um die Dorsalextension auszuführen.

Bei diesem Griffwechsel ist es entscheidend, keine Kompression nach proximal auf das Bein auszuüben. Diese würde zu einer Rollbewegung des Beckens führen, was wiederum eine Bewegung der muskuloskeletalen Strukturen in der Lenden-Becken-Region zur Folge hätte, und dies ist im Sinne der Differenzierung nicht erstrebenswert. Dementsprechend fassen proximale Hand und Arm des Therapeuten das Bein des Patienten auf eine Art, durch die die bei der Dorsalextension des Fußgelenks entstehenden Kräfte, die nach proximal gerichtet sind, ausgeglichen werden. Dadurch wird eine exakte Differenzierung sichergestellt (> Abb. 7.33 und > Abb. 7.34).

Distale Symptome: Sie wurden sicherlich bereits durch den Vorgang der Hüftflexion differenziert, bei der die distalen Symptome ausgelöst werden. Wenn der Patient in diesem Test bei der Hüftflexion beispielsweise Schmerzen in der Ferse oder im Fuß angibt, während der Fuß ruhig gehalten wird, dann hat die proximale Bewegung bereits zu einer Veränderung der distalen Symptome geführt. Folglich ist eine weitere Differenzierung nicht erforderlich.

Aktive zervikale Flexion

Oft wird die strukturelle Differenzierung im Rahmen des SLR dadurch angestrebt, dass der Therapeut den

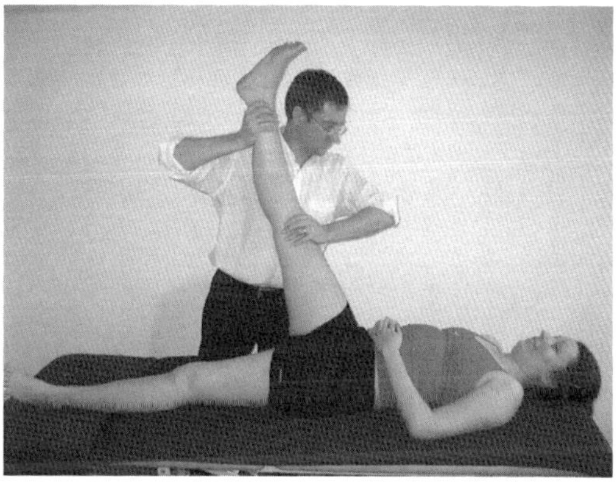

Abb. 7.33: Technik des Straight Leg Raise.

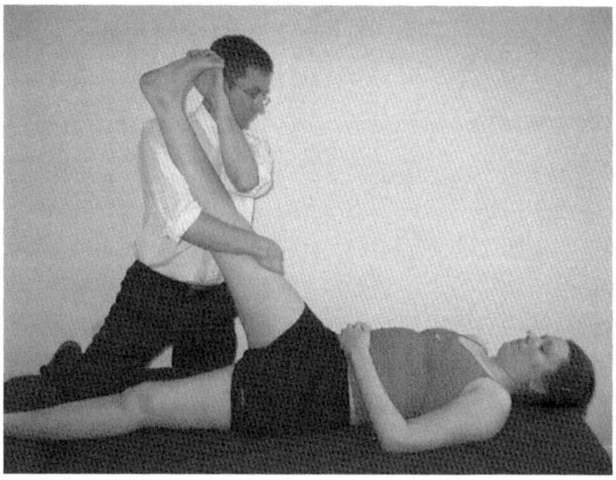

Abb. 7.34: Technik der strukturellen Differenzierung spinaler Symptome mithilfe einer Dorsalextension des Fußes.

Patienten bittet, eine aktive Flexion der Halswirbelsäule auszuführen. Leider ist dies gänzlich falsch und kann zu einer Vielzahl fehlerhafter Ergebnisse führen. Die Unzulänglichkeit dieser Methode entsteht durch die Kontraktion der abdominalen Muskulatur während des Anhebens des Kopfes, die zu einer Beckenaufrichtung führt. Dadurch verkleinert sich der Winkel der Hüftflexion, und häufig reduzieren sich die Symptome, da der SLR durch die Umkehr von Ansatz und Ursprung effektiv reduziert wird. Im Gegensatz dazu aktivieren manche Patienten ihre Hüftflexoren, wodurch es zu einem verstärkten SLR kommt, weil das Becken gekippt wird. Deshalb wird die aktive zervikale Flexion nicht zur Differenzierung beim SLR empfohlen.

7.9.6 Sensitivierende Bewegungen

Die sensitivierenden Bewegungen für den SLR bestehen aus der Innenrotation und Adduktion der Hüfte. Die distalen sensitivierenden Bewegungen des SLR setzen den Fuß ein. Zu diesem Zweck kann der Fuß in die Dorsalextension/Eversion (Betonung des N. tibialis), in die Dorsalextension/Inversion (Betonung des N. suralis) oder in die Plantarflexion/Inversion (Betonung des N. peroneus) bewegt werden. Es ist unklar, ob diese Tests spezifische Nervenwurzeln differenzieren. Wie bereits zuvor beschrieben, kann dieses Prinzip jedoch für einige wenige Patienten von Vorteil sein. Aus meiner klinischen Erfahrung kann ich sagen, dass Patienten mit einer spezifischen radiologisch nachgewiesenen Nervenwurzelproblematik ihre Symptome in seltenen Fällen als leichter reproduzierbar beschreiben, wenn der SLR mit den spezifischen Tests der peripheren Nerven kombiniert wird, die bestimmten Nervenwurzeln entsprechen (➢ Abb. 7.35).

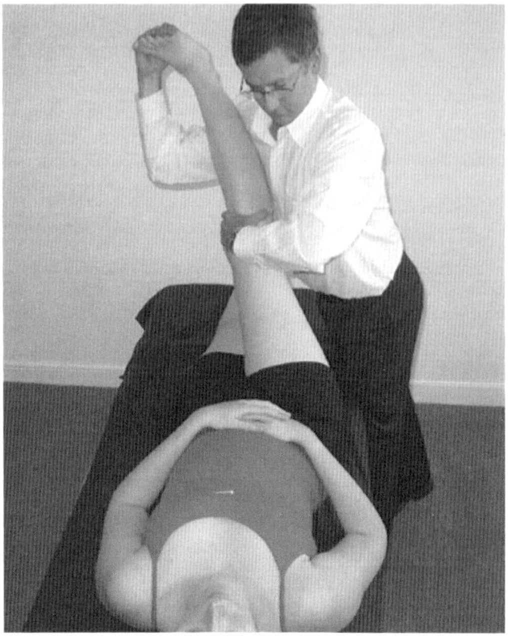

Abb. 7.35: Sensitivierung des Straight-Leg-Raise-Tests durch eine Innenrotation und Adduktion des Hüftgelenks.

7.9.7 Häufige Probleme mit der Technik

Unzureichendes Aufrechterhalten der vollen Knieextension. Zu beachten ist, dass das Halten des Knies nicht einer forcierten Knieextension entspricht. Es geht nur darum, die Kniebeugung zu verhindern. Auch wenn dazu eine gewisse Kraft erforderlich ist, sollte kein Schmerz durch die Knieextension entstehen.

Keine Kontrolle über Hüftbewegungen in der transversalen und frontalen Ebene. Dies führt zu einer veränderten Sensitivierung des Tests.

Mangelhafter Übergang vom Anfang des SLR zu dessen Ende, wobei der Therapeut seine Standposition in der Mitte des Tests ändert. Dies erfordert eine besondere Aufmerksamkeit bzgl. einer gleichmäßigen Gewichtsverlagerung auf den Füßen und einer fließenden Veränderung der Ausrichtung des eigenen Körpers.

Beenden der Hüftflexion bei der ersten Bewegung des Beckens. Dies war eine populäre Technik der strukturellen Differenzierung. Die Idee ist, dass sich auch die Lendenwirbelsäule nicht bewegt, wenn sich das Becken nicht bewegt hat. Wenn im Lendenbereich Rückenschmerzen reproduziert werden, muss das Problem daher eine neurale Komponente beinhalten. Auch wenn die hinter diesem Ansatz stehende Logik nachvollziehbar ist, gibt es dabei einige Probleme. Da der Flexionswinkel der Hüfte niemals voll erreicht wird, werden auch die neuralen Strukturen nicht durch ihr volles Bewegungsausmaß bewegt. Daher ist diese Methode dafür prädestiniert, falsch-negative Ergebnisse zu erzeugen.

7.9.8 Normale Reaktion

Die normale Reaktion auf den SLR besteht aus einem Ziehen und Dehnen im hinteren Oberschenkel, das sich in das dorsale Knie und manchmal in das obere Drittel des Unterschenkels ausbreitet. Das Bewegungsausmaß variiert zwischen 50°–120° Hüftflexion (Lew & Puentedura 1985; Slater 1988; ➢ Abb. 7.36).

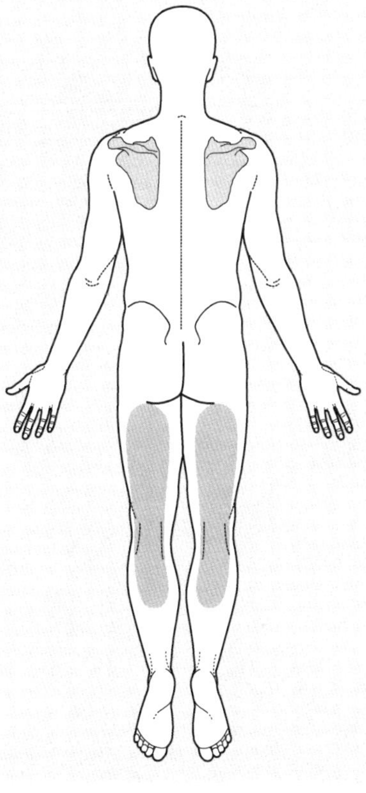

Abb. 7.36: Normale Reaktion auf den Straight-Leg-Raise-Test.

7.10 Bilateraler Straight Leg Raise (BSLR)

7.10.1 Einleitung

Der bilaterale Straight Leg Raise eignet sich hervorragend dazu, Bewegungen des Rückenmarks in den thorakalen und zervikalen Regionen zu erzeugen. Dies liegt daran, dass sich die Kräfte auf beiden Seiten des Neuralsystems im Rückenmark vereinigen und Bewegungen auslösen. Die Bewegung des Rückenmarks auf Höhe der thorakalen und zervikalen Regionen ist nach kaudal gerichtet, und es ist wahrscheinlich, dass die im Rückenmark entstehenden Spannungskräfte in den höherliegenden Segmenten recht gering sind. Diese Kräfte nehmen bei Flexion der Wirbelsäule zu. Folglich ist der BSLR eher für Bewegungen in den mittleren und oberen Rückenmarksegmenten gut als für eine Spannungserhöhung in diesen Strukturen.

7.10.2 Indikationen

Der BSLR ist bei symmetrischen oder zentral lokalisierten Problematiken der Wirbelsäule indiziert, z.B. bei Problemen des Spinalkanals sowie der thorakalen und zervikalen Segmente. Der spezielle Fokus dieses Tests liegt auf der Erzeugung kaudal gerichteter Bewegungen des Rückenmarks. Demnach ist eine weitere Indikation der Verdacht auf vorhandene Neuropathodynamiken der Neuralstrukturen des Spinalkanals.

7.10.3 Vorbereitung

Der Patient wird nahe dem Rand der Behandlungsbank symmetrisch in Rückenlage positioniert. Der Therapeut steht mit Blickrichtung zum Patienten dicht bei dessen Fußgelenken. Um die Bewegung vorzubereiten, legt der Therapeut seine distale Hand unter die kaudale Unterschenkelregion beider Beine. Um das Anheben so leicht wie möglich zu gestalten, ist es wichtig, dass der Therapeut seine Beine beugt, damit er seine Hand unter die Beine des Patienten legen kann. Daraufhin werden die Beine gerade so weit angehoben, dass der Therapeut sein entferntes Knie unter den Beinen des Patienten auf der Liege abstellen kann, um für die restliche Bewegung genügend Unterstützung und einen günstigen Hebel zu haben. Zu diesem Zeitpunkt legt der Therapeut seine andere (proximale) Hand über die Knie des Patienten, um eine Extension dieser Gelenke zu verhindern.

7.10.4 Bewegung

Die Bewegung des BSLR ist eine Hüftflexion. Da die Beine während des Tests zusammengehalten werden, schienen sie sich gegenseitig, sodass weniger auf eine Kontrolle von Innenrotation und Adduktion der Hüftgelenke geachtet werden muss als beim unilateralen SLR.

Die Hüftflexion wird erzeugt, indem der Therapeut seinen Körper um den Drehpunkt der Hüftgelenke des Patienten in eine kraniale Richtung dreht, wobei er mit der Unterstützung seines auf der Liege platzierten Knies die Beine des Patienten anhebt. Mit fortschreitender Bewegung muss der Therapeut evtl. seine Fußposition an die sich verändernden Kräfteverhältnisse anpassen.

Es liegt in der Natur dieses Tests, dass der Körper des Patienten oftmals unbemerkt auf der Liege in kraniale Richtung rutscht. Durch die gleichbleibende Position des Okziput auf der Behandlungsbank kommt es dadurch zu einer leichten Extension der Halswirbelsäule. Dementsprechend ist es wichtig, dieses Rutschen zu kontrollieren, indem der Therapeut seine proximale Hand in der Mitte der Oberschenkel anlegt und nach distal drückt, v.a. gegen Ende des Tests.

7.10.5 Strukturelle Differenzierung

Eine bilaterale Dorsalextension der Fußgelenke ist für die Differenzierung spinaler Symptome die Bewegung der Wahl, denn sie findet weit entfernt von proximal gelegenen Strukturen statt. Die aktive zervikale Flexion sollte aus den Gründen, die im Abschnitt über den unilateralen Straight Leg Raise genannt werden, nicht eingesetzt werden. Bei einer Auflösung der Knieextension zur Differenzierung ergibt sich das Problem, dass die dadurch bedingten Spannungsveränderungen der ischiokruralen Muskulatur mit hoher Wahrscheinlichkeit zu Bewegungen des Beckens führen und sich die Position der muskuloskeletalen Strukturen im Bereich des Spinalkanals verändert. Daher rate ich von dieser Bewegung ab. Wenn die Dorsalextension eingesetzt wird, muss der Therapeut seine Handposition entsprechend ändern, um die Bewegung passiv auszuführen. Er muss evtl. sogar mit beiden Beinen auf der Behandlungsbank knien, um die Beine des Patienten zu unterstützen. Wie beim unilateralen SLR werden möglichst wenig proximal gerichtete Kräfte erzeugt, damit die strukturelle Differenzierung durch die Dorsalextension der Fußgelenke effektiv ist.

7.10.6 Normale Reaktion

Im Allgemeinen besteht die normale Reaktion auf den BSLR in einem ziehenden/dehnenden Gefühl in den hinteren Oberschenkeln. Meinen Beobachtungen zufolge ist das verfügbare Ausmaß der Hüftflexion manchmal größer als beim unilateralen Test an derselben Person. Der Grund hierfür liegt in den bilateralen Effekten, die im Kapitel über spezifische Neurodynamik beschrieben werden, d.h., in der Verteilung der Kräfte in Neuralstrukturen auf beide Seiten (➢ Abb. 7.37 und ➢ Abb. 7.38).

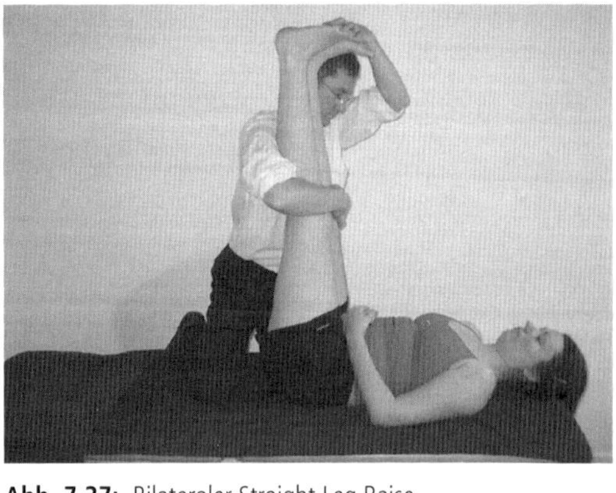

Abb. 7.37: Bilateraler Straight Leg Raise.

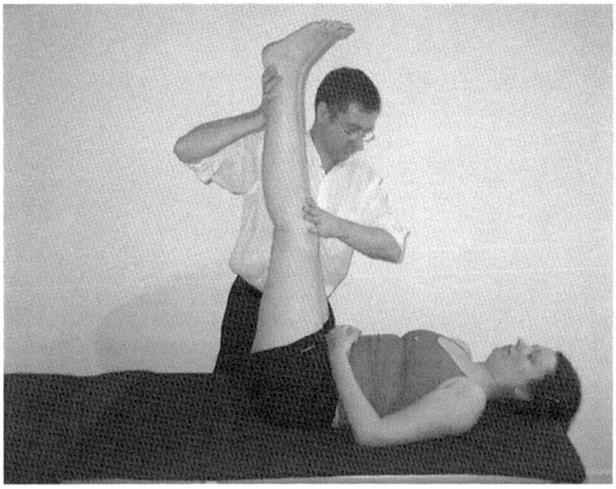

Abb. 7.38: Differenzierung lumbaler Symptome während des bilateralen Straight Leg Raise mithilfe der Dorsalextension der Füße.

7.10.7 Häufige Probleme mit der Technik

Der Test wird nicht präzise in der Sagittalebene des Patienten durchgeführt – häufig wird eine Seitneigung der Lendenwirbelsäule erzeugt, da der Therapeut sich nicht genügend um den Patienten bewegt. Tatsächlich ist es recht schwierig, diesen Test gut auszuführen.

Keine ausreichende Kontrolle über ein Verrutschen des Patienten nach kranial.

7.11 Tibialer neurodynamischer Test (TNT)

7.11.1 Einleitung

Der tibiale neurodynamische Test ist eine Variante des Straight-Leg-Raise-Tests, bei dem die Kräfte im Nervensystem auf den N. tibialis konzentriert werden. Auf den distalen Verlauf des N. tibialis im Bein zielend, bestehen die Bewegungen des TNT aus dem Straight Leg Raise und Dorsalextension/Eversion des Fußes. Dies bewirkt eine direkte Krafteinwirkung auf den Nerv, und zwar dort, wo er dorsomedial am Sprunggelenk verläuft und als N. tibialis posterior durch den Tarsaltunnel in den Fuß eintritt (Übersicht über die Biomechanik ➤ Kap. 3).

7.11.2 Indikationen

Der TNT ist bei Personen indiziert, deren Symptome im Versorgungsgebiet des N. tibialis und seiner Ausläufer lokalisiert sind. Dazu gehören der N. tibialis posterior (am Sprunggelenk), der Ramus calcanei medialis sowie die plantaren und digitalen Äste des N. tibialis. Folglich ist der Test bei Schmerzen im Unterschenkel, Fersenschmerzen (einschließlich einer Plantarfaszitis) und Schmerzen in der Plantarregion des Fußes indiziert.

7.11.3 Vorbereitung

Der Patient wird so positioniert wie beim Straight Leg Raise. Nach kaudal blickend steht der Therapeut breitbeinig, sodass er sein Gewicht vom distalen auf das proximale Bein verlagern kann und so den Test beenden kann, ohne einen Schritt zu machen.

Die distale Hand des Therapeuten greift von außen unter die Fußsohle, sodass die Finger möglichst weit um die mediale Seite herum auf die Dorsalseite des Fußes reichen. Der Daumen hält die laterale Seite des Fußes. Dies sichert einen unklammernden Griff, der es später während der Technik leichter macht, und bestärkt den Therapeuten darin, seinen gesamten Körper zu Beginn nach distal mitzubewegen. Erfolgt die Mitbewegung nach distal nicht, wird es im späteren Verlauf des Tests schwierig, alle Bewegungen auszuführen ohne die Position des Fußes signifikant zu verändern, was zu einem unerwünschten Bruch in der Technik führt. Dies ist ein gutes Beispiel dafür, wie der Therapeut in einer schwierigen Position beginnt, damit er in einer einfachen Position enden kann (➤ Abb. 7.39).

Die proximale Hand des Therapeuten kontrolliert das Knie des Patienten auf die gleiche Art wie beim Straight Leg Raise.

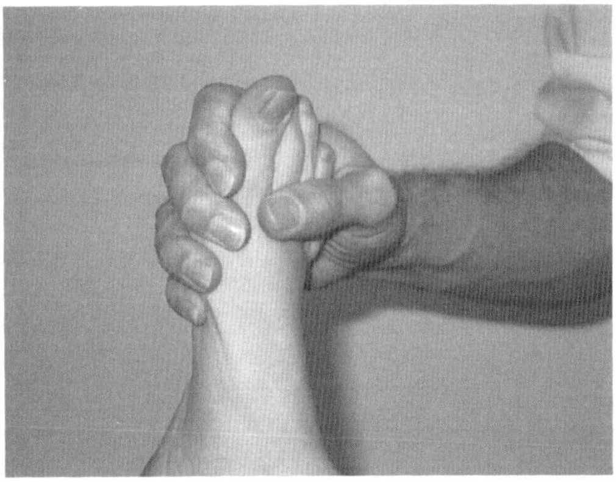

Abb. 7.39: Distale Handhaltung für den tibialen neurodynamischen Test.

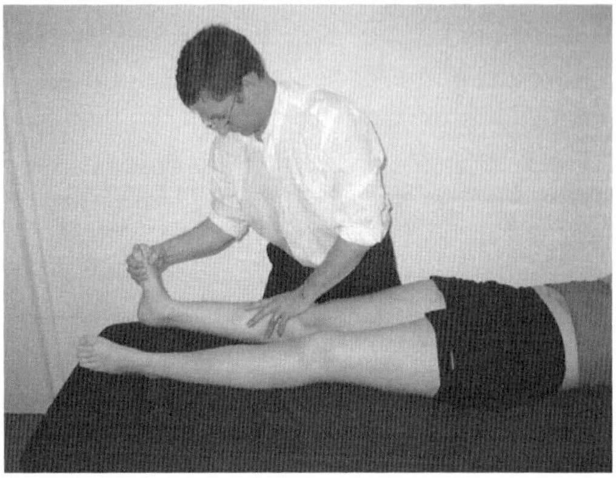

Abb. 7.40: Ausgangsposition für den tibialen neurodynamischen Test.

7.11.4 Bewegungen

Die ersten Bewegungen des TNT (Dorsalextension/Eversion) werden am Fuß durchgeführt, gefolgt vom Straight Leg Raise. Das Anheben des Beins erfolgt, indem der Therapeut seinen Körper aufrichtet und mit dem distalen Arm die Bewegung ausführt. Es sollte nur wenig Bewegung zwischen den Händen des Therapeuten und der Haut des Patienten geben. Wenn die Hände unangemessen verrutschen, ist es notwendig die Technik zu modifizieren, um dies zu vermeiden. Der Schlüssel zum Erfolg liegt hier darin, sicherzugehen, dass die distale Hand einen festen Halt am Fuß hat, sodass sie die Bewegung des Straight-Leg-Raise-Tests einleiten und kontrollieren kann. Diese Hand leistet die Hauptarbeit, um die Bewegungen von Fuß und Hüfte des Patienten auszuführen. Die proximale Hand verhindert die Extension des Knies und neigt dazu mit der distalen Hand zu wetteifern. Daher ist eine gute Technik wichtig, um die Bewegung effizient auszuführen (➢ Abb. 7.40 und ➢ Abb. 7.41).

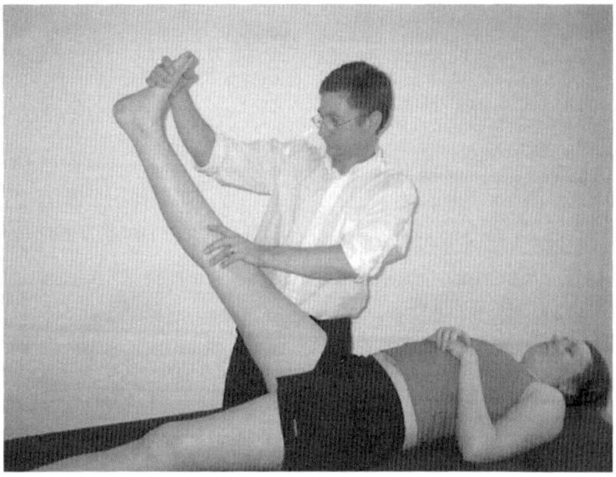

Abb. 7.41: Endposition des tibialen neurodynamischen Tests. Zu beachten ist, dass der Therapeut sich mit dem Oberkörper nach hinten lehnt und seinen Körper um das Hüftgelenk des Patienten dreht.

7.11.5 Häufige Probleme mit der Technik

Nicht breitbeinig stehen. Dies macht es für den Therapeuten schwieriger, sein Gewicht vom einen auf das andere Bein zu verlagern. Es bedeutet außerdem mehr Arbeit für den Therapeuten und behindert ihn, den natürlichen Bewegungsmustern des Patienten zu folgen.

Kein korrekter Griff am Fuß des Patienten. Der Griff am Fuß ist tatsächlich recht schwierig, denn ein Großteil des Beingewichts wird durch diese Hand gehalten. Folglich macht es Sinn, die Handhaltung zu üben, damit sie angenehm für den Patienten und auch klinisch effektiv ist.

Mangelhaftes Halten der Knieextension. Durch Schwierigkeiten mit dem Griff am Fuß halten Therapeuten oftmals die Knieextension nicht ausreichend, schlichtweg aus Gründen der Konzentration.

7.11.6 Normale Reaktion

Meinen Beobachtungen zufolge besteht die normale Reaktion auf den TNT aus einem Dehngefühl in der Wadenregion, das sich häufig in Richtung des dorsalen Knies, medialen Sprunggelenks und Fußsohle ausbreitet und oft distaler lokalisiert ist als beim Straight Leg Raise. Das Bewegungsausmaß des Straight-Leg-Raise-Tests liegt meist zwischen 45°–80° Hüftflexion. Wenn der TNT effektiv durchgeführt wird, kann das Bein derselben Person oft nicht so weit angehoben werden wie beim Straight-Leg-Raise-Standardtest (> Abb. 7.42).

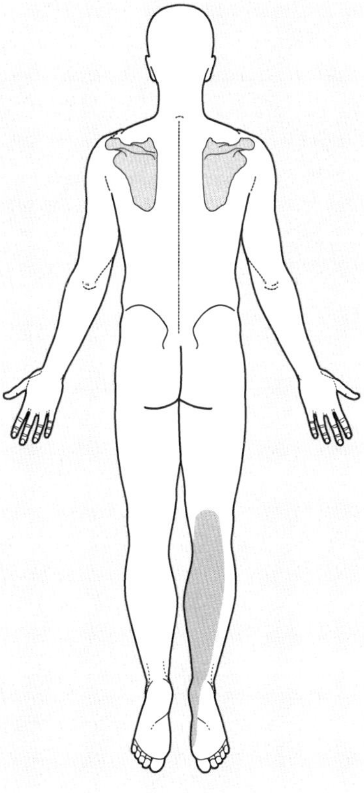

Abb. 7.42: Normale Reaktion auf den tibialen neurodynamischen Test.

7.12 Peronealer neurodynamischer Test (PNT)

7.12.1 Einleitung

Der PNT wird zur Untersuchung der mechanischen Funktion und der Sensitivität des peronealen Teils des Nervensystems eingesetzt. Er zielt in erster Linie auf die Nn. peroneus communis und superficialis ab, denn sie verlaufen ventrolateral am Bein und Sprunggelenk entlang und werden durch den PNT gespannt. Der Test erreicht weniger den N. peroneus profundus, denn dieser erstreckt sich lateral nicht besonders weit über das Sprunggelenk hinaus. Er wird eher durch eine reine Plantarflexion gespannt als durch einen Straight Leg Raise.

7.12.2 Indikationen

Der PNT ist bei Problematiken indiziert, die das ventrolaterale Bein/Sprunggelenk und die dorsale Fußregion betreffen. Außerdem sollte der Therapeut bereit sein, diesen Test bei radikulären Schmerzen aus den Segmenten L4/L5 einzusetzen, denn gelegentlich kann er sensitiver sein als der Straight-Leg-Raise-Standardtest.

7.12.3 Vorbereitung

Der Therapeut nimmt eine Schrittstellung ein, bei der er sich nach kaudal lehnt und auch in diese Richtung blickt. Er schiebt seine distale Hand unter die Fußsohle des Patienten, sodass seine Finger sich von oben auf die Zehen legen können, nachdem die Plantarflexion/Inversion ausgeführt wurde. Da die Bewegung der Zehen (innervierte Gewebe) einen wichtigen Teil des Tests ausmacht, der häufig ausgelassen wird, ist dieser Griff von Bedeutung. Eine korrekte Ausführung der Technik ermöglicht es dem Therapeuten, den Nerv an das Ende seines Bewegungsausmaßes zu bringen. Dazu ist es erforderlich, dass er Achillessehne und Sprunggelenksregion mit seinem Unterarm abstützt.

Dann greift der Therapeut mit der nahen (proximalen) Hand fest, aber angenehm von ventral an das Tibiaplateau, um während der Bewegungen in die Plantarflexion/Inversion das Knie in Extension zu halten und eine Innenrotation der Tibia zu verhindern, sodass keine passive Rotation im Hüftgelenk entstehen kann. Mit einer Innenrotation der Hüfte wird der Test ungenau (➢ Abb. 7.43).

7.12.4 Bewegungen

Die Bewegungen des PNT bestehen aus einer Plantarflexion/Inversion von Fuß- und Zehengelenken, gefolgt von einem Straight Leg Raise. Im Allgemeinen werden die Fußbewegungen aufgrund der Grifftechnik häufig schon in der Vorbereitung des Tests abgeschlossen. Da es sich um einen Standardtest handelt, bei dem Nerven und muskuloskeletale Strukturen bis an ihr Bewegungsende gebracht werden, kann es bei Patienten mit sensitiven Problematiken erforderlich sein, den Test einzuschränken und die Technik entsprechend anzupassen.

Das Heben des Beins wird vom distalen Arm des Therapeuten ausgeführt, wobei das Hauptgewicht auf seinem distalen Unterarm ruht. Dies bedeutet, dass der Therapeut sein Gewicht von seinem vorderen (distalen) auf sein hinteres (proximalen) Bein verlagern muss, sodass sein Hüftgelenk den Drehpunkt der Bewegung des Straight-Leg-Raise-Tests bildet.

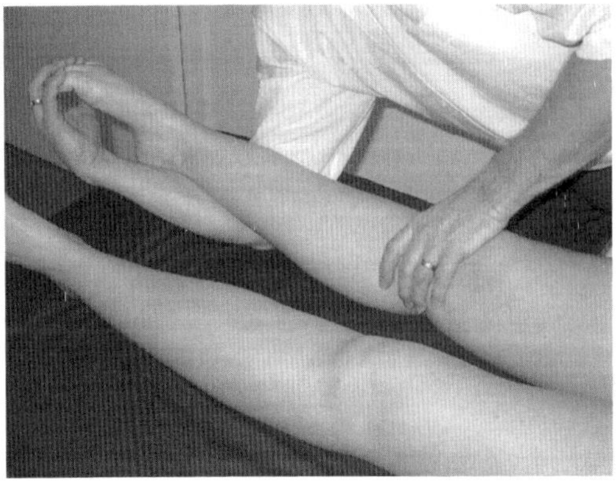

Abb. 7.43: Ausgangsposition für den peronealen neurodynamischen Test.

7.12.5 Häufige Probleme mit der Technik

Kein korrekter Griff am Fuß. In diesem Fall sind die Bewegungen des Fußes nicht ausreichend groß oder es entsteht zuviel Plantarflexion im Verhältnis zur Inversion.

Keine Verwendung des distalen Unterarms beim Heben des Beins. Dies macht es schwierig, das Bein anzuheben, ohne die Kontrolle über die Fußbewegungen zu verlieren.

Keine Fixation der Tibia gegenüber dem Femur. Dies führt zu einer Innenrotation der gesamten unteren Extremität, die nicht zu den Standardbewegungen gehört, auch wenn sie zur Differenzierung eingesetzt werden kann.

7.12.6 Normale Reaktion

Die normale Reaktion auf den PNT besteht aus einem ziehenden/dehnenden Gefühl im ventrolateralen Bein/Sprunggelenk und im dorsalen Bereich des Fußes. Es muss sich nicht über das ganze Areal erstrecken, sondern kann auch nur in den Teilbereichen auftreten, die im Versorgungsgebiet des N. peroneus liegen (Slater 1988; Mauhart 1989; Shacklock 1989) (➢ Abb. 7.44).

Sensitivierende Bewegungen: kontralaterale Seitneigung der Lendenwirbelsäule, zusätzlicher Slump-Test, Innenrotation und Adduktion des Hüftgelenks.

7.13 Suraler neurodynamischer Test (SNT)

7.13.1 Einleitung

Der surale neurodynamische Test (SNT) wird zur Untersuchung mechanischer Dysfunktionen und der Mechanosensitivität des N. suralis angewandt. Da der Nerv entlang des dorsolateralen Bereichs von Bein, Sprunggelenk und Fuß verläuft, wird er durch eine Dorsalextension/Inversion, gefolgt von einem

Straight Leg Raise, gespannt. Er kann bei Knöchelverstauchungen betroffen sein, v.a. bei schweren Verletzungen.

7.13.2 Indikationen

Der SNT ist bei Symptomen im dorsolateralen Bereich von Bein, Sprunggelenk und Fuß indiziert. Von besonderer Relevanz sind hierbei Knöchelverstauchungen, S1-Radikulopathien, Syndrome des Os cuboideum und peroneale Tendinitiden.

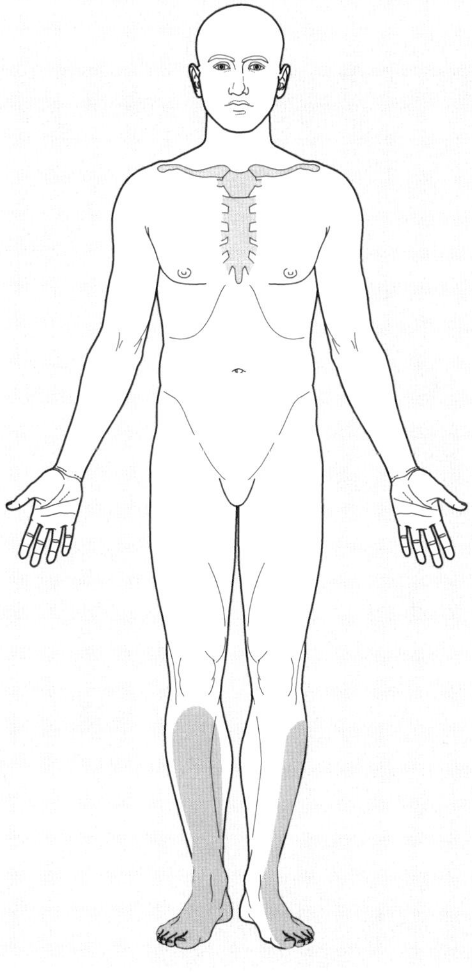

Abb. 7.44: Normale Reaktion auf den peronealen neurodynamischen Test.

7.13.3 Vorbereitung

Die Handhaltung des SNT entspricht der beim PNT, jedoch werden distale und proximale Hand vertauscht. Von der Seite zum Patienten blickend steht der Therapeut breitbeinig und nach distal gelehnt. Dies ermöglicht es der nahen Hand, die den Fuß kontrolliert, den Fuß so von medial zu umfassen, dass sich die Finger an der Fußsohle entlang im Bereich des 5. Metatarsalknochens und des Os cuboideum um den lateralen Fußrand legen können (> Abb. 7.45).

Gleichzeitig unterstützt die andere Hand das Bein des Patienten, indem sich der Arm des Therapeuten unter die Wade des Patienten legt. Seine Hand legt sich dabei proximal und medial um das Bein, damit sie das Knie ventral im Bereich der Tuberositas tibiae greifen kann. Es ist eine spiralförmige Greifbewegung, ähnlich dem Verlauf des N. radialis um den Humerusschaft. Auf diese Weise kann der Therapeut das Knie in Extension fixieren, indem er einen nach dorsal gerichteten Druck auf das Tibiaplateau ausübt. Die Arme des Therapeuten überkreuzen sich beim Einnehmen der Handpositionen.

7.13.4 Bewegungen

Die erste Bewegung ist Dorsalextension/Inversion. Wenn diese Bewegung ausgeschöpft ist, wird der Fuß ruhig auf dem Bein gehalten, während der Straight Leg Raise ausgeführt wird. Der Therapeut

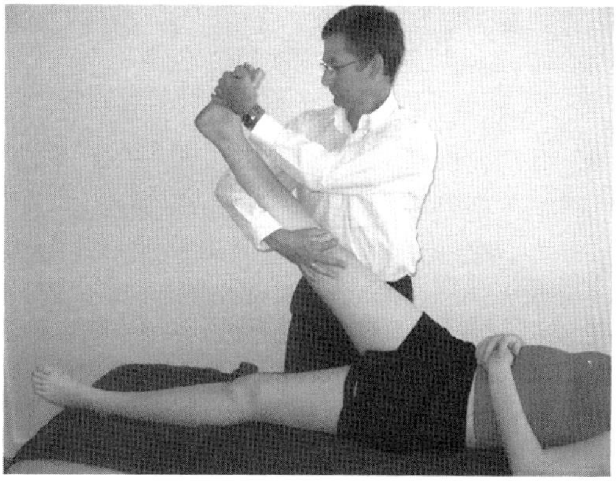

Abb. 7.45: Technik des suralen neurodynamischen Tests.

richtet dazu seinen Oberkörper aus der geneigten Position auf und bewegt sich um das Hüftgelenk des Patienten. Der vollständige Test fordert vom Therapeuten eine große Bewegungsamplitude, während der das Gewicht vom distalen auf das proximale Bein verlagert wird.

7.13.5 Häufige Probleme mit der Technik

Keine ausreichende Kniekontrolle. Dadurch kann eine leichte Flexion des Knies entstehen, die die Bewegungsreihenfolge verändert und die Effektivität des Tests verringert.

Eine Bewegung, die nicht um das Hüftgelenk des Patienten stattfindet. Dies führt tendenziell zu einer Abduktion des Beins, wodurch sich die Effektivität des Tests ebenfalls verringert. Um dies zu vermeiden, sollte der Therapeut zu Beginn des Tests breitbeinig stehen, sich über den Patienten beugen und darauf vorbereitet zu sein, das Gewicht von einem Bein auf das andere zu verlagern.

7.13.6 Normale Reaktion

Die normale Reaktion auf den SNT besteht aus einem ziehenden/dehnenden Gefühl in der dorsolateralen Knöchelregion, das sich manchmal in die dorsolaterale Wade ausbreitet (Molesworth 1992). Nach meinen Beobachtungen ist das Bewegungsausmaß der Hüftflexion bei asymptomatischen Probanden etwas geringer als beim Straight-Leg-Raise-Standardtest und liegt normalerweise zwischen 30°–60° Hüftflexion (➢ Abb. 7.46).

Sensitivierende Bewegungen: kontralaterale Seitneigung der Lendenwirbelsäule, zusätzlicher Slump-Test, Innenrotation und Adduktion des Hüftgelenks.

7.14 Slump-Test

7.14.1 Einleitung

Der Slump-Test wird zur Untersuchung der Dynamik der Neuralstrukturen des zentralen und peripheren Nervensystems, vom Kopf über das Rückenmark und den Tractus ischiadicus bis in die Füße, angewandt. Es ist ein komplexer Test, der häufig zu sehr vereinfacht, missverstanden und fehlinterpretiert wird. In der Vergangenheit bestand die gängige Technik darin, bei einem sitzenden Patienten den Kopf zu senken und ein Bein zu strecken. Wurde der Schmerz reproduziert, war der Test auffällig. Das Problem dabei ist, dass Feinheiten der Anwendung nicht berücksichtigt werden, obwohl sie wertvolle Informationen liefern und eine exakte Diagnose für den Patienten ermöglichen. Damit ist gemeint, dass Sensitivität und Aufmerksamkeit hinsichtlich jedes Details, sowohl bei der Durchführung als auch bei der Interpretation des Tests, entscheidend für dessen Effektivität sind.

7.14.2 Indikationen

Technisch gesehen könnte jedes Symptom, das zwischen Kopf und Fuß im Versorgungsgebiet von Gehirn und Rückenmark liegt, einen Slump-Test rechtfertigen! Problematiken, bei denen der Test im Allgemeinen als angebracht erachtet wird, sind jedoch Kopfschmerzen, Schmerzen im Bereich der Wirbelsäule und des Beckens und Probleme der unteren Extremitäten, bei denen der Schmerz im Versorgungsgebiet des N. ischiadicus und seiner distalen Ausläufer lokalisiert ist. Am häufigsten wird der Test bei der Untersuchung der Lendenwirbelsäule eingesetzt.

7.14.3 Vorbereitung

Der Patient sitzt so auf der Behandlungsbank, dass die Kniekehlen die Bankkante berühren. Die Oberschenkel liegen parallel (für die Reproduzierbarkeit des Tests). Konisch geformte Oberschenkel erzeugen

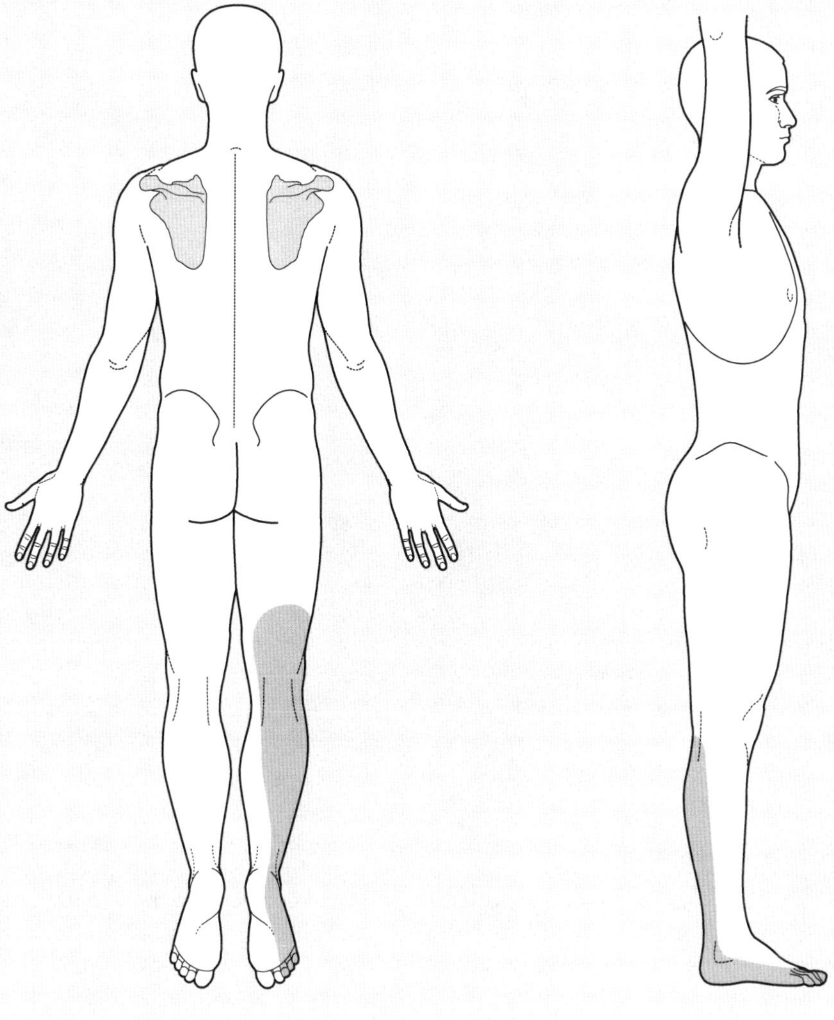

Abb. 7.46: Normale Reaktion auf den suralen neurodynamischen Test.

in Verbindung mit einem breiteren Becken, wie es bei Frauen häufig der Fall ist, eine größere Adduktion der Hüftgelenke. Bei nicht konisch zulaufenden Oberschenkeln in Verbindung mit einem schmaleren Becken, wie oft bei Männern der Fall, entsteht weniger Adduktion der Hüftgelenke. Daher empfehle ich statt sich berührender Knie eine parallele Position der Oberschenkel. Außerdem ist der Test schon bis zu einem gewissen Grad sensitiviert, wenn die Knie aneinanderliegen und eine Hüftadduktion vorhanden ist (Sutton 1979).

7.14.4 Bewegungen

Thorakale und lumbale Flexion (Slump-Komponente)

Die thorakale und lumbale Flexion wird als Slump-Bewegung vom Patienten ausgeführt. Bei dieser Testkomponente erfolgt ein passiver manueller Überdruck in Richtung der thorakalen und lumbalen Flexion, der zwischen dem Proc. spinosus von C7 und dem Hüftgelenk appliziert wird. Die Bewegung soll die vertikale Distanz zwischen diesen beiden Punkten im Sinne einer Bogenspannung verkürzen.

An diesem Punkt stellt sich die Frage, ob der Therapeut auf der Behandlungsbank knien sollte, was völlig frei zu entscheiden ist. Ich ziehe es allerdings vor, dies nicht zu tun, da die Testbewegungen besser kontrolliert werden können, wenn beide Füße auf dem Boden stehen. Die Fußbewegungen des Patienten können mit größerer Genauigkeit gesteuert werden, was insbesondere bei der Behandlung großer Patienten oder bei kleineren Therapeuten wichtig ist. Ich selbst bin eine kleine Person und doch habe ich ohne Schwierigkeiten einen Basketballspieler mit einer Größe von 2,18 m mit dem Slump-Test behandelt. Dennoch lohnt es sich, beide Ansätze des Slump-Tests zu üben, sodass der Unterschied zwischen dem Knien auf der Bank und der anderen Variante eingeschätzt werden kann. Wenn der Therapeut dichter am Patienten sein möchte und die Beinbewegungen trotzdem optimal kontrollieren möchte, kann er seine nahe Hüfte gegen die Bank lehnen und seine Beine weiter auseinanderstellen. Auf diese Weise kann er die Bewegungen der Wirbelsäule als auch die der Beine berücksichtigen.

Ein weiterer Aspekt der thorakalen und lumbalen Flexionskomponente des Slump-Tests ist die Kontrolle des Beckenwinkels relativ zu den Oberschenkelknochen. Patienten neigen dazu, sich entweder nicht ausreichend in die Slump-Position zu bewegen (zu wenig thorakale und lumbale Flexion) oder sie lehnen sich nach hinten. Das Sakrum rotiert nach dorsal und der Hüftflexionswinkel wird verringert. Andere Patienten führen eine übertriebene Hüftflexion aus und enden mit der Nase auf ihren Knien, wodurch eine Beckenkippung und Flexion der Hüftgelenke entstehen. Dies führt bzgl. der Reproduzierbarkeit zu Problemen, die beachtet werden sollten. Der Praktiker muss die Stellung des Sakrums kontrollieren und sicherstellen, dass es in jeder Phase des Tests vertikal steht (> Abb. 7.47).

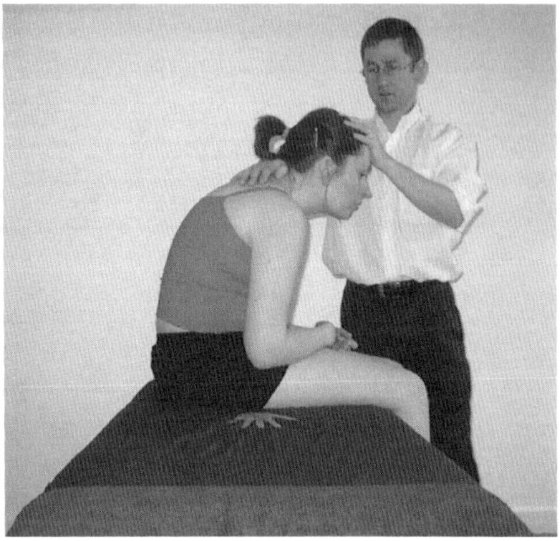

Abb. 7.47: Slump-Test Phase 1 – korrekte Position des Sakrums (vertikal) in thorakaler und lumbaler Flexion.

Überdruck

Das Thema des Überdrucks zu erörtern, soll den Praktiker dazu ermutigen, bewusst zu entscheiden, ob er eingesetzt werden soll oder nicht. Der Slump-Standardtest beinhaltet einen leichten Überdruck. Um jedoch zu entscheiden, ob er eingesetzt werden soll, muss der Therapeut spezifische Informationen wie Irritierbarkeit der Problematik, Sensitivität, Latenz und Kontraindikationen berücksichtigen. Wird ein Überdruck für die thorakale und lumbale Flexionskomponente des Tests angewandt, ist eine gute technische Ausführung wichtig, um keine unnötigen Symptome zu provozieren. Der Therapeut gibt mit dem medialen Anteil seines nahen Unterams/Ellenbogens Überdruck am Proc. spinosus von C7. Auf diese Weise bleibt die Hand des Therapeuten frei, die nach der Flexion der Halswirbelsäule auf dem Okziput des Patienten liegt. Mit dem medialen Unteram/Ellenbogen kann der Therapeut, abhängig von der Wahl der Technik, einen unterschiedlich starken Druck auf C7 und Okziput ausüben und den Druck am Kopf des Patienten auflösen, während er an C7 gleich bleibt. Der Überdruck wird von C7 aus in Richtung der Hüftgelenke ausgeübt, so als wolle man die Distanz zwischen dem kranialen und kaudalen Punkt verringern (> Abb. 7.48).

Zervikale Flexion

Die zervikale Flexion wird durchgeführt, indem der Patient seinen Kopf langsam zur Brust senkt. Damit eine unangemessene Provokation von Symptomen vermieden wird, platziert der Therapeut seine entfernte Hand auf der Stirn des Patienten und kontrolliert Geschwindigkeit und Ausmaß der zervikalen Flexion. Nach Beendigung der Bewegung wird das Bewegungsausmaß (das durch vorheriges Clinical Reasoning bestimmt wurde) durch den Therapeuten gehalten, indem er seine Handposition verändert, sodass die Handfläche seiner nahen Hand sanft auf dem Okziput des Patienten liegt. Dadurch wird die entfernte Hand, die zuvor die zervikale Flexion kontrollierte, frei für den Griff am Fuß. Wichtig ist, dass die Hand am Okziput *eine Auflösung der zervikalen Flexion verhindert* und keinen Überdruck in die Flexion erzeugt. Im Allgemeinen können auch ohne den Überdruck genügend Informationen gesammelt werden. Aus diesem Grund sollte der Überdruck in die zervikale Flexion nicht Teil des Standard-Slump-Tests sein (➢ Abb. 7.48).

Knieextension

Die Knieextension des Slump-Tests wird entweder aktiv vom Patienten ausgeführt oder passiv vom Therapeuten. Dies liegt im Ermessen des Therapeuten und ist abhängig vom Patienten. Ich schlage allerdings eine Kombination aus beidem vor. Im Endeffekt ist es wichtig, dass der Therapeut ein gutes Verständnis für das Verhältnis der Testbewegungen zueinander erlangt.

Bei der Durchführung der Knieextension hält der Therapeut den Knöchel des Patienten, was dem einfachen Teil entspricht. Der schwierige Teil der Bewegung besteht darin, den übrigen Teil des Körpers ruhig zu halten, sodass keine unbeabsichtigten Bewegungen entstehen. Dies erfordert vom Therapeuten, dass er seine nahe Hand und medialen Unteram an Okziput und Proc. spinosus des Patienten auch während der späteren Phasen des Tests in genau derselben Position hält (➢ Abb. 7.49).

Dorsalextension

Die Dorsalextension stellt die abschließende Bewegungskomponente des Standard-Slump-Tests dar. Durch die Nn. ischiadicus und tibialis erzeugt sie eine Spannung in den lumbosakralen Nervenwurzeln. Sie hilft dabei, zu bestimmen, ob die Probleme in die distale oder proximale Richtung auftreten. Noch wichtiger ist, dass mittels dieser Bewegung lumbale Symptome differenziert werden können.

Der Therapeut greift den Fuß mit der distalen Hand, um die Dorsalextension auszuführen. Es ist essenziell, eine effiziente Durchführung dieser Bewegung sicherzustellen, denn wie bei der Knieextension können unbeabsichtigte Bewegungen auftreten und zu Ungenauigkeiten führen (➢ Abb. 7.50).

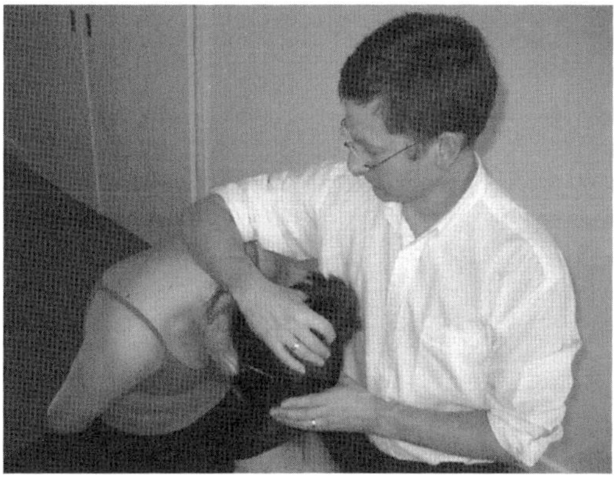

Abb. 7.48: Slump-Test Phase 2 – zervikale Flexion mit Druck auf den Proc. spinosus von C7 mithilfe des medialen proximalen Unterarms des Therapeuten. Der Therapeut erspürt mit seiner Hand die Tendenz des Kopfes, die Flexion zu verringern.

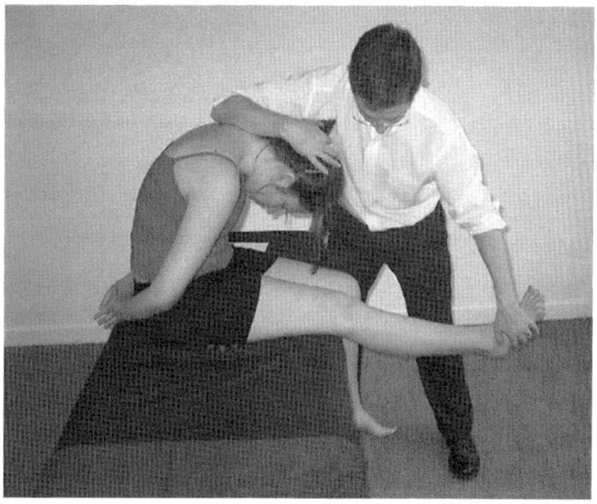

Abb. 7.49: Slump-Test Phase 3 – Extension des Kniegelenks.

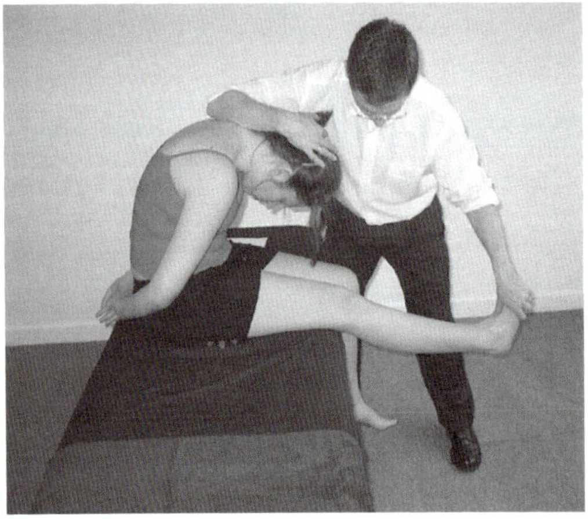

Abb. 7.50: Slump-Test Phase 4 – Dorsalextension.

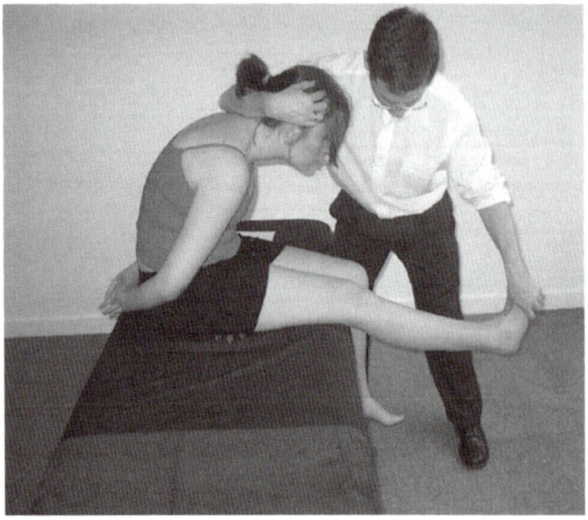

Abb. 7.51: Slump-Test Phase 5 – strukturelle Differenzierung mithilfe der Auflösung der zervikalen Flexion. Zu beachten ist, dass sich die Position der kranialen Hand verändert hat, damit der Kopf sich aus der Flexion aufrichten kann während der Überdruck an C7 beibehalten wird.

Strukturelle Differenzierung

Wenn durch den Slump-Test proximale Symptome (z.B. lumbal) ausgelöst werden, werden distale Bewegungen, z.B. Auflösung und erneute Durchführung der Dorsalextension eingesetzt. Die Symptome können auch durch eine Auflösung der zervikalen Flexion differenziert werden.

Der entscheidende Aspekt bei der Auflösung der zervikalen Flexion ist, dass sich der übrige Körper des Patienten nicht bewegen darf. Eigentlich nimmt der Therapeut nur seine Hand vom Okziput des Patienten, sodass sich die Flexion der Halswirbelsäule auflöst. Dies verleitet den Therapeuten jedoch dazu, auch den Druck seines medialen Ellenbogens auf den Proc. spinosus von C7 zu verringern. Dieser Druck muss konstant bleiben. Verändert er sich, ändert sich auch die thorakale und lumbale Flexionskomponente, und es kommt zu Bewegungen in der lumbosakralen Region. Dies ist natürlich nicht erwünscht. Der Therapeut nimmt seine Hand vom Okziput, indem er seinen Ellenbogen ausstreckt und gibt so den Weg für das Anheben des Kopfes frei (> Abb. 7.51).

7.14.5 Normale Reaktion

Es muss berücksichtigt werden, dass die normale Reaktion auf den Slump-Test im Zusammenhang mit der oben beschriebenen Bewegungssequenz ermittelt wurde. Es ist wahrscheinlich, dass diese Reaktion bei Veränderungen der Sequenz variiert.

Sitzende Position: keine Symptome.

Thorakale und lumbale Flexion: Dehngefühl in der mittleren Thorakalregion.

Knieextension: Dehngefühl in der dorsalen Region von Oberschenkel und Knie, das sich in die obere Wade ausbreiten kann. Während der Knieextension kann sich das Dehngefühl in der mittleren Thorakalregion verstärken oder verringern bzw. auch gar nicht verändern. Es kann das volle Ausmaß der Knieextension möglich sein; bei asymptomatischen Probanden kann es jedoch auch um bis zu 30° eingeschränkt sein. Diese Menschen sind oft von Natur aus steif und zwar schon seit langer Zeit.

Dorsalextension des Fußes: erzeugt eine Verstärkung der Symptome im dorsalen Oberschenkel und Knie.

Auflösung der zervikalen Flexion: diese Bewegung verursacht eine Verringerung der Symptome im dorsalen Oberschenkel und Knie. Das verfügbare Bewegungsausmaß von Knieextension und Dorsalextension des Fußes vergrößert sich (Maitland 1979, 1986; Butler 1985).

Sensitivierende Bewegungen: kontralaterale Seitneigung der Halswirbelsäule, Innenrotation und Adduktion der Hüftgelenke, Fußbewegungen für die jeweiligen peripheren Nerven.

7.14.6 Häufige Probleme mit der Technik

Kein Bewusstsein für die Bedeutung der vertikalen Position des Sakrums. Dies führt zu einer mangelhaften Reproduzierbarkeit der Technik bei den verschiedenen Anwendungen des Tests, sowohl auf denselben als auch auf verschiedene Therapeuten bezogen.

Zu viel Druck in Richtung der zervikalen Flexion. Das Ziel dieses Testabschnittes ist es, zu *fühlen*, was der Kopf machen möchte und nicht Druck auf ihn auszuüben oder das Nervensystem zu spannen. Versucht sich der Kopf zu heben, oder ist der Nacken in dieser Position weich und entspannt? Dies ist besonders bei Patienten mit verdeckten auffälligen Reaktionen von Bedeutung, wie in ➢ Kap. 5 beschrieben.

Keine Kontrolle über Kräfte, die von der Seite auf den Patienten einwirken. Während der Durchführung des Tests ist es leicht, die Aufmerksamkeit für die Bewegungen und Positionen zu verlieren, die bereits erfolgt sind oder eingestellt wurden. So passen Therapeuten z.B. ihre Haltung nicht ausreichend an, um eine Seitneigung oder einen asymmetrischen Druck auf die Gesäßbacken des Patienten zu verhindern, wenn sie nach dessen Fuß greifen. Solche Bewegungen machen den Test ungenau und verfälschen ihn.

Eine zu sehr forcierte Technik. Im Allgemeinen reduziert sich die erforderliche Kraft mit zunehmend verbesserter Technik des Therapeuten. Dadurch werden weniger Symptome beim Patienten provoziert und der Test wird akzeptabler für ihn.

Keine isolierte Auflösung der zervikalen Flexion während der strukturellen Differenzierung. Bei diesem Problem lässt der Therapeut unabsichtlich zu, dass sich die Brustwirbelsäule, manchmal auch die Lendenwirbelsäule, in die Extension bewegt. Dies führt zu einer ungenauen Differenzierung, da es die Wahrscheinlichkeit falsch-positiver Ergebnisse erhöht. In extremen Fällen bewegt sich auch das Becken.

Veränderter Druck auf die thorakale und lumbale Wirbelsäule.

7.15 Prone Knee Bend (PKB)

7.15.1 Einleitung

Der Prone Knee Bend (PKB) wird zur Untersuchung der Bewegung und der Sensitivität der mittleren lumbalen Nervenwurzeln und des N. femoralis eingesetzt. Er ist ein gutes Beispiel dafür, einen neurodynamischen Test mittels der innervierten Gewebe durchzuführen. Durch eine Flexionsbewegung im Kniegelenk wird eine Spannungserhöhung des M. quadriceps femoris erreicht.

7.15.2 Indikationen

Der PKB ist indiziert bei lumbalen Rückenschmerzen und Symptomen, die im Verlauf des N. femoralis liegen. Dies schließt die Leistenregion, den Hüftgelenksbereich und Schmerzen im Oberschenkel/Kniegelenksregion mit ein.

7.15.3 Vorbereitung

Der Patient wird symmetrisch in Bauchlage positioniert, vorzugsweise auf einer Behandlungsbank mit Nasenschlitz, damit keine zervikale Rotation entsteht. Ist kein Nasenschlitz vorhanden, kann der Patient seine Hände unter seine Stirn legen. Die Oberschenkel liegen parallel, sodass sie sich bzgl. Ad- und Abduktion in Neutralstellung befinden.

7.15.4 Bewegungen

Die Bewegung des PKB besteht aus einer passiven Flexion des Kniegelenks. Der Praktiker konzentriert sich meist auf die Rückmeldung des Patienten bzgl. der Fragen, wann die Symptome beginnen, wie sie charakterisiert sind und wie sie sich verhalten. Er sollte jedoch auch beobachten, wann und wie sich das Becken und die Wirbelsäule bewegen. Häufig sind diese Bewegungen auf der betroffenen Seite anders als auf der nicht betroffenen und stehen mit der klinischen Problematik im Zusammenhang. Manchmal zeigt sich eine leichte ipsilaterale Seitneigung der Lendenwirbelsäule; häufiger sind Asymmetrien der Bewegungen in der Lenden-Becken-Region hinsichtlich Beginn und Geschwindigkeit. Auch wenn es bei diesem Test zu Deviationen kommen kann, löst der PKB nicht immer auffällige Symptome aus. Dies bedeutet, dass sich der Therapeut auf zusätzliche Tests mit einer größeren Sensitivität verlassen muss, um die Signifikanz der Ergebnisse des PKB zu ermitteln. Einen Schlüsselaspekt weiterer Untersuchungen bildet dabei die strukturelle Differenzierung.

7.15.5 Strukturelle Differenzierung

Die Differenzierung einer Beteiligung des femoralen Anteils des Nervensystems kann durch Bewegungen der Wirbelsäule erreicht werden. Dies beinhaltet jedoch einen Slump-Test und entspricht nicht dem eigentlichen PKB. Demenstprechend wird im Folgenden die Differenzierung im Rahmen des PKB ohne Bewegungen der Wirbelsäule erläutert.

Häufig wird beim PKB im Zusammenhang mit Rückenschmerzen übersehen, dass dieser Test in seiner eigentlichen Form nicht zwischen neuralem und muskuloskeletalem System differenziert, da der Test einen Zug auf den M. rectus femoris ausübt, der über seinen Ansatz am Os ilium eine Beckenkippung und Extension der Lendenwirbelsäule bewirkt. Folglich bewegen sich Bandscheiben, hintere Intervertebralgelenke, Muskeln und Neuralstrukturen, wodurch der Test nicht spezifisch ist. Einige Praktiker berücksichtigen dies, indem sie die Knieflexion nur bis zu dem Punkt ausführen, an dem Becken und Lendenwirbelsäule beginnen sich zu bewegen. Treten Rückenschmerzen auf, bevor sich das Becken bewegt, wird der Test als positiv für die Beteiligung von Neuralstrukturen gewertet. Obwohl dies ein guter Ansatz ist, das Problem der Differenzierung zu lösen, ist er dennoch aus zweierlei Gründen unvollkommen. Erste Bewegungen muskuloskeletaler Strukturen können unbemerkt auftreten und zu falsch-positiven Ergebnissen führen. Außerdem kann die Bewegung des Knies bis zu diesem Punkt nicht ausreichend sein, um die Neuralstrukturen an ihr Bewegungsende zu bringen. Daher führt dieser Ansatz ebenfalls leicht zu falsch-negativen Befunden und demonstriert eine geringe Sensitivität und Spezifizität. Ich schlage deshalb vor, dass der PKB auf eine Weise eingesetzt wird, die diese Aspekte hinsichtlich der strukturellen Differenzierung berücksichtigt.

Schritt 1

Schritt 1 beinhaltet die isolierte Komponente der Kniebeugung. Diese erzeugt Bewegungen aller Strukturen der Lenden-Becken-Region und ist für eine Differenzierung nicht hilfreich. Wenn dabei Schmerzen in der unteren/mittleren Lendenregion auftreten, die differenziert werden müssen, wird Schritt 2 durchgeführt.

Schritt 2

Im zweiten Schritt werden Beckenbewegungen manuell verhindert, während die Knieflexion wiederholt wird. Dies verringert die Möglichkeit einer skeletalen Schmerzursache, da die Strukturen der Lenden-Becken-Region gehalten werden, bzw. die Bewegungen der Strukturen sind im Vergleich zu Schritt 1 deutlich geringer. Wenn im ersten Schritt keine Rückenschmerzen auftreten, dies jedoch in Schritt zwei der Fall ist bzw. Schmerzen sich intensivieren, liefert dies einen Hinweis auf beteiligte Neuralstrukturen. Folglich weist eine Zunahme von Rückenschmerzen bei reduzierten Bewegungen der Lenden-Becken-Region darauf hin, dass Neuralstrukturen involviert sind.

Schritt 3

Im dritten Schritt wird das Bein wieder in neutraler Position eingestellt und derselbe Druck auf das Sakrum ausgeübt wie in Schritt 2, diesmal jedoch isoliert. Wenn dabei keine Schmerzen auftreten, lässt sich schlussfolgern, dass die Zunahme der Symptome in Schritt 2 nicht durch den Druck auf lokale muskuloskeletale Strukturen entstanden ist (➤ Abb. 7.52 und ➤ Abb. 7.53).

7.15.6 Normale Reaktion

Meist ist die normale Reaktion auf den PKB ein Spannungsgefühl in der ventralen Oberschenkelregion. Die Grenze für das Bewegungsausmaß der Knieflexion liegt im Allgemeinen zwischen 110°–150°. Es gibt Variationen des Bewegungsausmaßes, was die Bedeutung des Seitenvergleichs unterstreicht (Davidson 1987).

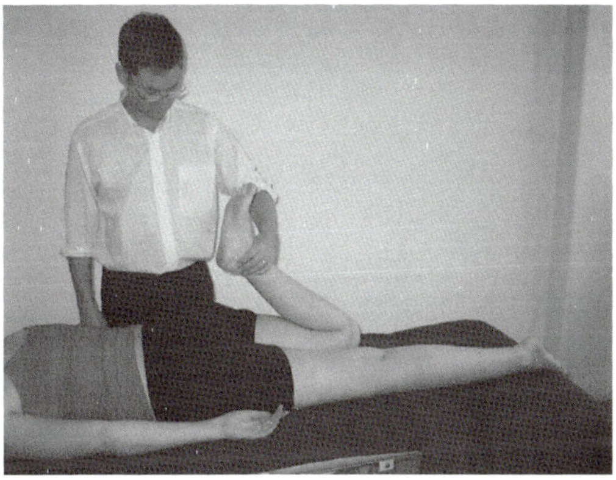

Abb. 7.52: Prone Knee Bend, Schritt 1. Zu beachten ist, dass das Becken nicht stabilisiert wird.

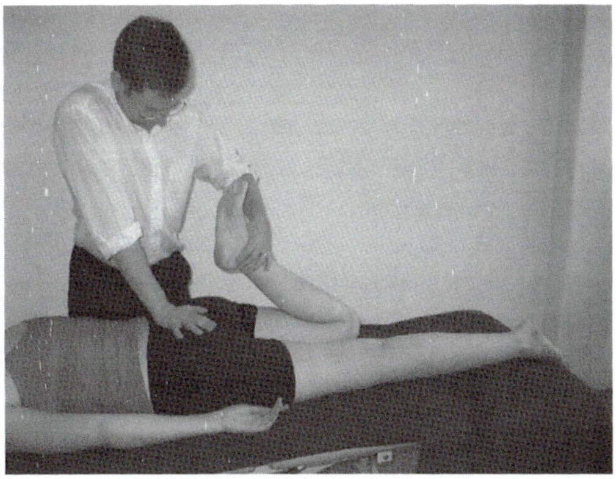

Abb. 7.53: Prone Knee Bend, Schritt 2. Durch die Stabilisation des Beckens werden die Neuralstrukturen betont.

7.15.7 Sensitivierende Bewegungen

Extension der Hüfte: Diese Bewegung kann zur Sensitivierung des PKB ausgeführt werden. Dadurch erhöht sich die Spannung des M. quadriceps femoris, und es wirken größere Kräfte auf den N. femoralis und seine distalen Ausläufer. Symptome im Oberschenkel werden daher leichter ausgelöst als durch den Standardtest. Es ist jedoch zu erwarten, dass der PKB das Nervensystem durch die zusätzliche Hüftextension nicht spezifischer testet (Davidson 1987).

7.15.8 Häufige Probleme mit der Technik

Keine sorgfältige Beachtung der Bewegungen im Lenden-Becken-Bereich. Es ist von größter Bedeutung, diese Bewegungen genau zu beobachten, denn sie können Informationen darüber liefern, ob der Patient kompensatorische Bewegungen durchführt, die die Spannung im Nervensystem verringern. Durch Schritt 2 des Tests, in dem muskuloskeletale Kompensationen reduziert werden, kann sich die neurale Komponente leichter zeigen. Eine ungenügende Fixation des Beckens führt zu ungenauen Ergebnissen.

Auslassen der Schritte 2 und 3 des PKB. Dies nimmt dem Therapeuten die Möglichkeit, den Test auf das Nervensystem zu fokussieren.

Keine ausreichende Fixation des Beckens. Meiner Erfahrung nach ist es selbst bei geschmeidigen und beweglichen Patienten schwierig, eine vollständige Immobilisation des Beckens zu erreichen. Der Therapeut sollte mit beträchtlicher Kraft in ventrokaudale Richtung auf das Sakrum drücken, um Ausweichbewegungen zu kontrollieren.

7.16 Neurodynamischer Test des N. saphenus (SAPHNT)

7.16.1 Einleitung

Der N. saphenus, ein Ausläufer des N. femoralis, ist ein sensorischer Nerv, der die mediale Kniegelenksregion, das Schienbein und den ventromedialen Bereich des Knöchels versorgt. Seine proximalen Anteile (als N. femoralis) verlaufen im neurovaskulären Bündel über das ventrale Hüftgelenk, den Oberschenkel, pararell zum M. sartorius, hinter dem Kniegelenk vorbei und durch den Pes anserinus. Er zieht weiter am Schienbein entlang zum Knöchel. Daher wird der Nerv durch Extension von Hüfte und Knie sowie Plantarflexion/Eversion des Fußes gespannt. Der neurodynamische Test des N. saphenus ist nicht besonders sensitiv und spezifisch. Er kann jedoch bei der Untersuchung des Knies von Nutzen sein, v.a. bei medial lokalisierten Schmerzen.

7.16.2 Technik

Der Patient liegt in Bauchlage. Der Therapeut steht in Schrittstellung, den Blick zum Patienten gerichtet. Er hält den Oberschenkel des Patienten, indem er seinen proximalen Arm um die mediale Seite des distalen Oberschenkels auf die ventrale Seite von Knie und Schienbein legt, sodass er das Knie in Extension halten und gleichzeitig das Bein anheben kann. Die andere (distale) Hand hält den Fuß in Plantarflexion/Eversion.

Die Bewegungen des Tests bestehen aus Hüftextension und Plantarflexion/Eversion des Fußes. Ob Innen-/Außenrotation oder auch Ad-/Abduktion im Hüftgelenk zur Sensitivierung des Tests eingesetzt werden können, ist unklar. Ich vermute, dass die Innenrotation hilfreich sein könnte, denn der N. femoralis verläuft entlang des M. sartorius, der durch diese Bewegung leicht verlängert wird. Da die Menschen verschieden sind, ist meine Empfehlung die, beides auszuprobieren, denn es können individuelle Variationen in der proximalen Biomechanik des Nervs vorhanden sein, die hilfreich sein könnten. Der Test kann durch eine kontralaterale Seitneigung der Wirbelsäule sensitiviert werden (> Abb. 7.54).

7.16.3 Normale Reaktion

Die normale Reaktion auf den neurodynamischen Test des N. saphenus ist ein Dehnungsgefühl im ventralen Oberschenkel, ähnlich dem des Prone Knee Bend. Bei diesem Test kommt es jedoch zu einer größeren Extension im Hüftgelenk als beim Prone Knee Bend.

7.17 Neurodynamischer Test des N. cutaneus femoris lateralis (CFLNT)

7.17.1 Einleitung

Der neurodynamische Test des N. cutaneus femoris lateralis besteht aus einem Prone Knee Bend mit zusätzlicher Adduktion im Hüftgelenk. Wie beim neurodynamischen Test für den N. saphenus sind auch hier die Effekte einer Hüftrotation unbekannt. Trotzdem können diese Effekte auch hier, entsprechend des Nervenverlaufs entlang der ventralen Hüfte, variieren.

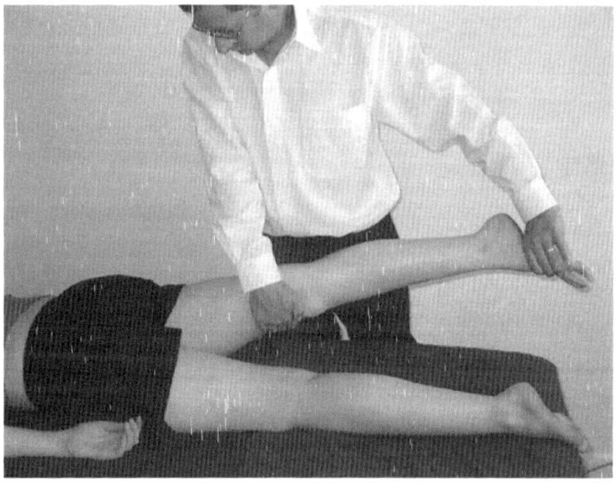

Abb. 7.54: Technik des neurodynamischen Tests des N. saphenus.

7.17.2 Normale Reaktion

Als normale Reaktion auf den neurodynamischen Test des N. cutaneus femoris lateralis zeigt sich ein Dehngefühl im ventralen Oberschenkel, ähnlich dem Empfinden beim Prone Knee Bend.

7.18 Femoraler Slump-Test (FST)

7.18.1 Einleitung

Der femorale Slump-Test wird zur Untersuchung der mechanischen Funktion und mechanischen Sensitivität der femoralen Komponenten des Nervensystems eingesetzt. Der Test bezieht die mittleren lumbalen Nervenwurzeln und den N. femoralis mit seinen Ausläufern und allen von ihm innervierten muskuloskeletalen Strukturen (M. quadriceps femoris, Kniegelenk) mit ein. Der Grund dafür, den Test als „femoralen Slump-Test" zu bezeichnen und nicht als „Prone Knee Bend Slump", liegt darin, dass der Slump-Test wegen der Kniebeugung nicht in Bauchlage durchgeführt wird. Dies ist ein wichtiger Unterschied, denn die Position des Körpers in Bezug auf die Schwerkraft beeinflusst neurodynamische Tests (> Kap. 2).

Bei diesem Test ist es schwierig, über die Flexion der Wirbelsäule genügend Spannung im Nervensystem zu erzeugen, denn der Test ist im Allgemeinen für die Neuralstrukturen nicht sehr spezifisch. Teilweise liegt dies an einer weit verbreiteten mangelhaften Dehnfähigkeit der Mm. rectus femoris und iliopsoas. Verschiedene Möglichkeiten der Sensitivierung werden für diesen Test aufgezeigt; nach meiner Erfahrung ist die beste Möglichkeit je nach Patient unterschiedlich. Diese Variabilität hängt davon ab, wie leicht eine volle Flexion der Wirbelsäule erreicht werden kann und ist zum Teil auch in der Ansicht begründet, dass es mehrere Möglichkeiten gibt, den FST durchzuführen. Die beiden hier angeführten Tests sind der femorale Slump-Test in Seitlage und der modifizierte Thomas-Handgriff, bei dem zusätzlich zur Dehnung der Hüftflexoren und der Knieflexion auch eine Flexion der Wirbelsäule ausgeführt wird (Brukner & Kahn 2001).

Beide Tests können den erforderlichen klinischen Ansprüchen genügen. Allerdings besteht beim modifizierten Thomas-Handgriff das Problem, dass der Fokus auf dem Erreichen der vollen Wirbelsäulenflexion liegen muss, und zwar passiv, und der Patient durch die instabile Körperhaltung hin- und her schwankt. Wenn keine endgradige passive Flexion der Wirbelsäule erreicht wird, erzeugt der Test mit großer Wahrscheinlichkeit falsch-negative Ergebnisse. Wird die Flexion der Wirbelsäule aktiv ausgeführt, kommt es wie beim Straight Leg Raise zu Mitbewegungen der Becken-Lenden-Region, was die Position des Beckens gegenüber Wirbelsäule und Oberschenkeln verändert. Wenn beim modifizierten Thomas-Handgriff eine volle Flexion der Wirbelsäule ausgeführt werden kann, hat dieser Test möglicherweise Vorteile gegenüber dem Slump-Test in Seitlage, denn der Patient befindet sich in einer vertikalen Position, die die Slump-Komponente des Tests verstärkt.

7.18.2 Indikationen

Der FST ist bei Symptomen im Bereich der Lendenwirbelsäule, Hüfte, Leiste, Oberschenkel oder Knie indiziert.

7.18.3 Femoraler Slump-Test in Seitlage

Vorbereitung

Eine wesentliche Frage beim FST ist die, ob die zu testende Seite oben oder unten liegen sollte. Ich bin der Meinung, sie sollte unten liegen, denn wie beim Straight Leg Raise können neurale Reaktionen auf diese Art leichter ausgelöst werden (Miller 1986). Dies hängt mit der Lage der Neuralstrukturen im Spinalkanal zusammen (in > Kap. 2 beschrieben).

Neben der Frage nach der Position der zu testenden Seite ist es entscheidend zu berücksichtigen, dass der Test auf der anderen Seite in *derselben* Position relativ zur Schwerkraft getestet werden sollte, d.h., dass beide Beine in der unten liegenden Position im Seitenvergleich getestet werden müssen.

Position des Patienten

Die erste Aufgabe beim FST besteht darin, den Patienten so auf der Behandlungsbank zu lagern, dass der Therapeut die abschließend erfolgende Hüftextension gut ausführen kann. Die Startposition des Tests ist im Grunde eine halbe Embryonalstellung. Am Anfang ist der Test schwierig durchzuführen. Mit einiger Übung kann er jedoch einfach und effektiv werden.

Der Patient liegt in Seitlage, die zu testende Seite liegt unten. Unter den Kopf kann ein Kissen gelegt werden, um die Seitneigung der Halswirbelsäule zu kontrollieren. Ohne ein Kissen liegt der Kopf des Patienten auf der Behandlungsbank, wodurch eine ipsilaterale zervikale Seitneigung entsteht. Knie und Hüfte der oben liegenden Seite (nicht getestete Seite) werden maximal flektiert und vom Patienten mit seiner oben liegenden Hand gehalten. Im nächsten Schritt hält der Patient seinen Kopf mit seiner unteren Hand in einer endgradigen Flexion. Oft berührt das Gesicht des Patienten sein Knie. In diesem Fall passt der Patient die Position von Knie und Kopf an, sodass eine größere zervikale Flexion entstehen kann. An diesem Punkt sollte der Therapeut überprüfen, ob der Patient in der für ihn besten Position auf der Bank liegt, damit er die Hüftextension und Knieflexion auf der zu testenden Seite ausführen kann. Wenn dies nicht der Fall ist, muss der Patient neu gelagert werden, und manchmal sind mehrere neue Anläufe notwendig, um die beste Testposition auszumachen. Der Proc. spinosus von C7 des Patienten muss sich dicht an der Bankkante befinden, damit der Therapeut die Seite der Bank als Hebel zur Kontrolle der thorakalen und lumbalen Flexion einsetzen kann, wie wir später sehen werden. Bis hierhin wurde das zu testende Bein noch außer Acht gelassen.

Position des Therapeuten

Der Therapeut steht hinter dem Patienten, das Gesicht zu ihm gewandt. Die kraniale Hand des Therapeuten reicht über den Patienten hinweg und greift die Bankkante. Aufgrund der allgemein mangelhaften Sensitivität des Tests bezogen auf das Nervensystem ist nun ein Überdruck in die thorakale und lumbale Flexion von entscheidender Bedeutung. Dieser Überdruck wird aufgebaut, indem der Therapeut die Bankkante als Hebel einsetzt und so seinen Unterarm auf die oben liegende Seite (nicht getestete Seite) und das obere Knie drückt. Die Fixation des Beckens wird dadurch erreicht, dass der Therapeut sich auf Sakrum und Ilium des Patienten lehnt und der Patient sein Knie an seinem Kopf hält.

Bewegungen

Wenn die richtige Position gesichert ist, beugt der Therapeut das zu testende (untere) Knie des Patienten und greift unter dem unten liegenden Oberschenkel des Patienten hindurch von ventral auf den Oberschenkel. Die abschließende Bewegung des Tests ist die Hüftextension. Es ist entscheidend, die Flexion der Wirbelsäule beizubehalten, um zu gewährleisten, dass der Test ein gewisses Maß an Sensitivität erreicht. Normalerweise ist das Ausmaß der zur Verfügung stehenden Hüftextension gering, sodass eine nicht ausreichende Fixation des Beckens bedacht werden sollte, wenn es zu großen Bewegungen kommt. Neben den beiden Variablen, der Symptomreaktion bei Dehnung der Oberschenkelmuskulatur und dem Bewegungsausmaß, gibt es eine dritte wichtige Variable zu berücksichtigen, den Widerstand gegen die Bewegung. Eine Veränderung des Widerstandes durch die Auflösung und erneute Einbeziehung der zervikalen Flexion kann der einzige Aspekt sein innerhalb der strukturellen Differenzierung zu variieren. Ist dies der Fall, weist das technisch gesehen auf einen neurodynamischen Mechanismus hin (➤ Abb. 7.55).

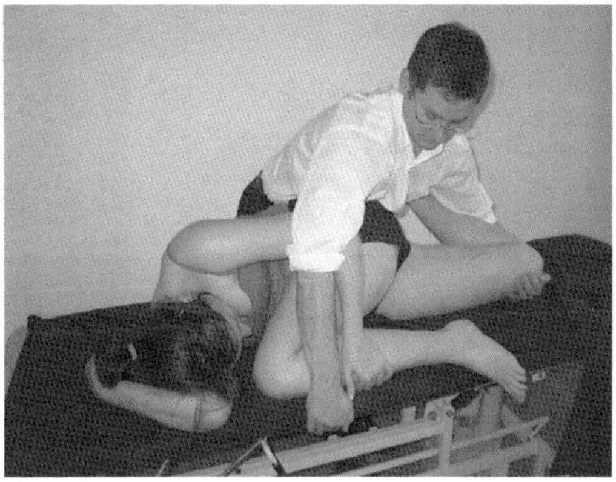

Abb. 7.55: Femoraler Slump-Test.

Strukturelle Differenzierung

Die strukturelle Differenzierung wird erreicht, indem der Patient seinen Griff an seinem Kopf löst und diesen zurück in eine neutrale oder extendierte Position bringt. Ein mehrfaches Wiedereinnehmen der zervikalen Flexion, bei dem der Therapeut den Widerstand gegen die Hüftextension spürt, kann der beste Weg sein, um eine mögliche Beteiligung neuraler Komponenten an den Symptomen zu überprüfen. Thorakale und lumbale Wirbelsäule dürfen sich dabei auf keinen Fall bewegen, was den Wert der Behandlungsbank als Widerlager für die kraniale Hand des Therapeuten verdeutlicht.

Häufige Probleme mit der Technik

Keine angemessene Ausführung der spinalen Flexion – da der FST nicht sehr sensitiv bzgl. des Nervensystems ist, muss diese Bewegung endgradig ausgeführt werden.

Keine statische Position der thorakalen und lumbalen Wirbelsäule bei der strukturellen Differenzierung – dies führt leicht zu falsch-positiven Ergebnissen.

Normale Reaktion

Normalerweise zeigt sich als Reaktion auf den FST ein Ziehen/ Dehnen im ventralen Oberschenkel, und die Bewegung fühlt sich für den Therapeuten eher steif an. Interessanterweise zeigen asymptomatische Probanden bei Flexions-/Extensionsbewegungen der Halswirbelsäule manchmal keine Veränderungen der Symptome im Oberschenkel. Ich habe allerdings bei vielen Gelegenheiten festgestellt, dass es sich dabei um falsch-negative Ergebnisse handelt, denn eine perfektioniertere Technik kann die Reaktion von muskuloskeletal zu neurodynamisch verändern. Die Reaktionen können sich auf zwei Arten verändern.

1. Die Symptomreaktion im Oberschenkel verändert sich schneller, wenn die Technik perfektioniert wird, was besonders für die spinale Flexionskomponente gilt.
2. Das Endgefühl der Hüftextension wird durch eine Auflösung der zervikalen Flexion weniger fest – wie zuvor erwähnt bedeutet dies, dass der Therapeut die Testkomponente der Hüftextension mehrmals mit und ohne zervikale Flexion wiederholen muss, um den Unterschied zwischen den beiden Kopfpositionen zu erspüren. Diese subtilen Veränderungen werden oft übersehen, was zu Fehldiagnosen führt.

7.19 Neurodynamischer Test des N. obturatorius (ONT)

7.19.1 Einleitung

Der neurodynamische Test des N. obturatorius wird zur Untersuchung einer veränderten Dynamik des N. obturatorius eingesetzt, einschließlich dessen mechanischer Funktion und Sensitivität. Er wird nicht so häufig angewandt wie viele der anderen Standardtests, denn die Region des N. obturatorius ist im Vergleich zu den Regionen der Nn. ischiadicus und femoralis kein typisches Gebiet für Symptome muskuloskeletalen Ursprungs. Die Leistenregion jedoch ist ein häufig betroffenes Gebiet, und in diesem Fall kann der Test des N. obturatorius indiziert sein. Bei Problemen im Gebiet des N. obturatorius sollten immer auch Pathologien des Beckenraumes bedacht werden, z.B. Tumore (Blasenkarzinome), Uterusstörungen, Ovarialzysten u.Ä. Bei einem auffälligen ONT sind evtl. weitere Untersuchungen notwendig, insbesondere, wenn bereits Erkrankungen im Beckenraum bestanden.

7.19.2 Vorbereitung, Bewegungen und strukturelle Differenzierung

Der Patient wird in der Slump-Position mit Flexion der Halswirbelsäule eingestellt. Der Therapeut steht gegenüber den Knien des Patienten, da das zu testende Bein später endgradig abduziert wird, was für die Technik zu berücksichtigen ist. Wie beim Slump-Standardtest wird ein Überdruck auf C7 ausgeübt. Mit seinem Unterarm übt der Therapeut an C7 einen Überdruck direkt in Richtung Flexion aus, während seine Hand den Kopf des Patienten daran hindert, hochzukommen. Danach abduziert der Therapeut das zu testende Bein, während er die Wirbelsäule fixiert (> Abb. 7.56).

Die strukturelle Differenzierung erfolgt durch die Auflösung der zervikalen Flexion, wie auch bei den anderen Slump-Tests. Der Therapeut muss seine kraniale Hand und den zugehörigen Unteram bewegen, um die Bewegungen der Halswirbelsäule zuzulassen.

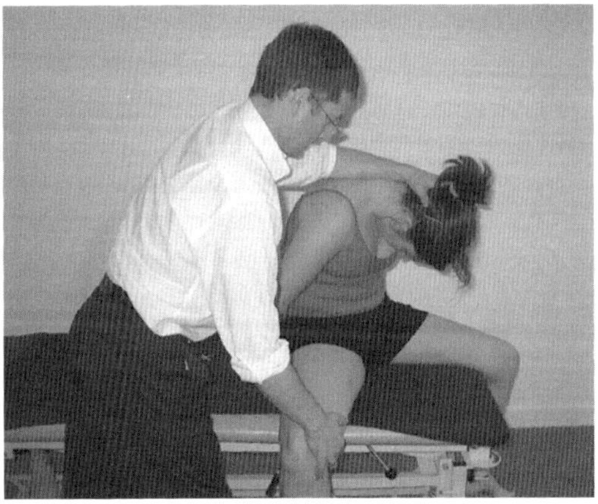

Abb. 7.56: Neurodynamischer Test des N. obturatorius.

7.19.3 Normale Reaktion

Meinen Beobachtungen zufolge besteht die normale Reaktion auf den neurodynamischen Test des N. obturatorius aus einem ziehenden Gefühl in der Adduktorengegend des Oberschenkels, am Ende der Abduktionsbewegung. Ob sich dieses Gefühl durch Bewegungen der Halswirbelsäule verändert, ist unterschiedlich, und häufig ist dies nicht der Fall. Folglich reagiert das Nervensystems nicht besonders sensitiv auf den Test, was die Bedeutung der spinalen Flexion unterstreicht.

Eine andere Möglichkeit den N. obturatorius zu testen, ist der Prone Knee Bend, wenn zu Ende des Tests der Oberschenkel abduziert wird. Der Vorteil dieser Variante liegt darin, dass der ventral der Lendenwirbelsäule gelegene Teil des Nervs bewegt werden kann. Ein Nachteil ist allerdings, dass aufgrund der fehlenden Flexion der Wirbelsäule das Rückenmark nicht gespannt wird. Der Nerv hat generell keine gute Lage und ist mit den Tests schwer zu erreichen.

Sensitivierende Bewegungen – kontralaterale Seitneigung der Lendenwirbelsäule.

LITERATURANGABEN

Brukner P, Kahn K.: Clinical Sports Medicine, 2nd edition. McGraw-Hill, Sydney; 2001

Butler D.: The effect of age and gender on the slump test. Graduate Diploma Thesis, University of South Australia; 1985

Davidson S.: Prone knee bend: an investigation into the effect of cervical flexion and extension. In: Proceedings of the 5th Biennial Conference of the Manipulative Therapists'Association of Australia. Melbourne: 235–246; 1987

Flanagan M.: The normal response to the ulnar nerve bias upper limb tension. Master of Applied Science Thesis, University of South Australia; 1993

Kenneally M, Rubenach H, Elvey R.: The upper limb tension test: the SLR of the arm. In: Grant R (Hrsg.) Physical Therapy of the Cervical and Thoracic Spine, Churchill Livingstone, New York; 1988

Lew L, Puentedura E.: The straight-leg raise test and spinal posture (is the straight-leg raise a tension test or a hamstring length measure in normals?). In: Proceedings of the 5th Biennial Conference of the Manipulative Therapists' Association of Australia, Brisbane: 183–206; 1985

Maitland G.: Negative disc exploration: positive canal signs. Australian Journal of Physiotherapy 25: 129–134; 1979

Mauhart D.: The effect of chronic ankle inversion sprain on the plantarflexion/inversion straight leg raise. Graduate Diploma thesis, University of South Australia; 1989

Miller A.: The straight leg raise test. Graduate Diploma Thesis, University of South Australia; 1986

Molesworth J.: The effect of chronic inversion sprains on the dorsiflexion/inversion straight leg raise test and the plantarflexion/inversion straight leg raise test. Graduate Diploma Thesis, University of South Australia; 1992

Pullos J.: The upper limb tension test. Australian Journal of Physiotherapy 32: 258–259; 1986

Saplys R, Mackinnon S, Dellon A.: The relationship between nerve entrapment versus neuroma. Complications and the misdiagnosis of de Quervain's disease. Contemporary Orthopaedics 15: 51–57; 1987

Shacklock M.: The plantarflexion inversion straight leg raise. Master of Applied Science Thesis. University of South Australia, Adelaide; 1989

Shacklock M, Butler D, Slater H.: The dynamic central nervous system: structure and clinical neurobiomechanics. In: Boyling G, Palastanga N (Hrsg.) Modern Manual Therapy of the Vertebral Column, Churchill Livingstone, Edinburgh: 21–38; 1994

Slater H.: The effect of foot and ankle position on the 'normal' response to the SLR test, in young, asymptomatic subjects. Master of Applied Science thesis, University of South Australia; 1988

Sutton J.: The straight leg raising test. Graduate Diploma in Advanced Manipulative Therapy Thesis, University of South Australia; 1979

Yaxley G, Jull G.: A modified upper limb tension test: an investigation of responses in normal subjects. Australian Journal of Physiotherapy 37(3): 143–152; 1991

KAPITEL

8 Behandlungsmethode: Systematische Progression

8.1 Einleitung

Da sich dieses Buch darauf konzentriert, die Behandlung von Neuropathodynamiken zu systematisieren, ist es wichtig, die Behandlungstechniken unter diesem Gesichtspunkt zu erörtern. Daher stelle ich ein progressives System von Techniken vor, das das gesamte Spektrum der relevanten Komponenten abdeckt, leicht beginnend und umfassend endend. Wie die anderen Aspekte der klinischen Neurodynamik werden auch die Behandlungstechniken in einen allgemeinen und einen spezifischen Teil gegliedert. Dieses Kapitel stellt die allgemeinen Aspekte von Behandlungstechniken vor, aus denen sich viele in diesem Buch vorgestellte Techniken ableiten.

8.2 Richtlinien zur Behandlung

8.2.1 Mechanisches Interface

Öffnende Techniken

Öffnende Interfacetechniken lösen eine öffnende Aktion am Nervensystem aus und können Bewegungen von Gelenken, Muskeln und Faszien beinhalten, z.B. ist eine Entspannungstechnik für einen Muskel, der ungünstig auf eine Neuralstruktur drückt, eine öffnende Technik. Ebenso könnte auch eine Mobilisation in die kontralaterale Seitneigung der Wirbelsäule eingesetzt werden, um den Druck auf eine Nervenwurzel zu verringern. Es gibt zwei Arten von öffnenden Techniken, die statische und die dynamische Öffnung. Bei der statischen Öffnung wird die öffnende Position für eine bestimmte Zeitdauer gehalten. Dies bewirkt, dass die neuralen Gewebe wieder durchblutet und besser mit Sauerstoff versorgt werden. Daher spielt die *Zeitdauer* bei der Anwendung eine Rolle. Die dynamische Öffnung beinhaltet passive oder aktive Bewegungen in die öffnende Richtung und erfordert wiederholte Bewegungen.

Schließende Techniken

Schließende Interfacetechniken lösen eine schließende Aktion um die neuralen Elemente aus. Dies kann das Beugen/Strecken eines Gelenks oder eine Muskelkontraktion sein, z.B. ist die ipsilaterale Seitneigung der Wirbelsäule eine schließende Technik für eine Nervenwurzel. Es ist wichtig, neben der spezifischen Neurodynamik ein gutes Verständnis für die Biomechanik eines Bewegungskomplexes zu haben. Auch bei den schließenden Techniken gibt es zwei Arten, das statische und das dynamische Schließen. Im Allgemeinen sind statische Schlusstechniken nicht die Behandlung der Wahl, denn ein anhaltender Druck auf eine neurale Struktur ist i.d.R. nicht wünschenswert.

Die Behandlung von Zuständen, bei denen das Nervensystem durch das mechanische Interface betroffen ist (Störungen des Öffnens und Schließens), zielt darauf ab, Druckdysfunktionen des Nervensystems zu normalisieren.

Dysfunktion des reduzierten Schließens

Level 1

Im Allgemeinen erfordert die Behandlung einer Dysfunktion des reduzierten Schließens auf Level 1 eine

Öffnung des Interfaces, um den Druck auf die Neuralstrukturen zu verringern. Dysfunktionen werden i.d.R. durch eine Läsion verursacht, die entweder ein raumforderndes Element beinhaltet oder bei der sich die Sensitivität durch entzündliche oder ischämische Prozesse in oder um neurale Gewebe erhöht. Dementsprechend sind in den frühen Behandlungsphasen lindernde Techniken erforderlich, bis sich die Sensitivität der betroffenen Strukturen verringert. Im ersten Schritt auf Level 1 sollte man dem Patienten eine öffnende Position anbieten, die seine Symptome lindert. Zu Beginn wird eine Probebehandlung durchgeführt, die nur etwa 30–60 Sekunden gehalten wird.

Die statische Öffnung bietet manchmal verschiedene Möglichkeiten der Progression, und die entsprechende Entscheidung hängt von der Reaktion des Patienten und von dessen klinischem (insbesondere dem neurologischen) Status ab. Die statische Öffnung sollte jedoch die Symptome niemals verstärken. Wenn die erste Anwendung keine Veränderungen bewirkt, ist es sinnvoll, das Verfahren innerhalb der Behandlung mehrere Male zu wiederholen, um sich der Effekte sicher zu sein. Oftmals stellt sich nach zwei oder drei Anwendungen eine Verbesserung ein, da es eine Weile dauert, bis sich venöse Blutstauungen auflösen oder der arterielle Blutfluss in der Neuralstruktur sich verbessert. Muss die statische Öffnungstechnik mehrmals wiederholt werden, um eine Verbesserung zu erzielen, weist dies auf eine schon länger andauernde Problematik hin und rechtfertigt, dass der Patient die Öffnung zu Hause durchführt. Wenn sich bei der ersten Anwendung der statischen Öffnung eine drastische Verbesserung zeigt, ist es *nicht* ratsam, die Technik vor der nächsten Behandlung zu wiederholen. Der Patient sollte sie solange nicht als Heimübung durchführen, bis die Reaktion stabil ist. Diese Empfehlung minimiert das Risiko zunehmender Symptome nach einem drastischen Anstieg der Durchblutung der Neuralstruktur. Für den Fall, dass die Öffnung bei jeder Anwendung innerhalb der ersten Behandlung zu einer leichten Verbesserung führt, wird ebenfalls empfohlen, mehrere Anwendungen durchzuführen. Der Patient sollte die Technik zu Hause jedoch nicht durchführen. So kann der Therapeut den Langzeiteffekt der Technik ermitteln. Wenn sich die Symptome in der zweiten Behandlung weiterhin verbessern, kann der Patient die Öffnung zu Hause einsetzen.

Die Technik zur Eigenbehandlung sollte zumindest mehrmals täglich, wenn möglich, 1-mal pro Stunde ausgeführt werden. Führt die statische Öffnung innerhalb der ersten ein oder zwei Behandlungen zu keiner Verbesserung, ist es Sache des Praktikers zu entscheiden, ob sie weiterhin eingesetzt werden soll. Angesichts einer eher langsamen Reaktion neige ich dazu, sie über mehrere Behandlungen hinweg zu wiederholen. Wenn allerdings eine schnelle Verbesserung zu erwarten ist, würde ich nicht zu lange bei der Technik verweilen. Kommt es durch die Öffnung zu einer Verstärkung der Symptome oder neurologischer Zeichen, sollte die Technik nicht wiederholt und ein anderer Behandlungsansatz verfolgt werden.

Bei der statischen Öffnung werden jeweils Ruhesymptome und neurologischer Status erneut befundet und bewertet. Neurodynamische Untersuchungen und Tests für das mechanische Interface können ebenfalls in den Befund aufgenommen und neu bewertet werden. Da die statische Öffnung jedoch häufig auf Level 1 eingesetzt wird, werden diese Tests vermieden, bis einige Öffnungswiederholungen durchgeführt wurden, um keine Beschwerden zu provozieren. Manchmal erhebe ich erst bei der nächsten Behandlung einen neuen Befund, um eine Provokation zu vermeiden.

Die statische Öffnung ist v.a. zur Behandlung spinaler Zustände geeignet, denen eine Problematik im intervertebralen Foramen mit vorwiegend distalen Symptomen zugrunde liegt, insbesondere bei neurologischen Zeichen und Symptomen. Gelegentlich kann die Effektivität der Technik sowohl den Patienten als auch den Therapeuten überraschen. Sie kann Symptome einer Ischialgie oder Zervikobrachialgie in sehr kurzer Zeit auflösen, manchmal auch ohne eine direkte neurale Mobilisationen.

In einer fortgeschrittenen Phase von Level 1 wird die Öffnung dynamisch und entspricht im Grunde einer Mobilisation in Richtung der Öffnung. Der Punkt in der Bewegungsbahn, an dem die Technik ausgeführt wird, ist abhängig von der Reaktion des Patienten. Meist wird sie in der mittleren Bewegungsbahn durchgeführt und kann sich langsam zur äußeren Bewegungsbahn hin entwickeln.

Level 2

Auf Level 2 ändert sich die Ausrichtung der Mobilisation dahingehend, dass sie sich der Pathomechanik des Problems nähert. Nach und nach kann das Interface sanft und vorsichtig um die Neuralstrukturen geschlossen werden, was aber einzig und allein auf der Grundlage erfolgen kann, dass der Patient gut reagiert. Daher werden einige kleinere Bewegungen in die Schlussrichtung als Probebehandlung ausgeführt, und die Reaktion des Patienten wird anhand seiner subjektiven Einschätzung und physischer Zeichen, auch aus der neurologischen Untersuchung, den neurodynamischen Tests und muskuloskeletalen Befunden, genau überwacht.

Unterschied zwischen Level 1 und 2

Der Unterschied zwischen fortgeschrittenem Level 1 und beginnendem Level 2 ist bzgl. des Übergangs von der statischen zur dynamischen Technik willkürlich und weist Variationen und Überlappungen auf. Die Entscheidung, in die nächsthöhere Stufe zu wechseln, richtet sich nach den Bedürfnissen des Patienten. Dieser Ansatz soll dem Praktiker helfen, die Entwicklung der Technik auf eine sichere, logische und systematische Art zu bestimmen.

Dysfunktion des reduzierten Öffnens

Die Behandlung der Dysfunktion des reduzierten Öffnens überschneidet sich mit der des reduzierten Schließens. Auf Level 1 kann das Interface aufgrund der Schmerzprovokation nicht sehr weit geöffnet werden. Es besteht auch weniger Grund zur Sorge bezüglich Durchblutung und Druck des neuralen Gewebes als bei Dysfunktionen des reduzierten Schließens, da das Problem nicht durch einen übermäßigen Druck verursacht wird. Es handelt sich um ein ungenügendes Öffnen. Daher beginnt die Behandlung mit Mobilisationen in Richtung der Öffnung, ähnlich der Mobilisation eines schmerzhaften Gelenks. Die dynamische Öffnung wird sanft angewandt und so eingesetzt, dass keine Symptome ausgelöst werden.

Auf Level 2 nimmt die Mobilisation im Bewegungsausmaß zu, bis sie das volle Ausmaß erlangt, wenn die Problematik das Ende der Stufe erreicht. Während dieses Prozesses werden alle relevanten neuralen und muskuloskeletalen Zeichen sorgfältig beobachtet. Die Störung beinhaltet häufig eine neurale Spannungsdysfunktion, sodass die Mobilisation langsam zum Bewegungsende geführt werden muss, mit besonderer Beachtung neurodynamischer Zeichen.

Dysfunktionen des übermäßigen Öffnens und Schließens

Dysfunktionen des übermäßigen Öffnens und Schließens stehen in eindeutigem Zusammenhang mit Instabilitäten und der dynamischen Kontrolle des mechanischen Interfaces. Deshalb folgt die Behandlung dieser Dysfunktionen den Beispielen der motorischen Kontrolle und der Stabilität, die nicht Thema dieses Buches sind.

8.2.2 Neurale Komponenten

Slider

Einseitig

Der einseitige Slider bewegt die Neuralstrukturen durch Bewegungen des Körpers an einem Ende des Neuralsystems. Ein einseitiger Slider für eine lumbale Nervenwurzel ist z.B. eine Extension des Kniegelenks in Rückenlage bei 90° Hüftflexion. Die Technik des einseitigen Sliders macht sich die Tatsache zunutze, dass der Hauptteil der Gleitbewegung eines Nervs in der mittleren Bewegungsbahn einer neurodynamischen Bewegung stattfindet (wie in Kapitel 1 beschrieben).

Zweiseitig

Bei einem zweiseitige Slider wird an einem Ende des Nervensystems eine Spannung erzeugt, während diese an der anderen Seite aufgehoben wird. Dies ermöglicht es dem neuralen Gewebe, in Richtung des Ortes zu gleiten, an dem die Bewegung initiiert wird. Ein Beispiel für einen zweiseitigen kaudalen Slider für eine lumbale Nervenwurzel ist die Extension von Kniegelenk und Halswirbelsäule im Sitz.

Wann Slider eingesetzt werden

Slider können ausgezeichnete Techniken für neurale Probleme sein, bei denen der Schmerz das Schlüsselsymptom ist. Dies liegt daran, dass sie entzündliches Exsudat aus den Nerven „melken" können, den venösen Rückfluss steigern und dadurch die Sauerstoffversorgung der neuralen Gewebe verbessern können. Das Ergebnis ist eine Unterbrechung des Kreislaufs aus Entzündung und Hypoxie, der sich in den Nerven entwickelt (s. Kapitel 3). Außerdem kann der Erfolg dieser Technik darin begründet sein, dass Bewegungen dabei helfen, Schmerzen auf der Ebene des zentralen Nervensystems zu kontrollieren.

Slider-Techniken werden auch bei Problematiken eingesetzt, denen eine spezifische geringgradige neurale Gleitdysfunktion zugrunde liegt, wobei sie primär der Mobilisation zur Behandlung der Störung dienen. Hierzu können sie bei einer Gleitdysfunktion in jeder Stufe angewandt werden. Außerdem werden Slider als sekundäre Mobilisation bei Spannungsdysfunktionen und Kombinationen höherer Stufen (z.B. Level 3c, s. auch Kapitel 6) eingesetzt, um die Nachwirkungen einer Mobilisation zu reduzieren. So kann ein Slider beispielsweise nach einem Tensioner oder nach einer multistrukturellen Technik auf Level 3c angewandt werden, um ein verbleibendes „Problembewusstsein" oder nachklingende Beschwerden zu vermindern. Auch als Heimübung können Slider hilfreich sein, wenn der Patient vermeiden möchte, dass Schmerzen entstehen oder er das Risiko von Schmerzen nach provozierenden Situationen verringern will.

Technik und Dosierung

Slider-Techniken haben eine große Bewegungsamplitude, wodurch sichergestellt wird, dass die betroffene Neuralstruktur eine große Bewegung erfährt und immer wieder in ihre Ruheposition zurückkehrt. Auf den unteren Stufen soll dies den Schmerz regulieren und neurophysiologische Mechanismen verbessern. Es soll die Neuralstruktur nicht in Richtung des mechanischen Hindernisses zwingen. Zunächst werden Slider einige Male durchgeführt, und wird ein positiver Effekt festgestellt, können sie innerhalb derselben Behandlungseinheit noch einige Male wiederholt werden. Wenn sich eine konstante positive Reaktion zeigt, kann jede Bewegung innerhalb einer Behandlung in 4–5 Sätzen mit jeweils 5–30 Wiederholungen ausgeführt werden, mit Satzpausen zwischen 10 Sekunden und einigen Minuten. Kommt es zu einer negativen Reaktion, wird die Technik nicht eingesetzt, es sei denn, sie wird derart verändert, dass sie zu positiven Effekten führt.

Im Allgemeinen sollte während und nach der Anwendungen eines Sliders kein klinischer Schmerz auftreten. Auf höheren Stufen (Level 2 und 3) zeigen sich manchmal Nebenwirkungen, z.B. Schläfrigkeit, Dehngefühl oder Anspannungsempfindungen. Diese Nebenwirkungen müssen jedoch nicht unbedingt ein Zeichen für eine negative Reaktion sein. Wenn es angebracht ist, kann der Therapeut dem Patienten dazu raten, diese Symptome für die Dauer der Behandlung zu tolerieren. Dennoch bestimmt die Reaktion des Patienten, ob ein Slider hilfreich ist oder nicht. Generell sollte ein Slider die Symptome des Patienten nicht reproduzieren, und andere evt. auftretende Symptome sollten sich danach schnell wieder auflösen.

Werden Slider zum ersten Mal in der Behandlung angewandt, sollten sie noch nicht als Heimübung angeboten werden. Zuvor sollte ein 24h-Muster ermittelt werden, da es häufig zu verzögerten Reaktionen kommt. Nachdem der Nutzen eines Sliders in zwei Behandlungen ermittelt wurde, kann der Patient diesen dann zu Hause anwenden. Abhängig von den Bedürfnissen des Patienten können Slider stündlich durchgeführt werden oder auch nur 1-mal am Tag. Um eine Bewegungseinschränkung der Neuralstruktur aufgrund von Narbenbildungen zu vermeiden, empfehle ich allerdings eine stündliche Ausführung, wenn dies sicher ist und die Symptome es zulassen. Dies kann der Fall sein bei akuten Verletzungen der ischiokruralen Muskulatur mit Beteiligung des N. ischiadicus oder auch im Zeitraum unmittelbar nach Operationen wie z.B. nach einer operativen Entlastung des Karpaltunnels, nach Mastektomien oder Schulteroperationen. Kann der Patient aufgrund der Schmerzen oder anderer Symptome jedoch nur eine kleine Bewegung tolerieren, ist es manchmal besser, den Slider auf ein oder zwei Anwendungen am Tag zu reduzieren.

Tensioner

Einseitig

Ebenso wie Slider können auch Tensioner in unterschiedlicher Art und Weise ausgeführt werden, um verschiedene Effekte zu erzielen. Der Therapeut kann sich die Tatsache zunutze machen, dass die neurale Spannung in der äußeren Bewegungsbahn neurodynamischer Tests am stärksten ansteigt (wie in Kapitel 1 beschrieben). So kann eine Mobilisation beispielsweise in der äußeren Bewegungsbahn durchgeführt werden, in der das Verhältnis von Spannung zu Bewegung in den neuralen Geweben hoch ist. Im MNT1 besteht ein distaler Tensioner für den N. medianus am Ellenbogen z.B. aus der Extension von Handgelenk und Fingern am Bewegungsende des Tests.

Zweiseitig

Der Tensioner kann als zweiseitige Technik ausgeführt werden, bei der das Nervensystem von beiden Enden des neuralen Containers aus verlängert wird. Wenn alle anderen Parameter gleich bleiben, erzeugt der zweiseitige Tensioner eine höhere Spannung als der einseitige. Innerhalb des MNT1 besteht ein zweiseitiger Tensioner für den N. medianus am Ellenbogen aus einer Extension von Ellenbogen, Handgelenk und Fingern sowie einer kontralateralen Seitneigung der Halswirbelsäule.

Wann Tensioner eingesetzt werden

Tensioner-Techniken können stärkere negative Reaktionen auslösen als Slider, wie von vielen Praktikern beobachtet wurde. Daher werden sie nur bei Spannungsdysfunktionen auf Level 2 und höheren Stufen eingesetzt. Häufig folgt daher auf einen Tensioner ein Slider. Für eine sichere und effektive Behandlung von Spannungsdysfunktionen ist es essenziell, dass der Therapeut weiß, wodurch sich Spannung aufbaut. Zusätzlich kann bei Spannungsstörungen auf Level 1 ein Anti-Tensioner eingesetzt werden, damit keine Symptome ausgelöst werden und die Spannung im Neuralsystem verringert wird.

Technik und Dosierung

Tensioner werden als Bewegungen mit großer Amplitude ausgeführt, bei denen die Neuralstruktur jeweils in die entspannte Position zurückgeführt wird. Dies soll die Fähigkeit der Neuralstruktur verbessern, auf Spannungsänderungen reagieren zu können. Die Reaktion erfolgt auf zwei Ebenen, durch eine verminderte Sensitivität gegenüber Spannung und einem verbesserten viskoelastischen Verhalten. Folglich ist es nicht das Ziel dieser Technik die Neuralstruktur zu dehnen. Aus diesem Grund sollte von dem Begriff der „neuralen Dehnung“ Abstand genommen werden.

Jede Bewegung wird zu Beginn einige Male ausgeführt, und die Reaktion des Patienten wird während und nach der Technik genau beobachtet. Bei einer Verbesserung kann sie innerhalb einer Behandlung mehrere Male wiederholt werden. Bei vielen Patienten werden Symptome ausgelöst. Es muss grundsätzlich darauf geachtet werden, dass die Technik nur in einen geringen Widerstand hineingeht und alle Reaktionen nur in einer geringen Stärke auftreten. Es ist auch erstrebenswert, nur kleine Fortschritte zu machen, wenn sich insgesamt eine Verbesserung zeigt und damit verzögerte negative Reaktionen vermieden werden können.

Bei einem Patienten mit Schmerzen im Bereich der Lendenwirbelsäule und des hinteren Oberschenkels aufgrund einer Level-2-Spannungsdysfunktion wäre ich zufrieden, wenn sich der Straight Leg Raise innerhalb einer Behandlung um 5°–10° verbessert. Es ist wahrscheinlich, dass es bei regelmäßigen Anwendungen derselben Technik zu weiteren Verbesserungen kommt. Der Grund dafür, den Tensioner mit einer großen Bewegungsamplitude auszuführen, ist nicht, ihn bis zum Ende der Bewegungsbahn zu führen, sondern ihn bei jeder Bewegung bis zu einem Punkt niedriger Spannung *zurückzuführen*. Folglich ist das Nervensystem länger entlastet als gespannt, was bei jeder Bewegung eine Erholungszeit bringt.

Die Gedanken, dem Patienten Tensioner als Heimübung mitzugeben, sind dieselben wie bei den Slidern. Hinsichtlich der Behandlungsfrequenz empfehle ich, den Patienten in der Anfangsphase fast täglich oder jeden zweiten Tag einzubestellen, damit die Effekte der Technik genau ermittelt werden können. Des Weiteren wird der Patient mittels neurodynamischer und muskuloskeletaler Techniken behandelt, die ihm dabei helfen, unabhängig zu werden. Tensioner sollten keine anhaltenden Symptome auslösen, und der Therapeut sollte diesbezüglich eng mit dem Patienten kommunizieren. Ich kläre die Patienten über die Wichtigkeit auf, dass die Symptome zwischen den einzelnen Bewegungen vollständig verschwinden.

Progression über die einzelnen Stufen

In den frühen Phasen der Behandlung von Neuropathodynamiken (z.B. Level 1) zielen die Behandlungstechniken auf eine Verbesserung der Pathophysiologie des Nervensystems ab. Daher werden keine Techniken eingesetzt, die die Symptome provozieren. Um es noch einmal zu wiederholen, das Wort „provozieren" wird verwendet, um eine anhaltende Verstärkung der Symptome als Reaktion auf die Durchführung einer neurodynamischen Technik zu beschreiben. Dies unterscheidet sich von der „Auslösung" geringfügiger Symptome während der Behandlung.

Bei Gleitdysfunktionen auf Level 1 wird außerdem empfohlen, das Nervensystem von der störenden Dysfunktion weg zu bewegen. So wird eine lumbale Gleitdysfunktion in die kaudale Richtung auf Level 1 beispielsweise mit einem nach kranial gerichteten Slider behandelt. Im fortschreitenden Verlauf der Behandlung werden die neuralen Elemente mehr und mehr in Richtung der Dysfunktion positioniert (kaudal), aber weiterhin entgegen der problematischen Richtung mobilisiert (nach kranial). Auf höheren Stufen der Mobilisation werden die neuralen Elemente sanft in Richtung der Dysfunktion geführt, aber nicht vollständig sensitiviert.

Außerdem reagieren Spannungsdysfunktionen auf Level 1 meist nicht gut auf Spannung erhöhende Bewegungen, sodass Slider-Techniken eingesetzt werden können. Letztere sind dazu geschaffen, die Sensitivität der Neuralstrukturen zu verringern und Bewegungen zu fördern, damit die Spannung besser kompensiert werden kann. Auch der Anti-Tensioner (neurodynamische Entlastung) kann in dieser Situation eingesetzt werden.

Es wird deutlich, dass die Therapie durch neurodynamische Techniken auf den niedrigeren Stufen eher auf Aspekte der Pathophysiologie ausgerichtet ist, während sie sich auf höheren Stufen mehr auf die mechanische Funktion konzentriert. Durch dieses System werden die Neuralstrukturen langsam und einfühlsam in Richtung der problematischen Mechanismen geführt, und zwar auf eine sich steigernde und systematische Art und Weise, die die kausalen Neuropathodynamiken angeht, ohne das Problem zu provozieren. Als allgemeine Richtlinie und Bezug nehmend auf die spezifischen neuralen Dysfunktionen, gelten die Kombinationen der folgenden Progressionsstufen, die auch in den praktischen Teilen dieses Buches dargestellt werden.

ZUSAMMENFASSUNG

Progressionsstufen

1. Position entfernend, Bewegung entfernend
2. Position annähernd, Bewegung entfernend
3. Position entfernend, Bewegung annähernd
4. Position annähernd, Bewegung annähernd

KAPITEL

9 Halswirbelsäule

9.1 Spezifische Neuropathodynamiken

9.1.1 Mechanisches Interface

Die mit Abstand häufigste Ursache für zervikale Radikulopathien ist eine Fehlfunktion oder Pathologie des mechanischen Interfaces. In der Folge entsteht dadurch ein Druck auf die Nervenwurzel, ein verminderter venöser Rückfluss, ein weiterer Anstieg des Flüssigkeitsdrucks innerhalb der Gewebe, eine Hypoxie und Mechanosensitivität der Nervenwurzel. Diese Vorgänge vermischen sich manchmal mit einer veränderten Beweglichkeit des Bewegungssegments, was zu weiteren neuralen Irritationen und Entzündungen führen kann. Außerdem ist es durchaus möglich, dass eine plötzliche, nur kurz andauernde Verletzung langfristige, primär neurale Problematiken verursacht. Auslöser können eine Überdehnung des Plexus brachialis oder eine kurzzeitige Kompression einer Nervenwurzel durch eine ungewohnte oder traumatische Schlussbewegung sein, wie z.B. eine Extension, ipsilaterale Rotation oder Seitneigung. Wie in ➢ Kap. 3 beschrieben (allgemeine Neuropathodynamik), sollte der Patient auf solche Auffälligkeiten hin untersucht werden, und es sollte eine Diagnostik der spezifischen neurodynamischen Dysfunktion erfolgen.

Zusätzlich sind auch Haltung und gewohnheitsmäßige Aktivitäten des Patienten entscheidende Elemente der Problematik. Eine Analyse dieser Aspekte enthüllt oft verstärkte Schlussmechanismen, z.B. bei längerem Sitzen des Patienten in einer gebeugten (geschlossenen) Haltung. Es kommt zu einer Flexion der thorakalen Wirbelsäule und des zervikothorakalen Übergangs, während sich die intervertebralen Foramina der mittleren und unteren Zervikalregion schließen. Dadurch wird die Durchblutung der Nervenwurzeln abgeschnürt, inbesondere in Verbindung mit habituell einseitigen Bewegungen. Des Weiteren ist die Dauer der Nervenwurzelkompression ein wesentlicher Faktor, z.B. die Zeitdauer der gebeugten Haltung. Bei einer Aufhebung des Drucks kann es zu einer vermehrten Durchblutung und einer Entzündung kommen. Folglich beinhaltet die Untersuchung eine Analyse der Haltung und Zeitdauer.

Ein anderes relevantes Szenario ist ein in der Vergangenheit liegendes Trauma, wodurch es zu langsamen und langfristigen Veränderungen der Gewebe um die Nervenwurzel kommen kann, was wiederum zu Änderungen der Druckverhältnisse führt.

Bei Patienten mit Schmerzen im Schulter-Nacken-Bereich können zwei grundsätzliche Arten mechanischer Interfacedysfunktionen vorliegen. Bei der ersten Art entsteht ein direkter Druck auf Nervenwurzel und Axone wie z.B. durch eine große Vorwölbung der Bandscheibe, was dem Tourniquet-Effekt entspricht. Bei der zweiten Art handelt es sich um eine mechanische Dysfunktion (Störung des Öffnens und Schließens). Mechanische Irritationen können Instabilitäten, Hyper- und Hypomobilitäten verursachen. Das Endergebnis ist, dass sich mehrere häufig auftretende Mechanismen miteinander vermischen, im Wesentlichen ein veränderter intraneuraler Druck, Entzündungsprozesse sowie Ischämien und Hypoxien. Dementsprechend wird der Schwerpunkt der Behandlung verschiedener Nervenwurzelproblematiken auf Level 1 häufig auf ähnliche Techniken gelegt, die sich in erster Linie auf eine Druckverminderung auf die Nervenwurzel konzentrieren. Dadurch wird der venöse Rückfluss unterstützt, das Abklingen des Entzündungsprozesses in der Nervenwurzel beschleunigt, der Flüssigkeitsdruck im Gewebe reduziert und die intraneurale Durchblutung gefördert. Aus Sicht der klinischen Neurodynamik ist die effektivste Behandlung von Problematiken mit vorwiegend distalen Symptomen auf Level 1 zu Beginn die Anwendung öffnender Techniken. Ein weiterer Grund ist, dass entzündete und ausgesprochen sensitive neurale Gewebe im Allgemeinen nicht gut auf Spannungs- oder Druckerhöhungen reagieren.

9.2 Physische Untersuchung

9.2.1 Zervikaler Slump-Test

Level 1 und 2

Der zervikale Slump-Test auf Level 1 beinhaltet eine modifizierte neurodynamische Sequenz des Slump-Standardtests, um die Sensitivität der Problematik in der zervikalen Region zu berücksichtigen. Der Patient sitzt bequem und aufrecht, streckt seine Knie und bewegt die Fußgelenke in Dorsalextension. Darauf sinkt die thorakale und lumbale Wirbelsäule in die Slump-Position zusammen, wobei der Kopf des Patienten vertikal eingestellt bleibt. Während der Therapeut die Stirn bzw. das Kinn des Patienten abstützt, um eine langsame Absenkung des Kopfes zu überwachen, kann nun die Halswirbelsäule bis zum Auftreten der ersten Symptome flektiert werden. Treten Symptome auf, werden an diesem Punkt Dorsalextension der Füße oder Knieextension leicht reduziert. Verringern sich daraufhin die Symptome, können spannungsbezogene und kaudal gerichtete Aspekte an der Problematik beteiligt sein. Verstärken sich die Symptome durch die Reduktion dieser Bewegungen, kann dies ein Hinweis auf eine Gleitdysfunktion in die kraniale Richtung sein. Kann der Patient aufgrund der Symptome nicht gut sitzen, kann in Rückenlage ein bi- oder unilateraler Straight Leg Raise eingesetzt werden.

Der zervikale Slump-Test auf Level 2 entspricht dem Slump-Standardtest, der durch distale Bewegungen wie z.B. Extension/Flexion des Kniegelenks oder Dorsalextension der Fußgelenke differenziert wird.

Level 3

Der zervikale Slump-Test auf Level 3 kann auf bestimmte Arten sensitiviert werden. Die Level-3a-Version (neurodynamisch sensitiviert) besteht aus dem Slump-Standardtest, bei dem zusätzlich eine kontralaterale Seitneigung der Wirbelsäule (inklusive Halswirbelsäule) sowie Innenrotation und Adduktion der Hüfte ausgeführt werden. Diese Variante ist bei unilateralen Problematiken nützlicher, manchmal werden jedoch symmetrische Techniken benötigt. Die Level-3b-Version (sensitiviert durch neurodynamische Sequenzierung) ist in gewisser Weise exotischer. Der Patient liegt in Rückenlage. Der Therapeut führt zuerst eine passive Flexion der Halswirbelsäule aus, dann werden die übrigen Komponenten des Tests hinzugefügt, thorakale und lumbale Flexion der Wirbelsäule, Flexion der Hüfte, Extension der Knie und abschließend Dorsalextension der Fußgelenke. Dies bedeutet, dass der Patient bei der Flexionskomponente der Hüfte mithelfen muss, indem er sich aufsetzt, was evtl. viele Erklärungen und einige Übung erfordert, bis der Test perfektioniert ist. Es ist außerdem entscheidend, dass der Therapeut alle Bewegungen genau kontrolliert und während des gesamten Ablaufs keine Komponenten verliert. Die Schlüsselbewegung hierbei ist die zervikale Flexion. Um diese Bewegung zu kontrollieren, benötigt der Therapeut eine Handhaltung an Kopf und Nacken des Patienten, die die große Positionsveränderung (von der liegenden in die sitzende Position) berücksichtigt. Zur Differenzierung werden die Knie des Patienten leicht gebeugt oder eine Dorsalextension/Plantarflexion der Fußgelenke eingesetzt (➤ Abb. 9.1, ➤ Abb. 9.2, ➤ Abb. 9.3 und ➤ Abb. 9.4).

Der zervikale Slump-Test auf Level 3c entspricht der Durchführung des Tests auf Level 3a, jedoch wird die Nackenmuskulatur (z.B. M. trapezius descendens) am Ende des Tests verlängert. Daher beinhaltet der Test ein gewisses Ausmaß an kontralateraler zervikaler Seitneigung. Einmal mehr wird die Differenzierung mittels einer leichten Reduktion der bilateralen Knieextension ausgeführt, woraufhin der Therapeut erneut den Widerstand gegen die Verlängerung des M. trapezius überprüft. Es kann auch eine Anspannung der oberen Nackenmuskeln gegen Widerstand erfolgen, um zu beobachten, ob

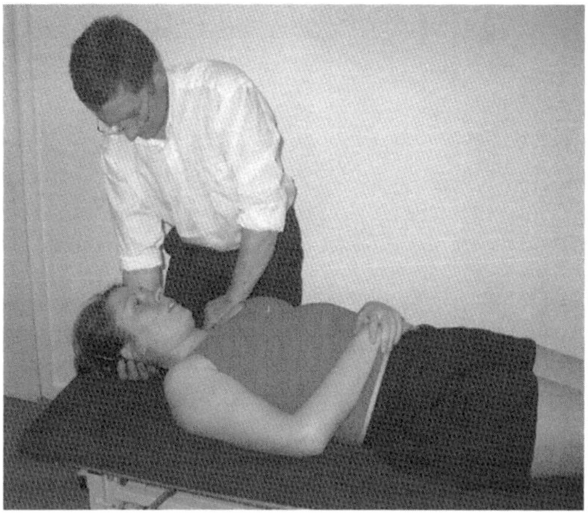

Abb. 9.1: Phase 1 des zervikalen Slump-Tests auf Level 3b, Ausgangsposition.

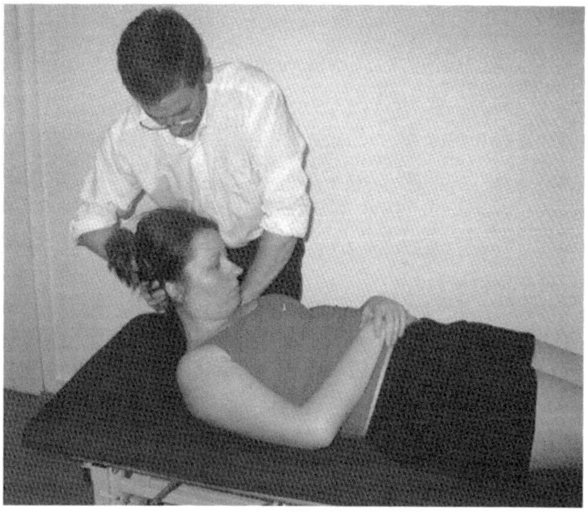

Abb. 9.2: Phase 2 des zervikalen Slump-Tests auf Level 3b, passive zervikale Flexion.

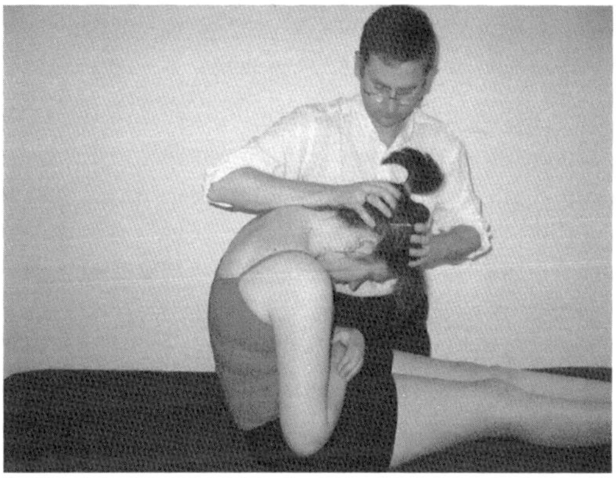

Abb. 9.3: Phase 3 des zervikalen Slump-Tests auf Level 3b, Flexion der Hüftgelenke (aufsetzen).

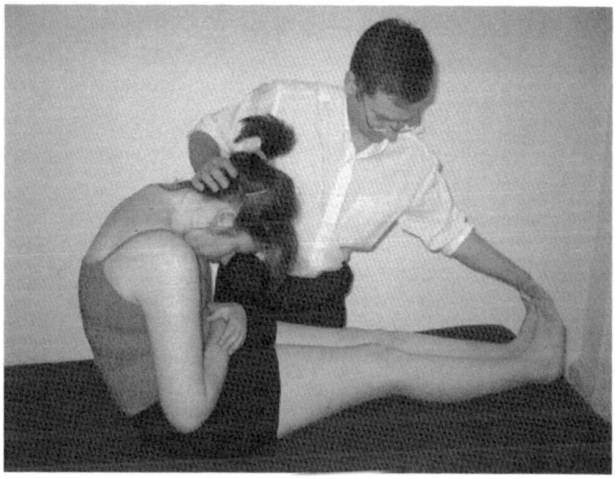

Abb. 9.4: Phase 4 des zervikalen Slump-Tests auf Level 3b, Dorsalextension der Fußgelenke wenn erwünscht.

dies die Schmerzen des Patienten beeinflusst, wobei jede Veränderung in beiden Varianten, mit und ohne Extension der Knie, verglichen wird. Dieselbe Differenzierung kann auch während einer segmentalen Untersuchung der Halswirbelsäule ausgeführt werden (> Abb. 9.5).

Ein Beispiel für eine Level-3d-Untersuchung der Halswirbelsäule ist die Durchführung funktioneller und provozierender Bewegungen, mit denen gleichzeitig verschiedene Bewegungen der Halswirbelsäule oder oberen Extremität ausgeführt werden. Ein hilfreicher Test ist das Nach-unten-Greifen (medianer neurodynamischer Test 2), wobei der Therapeut die Seitneigung der Halswirbelsäule verändern oder das zervikale Interface durch verschiedene Bewegungen

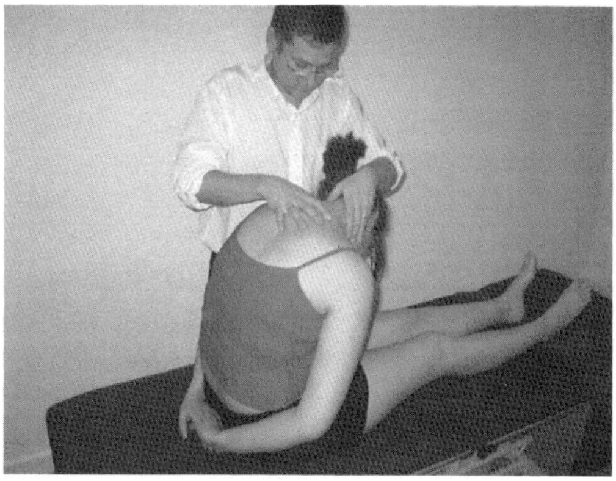

Abb. 9.5: Zervikaler Slump-Test auf Level 3c, segmentale Untersuchung in der Endphase. Zusätzlich kann auch eine Differenzierung erfolgen.

in Seitneigung und Rotation öffnen oder schließen kann. Wird bei vorhandenen Symptomen ein medianer neurodynamischer Test angewandt, können Bewegungen des Handgelenks eingesetzt werden, um die proximalen Symptome zu differenzieren. Eine andere Variante ist die, den Patienten eine Wurfbewegung ausführen zu lassen. Dies ist eine häufige Problematik bei Sportlerschultern, z.B. beim Schwimmen, Werfen oder Tennisaufschlag. Bei dieser Variante führt der Patient die provozierende Bewegung aus und bleibt in der Position, in der die Symptome auftreten. In dieser Stellung kann der Therapeut die strukturelle Differenzierung von Schulter- oder Nackensymptomen mithilfe von Handgelenk- und Fingerbewegungen durchführen (> Abb. 9.6).

9.2.2 Medianer neurodynamischer Test 1 (MNT1)

Level 1

Wird er korrekt ausgeführt, ist der Standard-MNT1 auf Level 1 im Allgemeinen ein sicherer Test. Die neurodynamische Sequenz wird bzgl. der Testmethode auf diesem Level modifiziert (> Kap. 8). Die wesentlichen Punkte sind, dass der Test nur ein einziges Mal, bis zum ersten Auftreten proximaler Symptome, geführt wird, und dass in der letzten Bewegung eine Auflösung der differenzierenden Bewegung erfolgt, um keine Symptome zu provozieren. Bei der modifizierten strukturellen Differenzierung von Nackensymptomen wird die Extension des Handgelenks aufgelöst. Die Reihenfolge der Bewegungen ist wie folgt:

1. Patient in einer bequemen Position, Ellenbogen in 90° Flexion. Ausführung von Hangelenks- und Fingerextension, Supination des Unterarms.
2. Glenohumerale Abduktion in der Frontalebene, wenn möglich bis 90° (langsam und sanft, genaue Beobachtung von Symptomen und Verhalten des Patienten) oder bis zum ersten Auftreten proximaler Symptome. Die Außenrotation ist optional, wenn auch oftmals erforderlich.
3. Extension des Ellenbogens bis zum ersten Auftreten proximaler Symptome. Treten keine Symptome auf, kann zu einer höheren Teststufe übergegangen werden, solange die Problematik die Kriterien für Level-2-Tests miteinbezieht (> Kap. 6, Planung der Untersuchung).
4. Auflösung der Handgelenksextension zur Differenzierung proximaler Symptome.

Treten die proximalen Symptome sehr früh in der Bewegungsbahn der glenohumeralen Abduktion auf, verhindert dies möglicherweise eine ausreichende Extension des Ellenbogens, und damit kann nicht genügend Spannung in den distalen Nerven entstehen, um die Symptome durch Extension von Handgelenk und Fingern zu differenzieren. In diesem Fall kann der Test dahingehend modifiziert werden, dass die Ellenbogenextension vor der Abduktionsphase erfolgt und die Differenzierung dann wie geplant erfolgt. An dieser Stelle beginnt sich der Test mit dem MNT2 zu überschneiden. Er sollte jedoch trotzdem als modifizierter und unterstützter MNT1 ausgeführt werden.

Der neurodynamische Level-2-Test für die Halswirbelsäule entspricht dem MNT1-Standardtest.

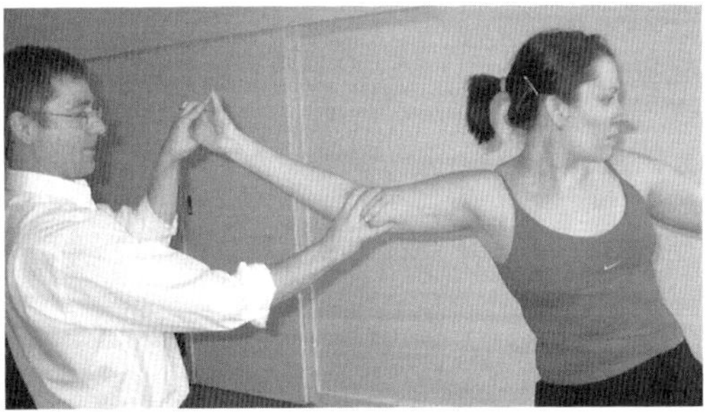

Abb. 9.6: Wurfaktivität, während der Therapeut mithilfe von Handgelenk- und Fingerbewegungen eine strukturelle Differenzierung proximaler Symptome in der Schulter-Nacken-Region durchführt.

Level 3

Der Level-3a(neurodynamisch sensitivierte)-MNT1 besteht aus der neurodynamischen Standardsequenz, bei der allerdings am Ende des Tests kontralaterale Seitneigung der Halswirbelsäule und Skapuladepression hinzugefügt werden können. Die Technik der Seitneigung sollte gut beherrscht werden, um den Test effektiv ausführen zu können.

Zur Sensitivierung des medianen Level-3b-MNT1 bei Nackenproblemen wird als erste Bewegung eine kontralaterale zervikale Seitneigung ausgeführt, die übrigen Bewegungen folgen in proximal-distaler Reihenfolge. Die Gesamtsequenz daraus ergibt sich wie folgt:

1. Kontralaterale zervikale Seitneigung.
2. Depression der Skapula.
3. Abduktion und Außenrotation der Schulter.
4. Supination des Unterarms.
5. Extension des Ellenbogens.
6. Extension von Handgelenk und Fingern.

9.2.3 Dysfunktion des reduzierten Öffnens mit neuraler Komponente (Level-3c-Test)

Wenn eine spezifische Dysfunktion des mechanischen Interfaces offenkundig wird, kann der Level-3c-MNT1 präzise sensitiviert werden. Dies wird durch die Ausführung einer öffnenden Bewegung in Kombination mit den übrigen Anteilen des ausgewählten neurodynamischen Tests erreicht. Ein Beispiel hierfür ist eine kontralaterale zervikale Seitneigung, entweder als allgemeine Technik oder als lokalisierte Technik in dem betreffenden Segment. Somit ist die Gesamtsequenz dieses neuroynamischen Tests exakt dieselbe wie beim Level-3a-Test, außer dass die kontralaterale zervikale Seitneigung als lokale segmentale Technik ausgeführt wird. Der Patient sollte mitarbeiten, indem er die neurodynamische Position selbstständig beibehält. Außerdem muss der Therapeut seine Position anpassen, sodass er die Depression der Skapula kontrollieren kann. Dazu platziert der Therapeut sein Knie auf der Behandlungsbank, um eine Elevation der Skapula zu verhindern (evtl. Handtuch zwischen Knie und Schulter). Alternativ kann auch eine Hand des Therapeuten die Skapula stabilisieren, während oberer Bauch und kontralaterale Hand des Therapeuten die segmentale Bewegung ausführen. Der Therapeut stellt sicher, dass er seinen Körper dreht, um das relevante Segment korrekt zu bewegen. Dazu muss er den Kopf des Patienten z.T. mit seiner kontralateralen Hand, z.T. mit dem Bauch unterstützen (➢ Abb. 9.7).

Die Beteiligung einer neuralen Komponente bei einer mechanischen Interfacedysfunktion des reduzierten Öffnens wird durch Auflösung der Extension von Handgelenk und Fingern oder durch eine kleine Verringerung der Ellenbogenextension differenziert. Wenn diese Bewegungsveränderungen einen spürbaren Unterschied im Verhalten des segmentalen Öffnens ausmachen (z.B. vergrößertes Bewegungsausmaß oder verringerter Bewegungswiderstand) oder proximale Symptome reduzieren, könnte eine neurodynamische Komponente beteiligt sein. Da sich recht häufig Patienten mit dieser Art der Dysfunktion vorstellen, lohnt es sich, diese Technik zu perfektionieren. Zur Übung ist es hilfreich, wenn zwei Praktiker die Technik an einem dritten asymptomatischen Kollegen ausführen. Therapeut A hält den Kopf und Therapeut B bringt den Arm des dritten Kollegen in eine angemessene symptomatische Endposition, wo er ihn für einen kurzen Moment hält. Während die Halswirbelsäule einige Male in Richtung der segmentalen Öffnung bewegt wird, löst Therapeut B die Extension von Handgelenk oder Ellenbogen auf. Der Unterschied des Bewegungswider-

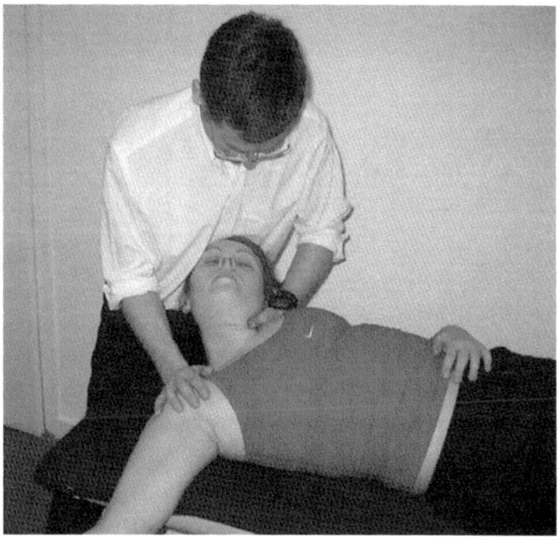

Abb. 9.7: Rechtsseitige segmentale Bewegungen (C4–C5) bei einer neurodynamischen Untersuchung. Die Skapula wird durch die ipsilaterale Hand des Therapeuten stabilisiert, während das Segment mithilfe der kontralateralen Hand bewegt wird, indem diese an der gegenüberliegenden Seite einen Druck ausübt und so sanft das ipsilaterale intervertebrale Foramen aufdrückt. Auch der mediane neurodynamische Test wird angewandt, und eine Differenzierung ist durch Bewegungen des Handgelenks möglich.

standes gegen die Öffnung mit und ohne Bewegungen von Handgelenk/Ellenbogen ist für Therapeut A oft deutlich zu spüren. Selbstverständlich ist der Seitenvergleich von entscheidender Bedeutung, denn das Auftreten solcher Effekte ist nicht ungewöhnlich. In erster Linie geht es darum zu prüfen, ob eine Asymmetrie vorhanden ist und sie im Zusammenhang mit der Problematik des Patienten steht.

9.2.4 Dysfunktion des reduzierten Schließens mit neuraler Komponente (Level 3c)

Die Technik zur Diagnostik einer Dysfunktion des reduzierten Schließens mit neuraler Komponente besteht aus der Untersuchung des Schlussmechanismus bei gleichzeitiger Durchführung einer neurodynamischen Bewegung. Es folgt ein Beispiel.

Position: Der Arm des Patienten wird in der MNT1-Position platziert. Der Therapeut nimmt eine Position ein, in der er entweder eine allgemeine oder eine segmentale Schlussbewegung in der entsprechenden Stufe ausführen kann (ipsilaterale zervikale Seitneigung).

Bewegungen:

1. Ipsilaterale zervikale Seitneigung. Wird durchgeführt, während der Patient Ellenbogen, Handgelenk und Finger extendiert.
2. Ipsilaterale zervikale Seitneigung mit kontralateralem Lateralshift. Wird hinzugefügt, wenn Bewegung 1 keine ausreichenden Informationen liefert. Diese Techniken können sowohl zur Untersuchung als auch zur Behandlung eingesetzt werden.

Wie zuvor wird mittels einer Auflösung der Extension von Handgelenk und/oder Ellenbogen differenziert. Der Therapeut sollte die Entscheidung darüber, ob er diese Technik einsetzt, mit Umsicht treffen, weil der ursächliche Mechanismus mit dem Schließen in Verbindung steht. Im Falle einer Anwendung sollte die Technik sanft durchgeführt werden und niemals Symptome oder Zeichen provozieren (➢ Abb. 9.8, ➢ Kap. 6).

9.3 Behandlung

9.3.1 Mechanisches Interface

Dysfunktion des reduzierten Schließens

Level 1

Bei einer zervikalen Radikulopathie auf Level 1 ist es das Ziel, den Druck von der Nervenwurzel zu nehmen und deren Durchblutung und Sauerstoffversorgung zu verbessern. Dies kann durch folgende Techniken erreicht werden. Allgemeine Details zur Anwendung von Techniken finden sich in ➢ Kap. 8.

Progression 1 – Statische Öffnung

Die statische Öffnung einer Dysfunktion des reduzierten Schließens (Level 1) ist v.a. bei Patienten mit zervikalen Radikulopathien hilfreich, bei denen sich neurologische Zeichen und Symptome zeigen. Ich glaube, dass diese Technik zu signifikanteren Veränderungen von Raum und Druck im intervertebralen Foramen führt als die zervikale Traktion, und dass sie besonders bei unilateralen Problematiken mit

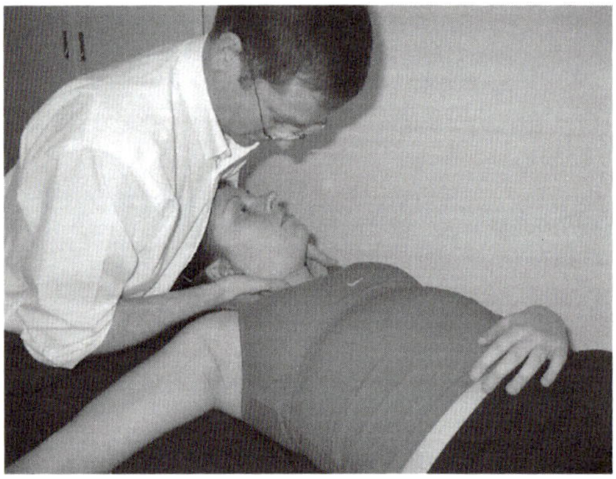

Abb. 9.8: Untersuchung (und Behandlung) einer Dysfunktion des reduzierten Schließens mit einer neurodynamischen Komponente. Es wird eine ipsilaterale zervikale Seitneigung in Kombination mit dem MNT1 ausgeführt. Wenn es erwünscht ist, kann auch die kontralaterale zervikale Seitneigung eingesetzt werden, um den Schlussmechanismus zu verbessern und die neurodynamischen Effekte der Technik zu verstärken.

vorwiegend distalen Symptomen wie Schmerzen und neurologischen Veränderungen von Nutzen ist.

Position: Die Halswirbelsäule des Patienten wird in Flexion/kontralateraler Seitneigung und geringgradiger kontralateraler Rotation eingestellt. Das Ausmaß der Einstellung dieser Komponenten variiert bei jedem Patienten, entsprechend dem zur Verfügung stehenden Bewegungsausmaß und der Symptome. Ich empfehle jedoch die Halswirbelsäule möglichst weit in die Bewegungen zu führen, ohne dass es zu unangenehmen Empfindungen kommt. Kissen oder hochgestelltes Kopfteil können für die Unterstützung des Kopfes erforderlich sein (➢ Abb. 9.9).

Ein häufiges Problem bei dieser Technik ist, dass die Halswirbelsäule nicht weit genug in Flexion und kontralaterale Seitneigung eingestellt wird.

Progression 2 – Dynamische Öffnung

Die dynamische Öffnung wird als Mobilisation in die kontralaterale Seitneigung in Rückenlage ausgeführt. Abhängig von den Bedürfnissen des Patienten kann die Technik entweder als allgemeine oder lokalisierte Technik eingesetzt werden. Sicherlich ist dem Leser die Technik der passiven Seitneigung bekannt.

In der Regel steht der Therapeut dabei am Kopfende des Patienten. Er setzt sein zweites Metakarpophalangealgelenk am kontralateralen Wirbelbogen an, um die Bewegung zu steuern und einen Drehpunkt zu bilden, um den sich die Halswirbelsäule bewegen muss. Gleichzeitig unterstützt sein anderer Unterarm den Kopf, während die gleichseitige Hand Nacken und Kinn des Patienten sowie die zu bewegenden Segmente auf der ipsilateralen Seite (zu öffnende Seite) unterstützt. Kopf und Nacken des Patienten werden auf diese Weise zwischen ipsilateralem Arm und ventraler ipsilateraler Schulter des Therapeuten gehalten. Als Nächstes wird die beste Gelenkposition ermittelt, in der die Mobilisation von Anfang bis Ende durchgeführt werden kann. Dazu stellt der Therapeut die zervikale Flexion/Extension so ein, dass das symptomatische Gelenk bzw. die symptomatische Region der Wirbelsäule sich zu öffnen beginnt. Dann leitet der Therapeut die Mobilisation ein, indem er seinen ganzen Körper von den Füßen an aufwärts um den Drehpunkt im Nacken bewegt, um den sich die Seitneigung bewegen soll. Das Hauptziel besteht darin, das relevante Segment bzw. mehrere Segmente ausreichend zu öffnen, um Symptome, physische Zeichen oder neurologische Veränderungen zu verringern. Der Praktiker passt Art und Richtung der Technik an die Reaktion des Patienten an, sodass die Öffnung maximiert und Bewegungsüberempfindlichkeiten der Halswirbelsäule berücksichtigt werden. Im Wesentlichen geht es darum, eine Seitneigung zu erzeugen, damit der Mechanismus in Richtung einer Öffnung des intervertebralen Foramens gesteuert wird (➢ Abb. 9.10).

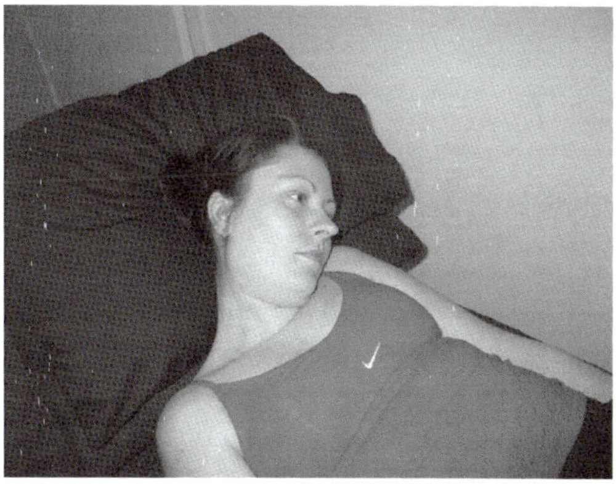

Abb. 9.9: Statische Öffnung bei einer zervikalen Radikulopathie, mit Flexion, kontralateraler Seitneigung und kontralateraler Rotation.

Level 2

Progression 1 – Dynamisches Schließen – mittlere Bewegungsbahn

Das dynamische Schließen wird exakt so ausgeführt wie die oben beschriebene Öffnung, jedoch erfolgt die Bewegung in die Schlussrichtung, d.h. in Richtung der ipsilateralen Seitneigung. Auch hier gilt es für den Therapeuten zu erspüren, welches Bewegungsmuster am besten für den Schlussmechanismus des Patienten geeignet ist, um die Effektivität zu maximieren. Diese Technik sollte langsam, sanft, sensitiv und mit Rücksicht auf kleinste Veränderungen der Reaktion des Patienten ausgeführt werden. Meist wird eine mittlere Gelenkstellung gewählt. Nähert sich die Bewegung der Endstellung, erreicht sie die 2. Progressionsstufe des dynamischen Schließens auf Level 2.

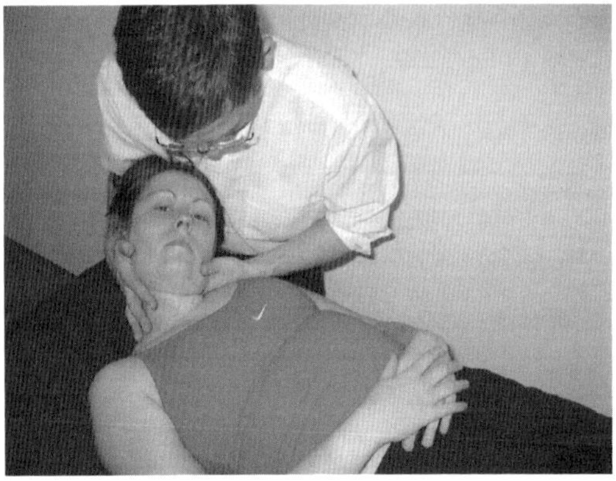

Abb. 9.10: Technik der dynamischen Öffnung für rechtsseitige intervertebrale Foramina und Nervenwurzeln.

Progression 2 – Dynamisches Schließen – leicht endgradig

Das dynamische Schließen auf Level 2 wird in Richtung der endgradigen Schlussbewegung geführt, auch wenn dieses nicht notwendigerweise erreicht wird. Es wird generell nur in Abwesenheit neurologischer Veränderungen ausgewählt. Es sollte eine sanfte Mobilisation sein, ohne Symptome zu reproduzieren. Auf diesem Level zeigen Patienten bei den neurodynamischen Tests häufig nur verdeckte auffällige Reaktionen.

Dysfunktion des reduzierten Öffnens

Dysfunktionen des reduzierten Öffnens können mit denselben Techniken behandelt werden wie Dysfunktionen des reduzierten Schließens. Auf Level 1 wird die gleiche Technik eingesetzt (dynamisches Öffnen), wenn auch mit anderer Zielsetzung. Ziel bei Dysfunktion des reduzierten Schließens ist es, den Druck auf das Nervensystem zu verringern. Bei der Dysfunktionen des reduzierten Öffnens hingegen ist es das Ziel, den Mechanismus der Öffnung zu verbessern, wobei sich die Effekte dieser beiden Mobilisationen durchaus überschneiden können. Auf Level 1 wird die Technik der statischen Öffnung im Allgemeinen nicht eingesetzt, da eine anhaltende Positionierung des Bewegungssegments in der provozierenden Bewegungsrichtung bei akuten Schmerzzuständen zu einer Zunahme der Symptome führen würde.

Um die Techniken über die verschiedenen Stufen zu steigern, wird die gewünschte Bewegungsrichtung bei der Technik auf Level 1 nur geringgradig erarbeitet, in Form wiederholter Mobilisationen. Vom unteren bis zum oberen Level 2 hin geht die Technik in mittlere und endgradige Positionen über.

9.3.2 Neurale Dysfunktionen

Allgemeiner zweiseitiger Slider

Der zweiseitige Slider ist eine der nützlichsten Techniken bei der Behandlung von Pathoneurodynamiken, da er Bewegung erzeugt, ohne viel Spannung im neuralen System entstehen zu lassen. Dies ist auch im Bereich des Nackens nicht anders. Diese Technik kann auf allen Stufen eingesetzt werden, um lindernde oder beruhigende Effekte zu erzielen, v.a. auf Level 1, und zwar sowohl vor als auch nach anderen Techniken.

Position: Der Patient liegt in Rückenlage, der betroffene Arm wird in der entsprechenden Position für den jeweiligen neurodynamischen Test der oberen Extremität gelagert (z.B. MNT1). Das Ausmaß der Schulterabduktion und Ellenbogenextension ist wichtig für die Entscheidung, bis zu welchem Grad die Nerven bewegt werden sollen und wird entsprechend wohl überlegt ausgewählt. Der Therapeut unterstützt Kopf und Nacken des Patienten so, dass er den Nacken in die ipsilaterale Richtung bewegen kann. Um das Gleiten der neuralen Gewebe in Richtung der ipsilateralen Schulter zu maximieren, ist es wichtiger, den Kopf translatorisch zu bewegen als sich auf die Seitneigung zu konzentrieren. Der Patient extendiert nun seinen Ellenbogen, während der Therapeut den Kopf in die ipsilaterale Richtung bewegt. Das ausgewählte Mobilisationslevel kann sich an einer allgemeinen Technik oder einem spezifischen Level orientieren. Die Technik sollte keine nennenswerten Symptome auslösen. Sie kann auch umgekehrt stattfinden, sodass das Gleiten der Nerven mithilfe einer kontralateralen Seitneigung und einer Ellenbogenflexion anstelle einer Ellenbogenextension zur gegenüberliegenden Seite gesteuert wird.

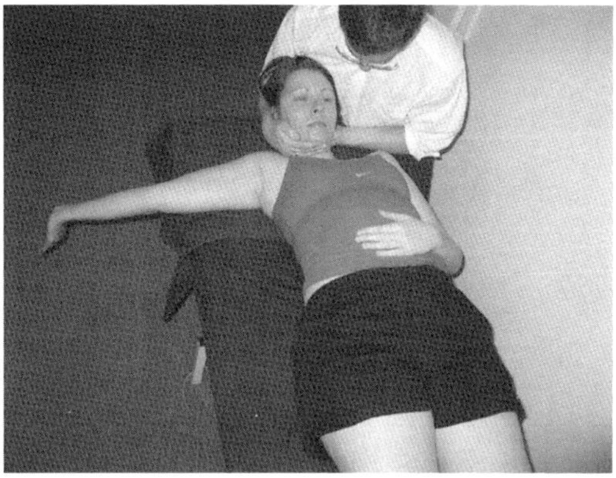

Abb. 9.11: Distaler Slider, mit ipsilateralem Shift und Extension des Ellenbogens im Rahmen des MNT1.

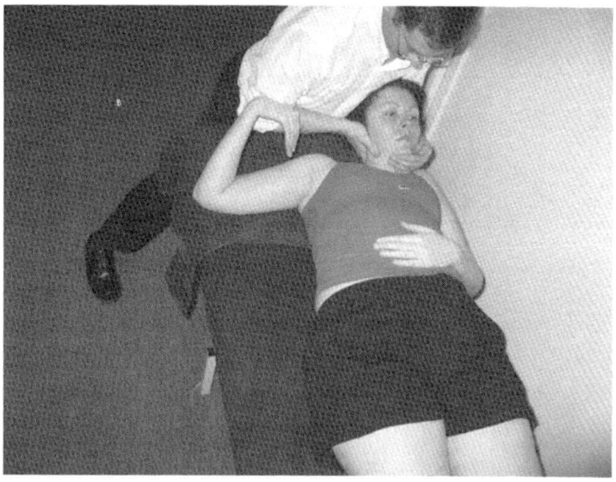

Abb. 9.12: Proximaler Slider, mit kontralateralem Shift und Flexion des Ellenbogens im Rahmen des MNT1.

Dazu muss der Therapeut auf die andere Seite wechseln, damit er die Bewegungen von Kopf und Nacken kontrollieren kann. Die beiden Techniken beinhalten die in den > Abb. 9.11 und > Abb. 9.12 dargestellten Bewegungen.

Spannungsdysfunktionen

Unteres Level 1 – Position entfernend, Bewegung entfernend

Nachfolgend wird eine von mir für Level 1 empfohlene Position für eine Entlastung der unteren zervikalen Nervenwurzeln beschrieben.

Der Patient liegt in Rückenlage, die Skapula wird in Elevation positioniert, der Arm liegt seitlich neben dem Körper. Einige Patienten mit einem akuten Problem der Nervenwurzeln C5/C6 legen von selbst den Arm über den Kopf, was durch die damit verbundene Elevation der Skapula effektiv ist. Der Kopf wird in der angenehmsten Stellung gelagert, meist in leichter Flexion, ipsilateraler Seitneigung und leichter ipsilateraler Rotation, da so der Druck und die Spannung der Umgebungsgewebe verringert werden. Diese Position reduziert die auf alle Strukturen des oberen Quadranten einwirkenden Kräfte. Führt dies zu einer Linderung, wird empfohlen, dass der Patient die Position auch eigenständig zur Schmerzlinderung einnimmt (> Abb. 9.13).

In der 2. Behandlungsstufe werden die neuralen Gewebe weiter in die entlastete Position und anschließend wieder zurück in die Ausgangsposition mobilisiert. Die Elevation der Skapula stellt hier eine Möglichkeit der Positionierung und Bewegung dar. Sie kann mobilisiert werden oder in der Position verbleiben, während der Therapeut andere Techniken ausführt. Wird sie mobilisiert, unterstützt der Therapeut den gesamten Schultergürtel mit Unterarm und Hand seiner proximalen Seite; Unterarm und Hand seiner anderen Seite stützen Ellenbogen und Hand des Patienten. Die Bewegung wird sanft, langsam und unter Berücksichtigung der Symptome des Patienten durchgeführt.

Wird die Skapula nicht mobilisiert, um die Spannung der neuralen Strukturen zu reduzieren, stellt

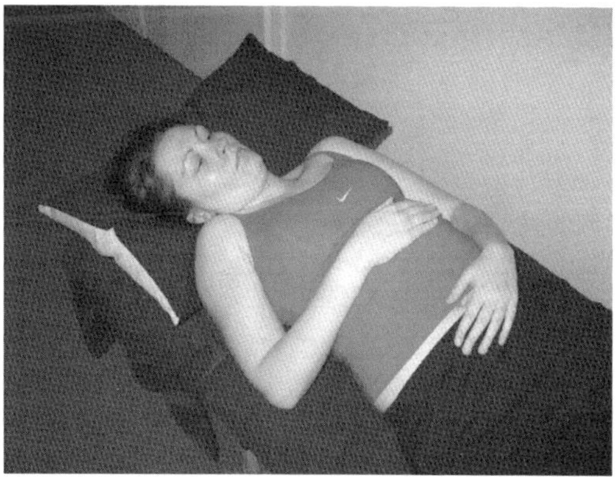

Abb. 9.13: Entlastende Position für die zervikalen Nervenwurzeln, den Plexus brachialis und den N. medianus durch ipsilaterale Seitneigung, Elevation der Skapula, Flexion/Pronation des Ellenbogens und angenehmer Flexionsstellung von Handgelenk und Fingern.

die Positionierung und sanfte Mobilisation des kontralateralen Arms in einer neurodynamischen Position (z.B. MNT1 zur Spannungsverminderung der ipsilateralen neuralen Gewebe, auch ➢ Kap. 2) eine mögliche Alternative zur Steigerung der Behandlung auf Level 1 dar. Der kontralaterale MNT1 kann auch durch einen ipsilateralen Straight Leg Raise ersetzt werden.

Oberes Level 1 – Position annähernd/ Bewegung entfernend

Die nachfolgenden Steigerungen auf Level 1, bei denen ein kontralateraler MNT1 oder ein Anheben des Beins eingesetzt wird, beinhalten durch den zusätzlichen Einsatz eines ipsilateralen MNT1 eine leichte Spannungserhöhung der Nervenwurzeln, während sie weiterhin durch den kontralateralen MNT1 mobilisierend in Richtung einer Spannungsverringerung wirken. Die Mobilisation erfolgt in Richtung einer Spannungsverminderung (Bewegung entfernend), obwohl durch die Komponenten des ipsilateralen MNT1 eine leichte Zugspannung auf die Nervenwurzeln ausgeübt wird (Position annähernd). Der Therapeut kann eine Depression der Skapula, Abduktion der Schulter oder Extension des Ellenbogens einsetzen. Es ist sehr gut möglich, dass die durch die Mobilisation erzeugte Spannung geringer ist als die Spannung in der anatomischen Position bzw. die durch Alltagsbewegungen erzeugte Spannung.

Level 2 – Position entfernend/Bewegung annähernd

Wenn sich das Problem bis zu einem gewissen Grad beruhigt hat, kann eine Mobilisation auf Level 2 gewählt werden. In Rückenlage wird der Patient wiederum in der Position des kontralateralen MNT1 gelagert, aber nun wird die Bewegung des *ipsilateralen* MNT1 eingeleitet (Position entfernend/Bewegung annähernd). Die 1. Entwicklungsstufe besteht aus der Durchführung des ipsilateralen MNT1, während zuvor der kontralaterale MNT1 eingestellt wurde. Dadurch wird sichergestellt, dass Spannung, die an den Nervenwurzeln entsteht, zunächst in einer Situation verminderter Spannung aufgebaut wird,

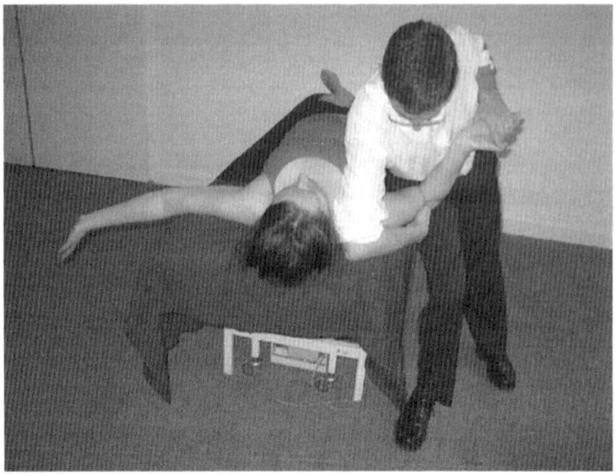

Abb. 9.14: Level-2-Behandlung einer Spannungsdysfunktion zervikaler Nervenwurzeln. Ausführung des unterstützenden MNT1 auf der betroffenen Seite bei gleichzeitiger Einstellung der kontralateralen Seite in der MNT1-Position, um die Spannung an den Nervenwurzeln zu verringern (Position entfernend/ Bewegung annähernd).

was einen unerwünschten Kraftaufbau verhindert. Generell wird die Technik als unterstützter MNT1 ausgeführt (wenn erforderlich), wobei eine sanfte Bewegung in Richtung der Skapuladepression erzeugt wird, während der Ellenbogen in gewissem Maße extensorisch positioniert ist, oder umgekehrt. Ob Handgelenk und Finger gestreckt werden, ist optional. Dies wird von der Reaktion des Patienten beeinflusst (➢ Abb. 9.14).

Weitere Steigerungen werden erreicht, indem während der Mobilisation durch eine zusätzliche Schulterabduktion und die übrigen Komponenten des MNT1 eine stärkere distale Spannung erzeugt wird. Auch dies ist abhängig von der Reaktion des Patienten.

Die letzte Entwicklungsstufe auf dem oberen Level 2 wird mittels einer Verringerung der Hilfestellung durch den kontralateralen MNT1 erreicht. Hierzu werden die Komponenten sukzessive reduziert, während der Therapeut den ipsilateralen MNT1 mobilisiert. Um einen MNT1 ohne jegliche Komponente des kontralateralen Tests durchführen zu können, ist es für den Therapeuten hilfreich, die kontralaterale Ellenbogenextension und glenohumeralen Abduktion zu reduzieren.

Level 3

Der Schlüsselaspekt der Behandlung auf Level 3 ist die Sensitivierung. Spannungsdysfunktionen werden neurodynamisch sensitiviert (Level 3a), und zwar durch das Hinzufügen einer kontralateralen Seitneigung der Halswirbelsäule und/oder einer Depression der Skapula.

Tensioner an der Halswirbelsäule sollten als zweiseitige Tensioner ausgeführt werden, und die Bewegungsamplitude sollte groß sein, sodass die Rückkehr in entspannte Positionen zyklisch ist und eher nicht zur Provokation von Symptomen führt. Des Weiteren sollten sie langsam und sanft, unter Berücksichtigung der Symptome des Patienten, ausgeführt werden (auch ➤ Kap. 8 zur Methodik von Behandlungen).

Der MNT1 wird ausgeführt, während die Halswirbelsäule in einer kontralateralen Seitneigung positioniert ist. Der Therapeut bringt den Arm in die korrekte Position und legt dann seine distale Hand auf den kranialen Teil der Skapula, um sie zu stabilisieren. Daraufhin bewegt die andere Hand die Halswirbelsäule in eine kontralaterale Seitneigung, während der Patient den Ellenbogen beugt und streckt. Die Anfangsposition besteht aus einer ipsilateralen Seitneigung mit geringem Druck auf die Skapula, flektiertem Ellenbogen und Extension von Handgelenk und Fingern. Die Mobilisation beinhaltet eine kontralaterale Seitneigung und einen Druck auf die Skapula, um diese entweder zu stabilisieren oder leicht nach kaudal zu drücken, während der Patient seinen Ellenbogen mit einer großen Bewegungsamplitude beugt und streckt (➤ Abb. 9.15).

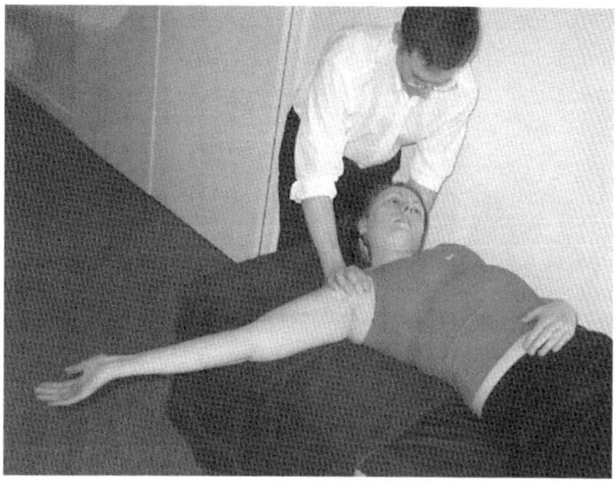

Abb. 9.15: Level-3c-Tensioner, Endposition. Zwischen jedem Zyklus sollten Bewegungen mit großer Amplitude erfolgen, die das Nervensystem in die entspannte Position zurückführen. Die Symptome sollten bei jeder Rückführung aus der gespannten Position vollständig abklingen.

9.3.3 Dysfunktion des reduzierten Öffnens mit neuraler Spannungsdysfunktion

Die Dysfunktion des reduzierten Öffnens mit neuraler Spannungsdysfunktion kann durch recht spezifische Techniken behandelt werden. Eine lokalisierte kontralaterale Seitneigung im entsprechenden Segment kann mit dem oben beschriebenen Tensioner kombiniert werden. Die Behandlungstechnik zu dieser Dysfunktion wird in der Beschreibung der Level-3c-Untersuchung dieser Dysfunktion dargestellt (S. 164). Mobilisationen der spinalen Gelenke sind auch in Bauchlage möglich, mit Lagerung des Arms in der gewählten neurodynamischen Position.

Eine weitere Option zur Behandlung einer Dysfunktion des reduzierten Öffnens mit einer neuralen Spannungsdysfunktion sind Muskelentspannungstechniken, die in einer neurodynamischen Position für den Arm ausgeführt werden. Dies ist besonders wichtig, weil sich viele unserer Patienten mit einer Kombination aus Muskeldysfunktionen und Neuropathodynamiken vorstellen. Bei einer Dysfunktion des reduzierten Öffnens mit einer neuralen Spannungskomponente können die Contract-Relax-Technik bzw. andere Muskelentspannungstechniken in Verbindung mit einer Skapuladepression und einer kontralateralen Seitneigung duchgeführt werden. Ob der Patient seinen Ellenbogen in die Extension mobilisiert oder andere neurodynamische Techniken ausführt, ist optional. Nichtsdestoweniger sind die Mm. trapezius descendens, mylohyoideus und levator scapulae in diesem Zusammenhang besonders wichtig (➤ Abb. 9.16).

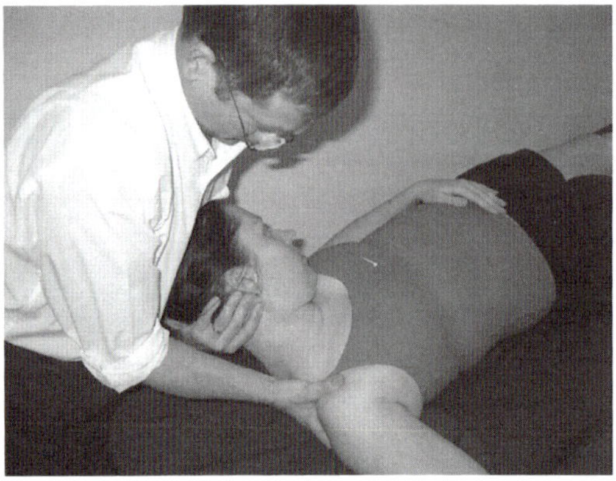

Abb. 9.16: Dehnung des M. trapezius descendens im Rahmen des MNT1 (Level-3c-Behandlung).

9.3.4 Dysfunktion des reduzierten Schließens mit neuraler Spannungsdysfunktion

Diese Dysfunktion kann mit einem zervikalen Shift zur kontralateralen Seite in Verbindung mit einer ipsilateralen Seitneigung des betroffenen Segments behandelt werden. Der Patient führt im MNT1 die gleiche Bewegung wie oben aus, während der Therapeut die Halswirbelsäule in die kontralaterale Shiftposition mobilisiert und eine sanfte Schlussbewegung im entsprechenden Segment durchführt. Diese Technik wird auf sanfte und sensitive Weise ausgeführt und spezifisch auf das korrekte Wirbelsäulensegment ausgerichtet. Sie wird im Untersuchungsteil ➢ Seite 186 beschrieben.

9.4 Kopfschmerzen

9.4.1 Einleitung

Kopfschmerzen sind sowohl für den Patienten als auch für den Therapeuten irritierend, denn sie stellen ein komplexes Problem dar, das viele Faktoren beinhaltet, die miteinander in Wechselwirkung stehen. Es gibt viel Literatur zum Thema Kopfschmerzen, sodass es nicht praktikabel ist, die Theorie dieses umfassenden Themas abzudecken. Es wurden jedoch verschiedene Kategorien von Kopfschmerzen vorgeschlagen, in dem Versuch, kausale Mechanismen mit den verschiedenen Syndromen in Verbindung zu bringen, die sich in der Praxis zeigen (IHS 2000). Einige dieser Kategorien sind der Cluster-Kopfschmerz, die Migräne (mit und ohne Aura), Formen von Spannungskopfschmerzen und die kraniale Neuralgie. Leider wird die potenzielle Rolle abnormaler Neurodynamiken in diesen Klassifikationen nicht erwähnt. Ungeachtet dessen, handelt es sich bei Vorgängen, bei denen das muskuloskeletale System das Nervensystem dynamisch beeinflusst, um mögliche Mechanismen, die in Bezug zur klinischen Neurodynamik stehen. Für eine Übersicht über die Neurodynamik der Halswirbelsäule und des Hirnstamms wird der Leser an Shacklock et al. (1994) verwiesen.

Eine besonders häufig auftretende Form von Kopfschmerz, die das muskuloskeletale mit dem neuralen System verbindet, wird durch die veränderte Mechanik der oberen Halswirbelsäule und der subokzipitalen Region verursacht, z.B. durch folgende Kombination: vorgeschobene Position des Kopfes, hypoaktive Mm. longus colli, hyperaktive und verkürzte Mm. rectus capitis posteriores und steife Gelenke der oberen Halswirbelsäule. Diese Merkmale treten häufig in Verbindung mit einer steifen thorakalen Wirbelsäule auf. Wahrscheinlich verursacht eine verminderte Beweglichkeit und übermäßige Kyphose der Brustwirbelsäule eine veränderte Krafteinwirkung auf die zervikale Region, denn die Halswirbelsäule muss sich anders bewegen, um die verminderte Brustwirbelsäulenbeweglichkeit auszugleichen. Der obere Hirnstamm wird durch eine Flexion der oberen Halswirbelsäule gespannt. Interessanterweise ist eine besonders häufige Fehlhaltung die des vorgeschobenen Kopfes, bei der die obere Halswirbelsäule *extendiert* wird. Diese Kopfhaltung hat zwei Auswirkungen auf das Nervensystem, eine Verringerung der Spannung im Hirnstamm und einen verstärkten Druck auf die Okzipitalnerven an der Stelle, an der sie auf ihrem Weg zum Kopf durch die Mm. rectus capitis verlaufen. Kurzum, es kann ein Ungleichgewicht zwischen verminderter Bewegung und Spannung der Gewebe des Hirnstamms auf der einen Seite und verstärktem Druck auf die Okzipitalnerven auf der anderen Seite bestehen. Zusätzlich ist evtl. eine erhöhte neurale Spannung im Rückenmark und in der Dura der Brustwirbelsäule das Ergebnis einer exzessiven thorakalen Kyphose oder eines ungenügenden Spannungsabbaus durch Alltagsbewegungen.

Klinisch kann sich das Problem als auffälliger hochzervikaler Slump-Test manifestieren, der wie im Folgenden ausgeführt wird.

9.4.2 Hochzervikaler Slump-Test (HZST)

Mechanisches Interface

Bezogen auf zervikogene Kopfschmerzen bilden die hochzervikalen Gelenke und Muskeln die relevanten Strukturen des mechnischen Interfaces. Sie müssen in der Untersuchung routinemäßig überprüft werden, damit ein Verständnis für ihre mögliche Verbindung mit dem Nervensystem erlangt werden kann. Beurteilt werden passive Zusatzbewegungen und physiologische Bewegungen sowie die Muskelfunktion, wobei das Muster der Veränderungen mit dem Muster neurodynamischer Tests verglichen wird. Ist z.B. bei der isolierten Untersuchung der hochzervikalen Gelenke die kontralaterale Seitneigung eingeschränkt, und verstärkt sich die Einschränkung durch den hochzervikalen Slump-Test und verändert sich durch eine strukturelle Differenzierung wieder, dann unterstreicht dies den neurodynamischen Bezug zu der muskuloskeletalen Dysfunktion. Die hochzervikale Flexion ist die Schlüsselbewegung zur Beurteilung einer muskulären Verbindung mit dem Nervensystem.

Level 1

Untersuchung

Zur Durchführung des hochzerviklen Slump-Tests auf Level 1 sitzt der Patient auf der Behandlungsbank, wie in der Startposition des Slump-Standardtests. Der Hauptunterschied zwischen diesem und dem allgemeinen Standardtest ist, dass die zervikale Komponente zum Schluss durchgeführt wird (entfernt beginnen). Eine Option besteht darin, die Bewegungen in einer Reihenfolge auszuführen, die Bequemlichkeit mit Sorgfalt verbindet. Im Sitzen können die Bewegungen in der folgenden Reihenfolge ausgeführt werden: Dorsalextension der Fußgelenke/Knieextension, lumbale und thorakale Flexion und abschließend zervikale Flexion.

Die Bewegungen enden mit dem ersten Auftreten von Symptomen, und eine modifizierte strukturelle Differenzierung erfolgt durch die Auflösung der Knieextension. Es ist nicht notwendig, alle Bewegungskomponenten einzusetzen oder diese endgradig auszuführen. Es kann z.B. angebracht sein, die Dorsalextension der Füße wegzulassen und nur Knieextension und eine lumbale/thorakale Flexion auszuführen. Wird der Kopfschmerz durch die thorakale Flexion reproduziert, werden die Strukturen auch durch die Auflösung der Knieextension oder der Dorsalextension der Fußgelenke differenziert. Da die Sorgfalt den Schlüssel zu dieser Technik bildet, ist es erforderlich, die zervikale Flexion mit der Hand zu unterstützen und zu kontrollieren und die Bewegung langsam und mit großer Aufmerksamkeit gegenüber den Symptomen des Patienten auszuführen.

Behandlung

Problematiken des Interfaces und der innervierten Gewebe können angepasst an den Gewebezustand nach der vom Therapeuten bevorzugten Methode behandelt werden. Da die Symptome des Patienten vermutlich leicht zu provozieren sind, ist es notwendig, Techniken mit nur geringer Kraft einzusetzen.

Neurale Slider

Slider stellen eine nützliche Behandlungsoption bei zervikogenen Kopfschmerzen mit einer neuralen Komponente dar, wenn es sich um ein Level-1-Problem handelt. Die Mobilisation kann durch einen bilateralen Straight Leg Raise ausgeführt werden (einseitiger Slider), während der Kopf in der für den Patienten angenehmsten Stellung positioniert wird. Meist ist diese eine hochzervikale Flexions-/Extensionsnullstellung oder eine leichte Extension, um die neurale Spannung zu verringern. Es kann erforderlich sein, die obere Halswirbelsäule mit Bezug zur mechanischen Diagnose zu positionieren. Bei einer Interfacedysfunktion des reduzierten Schließens in C1–C2 kann die Halswirbelsäule vor Beginn der neuralen Mobilisation beispielsweise in einer leichten lokalen Öffnung gelagert werden (kontralaterale Seitneigung). Auch wenn bei dieser speziellen Vorgehensweise keine Kopfbewegungen eingesetzt werden, kann durch einen ipsilateralen Straight Leg Raise mit großer Bewegungsamplitude ein Slider erzeugt werden, ohne dass viel Spannung entsteht, da die neuralen Gewebe der oberen Halswirbelsäule vor der neuralen Bewegung nicht verlängert werden. Folglich geht es v.a. um Bewegung, nicht um Spannung. Eine Alternative zur Verwendung des Straight-Leg-Raise-Tests ist eine sanfte Mobilisation des ipsilateralen MNT1.

Dasselbe gilt für solche Interfacedysfunktionen, bei denen die Startposition des Interfaces durch die Symptomatik des Patienten verändert werden muss.

Level 2

Untersuchung

Die Untersuchung von Kopfschmerzen mit dem hochzervikalen Slump-Test auf Level 2 besteht aus einem Slump-Standardtest, bei dem das Hauptaugenmerk jedoch auf der Analyse der hochzervikalen Strukturen liegt. In der Slump-Position werden hochzervikale Bewegungen palpiert, passiv bewegt, und damit verbundene Symptome werden untersucht. Manchmal werden Kopfschmerzsymptome durch den Level-2-Test ausgelöst oder reproduziert, aber häufiger ist eine verdeckte auffällige Reaktion (s. ➢ Kap. 5), die eine neurale Komponente des Problems aufzeigt. Dies zeigt sich normalerweise in einer leichten Steifigkeit der zervikalen Flexionskomponente des Tests, die sich durch die Auflösung der Knieextension verändert. Die Symptome können auch durch eine kontralaterale Seitneigung der Halswirbelsäule beeinflussbar sein, die häufig steifer ist als die ipsilaterale Seitneigung.

Behandlung

Slider

Die Level-2-Behandlung von Kopfschmerzen mit neurodynamischem Bezug besteht aus neuralen Slidern, Tensionern und Interfacetechniken. Eine gute Technik wird erreicht, indem Therapeut und Patient zusammenarbeiten, um korrekte Bewegungen auszuführen.

Bei Patienten mit zervikogenen Kopfschmerzen werden in einem Slider hochzervikale Bewegungen mit dem MNT1 oder mit Bewegungen der Beine kombiniert (➢ Abb. 9.17).

Das oben Beschriebene ist v.a. bei unilateralen Kopfschmerzen geeignet; bei symmetrischen Problematiken können die Bewegungen modifiziert werden. Anstelle des MNT1 können Bewegungen der Beine eingesetzt werden, und die Halswirbelsäulenbewegungen werden in der Sagittalebene ausgeführt, z.B. Flexion/Extension. So wird für einen distalen Slider die hochzervikale Extension mit einem Straight Leg Raise durchgeführt, während es für einen proximalen Slider umgekehrt ist.

Tensioner

Auf Level 2 können Tensioner in Form einer Kombination aus Flexion und kontralateraler Seitneigung der oberen Halswirbeläule und Bewegungen der Beine angewandt werden. Die Bewegungen werden ent-

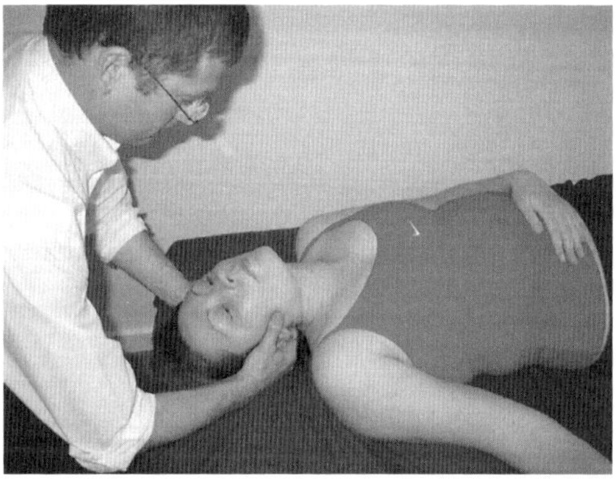

Abb. 9.17: Distaler Slider der oberen Halswirbelsäule bei Kopfschmerzen, mit hochzervikaler Extension und ipsilateraler Seitneigung im Rahmen des MNT1. Für einen proximalen Slider werden hochzervikale kontralaterale Seitneigung und Ellenbogenflexion eingesetzt.

sprechend der Bedürfnisse des Patienten abgestuft. Diese Techniken können auch mit dem MNT1 kombiniert werden.

Hochzervikaler Slump-Test – Level 3a

Der HZST leitet sich von den Prinzipien der neurodynamischen Sequenzierung ab, wie im Kapitel über allgemeine Neurodynamik erwähnt. Auf Level 3a wird der Slump-Standardtest mit sensitivierenden Bewegungen durchgeführt. Die wesentliche sensitivierende Bewegung ist die kontralaterale Seitneigung der oberen Halswirbelsäule. Es ist erforderlich, Handhaltung und Bewegungen zu verändern, um dieser Technik, die sich vom Slump-Standardtest unterscheidet, gerecht zu werden.

Hochzervikaler Slump-Test – Level 3b (lokalisiert)

Untersuchung

Technik

Nach meiner Erfahrung spielt die Level-3b-Untersuchung eine entscheidende Rolle bei der Beurteilung von Patienten mit zervikogenen Kopfschmerzen, die nur durch eine physische Untersuchung nicht leicht festzustellen sind. Sie ist sehr viel sensitiver als die Tests für die tiefer liegenden Segmente, denn die Kräfte sind auf die obere Zervikalregion ausgerichtet und daher spezifischer und lokalisierter.

Position: Der Patient liegt in Rückenlage, mit einem Kissen unter dem Kopf. Sein Körper ist symmetrisch ausgerichtet. Der Therapeut steht so, dass er von der Seite auf den Patienten blickt. Er plant seine Position so, dass er während der Technik einige kurze Schritte gehen kann, d.h., seine Füße sollten etwa einen Meter voneinander entfernt stehen. Der Therapeut legt die kraniale Hand unter das Okziput des Patienten. Die zweite Hand des Therapeuten legt sich mit dem Daumen-Zeigefinger-Zwischenraum von ventral auf den Unterkiefer des Patienten, sodass die hochzervikale Flexion durch die gemeinsame Aktion beider Hände ausgeführt wird. Der Therapeut sollte die korrekte Bewegung der hochzervikalen Flexion im Geiste vor sich haben. Sie wird durch die Rotation des Kopfes um eine Achse erzeugt, die ungefähr durch die Ohren des Patienten verläuft, so als wäre der Kopf ein Rad, das sich um seine Achse dreht. Die Bewegung sollte nicht zu einer Pro- oder Retraktion des Kopfes bzw. der Wirbelsäule führen. Es ist angebracht, diese Bewegung kurz zu üben, bevor mit dem übrigen Test fortgefahren wird. Der nächste Schritt besteht darin, zu überprüfen, ob der Patient mit dieser Kopfhaltung frei atmen kann und sich wohlfühlt. Der Therapeut sollte den Patienten fragen, ob er Kieferprobleme hat oder es wahrscheinlich ist, dass dies passieren könnte. Falls Kieferprobleme auftauchen, ist es evtl. nicht möglich, diese Technik einzusetzen. Es kann schon hilfreich sein, die Handhaltung zu verändern oder die hochzervikale Flexion nicht ganz so weit auszuführen (➤ Abb. 9.18).

Bewegung: Die Bewegungen des HZST sind hochzervikale Flexion, Flexion der unteren Halswirbelsäule, thorakale Flexion, lumbale Flexion und schließlich die Hüftflexion. Neben der Möglichkeit, die Problematik in der hochzervikalen Region gegenüber dem Slump-Standardtest genauer lokalisieren zu können, ermöglicht er außerdem eine einfache Entwicklung zur Level-3c-(multistrukturellen)-Untersuchung, und zwar durch die Position des Patienten und die Handhaltung des Therapeuten. Folglich stellt er ein Sprungbrett zwischen den Stufen 3a und 3c dar. Vor Beginn der ersten Bewegung (hoch-

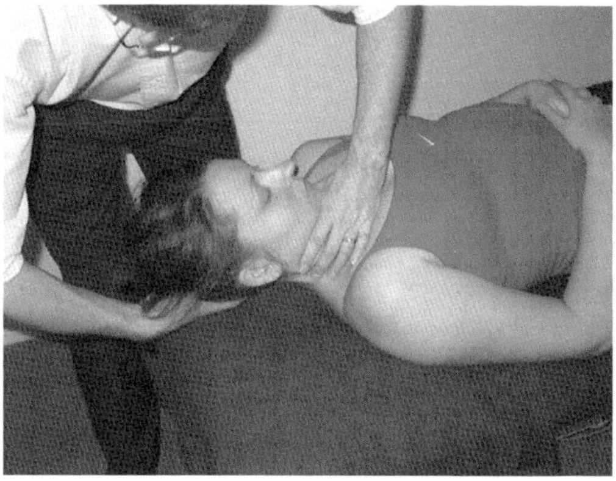

Abb. 9.18: Ausgangsposition und Handhaltung während des hochzervikalen Slump-Tests.

zervikale Flexion) erklärt der Therapeut dem Patienten, dass der Test eine Kopfbewegung zur Brust hin beinhaltet, und dass er sich unmittelbar nach der Kopfbewegung aufsetzen müsse. Er werde dem Patienten beim Aufsetzen helfen, aber der Kopf müsse in der Flexion gehalten werden. Falls es für den Patienten schwierig sei zu atmen oder zu sprechen, solle er einen Finger heben. Dann würden sie die Position aufgegeben und über eine Lösung des Problems diskutieren. Es kommt oft vor, dass Patienten in dieser Position nicht leicht sprechen können, wodurch es besonders wichtig wird, genau zu kommunizieren.

Die hochzervikale Flexion wird passiv vom Therapeuten ausgeführt, gefolgt von einer Flexion der unteren Halswirbelsäule. Daraufhin setzt sich der Patient auf, indem er zuerst seine Brustwirbelsäule flektiert, dann seine Lendenwirbelsäule und schließlich seine Hüftgelenke. An dieser Stelle dreht sich die am Okziput des Patienten liegende Hand auf dem Okziput, sodass sie sich dann, wenn die Endposition erreicht wird, in einer Stellung befindet, in der die hochzervikale Flexion vollständig gehalten werden kann. Demnach ist die Endstellung eine Slump-Position im Langsitz mit Betonung der hochzervikalen Flexion (➢ Abb. 9.19).

Strukturelle Differenzierung

Die strukturelle Differenzierung erfolgt dadurch, dass der Patient seine Knie beugt. Dies führt oft zu einer Verringerung der Symptome des Patienten und der vom Therapeuten gefühlten Steifigkeit der hochzervikalen Flexion.

Normale Reaktion

Die häufigste Reaktion asymptomatischer Probanden auf den HZST ist eine Steifigkeit in der Zervikalregion. Diese tritt jedoch nicht immer auf. Manche Menschen spüren nur ein Dehngefühl in der Thorakalregion. Der Schlüsselaspekt im klinischen Kontext ist es, zu ermitteln, ob sich Veränderungen in der Zervikalregion für den Therapeuten auffällig anfühlen. Dazu ist viel Übung und die Ausführung des Tests an vielen Menschen erforderlich. Mit zunehmender Erfahrung kann der Therapeut jedoch schnell beurteilen, ob sich der Test „wünschenswert" verhält. Gegenteilige Veränderungen sind Schmerzen sowie Festigkeit und Steifigkeit im Kopf oder in der

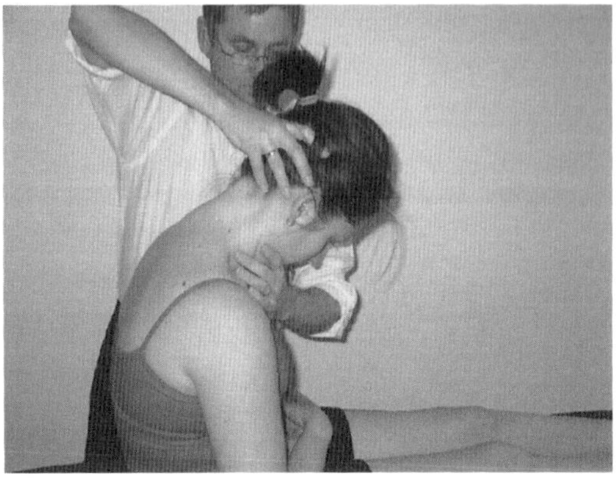

Abb. 9.19: Endposition des hochzervikalen Slump-Tests bei zervikogenen Kopfschmerzen.

Zervkalregion. Diese verändern sich durch die strukturelle Differenzierung und treten an derselben Seite auf wie der Kopfschmerz.

Hochzervikaler Slump-Test – Level 3c

Die Haupterweiterung dieser Teststufe gegenüber dem Level-3b-HZST besteht darin, dass die Strukturen des Interfaces und der innervierten Gewebe gleichzeitig getestet werden können. Dies beinhaltet öffnende und schließende Mechanismen der oberen zervikalen Gelenke und Kontraktionen der Muskulatur in diesem Gebiet.

Technik

Die Technik des HZST auf Level 3c besteht aus dem Level-3b-Test mit zusätzlichen Variationen von Seitneigung und Rotation, v.a. in die kontralaterale Richtung. Die mit Abstand am häufigsten auffällige Bewegung ist die kontralaterale Seitneigung, wodurch eine spezifische Berücksichtigung dieses Aspekts erforderlich ist.

Hat der Patient die endgradige hochzervikale Slump-Position erreicht, führt der Therapeut die kontralaterale Seitneigung der Gelenke der oberen Halswirbelsäule aus. Der Therapeut sollte mit den Rotationsachsen der einzelnen Gelenke vertraut sein, sodass die einwirkenden Kräfte spezifisch lokalisiert werden können. Das Ausmaß der Seitneigung sollte gering sein, weil diese Gelenkbewegung allgemein nur geringgradig möglich ist. Wenn sich ein großes Bewegungsausmaß zeigt, findet die Bewegung vermutlich nicht genau lokalisiert in den richtigen Gelenken statt und muss überprüft werden. Der Therapeut muss evtl. seine Grifftechnik ändern, um die einwirkenden Kräfte an die richtige Stelle zu lenken. Meist müssen die Finger der Hand, die das Okziput des Patienten hält, weiter gespreizt und näher an die Gelenke der oberen Halswirbelsäule angelegt werden, damit die Kräfte in dieser Region gesteuert werden können. Um die Seitneigung auf die ipsi- oder kontralaterale Seite zu lenken, wird die Bewegungsrichtung umgekehrt, nicht die Handhaltung verändert. Der Seitenvergleich der Lateralflexion in beide Richtungen ist essenziell. Wenn der Vorgang beendet ist, werden die Knie gebeugt und dieselben Bewegungen wiederholt. Häufig kommt es durch Extension und Flexion der Kniegelenke zu Veränderungen der kontralateralen Seitneigung, und normalerweise erhöht sich der spürbare Widerstand gegen die kontralaterale Seitneigung bei Knieextension (➢ Abb. 9.20).

Zusätzlich zur HZST-Überprüfung der öffnenden und schließenden Mechanismen der oberen Halswirbelsäule können auch die Muskeln dieser Region getestet werden. Der Therapeut gibt manuellen Widerstand gegen die aktive hochzervikale Extension und ipsilaterale Seitneigung. Dadurch spannen sich die Mm. rectus capitis an und üben einen Druck auf die Okzipitalnerven aus, was eine Beurteilung der dynamischen Zusammenhänge zwischen muskulären und neuralen Komponenten ermöglicht. Manchmal ist es notwendig, den Patienten hinsichtlich dieser Aktion zu schulen.

Zur strukturellen Differenzierung der oben beschriebenen Vorgänge werden die Knie gebeugt. In der abnormalen Position können die Symptome des Patienten meist reproduziert werden, oder es kommt zu einer verdeckten auffälligen Reaktion, allerdings eher, wenn die Knie extendiert sind.

Die Behandlung dieser Problematik beinhaltet Mobilisationen und Muskelentspannungstechniken, einschließlich der Contract-Relax-Technik in der neurodynamischen Position, abhängig davon, welche Strukturen betroffen sind.

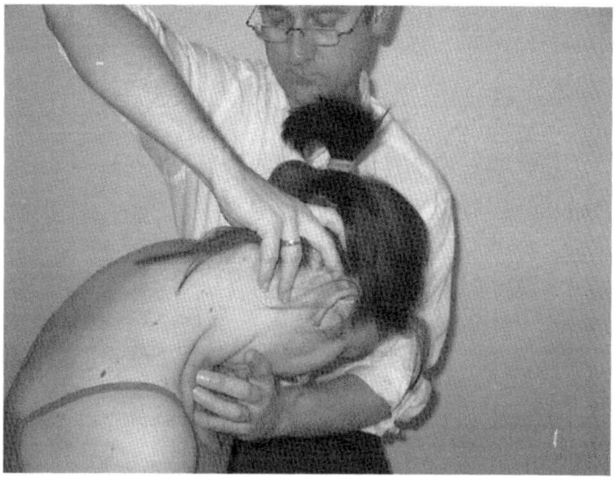

Abb. 9.20: Kontralaterale Seitneigung der oberen zervikalen Gelenke in der Endphase des hochzervikalen Slump-Tests bei Patienten mit zervikogenen Kopfschmerzen (Level 3c).

LITERATURANGABEN

IHS (International Headache Society): Members' Handbook. Scandinavian University Press, Oslo: 43–53; 2000

Shacklock M, Butler D, Slater H.: The dynamic central nervous system: structure and clinical neurobiomechanics. In: Boyling G, Palastanga N (Hrsg.), Modern Manual Therapy of the Vertebral Column, Churchill Livingstone, Edinburgh: 21–38; 1994

KAPITEL

10 Obere Extremität

10.1 Thoracic-outlet-Syndrom und Schulterschmerz

10.1.1 Einleitung

Probleme bei der Diagnose und der Behandlung

Thoracic-outlet-Syndrome werden kontrovers diskutiert, denn die Autoren sind sich hinsichtlich der Existenz, der diagnostischen Methodik und der Behandlung nicht einig. Zu dieser Uneinigkeit kommt es aus mehreren Gründen. Der erste Grund bezieht sich auf die Definition. Es gibt vermutlich verschiedene Formen des Thoracic-outlet-Syndroms, und unterschiedliche Praktiker des Gesundheitswesens untersuchen den Anteil ihres eigenen Bereiches an dieser Problematik. Auf die Untersuchung bezogen bedeutet dies, dass die erstellte Diagnose davon abhängig ist, welche Patienten man sieht. Folglich ist das erste Problem der Diagnostik der Fokus des Praktikers. Der Gefäßchirurg zieht in Erwägung, dass Veränderungen an den Gefäßen vorliegen. Der Neurologe sucht nach einer verminderten Leitgeschwindigkeit. Derselbe Patient kann bzgl. der vaskulären und neurologischen Situation als unauffällig eingestuft werden, und dennoch kann der behandelnde Therapeut durch sensitivierte neurodynamische Tests herausfinden, dass eine Neuropathodynamik vorhanden ist. Tatsächlich kann das Problem durch eine mechanische Irritation des Plexus brachialis verursacht werden, ohne dass vaskuläre oder neurologische Leitungsproblematiken entstehen.

Die Methode der Diagnostik stellt das zweite Rätsel dar. Der Gefäßchirurg untersucht die Blutgefäße, der Neurologe beurteilt die Leitgeschwindigkeit und der Therapeut testet die Neurodynamik. Da sich die verschiedenen Testverfahren radikal unterscheiden und das Syndrom verschiedenartige Komponenten beinhalten kann, versagt jede einzelne Untersuchungsmethode bei der Bestimmung aller kausalen Mechanismen. Dadurch entstehen falsch-negative Befunde.

Das dritte Problem entsteht, weil sich die normalen Reaktionen auf Untersuchungen (z.B. vaskuläre Tests mit einer Abduktion der Schulter) häufig mit auffälligen Reaktionen überschneiden. Dies erzeugt falsch-positive Ergebnisse und stellt die Spezifizität und Sensitivität der Tests in Frage. Im Gegensatz dazu haben neurodynamische Tests bei der Untersuchung von Neuropathodynamiken den Vorteil, dass ihre Funktion nachgewiesen werden konnte und sie sowohl bei normalen als auch bei symptomatischen Probanden ausgesprochen konsistent und verlässlich sind (Kenneally et al. 1988; Selvaratnam et al. 1994; Grant et al. 1995; Coveney et al. 1997; Selvaratnam et al. 1997; Coppieters et al. 2002). Dies bedeutet zumindest im Hinblick auf die Neurodynamik, dass die Unterscheidung zwischen normal und auffällig eigentlich recht einfach zu treffen ist.

Das vierte Problem ist, dass die Behandlung oftmals nicht feinfühlig genug ist für die Art des Thoracic-outlet-Syndroms, die möglicherweise vorliegt. Dies ist der Punkt, an dem sich der Praktiker, egal welchen Hintergrund er hat, *aller* kausalen Mechanismen und auch seiner eigenen Grenzen hinsichtlich der Diagnostik und Behandlung dieser Problematik voll bewusst sein muss und er den Patienten, falls erforderlich, an andere überweisen muss. Dies betrifft selbstverständlich auch die Therapeuten, deren Fähigkeiten und Fertigkeiten sich in erster Linie auf das muskuloskeletale System beziehen.

Die obige Diskussion macht deutlich, dass dogmatische Aussagen darüber, ob Thoracic-outlet-Syndrome existieren oder nicht, im Allgemeinen keinen

Wert für den Einzelnen haben, dessen Symptome möglicherweise aus dieser Region stammen. Im Endeffekt liegt der Schlüssel in einer sorgfältigen und detaillierten Analyse aller klinischen Befunde des Patienten. Im Folgenden werden relevante Neurodynamik und Behandlung dargestellt.

Spezifische Neuropathodynamiken der Thoracic-outlet-Region

Die neurodynamischen Vorgänge der Thoracic-outlet-Region werden durch einige Schlüsselvorgänge charakterisiert. Auf seinem Weg in die Peripherie läuft der Plexus brachialis in einem großen Bündel tief lateral zwischen der 1. Rippe und der Klavikula. Dadurch steht er in zentraler Verbindung zu den neuralen Elementen, dem mechanischen Interface und der spezifischen Neurodynamik. Der Plexus verhält sich wie ein Bündel Seile, die sowohl vom proximalen als auch vom distalen Ende aus gezogen und bewegt werden können, abhängig von den Bewegungen der Arme und der Wirbelsäule. Interessanterweise kann der Plexus sich unseren Beobachtungen zufolge auch in die kraniale Richtung um die erste Rippe biegen, wenn sich diese bei der Einatmung unter dem Plexus hebt. Distal der Schulter erzeugt dies bis in den Arm hinein eine proximale Bewegung der Nerven und deckt sich mit den Untersuchungen von McLennan und Swash (1976). Folglich stellen Atmung und Rippenbewegungen einen wesentlichen Bestandteil der Untersuchung und Behandlung eines Thoracic-outlet-Syndroms dar. Ein weiterer wichtiger Aspekt ist der Umstand, dass sich die Klavikula durch Depressionsbewegungen der Skapula von oben an den Plexus annähert. Dadurch wird der Plexus zwischen der 1. Rippe und der Klavikula in die Zange genommen, was in einigen Fällen zu Neuropathodynamiken beitragen kann. Diese können in Form einer hochstehenden 1. Rippe und einer Skapuladepression auftreten, v.a. wenn der Plexus bei Bewegungen von Arm und Wirbelsäule gegen das knöcherne Interface gleiten und sich biegen muss. Die Dynamik des Schultergürtels spielt daher eine entscheidende Rolle bei der Untersuchung und Behandlung des Thoracic-outlet-Syndroms.

Unseren Beobachtungen zufolge kommt es zu signifikanten Bewegungen des Plexus brachialis am thoracic outlet (an der oberen Thoraxapertur), die bei einem lateralen Shift der Halswirbelsäule und beim MNT1 besonders ausgeprägt sind. Bei 90° glenohumeraler Abduktion erzeugen Extensionsbewegungen von Ellenbogen, Handgelenk und Fingern in Kombination mit einem ipsilateralen Shift der Halswirbelsäule eine distale Gleitbewegung des Plexus brachialis. Eine proximale Gleitbewegung wird durch einen kontralateralen Shift der Halswirbelsäule sowie eine Flexion von Ellenbogen, Handgelenk und Fingern erzeugt. Die Spannung im Plexus wird durch einen kontralateralen zervikalen Shift mit Extension von Ellenbogen, Handgelenk und Fingern erhöht. Während dieses Vorgangs biegen sich einige Anteile des Plexus in ihrem Nervenbett in kraniale Richtung, und die Gleitamplitude ist bei diesen Spannungsbewegungen gegenüber denjenigen der oben beschriebenen Gleittechniken deutlich verringert. Es kann auch beobachtet werden wie sich der Durchmesser des Plexus verkleinert, wenn eine Spannung an ihn angelegt wird.

Neuropathodynamiken dieser Region können eine Ursache für Symptome sein, wie der folgende Fall zeigt, den uns die Manualtherapeutin Tiina Lahtinen-Suopanki aus Finnland freundlicherweise zur Verfügung gestellt hat.

Fallbeispiel

Ein Mann bekam durch ein fallendes Objekt einen Schlag auf die Region der Fossa supraspinata und Klavikula. Er hatte Schmerzen und Bewegungseinschränkungen in der Schulterregion, und der mediane neurodynamische Test 1 war auffällig. Die behandelnden Ärzte zögerten verständlicherweise, in dieser Region zu operieren. Frau Lahtinen-Suopanki war nicht zufrieden mit den Fortschritten des Patienten, weshalb ein Ultraschall zur Untersuchung der Dynamik des Plexus brachialis angeordnet wurde. Die Untersuchung zeigte im Vergleich zur kontralateralen Seite veränderte Bewegungsmuster des Plexus. Somit hatte der Chirurg eine klinische Indikation und operierte den Patienten, um den Nerv zu entlasten. Der Nerv wurde aus dem Narbengewebe, das mit dem umliegenden Gewebe verwachsen war, herausgeschnitten. Dem Patienten ging es sehr schnell besser, er verspürte keine Symptome mehr, sodass er an seinen Arbeitsplatz zurückkehren konnte. Dies ist ein exzellentes Beispiel dafür, dass die Neurodynamik eine der effektivsten Methoden zur Untersuchung eines Thoracic-outlet-Syndroms ist.

Dynamik des mechanischen Interfaces

Wir konnten in unseren Studien mit bildgebenden Verfahren beobachten, wie sehr sich das Interface durch Bewegungen des Schultergürtels verändert. In dem Raum zwischen 1. Rippe und Klavikula ist das Ausmaß des Öffnens und Schließens des Interfaces immens. Von der endgradig geschlossenen zur endgradig geöffneten Position können die Dimensionen um den Plexus brachialis um mehr als 100% vergrößert werden. Dies bietet eine ausgezeichnete Grundlage und ein großes Potenzial dafür, den Aspekt des Öffnens und Schließens um den Plexus brachialis als Behandlungsform aufzugreifen.

Ein weiterer Aspekt des zum Thoracic-outlet-Syndrom gehörenden mechanischen Interfaces ist das Verhalten der Mm. scaleni. Wenn sie sich kontrahieren, wird ein Druck auf den Plexus brachialis ausgeübt, denn dieser verläuft zwischen dem M. scalenus anterior und dem M. scalenus medius. Daher ist die Dynamik dieser Muskeln, der 1. Rippe und der Halswirbelsäule ebenfalls von Bedeutung.

10.1.2 Klinische Merkmale

Die klinischen Merkmale des Thorakalsyndroms sind Schulterschmerzen, die häufig in der anterioren und inferioren Schulterregion lokalisiert sind. Auch wenn dies nicht immer der Fall ist, verbreiten sich die Symptome oftmals distal im Verlauf des N. ulnaris durch die Axilla in die mediale Seite des Arms, Ellenbogens, Unterarms und in Richtung der beiden ulnaren Finger. Bei anderen Patienten können die Symptome einer fleckenartigen Irritation des Plexus brachialis entsprechen, bei der sie im Versorgungsgebiet eines beliebigen Spinalnervs von C5–C8 auftreten können. Gelegentlich kann es zu dorsalen Schulterschmerzen kommen.

Der mediane neurodynamische Test 1 ist normalerweise ausreichend, um das Problem zu entdecken. Wenn die Problematik in erster Linie die ulnaren Bereiche der oberen Extremität betrifft, kann der ulnare Test verwendet werden. Das Problem wird i.d.R. durch wiederholte Aktivitäten des Arms provoziert, und der Praktiker sollte besonders auf die Dynamik des Schultergürtels achten, weil diesem Aspekt eine Schlüsselrolle zukommt. Das mechanische Muster tendiert zu einem der zwei folgenden Bilder. Im ersten Bild kommt es an den Mm. trapezius descendens und levator scapulae zu einer hyperaktiven Schutzdysfunktion, bei der die Skapula in Elevation gezogen wird, um die Kräfte auf den Plexus brachialis zu verringern. Im zweiten Bild zeigt sich eine Hypoaktivität des M. trapezius descendens und der assoziierten Muskeln, wodurch die neuralen Elemente bei wiederholten Bewegungen nicht ausreichend geschützt sind. Die Behandlung der verschiedenen Probleme ist darauf ausgerichtet, die Dynamik des Schultergürtels zu normalisieren, um die Neurodynamik zu verbessern. Außerdem werden neurodynamische Techniken eingesetzt, um die innere Dynamik des Plexus brachialis zu normalisieren.

10.1.3 Physische Untersuchung und Behandlung

Mechanisches Interface

Eine Beurteilung des mechanischen Interfaces besteht aus einer Untersuchung der Dynamik des gesamten Schultergürtels und der damit verbundenen muskuloskeletalen Strukturen, einschließlich der Haltungen und Bewegungen der Halswirbelsäule, der skapulothorakalen und glenohumeralen Gelenke, der 1. und 2. Rippe sowie der Länge und Funktion der Mm. scaleni, trapezius descendens und levator scapulae. Es ist besonders wichtig, die Bewegung dieser Strukturen manuell zu spüren und die möglichen öffnenden und schließenden Bewegungen auszuführen, um Informationen über die Beziehung zwischen diesen Aspekten und dem Nervensystem zu erhalten. Die relevanten Bewegungen umfassen die passiven Skapulabewegungen der Elevation,

Depression, Pro- und Retraktion, die Muskellänge, und in fortgeschrittenen Fällen eine Kombination der Untersuchung dieser Strukturen mit neurodynamischen Tests, wie später beschrieben. Auf Level 1 werden die Tests vorsichtig ausgeführt, insbesondere in Bezug auf Schlussbewegungen wie Depression und Retraktion mit Inspiration sowie auf Bewegungen, die eine Spannung im Nervensystem erzeugen, z.B. glenohumerale Abduktion und Ellenbogenextension. Auf höheren Untersuchungsstufen wird der Praktiker zunehmend sicherer in der Beurteilung dieser Bewegungen werden und Tests bzw. Behandlung stärker multifaltoriell gestalten (z.B. Level 3c).

Schlussdysfunktionen des Interfaces

Level 1

Zur Behandlung des mechanischen Interfaces bei einem Thoracic-outlet-Syndrom auf Level 1 wird das Interface so weit wie möglich geöffnet. Die erste Progressionsstufe besteht aus der statischen Öffnung, die der Patient zu Hause ausführen kann, wenn dies angebracht ist. Der Patient liegt in kontralateraler Seitlage, somit in entlasteteter Position für das Nervensystem des oberen Quadranten (auf N. medianus oder ulnaris bezogen), wobei ein besonderer Schwerpunkt auf der Elevation und Protraktion der Skapula liegt. Diese Positionen vergrößern die Distanz zwischen Klavikula und 1. Rippe und nehmen den Druck vom Plexus brachialis. Die Bewegung kann durch den Therapeuten gefördert werden, indem sie zunächst passiv durchgeführt wird. Wenn möglich, wird auch die Atmung eingesetzt, deren Einfluss dem Patienten vorher erklärt wird. Ein tiefes Ausatmen vergrößert den Abstand zwischen Klavikula und 1. Rippe, und kann mit einer Elevation der Skapula kombiniert werden. Die Ausatmung verringert außerdem die Biegung des Plexus um die 1. Rippe.

Weitere Fortschritte beinhalten die dynamische Öffnung für die Skapula in Richtung der Elevation und Protraktion sowie die Mobilisation der 1. Rippe nach kaudal. Durch die Mobilisation wird die Rippe vom Plexus brachialis entfernt, v.a. wenn die Beweglichkeit der 1. Rippe eingeschränkt ist oder sie zu hoch steht. Im Allgemeinen wird auf Level 1 sehr sanft mobilisiert, damit keine Symptome ausgelöst bzw. provoziert werden, denn die lokalen Weichteile sind oft empfindlich.

Level 2

Der erste Fortschritt öffnender Techniken auf Level 2 besteht darin, das Interface weiter zu öffnen als auf Level 1. Folglich werden Rippenmobilisationen nach kaudal stärker endgradig durchgeführt. Außerdem kann eine manuelle Depression der 1. Rippe ausgeführt werden, während der Patient ausatmet, um den Raum des Plexus brachialis maximal zu erweitern. Gleichzeitig kann die Skapula aktiv angehoben werden.

Die zweite Progression auf Level 2 sieht vor, mit einem geringfügigen Schließen zu beginnen. Der Therapeut testet die Bewegung, indem er die Skapula sanft in die Depression drückt, während der Patient langsam einatmet. Treten keine Symptome auf, kann die Technik fortgesetzt werden. Zu beachten ist, dass in dieser Phase keine neurodynamischen Techniken in Verbindung mit dem Schließen durchgeführt werden. Das Ausmaß des Schließens kann gesteigert werden, bis das volle bzw. annähernd volle Bewegungsausmaß erreicht ist.

An dieser Stelle ist es wichtig zu wiederholen, dass der Patient instruiert wird, mobilisierende Heimübungen auszuführen.

Level 3c

Dysfunktion des reduzierten Öffnens mit neuraler Komponente

Zeigt sich beim Patienten eine eingeschränkte kaudale Bewegung der 1. Rippe, in Verbindung mit einer neurodynamischen Komponente wie z.B. Spannung oder Gleiten, kann die Behandlung auf beide Komponenten gleichzeitig ausgerichtet sein, indem 1. und/oder 2. Rippe mobilisiert werden (➤ Abb. 10.1).

Reduziertes Schließen des Interfaces mit neuralen Gleit- und Spannungsdysfunktionen

Gleiten: Die Technik wird ausgeführt, indem der Patient die entsprechenden distalen und proximalen Gleitbewegungen des Plexus brachialis erzeugt, wäh-

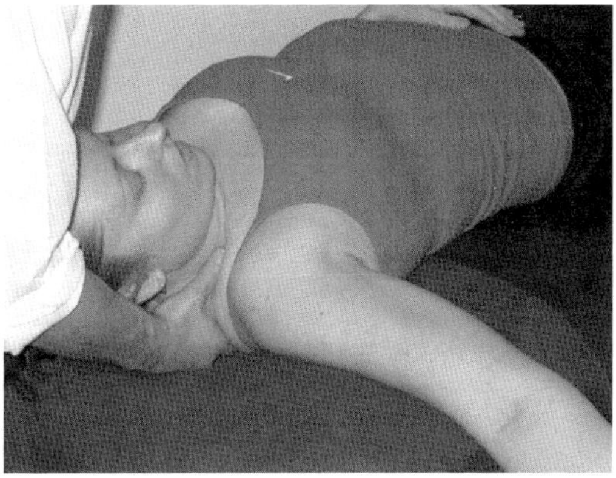

Abb. 10.1: Mobilisation der 1. Rippe nach kaudal, während der Patient den medianen neurodynamischen Test 1 ausführt (Level-3c-Behandlung).

rend der Therapeut das Interface in eine geschlossene Position bringt. Die Skapula wird in der MNT1-Position in die Depression gedrückt, während der Patient einatmet und neurale Slider ausgeführt werden.

Spannung: Die Bewegungen werden in Form eines MNT1-Tensioners koordiniert, bei dem die Extension des Ellenbogens und kontralaterale Seitneigung der Halswirbelsäule zusammen mit der Einatmung eingesetzt werden, wie zuvor im Abschnitt über die Untersuchung beschrieben.

Neurodynamik

Level 1

Die neurodynamische Untersuchung des thoracic outlet wird zunächst auf Level 1 durchgeführt. Der Patient liegt in Rückenlage, in der das Nervensystem entlastet ist, wie in den Beschreibungen zur Untersuchung der neuralen Elemente der Halswirbelsäule dargestellt. Ein wesentlicher Punkt ist allerdings, dass sich die Skapula im Gegensatz zur 1. Rippe in Elevation befindet. Dies kann beinhalten, dass der Patient seine Atmung während der Untersuchung kontrolliert. Zu Beginn der Untersuchung sollte der Brustkorb vollständig entspannt sein. Die Beobachtung der Atmung und der Brustkorbbewegungen gehört mit zur Untersuchung.

Die neurodynamische Untersuchung eines Thoracic-outlet-Syndroms besteht auf Level 1 aus der Durchführung des unterstützten medianen neurodynamischen Tests 1 (s. Standardtests ➢ Kap. 7). Bei dieser Vorgehensweise wird der Test langsam und sorgfältig in der folgenden Bewegungsreihenfolge ausgeführt:

1. Extension/Supination des Handgelenks.
2. Sanfte Extension des Ellenbogens in Richtung der äußeren Bewegungsbahn bis zu einem Punkt, der für den Patienten akzeptabel ist und dem Therapeuten genügend Informationen liefert.
3. Sanfte und langsame glenohumerale Abduktion bis zum ersten Auftreten von Symptomen.
4. Für eine modifizierte strukturelle Differenzierung wird die Extension des Handgelenks aufgelöst.

Wenn die gewählte Technik den ulnaren neurodynamischen Test beinhaltet, sieht die neurodynamische Bewegungssequenz folgendermaßen aus:

1. Extension/Pronation des Handgelenks.
2. Ellenbogenflexion.
3. Glenohumerale Außenrotation.
4. Glenohumerale Abduktion.
5. Auflösung der Handgelenksextension oder eine geringfügige Reduktion der Ellenbogenflexion zu Differenzierungszwecken.

Die neurodynamischen Level-2-Untersuchungstechniken für ein Thoracic-outlet-Syndrom entsprechen den Standardtests für die Nn. medianus und ulnaris.

Level 3a – Neurodynamisch sensitiviert

Zur Untersuchung eines Thoracic-outlet-Syndroms auf Level 3a werden zusätzlich die kontralaterale zervikale Seitneigung und Depression der Skapula eingesetzt. Es werden also die sensitivierten medianen und ulnaren neurodynamischen Tests angewandt. Es sind dieselben Tests wie für die Halswirbelsäule.

Level 3b – Sensitiviert durch neurodynamische Sequenzierung

Das Ziel der Sensitivierung auf Level 3b bei einem Thoracic-outlet-Syndrom ist es, die neurodynamischen Kräfte durch eine veränderte neurodyna-

mische Sequenz möglichst in der Thoracic-outlet-Region zu lokalisieren. Dementsprechend ist die Technik bei Verwendung des MNT1 die Folgende:
1. Depression der Skapula.
2. Glenohumerale Abduktion und Außenrotation, jeweils bis etwa 90° oder soweit es möglich ist.
3. Kontralaterale Seitneigung der Halswirbelsäule.
4. Ellenbogenextension.
5. Extension/Supination des Handgelenks.

Die Sensitivierung kann im Rahmen des ulnaren neurodynamischen Tests stattfinden, wobei die folgende Sequenz zum Einsatz kommt:
1. Depression der Skapula.
2. Glenohumerale Abduktion und Außenrotation, jeweils bis etwa 90° oder soweit es möglich ist.
3. Kontralaterale Seitneigung der Halswirbelsäule.
4. Ellenbogenflexion.
5. Extension/Pronation des Handgelenks.

Level 3c – Multistrukturell

Schlussdysfunktionen des Interfaces (Rippenbewegungen) und Spannungsstörungen

Hierfür wird der mediane neurodynamische Test 1 ausgeführt, evtl. mit einem gewissen Grad an kontralateraler Seitneigung der Halswirbelsäule. Die Skapula wird manuell in die Depression gedrückt, während der Patient die Mm. trapezius descendens und levator scapulae entspannt. Zu Ende des Tests (sorgfältig von Therapeut und Patient gemeinsam bestimmt) atmet der Patient tief ein, um die 1. Rippe in Richtung des Plexus brachialis anzuheben. Diese Bewegung biegt den Plexus nach kranial und bewirkt, ausgehend von der 1. Rippe, eine verstärkte Spannung und einen erhöhten Druck auf seine tiefer liegenden (ulnaren) Anteile. Folglich beinhaltet dieser Vorgang Spannungs- und Kompressionseffekte. Während der strukturellen Differenzierung durch Auflösung der Handgelenksextension wird der Atem angehalten.

Dysfunktionen des reduzierten Schließens mit Gleitstörungen nach proximal oder distal

Auch das Testverfahren für diese Dysfunktion beinhaltet die Inspiration und Depression der Skapula. Außerdem werden distale und proximale Bewegungen der neuralen Elemente erzeugt, während

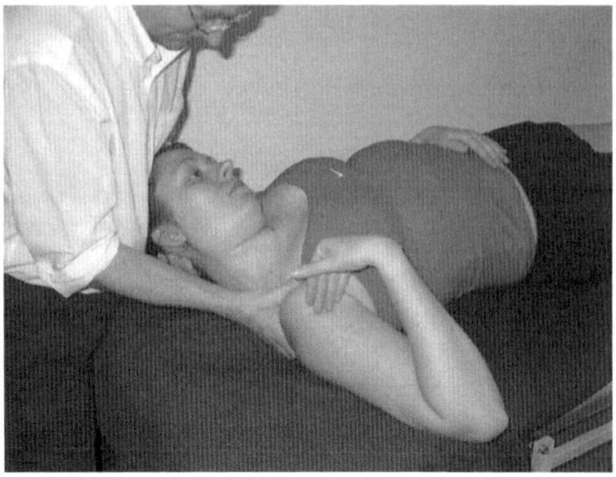

Abb. 10.2: Proximaler Slider für den Plexus brachialis am thoracic outlet mit Schlussmechanismus (Depression der Skapula und Einatmung), mit kontralateraler Seitneigung und Ellenbogenflexion.

über das Interface ein Druck auf den Plexus brachialis ausgeübt wird. Die Tests für diese Dysfunktionen sind der mediane oder ulnare neurodynamische Test. Diesmal wird die Halswirbelsäule jedoch in Seitneigung bewegt, während zusätzlich die distalen Bewegungen des medianen neurodynamischen Tests ausgeführt werden. Demnach ist die Bewegungssequenz für den MNT1 wie folgt:
1. Depression der Skapula.
2. Glenohumerale Abduktion/Außenrotation.
3. Extension von Handgelenk und Fingern, Supination des Unterarms.
4. Inspiration.
5. Proximaler Slider. Kontralaterale zervikale Seitneigung, Ellenbogenflexion, Flexion von Handgelenk und Fingern (➢ Abb. 10.2).
6. Distaler Slider. Ipsilaterale zervikale Seitneigung/Ellenbogenextension, Extension von Handgelenk und Fingern (➢ Abb. 10.3).

10.2 Pronatortunnelsyndrom

Das Pronatorsyndrom zeigt sich meist in Form von Schmerzen in der Region des ventromedialen Unterarms, mit oder ohne Empfindungen von Nadelstechen, und im Versorgungsgebiet des N. medianus.

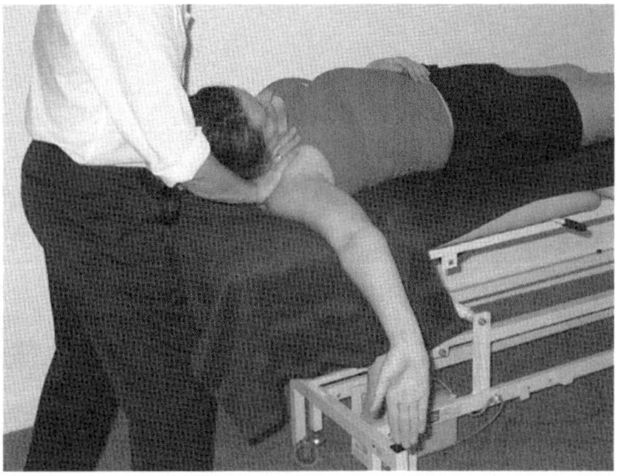

Abb. 10.3: Distaler Slider für den Plexus brachialis am thoracic outlet mit Schlussmechanismus (Depression der Skapula und Einatmung), mit ipsilateraler Seitneigung und Ellenbogenextension.

Manchmal kann sich der Schmerz auch vom Ellenbogen aus in den ventralen Unterarm/Handgelenk ausbreiten. Dieses Problem wird häufig mit einem Golferellenbogen oder einer ulnaren Neuritis verwechselt, da die Symptome am medialen Ellenbogen lokalisiert sind. Im Allgemeinen werden die Symptome durch wiederholte Aktivitäten provoziert, bei denen der M. pronator eingesetzt wird wie z.B. ziehende und zugreifende Bewegungen mithilfe von Ellenbogen- und Pronationsbewegungen. Auch Wurfbewegungen können eine mögliche Ursache sein.

Die Beurteilung beinhaltet eine neurologische Untersuchung und den MNT1 und/oder MNT2, abhängig von der Entscheidung des Therapeuten. Wesentliche Aspekte sind auch die Palpation des N. medianus am Ellenbogen und Tests des mechanischen Interfaces, die über eine Dehnung und Kontraktion der pronatorisch arbeitenden Muskulatur erfolgen, und zwar je nach Level der Untersuchung in Verbindung mit oder ohne Tests des N. medianus.

Mechanisches Interface

Level 1 und 2

Der ursächliche Mechanismus des Pronatorsyndroms ist i.d.R. ein übermäßiges Schließen. Dementsprechend wird auf Level 1 die statische Öffnung für den N. medianus am Ellenbogen gewählt, für die der Ellenbogen in ca. 60°–90° Flexion und der Unterarm in Pronation positioniert werden. Somit wird sowohl die Spannung im M. pronator als auch Druck und Spannung im N. medianus reduziert. Handgelenk und Finger werden in Nullstellung positioniert, die Schulter wird in Elevation gelagert. Diese Schulterposition kann der Patient bei Bedarf als Ruheposition zur Schmerzlinderung einnehmen.

In der nächsten Progressionsstufe wird die dynamische Öffnung durch eine Mobilisation in Richtung der Pronation durchgeführt, jedoch aus einer relativ neutralen Stellung.

Auf Level 2 wird die Schlusstechnik eingesetzt. Diese wird in derselben Flexions-/Extensionsstellung des Ellenbogens ausgeführt wie die vorherige Technik. Der Unterarm wird sanft supiniert, um den M. pronator teres zu verlängern. Dadurch entsteht ein leichter Druck auf den Nerv. Das Ziel ist es, seine Sensitivität gegenüber diesen Kräften zu verringern und den Nerv auszuwringen, sodass venöser und arterieller Blutfluss zunehmen. Entwickelt sich das Problem im oberen Ende des 2. Levels, besteht die Technik aus einer aktiven Pronation gegen manuellen Widerstand, unmittelbar gefolgt von einer passiven Verlängerung der Muskulatur, um das Interface zu lösen.

Neurale Komponente

Distale Gleitdysfunktion

Eine distale Gleitdysfunktion im Rahmen eines Pronatorsyndroms liegt dann vor, wenn der N. medianus am Ellenbogen eine Pathodynamik in Richtung der distalen Bewegungen zeigt. Sie zeigt sich, wenn eine Bewegung, die zu distalen Bewegungen des N. medianus führt, eine Zunahme der Symptome bewirkt. Demnach kann eine distale Gleitdysfunktion vorliegen, wenn sich die Symptome in der Position des MNT1 durch ipsilaterale zervikale Seitneigung und Auflösung der kontralateralen zervikalen Flexion verstärken, oder wenn sie sich durch eine kontralaterale zervikale Seitneigung verringern. In diesem Fall sieht die Behandlung auf Level 1 vor, den Nerv nach proximal gleiten zu lassen, weg von der provozierenden Richtung (Position entfernend/Bewegung

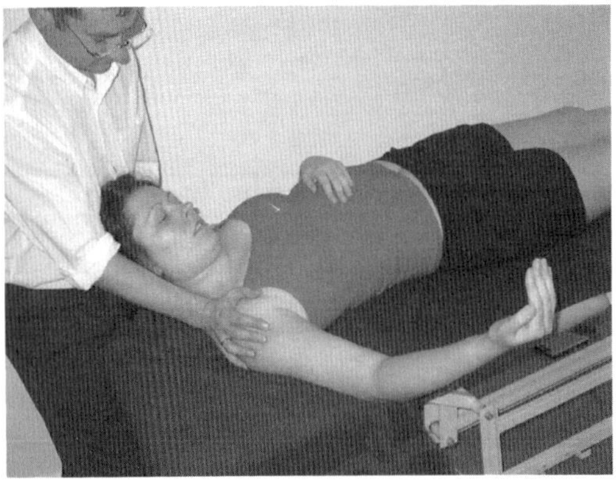

Abb. 10.4: Proximaler Slider für den N. medianus bei einer distalen Level-1-Gleitdysfunktion des Nervs.

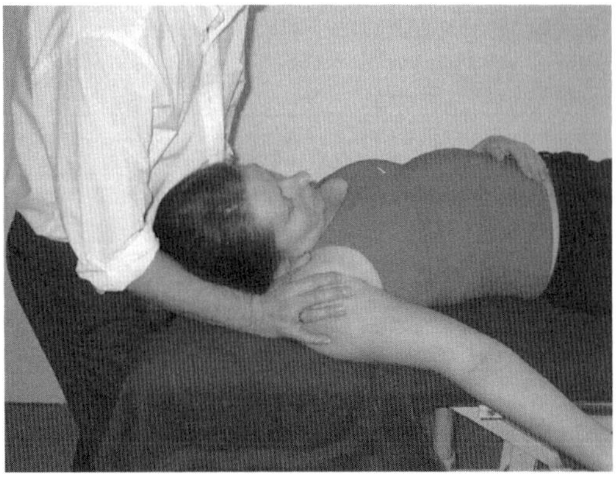

Abb. 10.5: Distale Slider-Technik auf dem oberen Level 2. Bewegungen: Extension von Handgelenk und Fingern, ipsilaterale zervikale Seitneigung.

entfernend). Die Technik sieht daher folgendermaßen aus:

Position des Patienten: für den MNT1 ca. 20°–30° Ellenbogenflexion, Unterarm in einer angenehmen Pro-/Supinationsstellung, Flexion von Handgelenk und Fingern, um durch eine distale Spannungsreduktion proximale Bewegungen des Nervs zu ermöglichen, 45°–90° glenohumerale Abduktion (Schulterabduktion zieht den N. medianus nach proximal) – das Abduktionsausmaß muss wohl überlegt werden und ist abhängig von der Symptomatik des Patienten. Der Patient kann seinen Arm auf der Behandlungsbank ablegen, mit Kissen oder Handtüchern kann der Arm entspannt gelagert werden. Nun stabilisiert der Therapeut die Skapula, während die kontralaterale zervikale Seitneigung ausgeführt wird, um den Nerv nach proximal zu ziehen (Bewegung weg von der Richtung der Dysfunktion). Bei dieser Technik sollten keine klinischen Symptome ausgelöst werden (➢ Abb. 10.4).

Zum unteren Level 2 hin wird weniger Schulterabduktion eingesetzt, damit während der Positionierung mehr distale Bewegung entstehen kann. Die Bewegungen der Halswirbelsäule bleiben gleich. Um den Nerv weiter distal zu platzieren, können auch Handgelenk und Finger extendiert werden. Auf dem oberen Level 2 sind die Positionen und Bewegungen die Folgenden:

Position: Seitneigung der Halswirbelsäule, der Arm des Patienten liegt dicht seitlich neben dem Körper, Elevation der Skapula, der Ellenbogen ist so weit extendiert, wie dies angenehm ist.

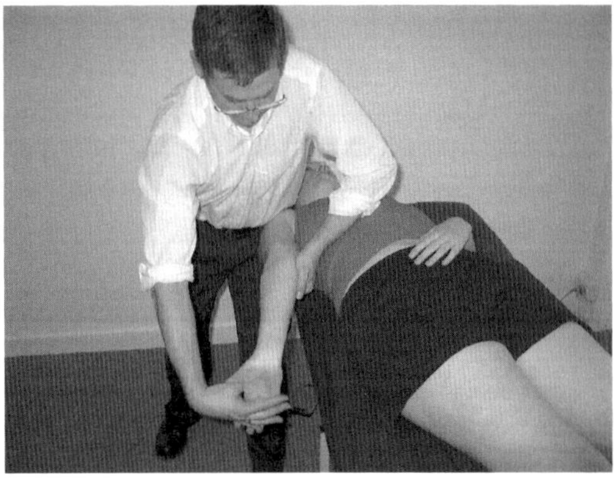

Abb. 10.6: Distale Slider-Technik auf dem oberen Level 2. Elevation der Skapula und Handgelenksextension.

Bewegungen: Die obere Extremität wird so unterstützt, dass es angenehm ist, und eine Extension von Handgelenk und Fingern sowie eine ipsilaterale zervikale Seitneigung werden ausgeführt (➢ Abb. 10.5).

Auf dem oberen Level 2 entspricht die Mobilisation einem extensiveren distalen Slider und wird als Teil des MNT2 durchgeführt. Die Bewegungen sind Elevation der Skapula und Extension von Handgelenk und Fingern (➢ Abb. 10.6).

Proximale Gleitdysfunktion

Eine proximale Gleitdysfunktion zeigt sich durch eine Symptomverstärkung bei proximalen Bewegungen des N. medianus und eine Symptomreduktion bei distalen Bewegungen des Nervs. In der Position des MNT1 verstärken sich die Symptome durch eine kontralaterale Seitneigung der Halswirbelsäule und durch eine *Flexion* von Handgelenk und Fingern. Bei der Level-1-Behandlung dieser Dysfunktion wird der Nerv in eine distale Position gebracht und dann nach distal bewegt (Position entfernend/Bewegung entfernend).

Position des Patienten: Ellenbogen in ca. 20°–30° Flexion, Handgelenk und Finger in angenehmer Nullstellung, Unterarm in angenehmer Pronationsstellung, der Arm des Patienten liegt seitlich neben dem Körper, ipsilaterale Seitneigung der Halswirbelsäule.

Bewegungen: Extension von Handgelenk und Fingern, um den N. medianus am Ellenbogen nach distal zu ziehen. Diese Technik ähnelt im Prinzip den Techniken in späteren Phasen einer distalen Gleitdysfunktion, jedoch wird sie hier sanfter und angepasst an die Bedürfnisse des Patienten durchgeführt, da sie auf einer unteren Stufe eingesetzt wird.

Erreicht der Patient die unteren Bereiche von Level 2, wird bis zu einem gewissen Grad die Schulter in Abduktion und die Halswirbelsäule in kontralateraler Seitneigung eingestellt, um den N. medianus am Ellenbogen weiter proximal zu positionieren, während wiederum eine Extension von Handgelenk und Fingern ausgeführt wird (Position annähernd/Bewegung entfernen). Im Verlauf der Progression zum oberen Level 2 werden Positionen und Bewegung wie im Folgenden verändert:

Position: Flexion von Handgelenk und Fingern, Halswirbelsäule in Nullstellung, Schulter bis ca. 90° Abduktion, abhängig vom Patienten.

Bewegungen: kontralaterale zervikale Seitneigung, während die Skapula stabilisiert wird. Diese Technik ähnelt der bei frühen Phasen der distalen Gleitdysfunktion, allerdings wird das Glenohumeralgelenk nun mehr in Abduktion gelagert, um den N. medianus am Ellenbogen vor der Mobilisation weiter proximal zu positionieren (Position annähernd/Bewegung annähernd). Eine andere Möglichkeit, diese Technik durchzuführen, ist der Einsatz der MNT2 Slider-Option (➤ Abb. 10.7).

Bis hierher ist dem Leser sicherlich aufgefallen, dass die Behandlung der proximalen Gleitdysfunktion auf den unteren Stufen der Behandlung der distalen Gleitdysfunktion auf höheren Stufen gleicht. Dies ist ein gemeinsames Merkmal aller Gleitdysfunktionen, ist eindeutig beabsichtigt, und basiert auf dem System der Progression, das im ➤ Kap. 8 zur Methodik der Behandlung vorgestellt wird. Dieses System ermöglicht eine frühe Behandlung der pathophysiologischen Mechanismen und baut sich langsam weiter auf, um die pathomechanischen Problematiken zu berücksichtigen, wenn sich das Problem langam beruhigt und mechanische Behandlungen besser toleriert.

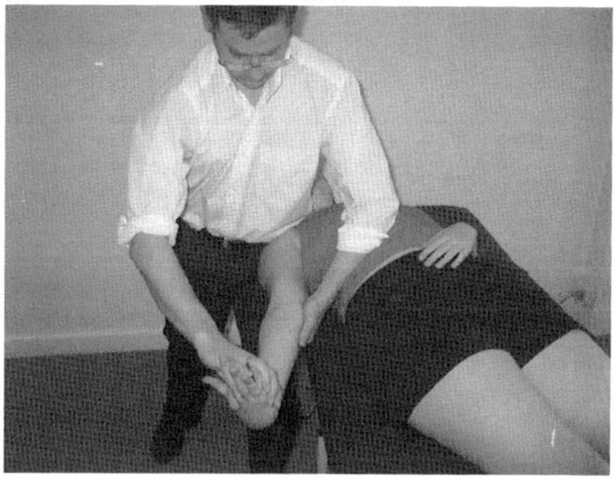

Abb. 10.7: Proximaler Slider für den N. medianus am Ellenbogen unter Verwendung des medianen neurodynamischen Tests 2. Durchführung einer Depression der Skapula und einer Extension von Handgelenk und Fingern. Das Ausmaß der glenohumeralen Abduktion kann variiert werden.

Spannungsdysfunktion

Die Spannungsdysfunktion zeigt sich bei einem Pronatorsyndrom durch eine Symptomverstärkung bei zunehmender Spannung des N. medianus am Ellenbogen. Daher werden die Symptome in jeder neurodynamischen Testposition für den N. medianus durch kontralaterale Seitneigung der Halswirbelsäule und Extension von Handgelenk und Fingern verstärkt. Die Symptome verringern sich, wenn eine dieser Bewegungen aufgelöst wird. Für die Behandlung auf Level 1 wird der Nerv in eine entlastete Position gebracht, die der Entlastung des N. medianus entspricht. Diese wird im Abschnitt über die Halswirbelsäule beschrieben (➤ Abb. 9.13). Daraufhin

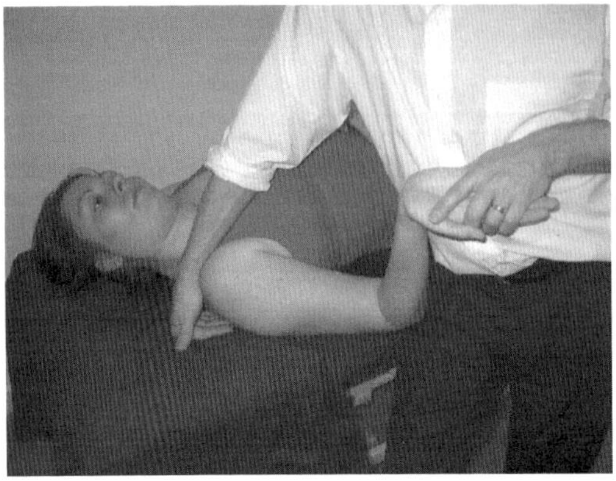

Abb. 10.8: Level-1-Tensioner für den N. medianus am Ellenbogen. Kontralaterale Seitneigung und Handgelenksextension bei gebeugtem Ellenbogen und stabilisierter Skapula.

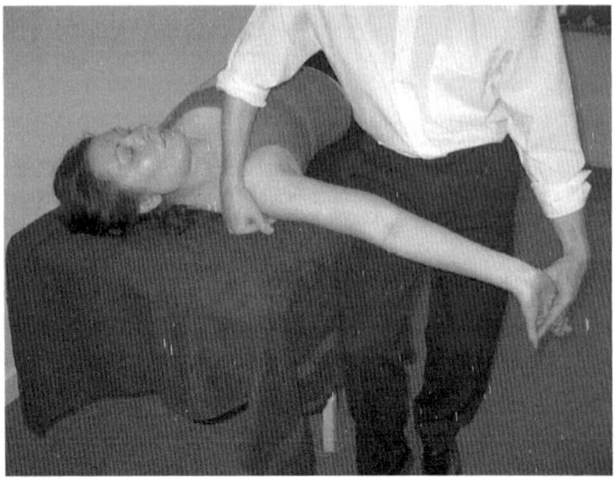

Abb. 10.9: Sanfte Technik eines Tensioners für den N. medianus auf Level 3a. Kontralaterale Seitneigung, Depression der Skapula, glenohumerale Abduktion und Extension von Handgelenk und Fingern, während mithilfe der Ellenbogenextension mobilisiert wird.

kann die folgende Mobilisation bzw. Heimübung ausgeführt werden.

Position des Patienten: Ellenbogen in etwa 90° Flexion, Handgelenk und Finger in Nullstellung, der Arm des Patienten liegt seitlich neben dem Körper, Skapula leicht in Elevation, ipsilaterale Seitneigung der Halswirbelsäule.

Bewegungen: Extension von Handgelenk und Fingern sowie kontralaterale zervikale Seitneigung, um von beiden Enden eine geringe Spannung auf den N. medianus zu bringen. Auf dem oberen Level 1 kann die Spannung erhöht werden, indem der Ellenbogen weiter in Extension eingestellt wird. Die Bewegungen der Halswirbelsäule und des Handgelenks bleiben gleich (> Abb. 10.8).

Auf dem 2. Level werden die gleichen Bewegungen ausgeführt, jedoch wird das Schultergelenk bis 45° abduziert. Auf dem oberen 2. Level werden die Bewegungen aus 90° Schulterabduktion ausgeführt. Für die Technik auf Level 3a wird die Ellenbogenextension gewählt. Allerdings wird die Position zusätzlich durch eine geringfügige Depression der Skapula und eine kontralaterale zervikale Seitneigung sensitiviert. Im Endeffekt handelt es sich hierbei um eine Serie von Progressionen des MNT1 (> Abb. 10.9).

Bei der neurodynamischen Level-3b-Untersuchung beginnt die Technik mit der Extension/Supination des Ellenbogens, und die übrigen Komponenten des MNT1 werden von beiden Enden aus hinzugefügt. Zur Mobilisation wird die glenohumerale Abduktion eingesetzt. Letztlich ähnelt der Test dem MNT2. Er sollte dennoch als MNT1 durchgeführt werden, weil die Abduktion in dieser Position leichter auszuführen ist.

Die Level-3c-Behandlung beinhaltet die gleichzeitige Behandlung des M. pronator teres und anderer Interfacestrukturen, während der Nerv mobilisiert wird. Die Contract-Relax-Technik wird während des MNT1 für den Muskel angewandt. In der Entspannungsphase wird der Nerv in eine gespannte Position mobilisiert. Die Technik wird sanft und nur 2- bis 3-mal ausgeführt, bevor der N. medianus wieder in seine Ruheposition gebracht wird, um keine Symptome zu provozieren. Dieses Trio von Mobilisationen kann mehrere Male innerhalb einer Behandlung wiederholt werden.

Neurodynamische Massagetechnik

Diese Technik zielt darauf ab, den N. medianus in Nachbarschaft zum M. pronator teres zu massieren und zu desensitivieren. Möglicherweise verbessert sie die Durchblutung des Nervs und drückt Ödeme im und um den Nerv weg. Der Nerv gleitet unter dem Daumen des Therapeuten, während Druck auf ihn ausgeübt wird.

Position: Position für den MNT2. Während der Therapeut mit den Fingern den Ellenbogen des Patienten in der Extension stabilisiert, platziert er seinen

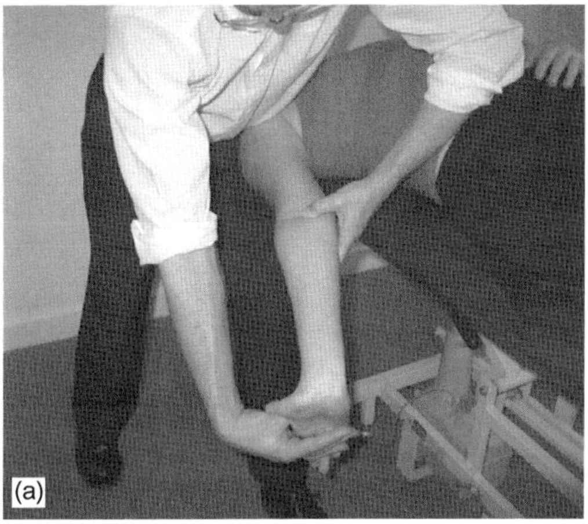

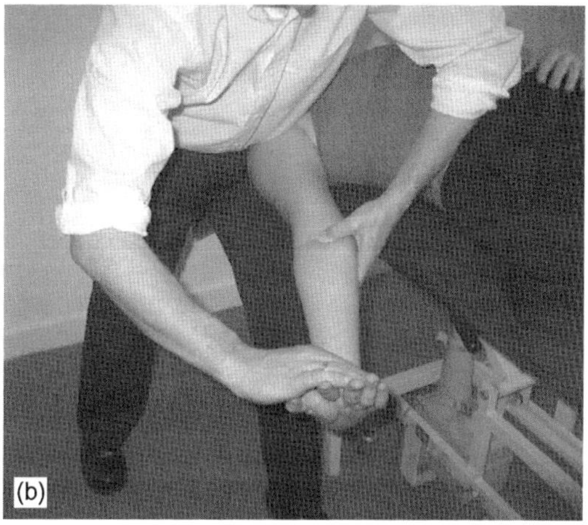

Abb. 10.10: Neurodynamische Massagetechnik für den N. medianus am Ellenbogen. In MNT2-Position übt der Therapeut mit dem Daumen Druck auf den Nerv aus. a) Distaler Slider – Elevation der Skapula, Extension von Handgelenk und Fingern. b) Proximaler Slider – Depression der Skapula, Flexion von Handgelenk und Fingern.

proximalen Daumen auf der ventralen Seite des N. medianus, entweder unmittelbar proximal des M. pronator teres oder direkt darauf. Der Therapeut hält den Druck auf den Nerv, während eine proximale/distale Slider-Technik durchgeführt wird. Auf diese Weise gleitet der Nerv longitudinal unter dem Daumen des Therapeuten, und es entsteht ein massierender Effekt. Die Intensität des Daumendrucks ist willkürlich, und diesbezügliche Entscheidungen werden von den Bedürfnissen und Reaktionen des Patienten beeinflusst. Die Technik arbeitet gewissermaßen mit umgekehrten Verhältnissen. Ich vergleiche dies damit, eine Kuh verkehrt herum zu melken. Während der Bauer seine Hände bewegungslos am Euter der Kuh hält, beugt und streckt diese ihre Knie (> Abb. 10.10).

10.3 Supinatortunnelsyndrom

Das Supinatortunnelsyndrom zeigt sich meist in Form von Schmerzen in der ventrolateralen Region von Ellenbogen und Unterarm, und manchmal auch durch das Empfinden von Nadelstechen im Verlauf des N. interosseus antebrachii posterior (im radial/dorsalen Bereich der Hand). Rätselhafterweise ist der Schmerz bei dieser Problematik manchmal nicht am Ellenbogen, sondern am dorsalen Handgelenk lokalisiert, ohne dass neurologische Symptome bestehen. Dementsprechend sollte eine Untersuchung der Schmerzen am dorsalen Handgelenk den N. interosseus antebrachii posterior am Ellenbogen miteinschließen.

Diese Störung wird oft mit einem Tennisellenbogen verwechselt, was jedoch nicht sein kann, da sie nicht nur im Ursprungsbereich der Extensoren Schmerzen verursacht. Die Symptome werden durch Aktivitäten ausgelöst, bei denen der M. supinator eingesetzt wird, z.B. durch zugreifende und ziehende Supinationsbewegungen und entsprechende Bewegungen des Ellenbogens. Wie auch beim Pronatortunnelsyndrom lösen meist häufig wiederholte Bewegungen und Haltungen Symptome aus.

Da diese Problematik dazu neigt, einen lokalisierten Schmerz am Handgelenk zu erzeugen, sollte die Untersuchung, selbst in Abwesenheit neurologischer Symptome, neurologische Tests und den radialen neurodynamischen Test beinhalten. Weitere wesentliche Punkte sind die Palpation des Nervs und die Beurteilung der Interfacegewebe. Der Therapeut palpiert den Nerv sowie die Umgebung entlang seines Verlaufs unter dem M. supinator und testet Dehnung und Kontraktion des Muskels, sowohl mit als auch ohne neurodynamische Untersuchung des N. interosseus antebrachii posterior.

Die Techniken für das Supinatorsyndrom sind eigentlich identisch mit denen für das Pronatorsyndrom, jedoch werden diese im radialen Ellenbogenbereich eingesetzt.

Mechanisches Interface

Level 1 und 2

Wie beim Pronatorsyndrom ist der ursächliche Mechanismus des Supinatorsyndroms i.d.R. ein übermäßiges Schließen. Auf Level 1 wird daher die statische Öffnung für den N. interosseus antebrachii posterior am Ellenbogen ausgeführt, indem der Ellenbogen ca. 20°–30° unterhalb der vollen Extension und der Unterarm in einer entspannten Supination positioniert werden. Dies dient dazu, die Spannung des M. supinator zu verringern und den Druck auf den Nerv sowie die Spannung im Nerv zu reduzieren. Der Arm liegt seitlich neben dem Patienten, Handgelenk und Finger sind in Nullstellung, die Skapula wird in leichter Elevation positioniert.

Wenn notwendig, kann der Humerus weiter außenrotiert werden, um den N. radialis stärker zu entlasten. Diese Ruheposition kann der Patient zur Schmerzlinderung auch zu Hause einnehmen. Erreicht der Patient das obere Level 1, wird die dynamische Öffnung in Form einer passiven Mobilisation in die Supination durchgeführt, aus einer relativ neutralen Position in Richtung der äußeren Bewegungsbahn.

Auf dem unteren Level 2 und aus derselben Flexions-/Extensionsstellung des Ellenbogens wie zuvor, wird der Unterarm sanft in die Pronation geführt, um den M. supinator zu verlängern. Wenn sich das Problem zum oberen Ende des 2. Levels hin entwickelt, wird als nächste Technik die Verlängerung des M. supinator in seiner Entspannungsphase nach einer Kontraktion gegen Widerstand angewandt. Die Dehnung wird dabei bis zum Ende des komfortablen Bewegungsausmaßes ausgeführt. Demnach wird zur Befreiung des Interfaces eine aktive Supination gegen manuellen Widerstand ausgeführt, unmittelbar gefolgt von einer passiven Verlängerung des Muskels.

Neural

Distale Gleitdysfunktion

Bei einem Supinatorsyndrom kommt es zu einer distalen Gleitdysfunktion, wenn am Ellenbogen Pathodynamiken des N. interosseus antebrachii posterior in Richtung der distalen Bewegung auftreten. Verstärken sich die Symptome in der Position des radialen neurodynamischen Tests (RNT) durch ipsilaterale zervikale Seitneigung oder Auflösung der kontralateralen Flexion bzw. verringern sie sich durch kontralaterale zervikale Seitneigung, kann dies auf eine distale Gleitdysfunktion hinweisen. Wie beim Pronatorsyndrom wird der Nerv bei der Level-1-Behandlung zunächst in einer proxmialen Position eingestellt und daraufhin ebenfalls nach proximal bewegt, weg von der provozierenden Richtung (Position entfernend/Bewegung entfernend). Dementsprechend ist die Technik wie folgt:

Position des Therapeuten: am Kopfende des Patienten.

Position des Patienten: Ellenbogen in ca. 20°–30° Flexion, Unterarm in einer bequemen Pronationsstellung, Handgelenk und Finger in Extension, um eine proximale Bewegung des Nervs zu ermöglichen, 30°–45° glenohumerale Abduktion, wenn möglich (wiederum unter Einsatz des Schultergelenks, um den N. radialis nach proximal zu ziehen).

Bewegung: Der Therapeut stabilisiert die Skapula, während die kontralaterale zervikale Seitneigung passiv durchgeführt wird, um den Nerven nach proximal zu ziehen.

Auf dem oberen Level 1 wird weniger Schulterabduktion eingesetzt, damit während der Positionierung eine größere distale Bewegung entstehen kann. Die Bewegungen der Halswirbelsäule bleiben gleich. Der Unterarm kann proniert werden, Handgelenk und Finger werden in Flexion eingestellt, um den N. interosseus antebrachii posterior weiter in die distale Richtung zu bewegen (Position annähernd/Bewegung entfernend).

Bei der Progression durch Level 2 wird nun der RNT angewandt, um die richtigen Bewegungen zu erzeugen (> Abb. 10.11).

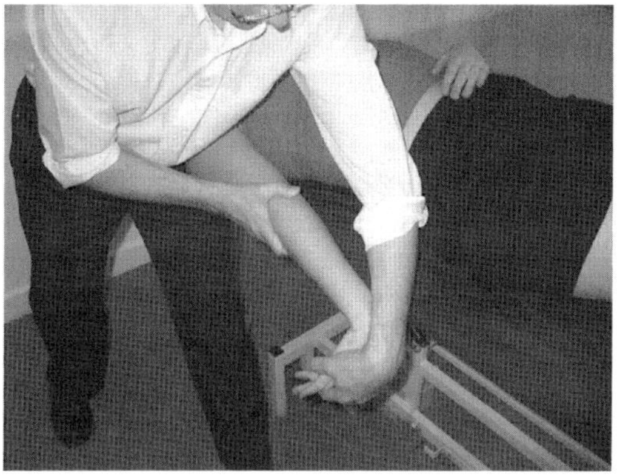

Abb. 10.11: Distaler Slider für den N. interosseus antebrachii posterior auf dem oberen 2. Level. Es werden eine Elevation der Skapula und Flexion von Handgelenk und Fingern ausgeführt. Der Winkel der Ellenbogenflexion kann variiert werden. Je weiter der Patient sich in Richtung der oberen Stufen bewegt, desto mehr Ellenbogenextension wird im Allgemeinen eingesetzt.

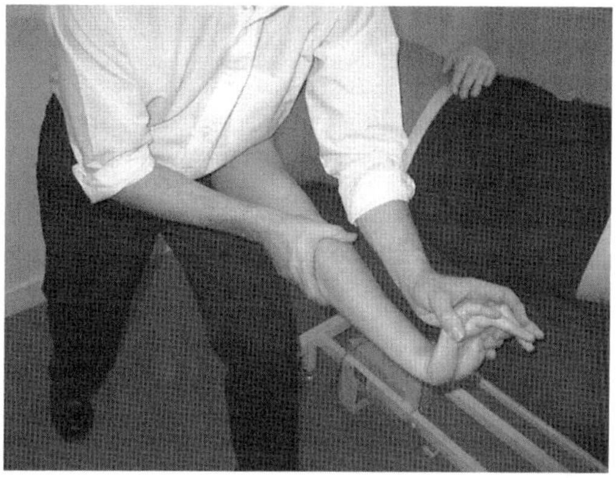

Abb. 10.12: Proximaler Slider für den N. interosseus antebrachii posterior auf dem unteren 2. Level, ohne kontralaterale Seitneigung der Halswirbelsäule. Eingesetzt werden Depression der Skapula und Extension des Handgelenks.

Proximale Gleitdysfunktion

Bei einem Supinatorsyndrom liegt eine proximale Gleitdysfunktion vor, wenn proximale Bewegungen des N. interosseus antebrachii posterior eine Zunahme der Symptome bewirken. In der Position des RNT verstärken sich die Symptome durch kontralaterale Seitneigung der Halswirbelsäule und *Extension* von Handgelenk und Fingern. Wie beim Pronatorsyndrom wird der Nerv bei der Level-1-Behandlung in einer distalen Position eingestellt und dann nach distal bewegt (Position entfernend/Bewegung entfernend).

Position des Patienten: Wenn nötig, wird der Arm mit Kissen unterlagert, Ellenbogen in ca. 20°–30° Flexion, Handgelenk und Finger in Nullstellung, Unterarm in angenehmer Pro-/Supinationsstellung, der Arm des Patienten liegt seitlich neben dem Körper, Elevation der Skapula, Halswirbelsäule in Nullstellung.

Bewegungen: Flexion von Handgelenk und Fingern, um den Nerv nach distal zu ziehen und ipsilaterale Seitneigung der Halswirbelsäule. Die Kopfbewegungen können vom Therapeuten ausgeführt werden, während der Patient seine Hand bewegen kann.

Auf dem oberen Level 1 werden zusätzlich eine glenohumerale Abduktion und kontralaterale zervikale Seitneigung eingestellt, um den Nerv weiter proximal zu positionieren, während die Bewegungen von Handgelenk, Fingern und Halswirbelsäule wiederholt werden (Position annähernd/Bewegung entfernend).

Auf dem unteren 2. Level werden die Positionen und Bewegungen wie im Folgenden verändert:

Position: wie beim RNT.

Bewegungen: Depression der Skapula, Extension von Handgelenk und Fingern (> Abb. 10.12).

Auf dem oberen 2. Level wird vor der Mobilisation die kontralaterale Seitneigung der Halswirbelsäule eingestellt. Die Mobilisation wird mit einer Skapuladepression und Extension von Handgelenk und Fingern wiederholt (Position annähernd/Bewegung annähernd).

Spannungsdysfunktion

Eine Spannungsdysfunktion im Rahmen eines Supinatorsyndroms bewirkt eine Symptomverstärkung, wenn sich die Spannung im N. interosseus antebrachii posterior am Ellenbogen erhöht. In der Position des RNT verstärken sich die Symptome folglich durch kontralaterale zervikale Seitneigung und Flexion von Handgelenk und Fingern. Die Symptome verringern sich, wenn eine dieser Komponenten aufgelöst wird.

Für die Behandlung auf Level 1 wird der Nerv in einer entspannten Position eingestellt, so wie bei der

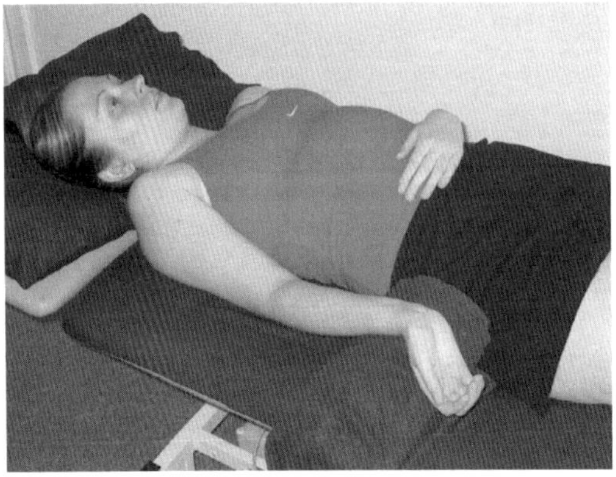

Abb. 10.13: Entlastung des N. interosseus antebrachii posterior durch ipsilaterale Seitneigung, Elevation der Skapula, glenohumerale Außenrotation, angenehme Stellung des Ellenbogens in Flexion und Supination sowie entspannte Extension des Handgelenks und der Finger.

generellen Entlastungstechnik für den N. radialis, die dem Patienten auch als Ruheposition angeboten wird (> Abb. 10.13). Für die Spannungsdysfunktion ist die Mobilisation der Wahl auf Level 1 der proximodistale Slider, wenn möglich in beide Richtungen. Dadurch wird der Nerv eher beruhigt als provoziert.

Auf Level 2 verändert der Therapeut die Technik und setzt die Position des RNT ein. Der Ellenbogen bleibt vor der Mobilisation in einer gebeugten Haltung. Die Bewegungen bestehen dann aus Skapuladepression und Flexion von Handgelenk und Fingern mit Ellenbogenextension. Die Technik wird sanft mit möglichst großer Bewegungsamplitude ausgeführt. Die Progression erfolgt durch eine Vergrößerung der glenohumeralen Abduktion und der Handgelenksbewegungen sowie durch die Positionierung in kontralateraler zervikaler Seitneigung.

Die Behandlung auf Level 3a ist dieselbe wie zuvor, die Technik beinhaltet jedoch die Depression der Skapula und/oder kontralaterale Seitneigung der Halswirbelsäule. Bei der Behandlung auf Level 3b werden die gleichen Techniken durchgeführt wie auf Level 3a, jedoch ist die erste Bewegung bei der Vorbereitung der Technik die Ellenbogenextension, und diese Bewegung wird bei der Mobilisation etwas kräftiger ausgeführt. Die Behandlung auf Level 3c beinhaltet die Behandlung des M. supinator und anderer Interfacegewebe, während gleichzeitig der Nerv mobilisiert wird. Die Contract-Relax-Technik, kombiniert mit einem neurodynamischen Tensioner, erfüllt diesen Zweck.

Neurodynamische Massagetechnik

Position: Position des RNT. Der Therapeut stabilisiert den Ellenbogen des Patienten in der Extension und legt seinen proximalen Daumen ventral an den N. interosseus antebrachii posterior an, entweder unmittelbar proximal des M. supinator oder direkt darauf. Er führt eine proximodistale Slider-Technik aus, während er den Daumendruck auf den Nerv beibehält.

Bewegungen des proximalen Sliders: Depression der Skapula, Extension von Handgelenk und Fingern.

Bewegungen des distalen Sliders: Elevation der Skapula, Flexion von Handgelenk und Fingern.

Diese Technik entspricht dem Äquivalent des N. medianus zum Melken der Kuh in umgekehrter Version.

10.4 Karpaltunnelsyndrom

Einleitung

Ich bin der Meinung, dass die Bedeutung der „Hands-on-Therapie" als konservative Behandlungsmethode des Karpaltunnelsyndroms im Allgemeinen unterschätzt wird. Es konnte gezeigt werden, dass eine direkte Mobilisation des Nervs und der Sehnen die Notwendigkeit operativer Eingriffe bei diesem Problem verringert (Rozmaryn et al. 1998). Außerdem kann eine mobilisierende Behandlung direkt mit einem stärkeren aktiven Griff und einer größeren Zufriedenheit des Patienten in Zusammenhang gebracht werden (Akalin et al. 2002). Bisher wurde jedoch wenig getan, um Behandlungstechniken mit dem zu verknüpfen, was ich für Karpaltunnelsyndrome halte. Dem Krankheitsbild können verschiedene Dysfunktionen zugrunde liegen. Dies bedeutet, dass eine Störung des N. medianus am Handgelenk auf verschiedenen dominierenden Mechanismen

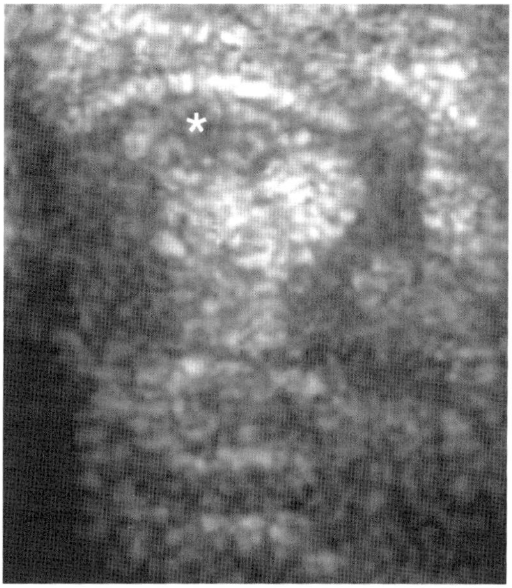

Abb. 10.14: Normaler N. medianus im Karpaltunnel. Der silberne Bogen am oberen Bildrand stellt das Retinaculum musculorum flexorum manus dar. Die ovale Struktur direkt unterhalb des Retinaculums ist der N. medianus, der sich der Form der direkt unter ihm liegenden Sehnen anpasst (hellere ovale Strukturen) (Shacklock & Wilkinson 2000, unveröffentlichte Beobachtungen).

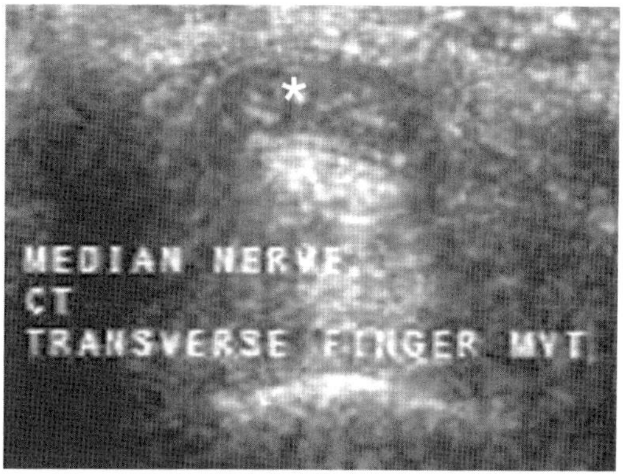

Abb. 10.15: Auffälliger N. medianus im Karpaltunnel (Patient mit einem Karpaltunnelsyndrom). Der Nerv ist erheblich dunkler als normal, er ist geschwollen, und er nimmt eine bohnenartige Form an, weil er nicht so gut in der Lage ist, sich an die benachbarten Strukturen anzupassen. Er ist im Vergleich zur benachbarten Sehne außerdem deutlich größer. Anhand dynamischer Studien kann die Tendenz beobachtet werden, dass der Nerv bei Handbewegungen an den benachbarten Sehnen reibt (Shacklock & Wilkinson 2000, unveröffentlichte Beobachtungen).

basieren kann, z.B. solchen des Interfaces, der longitudinalen Gleitbewegung oder der Pathophysiologie (beispielseise diabetische Neuropathie), und dass die Behandlungen spezifisch auf jedes Problem ausgerichtet werden sollten. Dementsprechend folgt eine Aufteilung der verschiedenen Dysfunktionstypen bei Karpaltunnelsyndromen und deren Behandlungen. Es lohnt sich außerdem, die Inhalte der Kapitel über die allgemeine Neurodynamik und Neuropathodynamik zu kennen, damit die Logik der Technikanwendungen verständlich ist. Für den interessierten Leser werden auch Aufnahmen des N. medianus dargestellt (➢ Abb. 10.14 und ➢ Abb. 10.15).

Physische Untersuchung

Die primären Begriffe zur Beschreibung der physischen Untersuchung eines Karpaltunnelsyndroms sind langsam, sanft und detailliert. Diese Vorgehensweise ist erforderlich, um kleine und subtile Veränderungen der physischen Funktion und sensorischen Reaktion wahrzunehmen. Der Nerv wird entlang seines Verlaufs genauestens palpiert, evtl. bis weit proximal den Arm hinaufreichend. Palpation und Überprüfung der Tinel- und Kingery-Zeichen sollten ebenfalls bis weit nach distal erfolgen und den motorischen Ast des N. medianus an der Stelle in der Hand miteinschließen, wo er durch die Thenarmuskeln zieht (➢ Abb. 10.16). Durch geschickte Technik kann der N. medianus häufig direkt proximal des Retinaculum musculorum flexorum manus palpiert werden, nachdem die Sehnen manuell zur Seite verschoben wurden. Oftmals kann eine Schwellung im und um den Nerv sowie im Tunnel palpiert werden, und auch diese kann sich weiter nach distal bis zum motorischen Ast des Nervs und zur Guyon-Loge erstrecken. Hinsichtlich neurodynamischer Tests ist der MNT1 die Technik der Wahl. Er wird entsprechend des Systems durchgeführt, das in ➢ Kap. 7 über neurodynamische Standardtests erläutert wird (➢ Abb. 10.16).

Mechanisches Interface

Zur Untersuchung des mechanischen Interfaces werden die Interfacestrukturen den entsprechenden

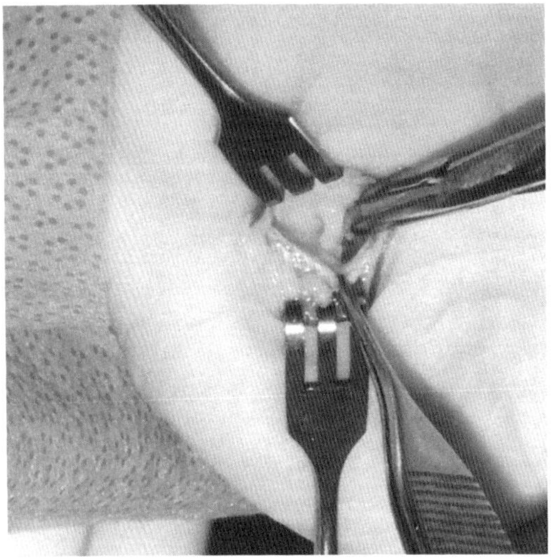

Abb. 10.16: Motorischer Ast des N. medianus beim Eintritt in die Thenarmuskulatur. Er kann leicht palpiert werden und verdeutlicht, wie wichtig es bei einem Karpaltunnelsyndrom ist, das innervierte Gewebe (z.B. Muskeln) zu bewegen, um den Nerven zu mobilisieren.

Belastungen ausgesetzt, um festzustellen, ob sie an der Erzeugung neurodynamischer Veränderungen beteiligt sind. Folglich werden aktive und passive Bewegungen aller Gelenke der Hand und aller damit in Verbindung stehenden Gelenke ausgeführt. Der Watson-Test ist ebenso angebracht wie spezifische Tests zum Öffnen und Schließen des Interfaces. Des Weiteren werden physische Veränderungen wie Schwellungen, Verdickungen, Empfindlichkeit und Steifigkeit beobachtet und getestet, ob die Symptome anhand des Phalen-Tests oder anderer Methoden reproduzierbar sind.

Öffnen – horizontale Flexion – öffnende Technik

Der Patient liegt in Rückenlage, der Ellenbogen ist etwa 90° flektiert, sodass Hand und Unterarm fast vertikal stehen, und die horizontale Flexion wird als öffnende Bewegung durchgeführt. Die proximale Hand des Therapeuten umgreift sanft den distalen radialen Unterarm des Patienten, sodass der Daumen des Therapeuten auf der ventralen Seite des Unterarms zwischen oder parallel zu Radius und Ulna des Patienten liegt. Auf diese Weise reicht das Daumenende des Therapeuten bis zur distalen palmaren Handgelenksfalte des Patienten. Während der Testbewegung übt der Daumen keinen Druck auf den Karpaltunnel aus. Die distale Hand des Therapeuten greift dann dorsal um das Handgelenk des Patienten, sodass die Finger des Therapeuten von ventral einen Druck auf die Radialseite und sein Daumen Druck auf die Ulnarseite ausüben können. Handgelenk und Unterarm werden von der proximalen Hand des Therapeuten stabilisiert. Durch diese Vorgehensweise formen die Handwurzelknochen sowie der 1. und 5. Metakarpalknochen einen Bogen, der zur ventralen Handgelenkseite hin konkav ist. Wenn sie sanft ausgeführt werden, verringern die nachfolgenden Bewegungen mit großer Wahrscheinlichkeit die Spannung im Retinaculum musculorum flexorum manus und den Druck auf den N. medianus. Diese Technik kann als statische oder dynamische Öffnung eingesetzt werden (➢ Abb. 10.17).

Schließen – horizontale Extension – dynamisches Schließen

Zur Durchführung der horizontalen Extension nähern sich die Hände des Therapeuten von dorsal dem Handgelenk des Patienten. Beide Hände umfassen mit Daumen und Zeigefinger im Pinzettengriff sanft den medialen bzw. lateralen Handgelenkbereich sowie den 1. und 5. Metakarpalknochen. Die radial angelegte Hand greift das Os metacarpale I und das Os scaphoideum, während die ulnar angelegte Hand Os hamatum, Os pisiforme und Os metacarpale V festhält. Es wird eine Hebelbewegung über die Daumen des Therapeuten erzeugt, indem diese auf der Rückseite des Handgelenks einen Druck nach ventral ausüben und die Zeigefinger des Therapeuten nach außen gedrückt werden. Durch diese Bewegung erhöht sich die Spannung im Retinaculum musculorum flexorum manus, da sich die ulnaren und radialen Strukturen dorsal um das Os capitatum biegen müssen (➢ Abb. 10.18).

Neurodynamische Untersuchung

Level 1 und 2

Bei der neurodynamischen Untersuchung sind die Level-1-Tests für den N. medianus am Handgelenk begrenzt, und die strukturelle Differenzierung wird

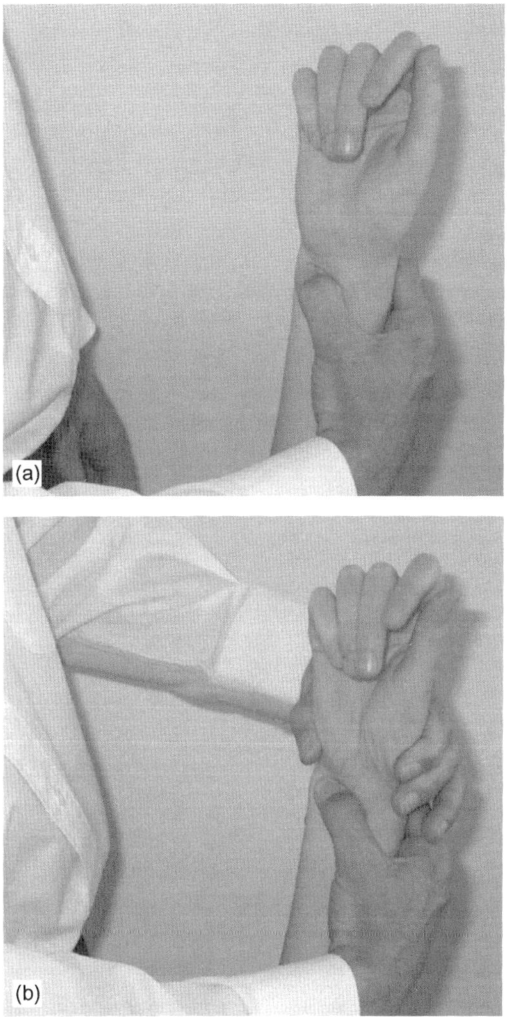

Abb. 10.17: Technik der horizontalen Flexion. a) Position der proximalen Hand des Therapeuten. b) Ausführung der horizontalen Flexion.

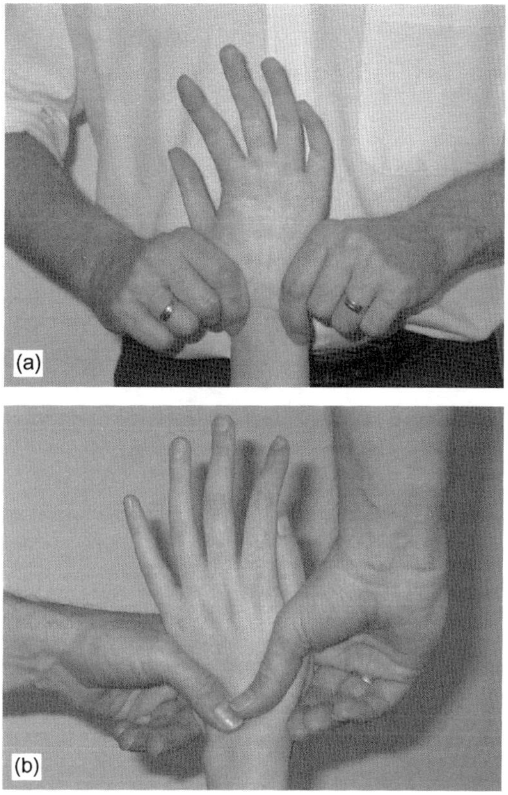

Abb. 10.18: Technik der horizontalen Extension. a) Ansicht von ventral. b) Ansicht von dorsal.

modifiziert. Die erste Bewegung ist die kontralaterale Seitneigung der Halswirbelsäule. Die übrigen Anteile des MNT1 werden nach und nach soweit ausgeführt, bis erste Symptome auftreten. Dann wird die kontralaterale zervikale Seitneigung aufgelöst, und wenn ein echtes Karpaltunnelsyndrom vorliegt, können sich die Symptome an der Hand von dorsal verändern. Natürlich können einige Bewegungen ausgelassen werden wie z.B. die Extension von Handgelenk und Fingern, wenn es wahrscheinlich ist, dass Symptome dadurch zu früh oder zu stark auftreten (➢ Abb. 10.19).

Auf Level 2 wird der Standard-MNT1 ausgeführt, während auf Level 3 weitere Bewegungskomponenten hinzukommen.

Level 3

Die Untersuchung auf Level 3a beinhaltet den MNT1 mit kontralateraler Seitneigung der Halswirbelsäule und evtl. mit Depression der Skapula. Auf Level 3b wird ebenfalls der MNT1 eingesetzt, der nun mit der Extension von Handgelenk und Fingern beginnt und mit der Ausführung der Bewegungen in proximaler Reihenfolge endet. Auf Level 3c wird das Handgelenk als mechanisches Interface eingesetzt und somit die horizontale Extension mit dem MNT1 kombiniert. Auf diese Weise wird ein Druck ausgeübt. Al-

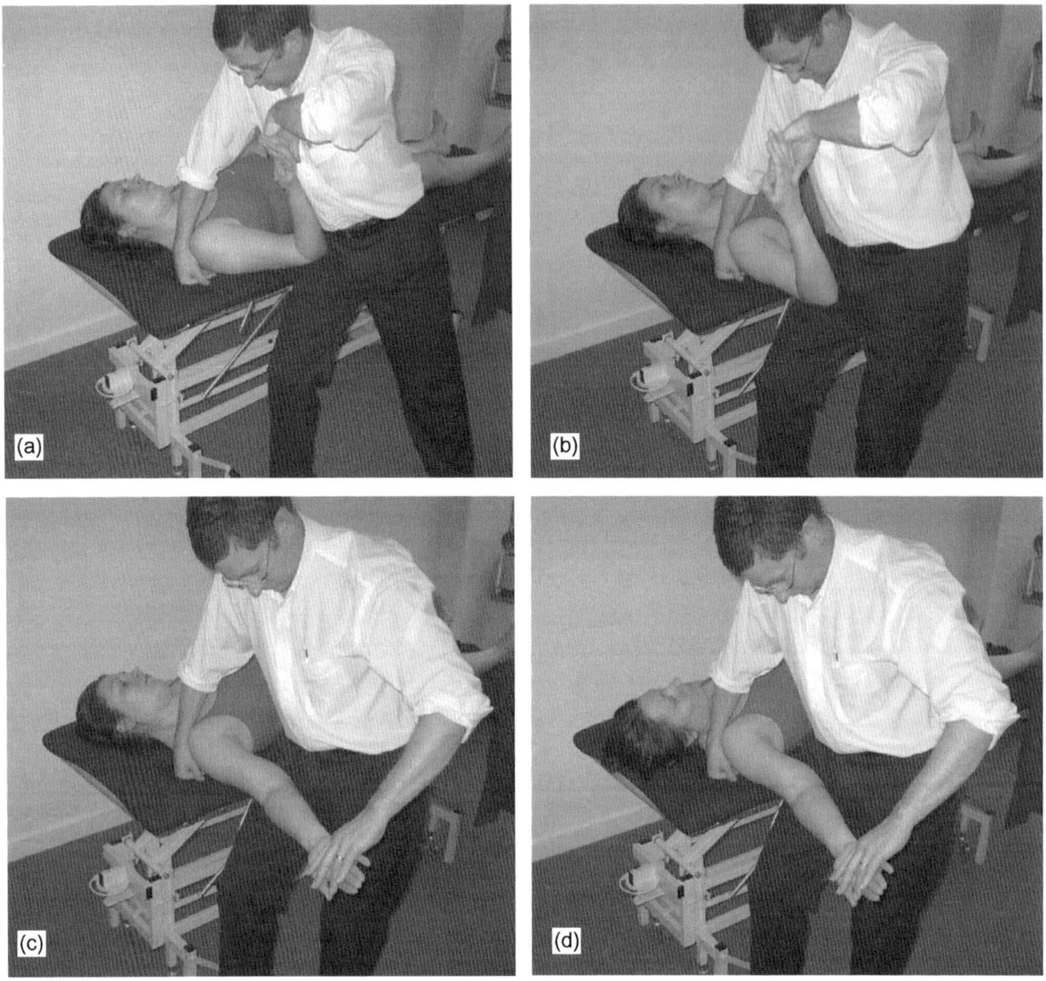

Abb. 10.19: Durchführung des MNT1 während der physischen Untersuchung eines Patienten mit einem Level-1-Karpaltunnelsyndrom. a) Ausgangsposition. Zu beachten ist, dass Handgelenk und Finger gerade sind und die Halswirbelsäule in kontralateraler Seitneigung eingestellt ist, um eine modifizierte strukturelle Differenzierung zu ermöglichen. b) Glenohumerale Abduktion. c) Ellenbogenextension. Handgelenk und Finger sind immer noch gerade, um den N. medianus am Handgelenk nicht zu dehnen. d) Modifizierte strukturelle Differenzierung in Form einer Auflösung der kontralateralen zervikalen Seitneigung.

ternativ kann auch eine aktive Flexion von Handgelenk und Fingern gegen Widerstand mit dem MNT1 kombiniert werden. Da die Symptome eines Karpaltunnelsyndroms leicht zu provozieren sind, muss berücksichtigt werden, dass Entscheidungen bzgl. der Wahl des Testlevels auf dem System zur Planung der Untersuchung basieren, das in ➢ Kap. 6 vorgestellt wird (➢ Abb. 10.20).

Behandlung

Mechanisches Interface

Die Behandlung eines Karpaltunnelsyndroms bezieht sich auf die jeweilige diagnostische Kategorie. Allerdings konzentriert sich die Behandlung bei dominanten Interfaceproblematiken darauf, die Funktion des Handgelenkkomplexes zu verbessern. Wenn es erforderlich ist, kann dies auch mittels einer Verbesserung der Stabilität durch Übungen geschehen,

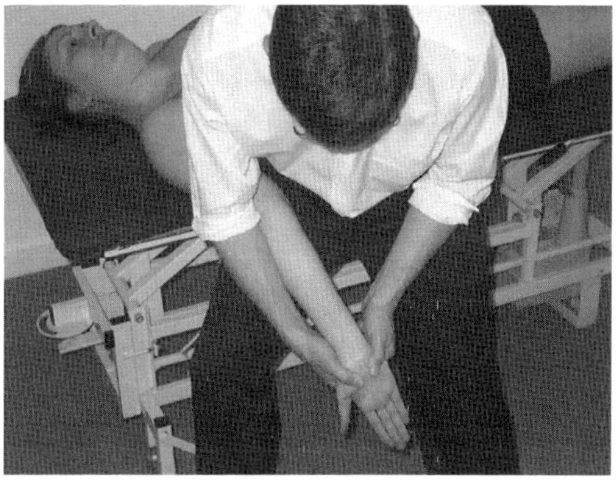

Abb. 10.20: Medianer neurodynamischer Test 1 mit horizontaler Extension der Handgelenksregion zur Untersuchung und Behandlung auf Level 3c.

was im Grunde der Behandlung einer Dysfunktion des übermäßigen Schließens entspricht. Die andere Art einer Problematik des vermehrten Schließens entsteht dadurch, dass der Tunnel zu eng für die durchlaufenden Nerven und Sehnen ist. In dieser diagnostischen Kategorie ist es erforderlich, den Druck auf den N. medianus durch öffnende Techniken für das Interface zu verringern (horizontale Flexion), wie zuvor beschrieben. Dies gilt für ein Problem auf Level 1. Wenn sich die Störung verbessert und das 2. Level erreicht, können die schließenden Techniken (horizontale Extension) eingesetzt werden, wobei das Ziel die Mobilisation des Retinaculum musculorum flexorum manus ist. Es ist unwahrscheinlich, dass normale Kräfte, die bei einer Mobilisation des Retinaculums eingesetzt werden, nicht zu einer spontanen Verlängerung dieser Struktur führen. Allerdings kann die Verbesserung der Drucksituation im Karpaltunnel durch wiederholte Mobilisationsbelastungen auf zwei Arten erreicht werden; erstens wird die viskoelastische Funktion des Retinaculums leicht verbessert, wodurch der N. medianus entlastet wird, und zweitens wird durch den wiederholten Druck auf den Karpaltunnel die überschüssige venöse Flüssigkeit drainiert und der Druck in dieser Region somit weiter reduziert. Dies verbessert die Sauerstoffversorgung im Tunnel, da neues frisches Blut hineingelangt. Folglich stellt die Mobilisation in die Extension oftmals eine wertvolle Behandlungstechnik bei Karpaltunnelproblemen dar.

Neurale Komponente

Proximale Gleitdysfunktion

Das entscheidende Merkmal der proximalen Gleitdysfunktion ist, dass Symptome durch proximale Bewegungen des Nervs im Karpaltunnel ausgelöst werden. In der Position des MNT1 verstärken sich die Symptome bei dieser Dysfunktion durch eine *Auflösung* der Fingerextension, durch Fingerflexion oder kontralaterale zervikale Seitneigung. Die folgenden Slider-Techniken können in einem solchen Szenario nützlich sein.

Zuerst wird ein distaler Slider durchgeführt, um den Nerv entgegen der Richtung der Dysfunktion zu bewegen. In ➢ Abb. 10.21 ist die Technik kurz vor dem Bewegungsende. Von einem Patienten auf Level 1 kann dies toleriert werden, aber falls nicht, kann die Technik durch eine Verringerung der Flexionskomponenten von Handgelenk und Fingern variiert werden. Der Patient kann dies selbstverständlich auch als Heimübung ausführen. Die Progression dieser Mobilisation auf das obere Level 1 wird erreicht, indem zunehmend proximale Komponenten eingesetzt werden, z.B. Ellenbogenextension und glenohumerale Abduktion, wobei jedoch weiterhin über Extensionsbewegungen der Finger in die distale Richtung mobilisiert wird (Position annähernd/Bewegung entfernend).

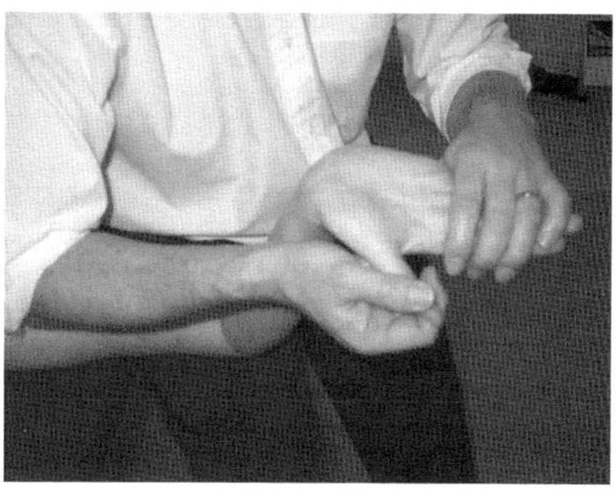

Abb. 10.21: Distaler Slider für den N. medianus am Handgelenk. Zu beachten ist, dass der Ellenbogen gebeugt ist und keine Spannung von proximal aufgebaut wird (Position entfernend/Bewegung entfernend).

Position: entsprechend den Möglichkeiten des Patienten wird der Arm in der Position des MNT1 eingestellt. Handgelenk und Finger werden in gestreckter Position eingestellt, so als würde die Hand des Patienten ein Paddel bilden. Die neurodynamische Technik wird ausgeführt, indem der Ellenbogen weiter in die Extension positioniert wird und Finger und Daumen in die Extension mobilisiert werden, während das Handgelenk unbewegt bleibt. Der Grund für die Ruhigstellung des Handgelenks ist der, dass die Interfacestrukturen des Gelenks bei entsprechenden Bewegungen dazu tendieren, sich mit dem Nerv zu bewegen. Dadurch würde sich die longitudinale Bewegung des Nervs gegenüber den Gelenkstrukturen verringern. Ein ruhiges Handgelenk ermöglicht es dem Nerv, sich relativ zu seinen benachbarten Strukturen zu bewegen wie z.B. zum Retinaculum musculorum flexorum manus darüber und den knöchernen Strukturen darunter. Dies bedeutet, dass die Sehnen noch etwas mit dem Nerv in longitudinale Richtung gleiten, aber durch die Bewegung der Finger ist ihre Amplitude größer als die des Nervs. Das Verhältnis von Bewegungen der Sehnen zu denen des Nervs variiert unseren inoffiziellen Beobachtungen nach etwa zwischen 5:1 und 20:1. Es sind jedoch offizielle Messungen erforderlich, um genaue Werte für dieses Phänomen zu ermitteln.

Auf dem unteren Level 2 wird das Glenohumeralgelenk langsam in Richtung 90° Abduktion positioniert, und die Richtung der Nervenmobilisation wird umgekehrt und erfolgt in proximale Richtung. Folglich werden bei der Mobilisation in dieser Position das Handgelenk und die Finger gebeugt, während der Ellenbogen gestreckt wird (Position annähernd/Bewegung annähernd).

Auf dem oberen Level 2 werden bei der neurodynamischen Technik die Skapula in Depression und/oder die Halswirbelsäule in kontralateraler Seitneigung positioniert; Flexion von Handgelenk und Fingern sowie Ellenbogenextension bleiben bestehen. Es ist wichtig, dass der Daumen unter den Fingern in der Handfläche liegt, damit der motorische Ast des Nervs effektiv mobilisiert werden kann (➢ Abb. 10.22 und ➢ Abb. 10.23).

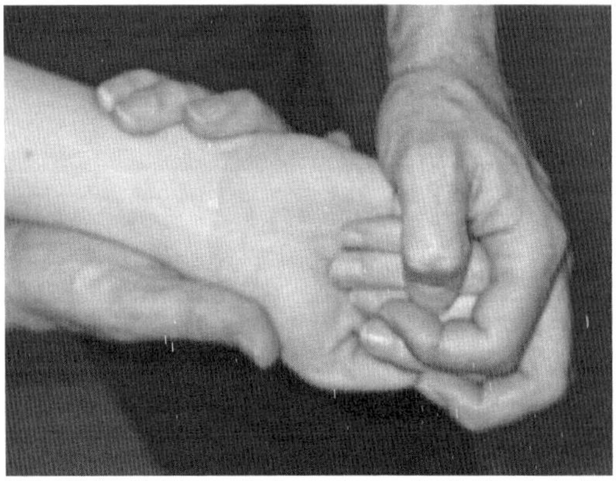

Abb. 10.22: Handhaltungen und Bewegungen von Daumen und Fingern während eines proximalen Sliders für den N. medianus am Handgelenk. Zu beachten ist, dass sich die Finger des Patienten während der Flexion über den Daumen in die Handfläche bewegen, um den motorischen Ast des N. medianus erfolgreich zu mobilisieren.

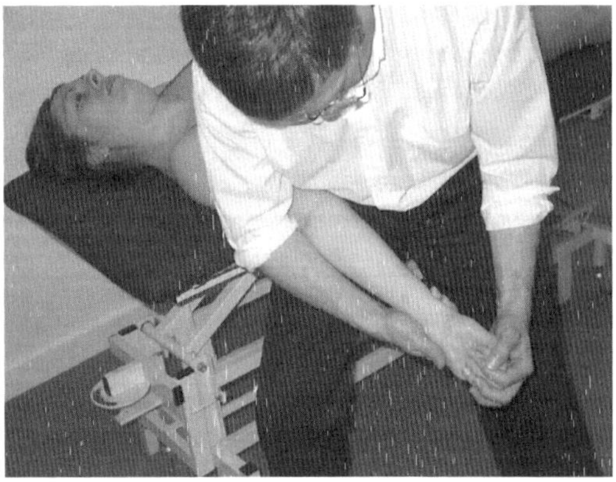

Abb. 10.23: Technik des proximalen Gleitens des N. medianus am Handgelenk unter Verwendung des MNT1 auf einem hohen 2. Level.

Distale Gleitdysfunktion

Im Rahmen des MNT1 zeigt sich die distale Gleitdysfunktion durch eine Symptomverstärkung bei Extensionsbewegungen der Finger und einer Symptomverringerung bei Bewegungen, die eine maximale Verschiebung des Nervs erzeugen. Demnach bewirkt eine kontralaterale zervikale Seitneigung in der Position des MNT1 eine Reduktion der Symptome an der Hand.

Die Vorbereitung auf den MNT1 bei der distalen Gleitdysfunktion ist dieselbe wie bei der zuvor beschriebenen proximalen Gleitdysfunktion auf Level 2.

Die Progressionsstufen werden entsprechend umgekehrt, sodass sie den Prinzipien der entfernenden bzw. annähernden Position und Bewegung entsprechen. Auf den unteren Stufen der distalen Gleitdysfunktion muss der Therapeut die Technik jedoch an die Bedürfnisse des Patienten anpassen.

Gleitbewegungen des Nervs gegenüber den benachbarten Sehnen

Hinsichtlich der Dynamik des N. medianus am Handgelenk ist es interessant, dass der Slider des Nervs in Richtung der Fingerbewegungen (z.B. Extension) eine *gemeinsame* Bewegung von Nerv und Sehnen in diese Richtung erzeugt. In dieser Situation kommt es zu einer kleineren relativen Bewegung des Nervs gegenüber den Sehnen als dies bei anderen Bewegungskombinationen der Fall ist. Der beste Slider des Nervs entgegen den Bewegungen der Sehnen ist sein Tensioner. Dies kommt dadurch zustande, dass die Sehnen sich aufgrund der Fingerextension nach distal bewegen, während der Nerv gleichzeitig durch proximale Bewegungen, z.B. eine kontralaterale Seitneigung der Halswirbelsäule, nach proximal gezogen wird. Dementsprechend, wenn alle anderen Faktoren gleich bleiben und das Handgelenk ruhig bleibt, erzeugt der neurale Tensioner eine proximale Bewegung des Nervs am Handgelenk, während die Sehnen aufgrund der Fingerbewegungen nach distal gleiten. Daher befürworte ich den Einsatz sanfter Tensioner an geeigneter Stelle im Rahmen der Rehabilitation bei einem Karpaltunelsyndrom, um sicherzustellen, dass alle Möglichkeiten des Gleitens für den Nerv optimiert wurden.

Spannungsdysfunktion

Die Spannungsdysfunktion zeigt sich dadurch, dass die Symptome des Patienten ausgelöst werden, wenn von beiden Enden des Neuraltraktes aus eine Spannung an die Nerven angelegt wird. Folglich erzeugen kontralaterale zervikale Seitneigung und Extension von Handgelenk und Fingern in der MNT1-Position Symptome, die Auflösung einer dieser Bewegungen verringert die Symptome. Wie bereits zuvor in diesem Buch erwähnt, sind Tensioner auf Level 1 oftmals nicht erfolgreich, können jedoch probiert werden und ähneln denen für den N. medianus am Ellenbogen. Im Allgemeinen eignen sich sowohl distale als auch proximale Slider mit einer großen Amplitude gut für die Level-1-Behandlung von Karpaltunnelsyndromen mit einer signifikanten Empfindlichkeit gegenüber Spannung.

Auf Level 2 können die Tensioner angewandt werden. Sie werden als Bewegungen mit großer Amplitude ausgeführt, dürfen zunächst jedoch keine Symptome hervorrufen. Der Patient wird beispielsweise in der MNT1-Position eingestellt, und ohne zervikale Seitneigung oder Extension von Handgelenk und Fingern wird der Arm zwischen 45°–90° abduziert. In einer Ellenbogenstellung, die für den Patienten befiedigend ist, wird in Ellenbogen- und Fingerextension mobilisiert. Wenn sich die Problematik verbessert, kann auf dem oberen 2. Level zusätzlich die Extension des Handgelenks miteinbezogen werden.

Auf Level 3a werden auch kontralaterale zervikale Seitneigung und/oder Skapuladepression ausgeführt, und die Bewegungen von Handgelenk, Fingern und Daumen werden wiederholt. Auf Level 3b wird die Bewegungssequenz des MNT1 von distal nach proximal aufgebaut und anschließend erfolgt eine Mobilisation der Ellenbogenextension. Bei der Behandlung auf Level 3c wird ebenfalls die Ellenbogenextension mobilisiert und gleichzeitig zusätzlich das Interface behandelt, z.B. durch eine horizontale Extension. Diese Technik wird im Abschnitt der Untersuchung auf Level 3c beschrieben.

LITERATURANGABEN

Akalin E, Peker O, Senocak O, Tamci S, Gulbahar S, Cakmur R, Oncel S.: Treatment of carpal tunnel syndrome with nerve and tendon gliding exercises. American Journal of Physical Medicine and Rehabilitation 81(2): 108–113; 2002

Coppieters M, Stappaerts K, Janssens K.: Reliability of detecting 'onset of pain'; and 'submaximal pain' during neural provocation testing of the upper quadrant. Physiotherapy Research International 7(3): 146–156; 2002

Coveney B, Trott P, Grimmer K, Bell A, Hall R, Shacklock M.: The upper limb tension test in a group of subjects with a clinical presentation of carpal tunnel syndrome. In: Proceedings of the Manipulative Physiotherapists' Association of Australia, Melbourne: 31–33; 1997

Grant R, Forrester C, Hides J.: Screen based keyboard operation: the adverse effects on the neural system. Australian Journal of Physiotherapy 41: 99–107; 1995

Kenneally M, Rubenach H, Elvey R.: The upper limb tension test: the SLR of the arm. In: Grant R (Hrsg.) Physical Therapy of the Cervical and Thoracic Spine, Churchill Livingstone, New York; 1988

McLellan D, Swash M.: Longitudinal sliding of the median nerve during movements of the upper limb. Journal of Neurology, Neurosurgery and Psychiatry 39: 556–570; 1976

Rozmaryn L, Dovelle S, Rothman E, Gorman K, Olvey K, Bartko J.: Nerve and tendon gliding exercises and the conservative management of carpal tunnel syndrome. Journal of Hand Therapy 11: 171–179; 1998

Selvaratnam P, Cook S, Matyas T.: Transmission of mechanical stimulation to the median nerve at the wrist during the upper limb tension test. In: Proceedings of the Manipulative Physiotherapists' Association of Australia, Melbourne: 182–188; 1997

Selvaratnam P, Matyas T, Glasgow E.: Non-invasive discrimination of brachial plexus involvement in upper limb pain. Spine 19: 26–33; 1994

KAPITEL

11 Lendenwirbelsäule

11.1 Physische Untersuchung auf Level 1 und 3

11.1.1 Slump-Test

Level 1

Neurodynamische Sequenzierung

Fassen wir noch einmal kurz zusammen, dass Variationen der neurodynamischen Sequenzierung im Rahmen des Slump-Tests auf Level 1 dazu dienen, die physischen Belastungen nicht unangemessen hoch werden zu lassen, damit die Symptome des Patienten nicht provoziert werden.

Phase 1

Wenn der Sitz keine Symptome provoziert, nimmt der Patient diese Ausgangsstellung für den Slump-Standardtest ein. Kann er in dieser Position jedoch nicht bequem sitzen, wird er ermutigt seine Position so zu verändern, dass sie angenehm wird. In dieser Position werden dann die entsprechenden neurodynamischen Bewegungen *außer* der lumbalen und thorakalen Flexion eingestellt. Ziel ist es, dadurch das schmerzhafte Interface zu schützen, während gleichzeitig die neuralen Gewebe in ihrer inneren Bewegungsbahn getestet werden. Demnach wird der Slump-Test nicht vollständig ausgeführt, aber es werden genügend Informationen für evtl. Neuropathodynamiken gesammelt. Wenn der Patient auf Level 1 keine angenehme Sitzposition finden kann, wird der Slump-Test nicht durchgeführt, es sei denn, der Test liefert nützliche Informationen ohne unangemessen zu provozieren. Stattdessen werden der Straight-Leg-Raise- und Passive-Neck-Flexion-Test eingesetzt, um Informationen über die Neurodynamik des Patienten zu erhalten.

Phase 2

Es wird eine Flexion der Halswirbelsäule ausgeführt, während der Therapeut die Stirn des Patienten mit seiner Hand abstützt und dadurch ein zu rasches Absenken des Kopfes verhindert. Die Bewegung wird nur bis zum Auftreten der ersten Symptome durchgeführt. Treten lumbale Symptome auf, wird der Kopf zurück in die Nullstellung gebracht. Wenn die lumbalen Symptome durch die Flexion der Halswirbelsäule verstärkt werden und diese Symptome dem klinischen Schmerz des Patienten entsprechen, wird dies als offensichtliche auffällige Reaktion eingestuft (zur Klassifikation von Reaktionen ➢ Kap. 5).

Phase 3

Der Therapeut kann eine passive Dorsalextension der Fußgelenke ausführen, gefolgt von einer passiven Extension der Kniegelenke bis zum Auftreten der ersten Symptome. Sobald Symptome in der Lumbalregion auftreten, wird die Dorsalextension der Fußgelenke aufgelöst, um festzustellen, ob dies die lumbalen Symptome beeinflusst (verringert). Wenn dies der Fall ist, wird der Test als auffällig betrachtet. Der Wert der oben beschriebenen Bewegungssequenz liegt darin, dass sie die Symptome des Patienten nicht provoziert, und dennoch die erforderlichen Informationen über die Neurodynamik erlangt werden (➢ Abb. 11.1).

Diagnose von Dysfunktionen

Wenn nur die zervikale Flexion auffällig ist, wird die Diagnose einer kranialen Gleitdysfunktion gestellt. Ist nur die Knieextension auffällig, kann eine kaudale Gleitdysfunktion vorliegen. Für den Fall, dass sowohl

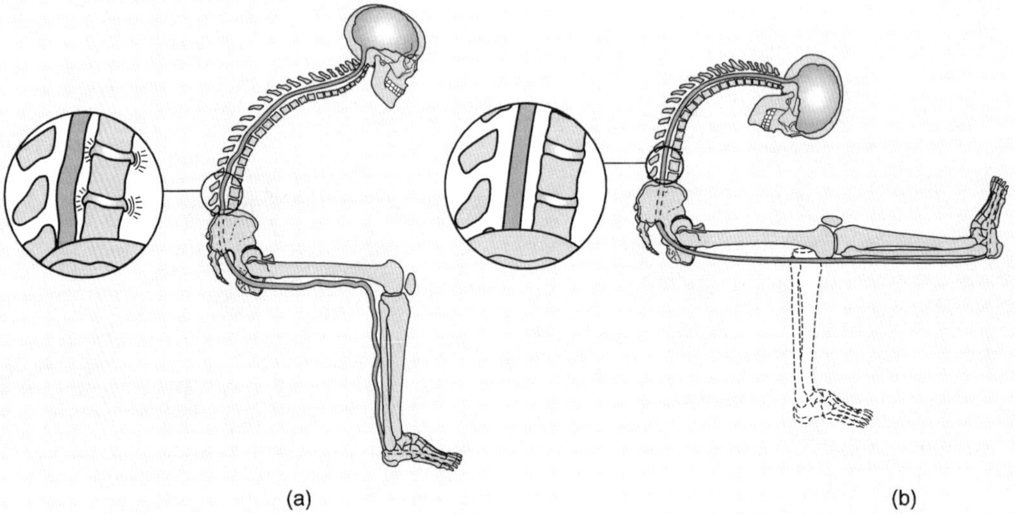

Abb. 11.1: Effekte des Slump-Tests mit Schwerpunkt auf: a) Muskuloskeletale Strukturen. Die Strukturen im Spinalkanal werden bei der lumbalen Flexion des Slump-Standardtests komprimiert. b) Neurale Strukturen. Die Auflösung der lumbalen Flexion beim Slump-Test bewirkt eine Fokussierung der Kräfte auf die neuralen Strukturen, wodurch das muskuloskeletale System geschützt wird.

die zervikale Flexion als auch die Knieextension auffällig sind, wenn sie gleichzeitig ausgeführt werden, wird dies mit einer Spannungsdysfunktion in Verbindung gebracht, wie in ➢ Tab. 11.1 zusammengefasst.

Der Level-2-Slump-Test entspricht dem in ➢ Kap. 7 beschriebenen Slump-Standardtest.

Tab. 11.1: Dysfunktionsarten, die durch auffällige Reaktionen auf den Slump-Test angezeigt werden.

Bewegung	Dysfunktion
Zervikale Flexion	Kranial
Knieextension/Dorsalextension	Kaudal
Zervikale Flexion und Knieextension	Spannung

Level 3

Level 3a neurodynamisch sensitiviert

Die Level-3a(neurodynamisch sensitivierte)-Position des Slump-Tests für die Lendenwirbelsäule beinhaltet zusätzlich die sensitivierenden Bewegungen der Innenrotation und Adduktion der Hüfte, der Dorsalextension des Fußes und der kontralateralen Seitneigung der Wirbelsäule.

Technik: Der Therapeut steht auf der kontralateralen Seite des Patienten, und zwar so, dass er Kopf und Füße des Patienten erreichen kann. Der Patient nimmt die Position für den vollständigen Slump-Test ein, und der Therapeut weist ihn an, seine nahe (kontralaterale) Schulter nach unten in Richtung Behandlungsbank sinken zu lassen. Daraufhin lehnt sich der Therapeut mit seinem nahen Unterarm sanft auf die Schulter und Region des M. trapezius descendens, während er seine Hand zu der entfernten Seite des Okziputs des Patienten ausstreckt. Dann greift der Therapeut den entfernten (ipsilateralen) Fuß des Patienten mit seiner freien Hand, führt das Bein in die Innenrotation und Adduktion und beendet die Technik mit der Dorsalextension des Fußes. Bei lumbalen Symptomen erfolgt die strukturelle Differenzierung durch eine Auflösung der zervikalen Flexion und der Dorsalextension, und die Reaktion wird klassifiziert (➢ Abb. 11.2).

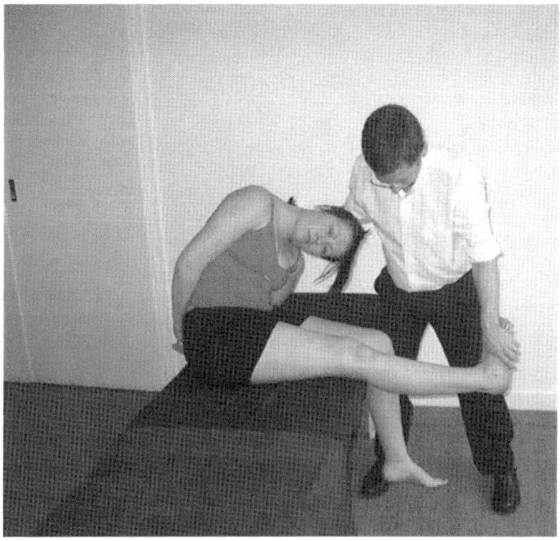

Abb. 11.2: Endposition eines Level-3a-Slump-Tests.

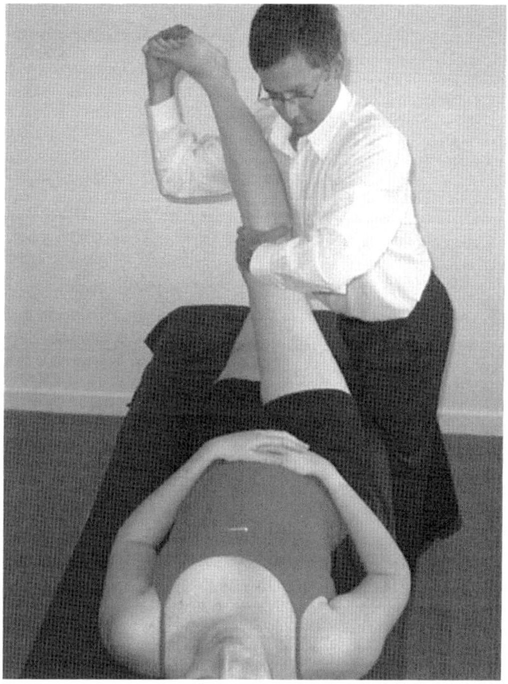

Abb. 11.3: Straight Leg Raise mit Innenrotation und Adduktion des Hüftgelenks (Level 3a, neurodynamisch sensitiviert).

11.1.2 Straight Leg Raise

Level 1

Die Untersuchung der Lendenwirbelsäule mit dem Straight Leg Raise auf Level 1 ist recht einfach und sollte sanft, langsam und sorgfältig durchgeführt werden, mit besonderer Aufmerksamkeit gegenüber den Symptomen des Patienten. Dies ist besonders wichtig, weil es sich um ein Problem auf Level 1 handelt, das eher sensitiv ist.

Technik: Der Patient liegt in Rückenlage, das Knie ist wenn möglich gestreckt. Zuerst wird eine passive Dorsalextension des Fußes ausgeführt, dann wird das Bein des Patienten langsam und sanft bis zum Auftreten der ersten Symptome angehoben, wobei das Knie gestreckt gehalten wird. An diesem Punkt wird die Dorsalextension wieder aufgelöst, und die Symptome werden beobachtet. Der nächste Schritt besteht aus der Klassifikation der Symptome. Werden die Symptome des Patienten reproduziert und verringern sie sich durch die aufgelöste Dorsalextension, wird die Reaktion als offensichtlich auffällig klassifiziert. Wenn sich im Seitenvergleich unterschwellige Abnormalitäten zeigen (physische oder subjektive), die sich durch die Dorsalextension beeinflussen lassen, wird die Reaktion als verdeckt auffällig eingestuft. Für weitere Informationen bzgl. der Klassifizierung von Reaktionen ➢ Kap. 5.

Level 3a

Die sensitivierenden Bewegungen für den Straight Leg Raise sind Innenrotation und Adduktion der Hüfte. Es kann auch eine kontralaterale Seitneigung der Lendenwirbelsäule eingesetzt werden.

Technik: Das Bein wird bis zum Auftreten der ersten Symptome angehoben, und dann werden Innenrotation und Adduktion der Hüfte ausgeführt. Wird die kontralaterale Seitneigung eingesetzt, dann wird sie als erste Bewegung zur Einstellung der Testposition ausgeführt, wobei Ausweichbewegungen vermieden werden. Zur Differenzierung wird zum Schluss die Dorsalextension des Fußgelenks ausgeführt (➢ Abb. 11.3).

11.1.3 Prone Knee Bend

Level 1

Die Technik des Prone Knee Bend auf Level 1 weicht geringfügig von der des Standardtests ab, denn per Definition darf es bei der Differenzierung nicht zu einer Symptomverstärkung kommen. Folglich wird zuerst das Becken stabilisiert oder sogar etwas aufgerichtet, indem ein Druck auf das Sakrum in die entsprechende Richtung ausgeübt wird. Dann wird das Knie gebeugt, bis die ersten lumbalen Symptome auftreten, falls es dazu kommt. An diesem Punkt lässt man das Becken zurück in die ursprüngliche Position bewegen, während die Position des Knies unverändert bleibt. Diese Bewegung reduziert die neurale Spannung und entlastet die Nerven, sie verstärkt jedoch die Extension der Lendenwirbelsäule. Demnach kann eine neurale Komponente an der Testreaktion beteiligt sein, wenn sich die Symptome durch die Auflösung der Beckenaufrichtung verringern.

Level 3

Eine Level-3a-Technik für den L2–L3/femoralen Anteil des Nervensystems besteht darin, vor Beginn des Prone Knee Bend zusätzlich eine kontralaterale Seitneigung auszuführen. Dasselbe gilt für den femoralen Slump-Test (➢ Abb. 11.4).

11.2 Behandlung

11.2.1 Mechanisches Interface

Dysfunktion des reduzierten Schließens

Einleitung

Auch wenn die folgenden Behandlungstechniken über das muskuloskeletale System arbeiten, repräsentieren sie eine großartige Darstellung der Neurodynamik in Aktion. Dies liegt daran, dass die Behandlung in den frühen unteren Stufen in erster Linie die pathophysiologischen Mechanismen in und um die Nervenwurzel beeinflusst, während der dominante Mechanismus auf den höheren Stufen pathomechanischer Natur ist, der durch die Behandlung ebenfalls spezifisch angegangen wird. Das Folgende ist ein gutes Beispiel dafür, wie Mechanik und Physiologie des Nervensystems ineinanderwirken und die Behandlung maßgeschneidert wird, um jede mögliche Komponente zu beeinflussen.

Einer der bedeutenderen Aspekte der Dysfunktion des reduzierten Schließens ist, dass sie i.d.R. durch raumfordernde Prozesse verursacht wird, wie z.B. Bandscheibenvorwölbungen, Schwellungen an den hinteren Intervertebralgelenken oder stenotische Veränderungen. Sie können auch infolge entzündlicher Veränderungen in oder um die Neuralstrukturen entstehen, wodurch diese hypersensitiv werden. Die neuralen Gewebe selbst können geschwollen sein und durch erweiterte Venen im Foramen intervertebrale oder anderen Anteilen des Wurzelkanals komprimiert werden. Durch Druckunterschiede werden die vaskulären Veränderungen somit zu einem Teil der mechanischen Dysfunktion. Folglich stellt eine Öffnung des Interfaces zur Verringerung des Drucks unter diesen Umständen die beste Behandlung dar. Dadurch verbessern sich intraneuraler venöser Rückfluss sowie Durchblutung der Kapilla-

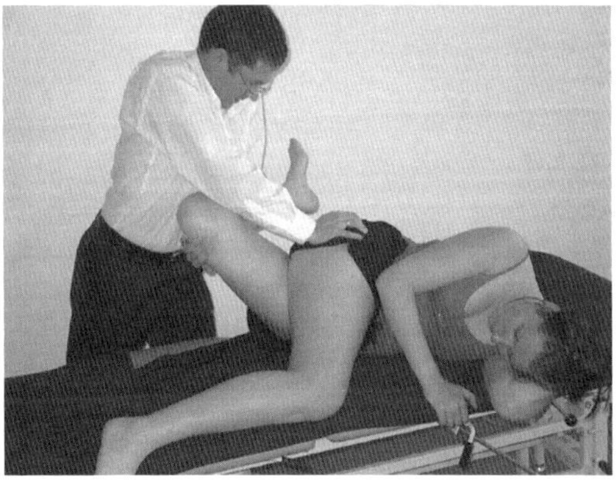

Abb. 11.4: Femoraler Level-3a-Slump-Test mit kontralateraler Seitneigung der Lendenwirbelsäule, die durch einen nach kranial gerichteten Druck am Trochanter major und am Ilium des Patienten erzeugt wird.

ren, und Sensitivität sowie Druck werden geringer. Gegen die Empfehlung einer Schlusstechnik auf Level 1 spricht der Umstand, dass dadurch eine bereits sensitivierte und evtl. hypoxische Neuralstruktur komprimiert wird. Im Allgemeinen empfehle ich daher in frühen Phasen einer lumbalen Dysfunktion des reduzierten Schließens öffnende Techniken. Wenn sich das Problem beruhigt, können Techniken zur Verbesserung der Pathodynamik eingesetzt werden wie z.B. Schlusstechniken und andere Formen der Mobilisation. Es wird deutlich, dass eine unvermeidbare Konsequenz dieses Ansatzes die Tatsache ist, dass die Behandlung der Dysfunktion des reduzierten Schließens in den frühen Phasen der einer Dysfunktion des reduzierten Öffnens gleicht.

Level 1

Progressionsstufen 1, 2, 3 und 4 – statische Öffnung. Die statische Öffnung auf Level 1 der Dysfunktion des reduzierten Schließens ist eine der wichtigsten und hilfreichsten Techniken bei Patienten mit Ischialgien und distalen neurologischen Symptomen, denn bei guter Ausführung ist sie sehr effektiv.

Position: Kontralaterale Seitlage (betroffene Seite oben), Hüfte und Knie in 90° oder mehr flektiert, der Patient liegt am Rand der Behandlungsbank, sodass seine Knie eine Handbreit überstehen. Kann der Patient seine Hüft- und Kniegelenke nicht weit genug anbeugen, können diese auch nur so weit flektiert werden, wie es für ihn angenehm ist. Mit der Flexionsbewegung lassen sich Spinalkanal und Wurzelkanäle öffnen. Der Patient lässt die Beine von der Bank herabhängen, wodurch auf der symptomatischen Seite eine kontralaterale Seitneigung der Lendenwirbelsäule entsteht. Das Ergebnis ist eine Druckverminderung an den Nervenwurzeln. Allerdings kann auch ein plötzliches Einströmen von Blut in die entlastete Nervenwurzel schmerzhaft sein. Wenn also die Öffnung durch die Bewegung zu groß und zu provozierend ist, kann ein Fuß des Patienten zurück auf die Bank gelegt werden. Dadurch kommt es zu einer teilweisen Umkehr der Seitneigung. Wenn diese Position immer noch zu schmerzhaft ist, kann auch der andere Fuß zurück auf die Bank gelegt werden, was die Seitneigung weiter vermindert. An diesem Punkt wurde die Seitneigung größtenteils aufgehoben. Daher ist es sinnvoll, ein Polster in Form eines aufgerollten Handtuchs unter die Taille des Patienten zu legen, um eine geringfügige lokalisierte Seitneigung einzustellen, ohne Symptome auszulösen. Auf der anderen Seite reicht es bei manchen Patienten nicht einmal aus, ihre Beine von der Behandlungsbank hängen zu lassen, um ein zufriedenstellendes Ausmaß der Seitneigung zu erreichen. In diesem Fall kann ebenfalls ein Polster eingesetzt werden, um die Seitneigung zu verstärken. Da Problematiken auf Level 1 in gewisser Weise irritierbar sind, müssen die eingenommenen Positionen bei der allgemeinen Anwendung der Technik in kleinen Schritten modifiziert werden, stets unter sorgfältiger Berücksichtigung der Symptome des Patienten.

Bei jeder Anwendung einer „öffnenden Technik" überprüft der Therapeut, dass das angemessene Ausmaß der Seitneigung erreicht wurde und beobachtet den Effekt der Seitneigung anhand der Symptome des Patienten. Sobald eine angenehme Position gefunden wurde, d.h. eine Position, durch die sich die Symptome des Patienten verringern (v.a. distale Symptome), wird der Patient gebeten, etwa 1 Minute lang in dieser Position zu bleiben. Diese Zeitspanne ermöglicht eine verbesserte Durchblutung und Ernährung der Nervenwurzel. Wenn dies zu einer geringfügigen oder moderaten Verbesserung führt, kann die Position 2-mal bzw. mehrmals innerhalb einer Behandlung eingenommen werden. Tritt eine dramatische Verbesserung ein, wird die Technik in der Behandlung *nicht* mehr wiederholt.

Der Patient wird an einem anderen Tag erneut untersucht. Wenn Symptome auftreten, während der Patient sich in der „geöffneten Position" befindet, wird er instruiert, in eine angenehme Position zurückzukehren, bis sich die Symptome wieder beruhigt haben. Diese Behandlung kann dennoch 1 oder 2 weitere Male ausgeführt werden, um die Stabilität der Reaktion zu beurteilen, solange die Reaktion befriedigend ist. Nach jeder Anwendung wird erneut untersucht, insbesondere Ruhesymptome, neurologische Zeichen und Symptome und optional ein neurodynamischer Test bis zur ersten Symptomveränderung. Zu diesem Zeitpunkt soll der Patient die Technik noch nicht als Heimübung einsetzen, denn es ist wichtig, den Langzeiteffekt (mindestens 24 Stunden) der Behandlung zu bestimmen.

Die Anzahl der Patienten, denen es durch die Behandlung besser geht, v.a. hinsichtlich der neurologischen Zeichen und Schmerzen, ist verblüffend hoch. Am besten ist diese Behandlung für Patienten mit distalen neurologischen Symptomen geeignet, wie z.B. Taubheit und das Gefühl von Nadelstechen, und zwar umso mehr, wenn diese zuvor konstant vorhanden waren. Diese Behandlung kann auch für Patienten mit starken Schmerzen im Bereich der Wirbelsäule und der Glutealregion hilfreich sein. Solche Patienten reagieren jedoch oftmals sehr sensitiv, und die Progression muss daher langsam und vorsichtig erfolgen. Diese Technik ist nicht für Patienten geeignet, deren Symptome durch „öffnende Techniken" provoziert werden. Um sicher zu sein, dass dies der Fall ist, muss der Therapeut diese Techniken allerdings sorgfältig und korrekt durchführen. Wenn sie ungeschickt und ohne feine Abstufungen ausgeführt werden, wird der Therapeut sie übereilt wieder aufgeben und dem Patienten entgeht die Gelegenheit einer effektiven Behandlung. In dieser Phase werden keine Mobilisationen durchgeführt. Berichtet der Patient in der zweiten Behandlung jedoch von einer Verbesserung, ist es ratsam die „statische Öffnung" als Heimübung zu nutzen, allerdings nur mithilfe der Position, nicht durch eine Mobilisation.

Jede der oben beschriebenen Positionen wird einer aufsteigenden Skala zugeordnet. In Progressionsstufe 1 liegt der Patient mit einem Polster unter der Taille auf der Seite, beide Hüft- und Kniegelenke sind angenehm gebeugt. In der 2. Progressionsstufe hängt das untere oder das obere Bein über die Bankkante, während der andere Fuß bei 90° (wenn möglich mehr) flektiertem Hüft- und Kniegelenk auf der Bank liegt. In Progressionsstufe 3 hängen beide Beine über die Bankkante und erzeugen eine Seitneigung. In Progressionsstufe 4 entspricht die Beinstellung der in Stufe 3, zusätzlich wird die Taille des Patienten mit einem Polster unterlagert. In allen Stufen wird der Patient gebeten, seine Rumpfmuskulatur zu entspannen, damit sich das Becken auf der Bank bewegen kann und so eine Seitneigung möglich wird. Die Hände des Patienten werden entsprechend der gezeigten Abbildungen platziert. In fortgeschritteneren Fällen kann der Therapeut das Becken in einer kaudalen Position halten, wodurch er eine noch stärkere kontralaterale Seitneigung

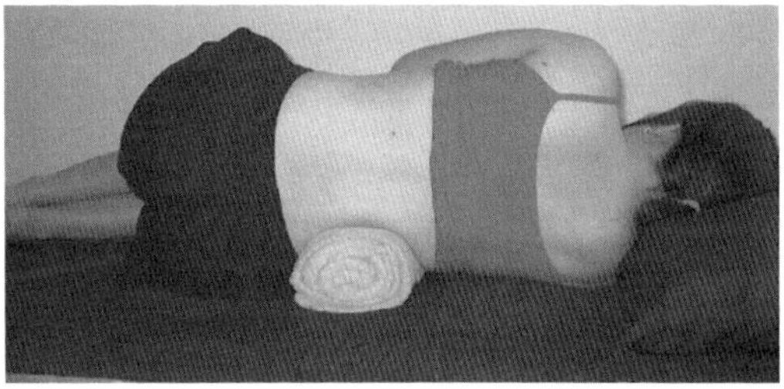

Abb. 11.5: Progressionsstufe 1 der statischen Öffnung bei einer lumbalen Level-1-Dysfunktion des reduzierten Schließens.

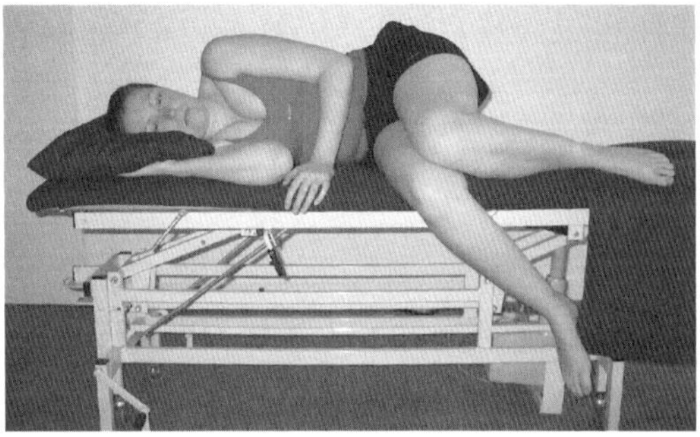

Abb. 11.6: Progressionsstufe 2 der statischen Öffnung bei einer lumbalen Level-1-Dysfunktion des reduzierten Schließens. Das obere oder das untere Bein kann seitlich von der Bank herabhängen, um die kontralaterale Seitneigung zu verstärken.

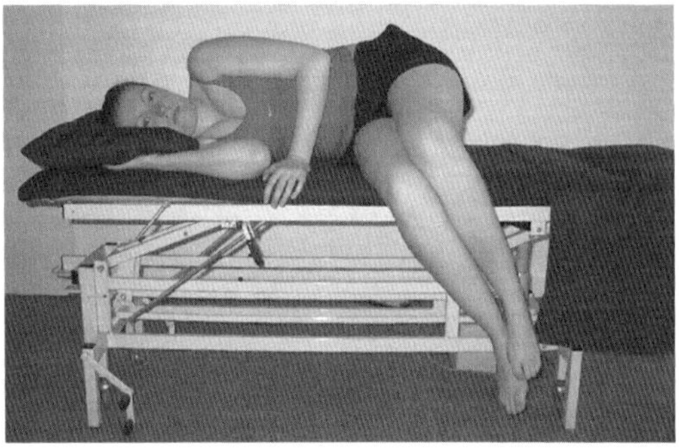

Abb. 11.7: Progressionsstufe 3 der statischen Öffnung bei einer lumbalen Level-1-Dysfunktion des reduzierten Schließens.

erzeugt (➤ Abb. 11.5, ➤ Abb. 11.6, ➤ Abb. 11.7 und ➤ Abb. 11.8).

Dosierung: Führt der Patient die Öffnung zu Hause durch, kann er sie einige Male am Tag einsetzen. Allgemein gilt nicht „je länger, desto besser", und in den frühen Phasen erhöht ein zu langes Verweilen in der Position das Risiko einer reaktiven Hyperämie in

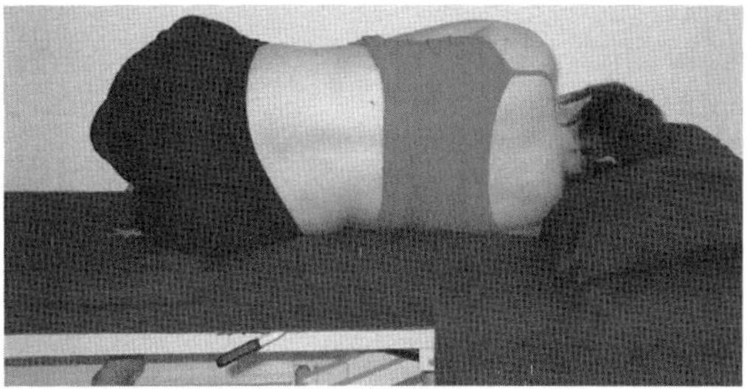

Abb. 11.8: Ausmaß der kontralateralen Seitneigung, die mit einer Öffnung auf Progressionsstufe 3 erreicht wurde.

den Nervenwurzeln mit nachfolgenden Reperfusionsschmerzen (Wiederdurchblutungsschmerzen). Dementsprechend wird der Patient angewiesen, die Zeitdauer nicht ohne eine sorgfältige Kontrolle durch den Therapeuten zu verlängern. Ich empfehle für diese Behandlung eine maximale Zeitdauer von 5–15 Minuten. Diese Dauer wird jedoch nur langsam zunehmend nach einigen Behandlungen erreicht.

Dynamisches Öffnen

Bewegungen: Der Therapeut lehnt sich mit dem Gesicht zum Patienten stehend über den Patienten. Die Intention ist, das Becken des Patienten alternierend und sanft zwischen der öffnenden und der Ausgangsposition in beide Richtungen zu mobilisieren.

Der Therapeut greift mit seiner proximalen Hand an die superiore laterale Fläche des Iliums, während distale Hand und Unterarm das Gesäß des Patienten umgreifen, um ebenfalls das Ilium zu umschließen. Durch eine möglichst große Kontaktfläche wird diese Grifftechnik für den Patienten so angenehm wie möglich gestaltet. Die Bewegung wird erzeugt, indem der Therapeut das Ilium nach kaudal schiebt und so das Becken über den unten liegenden Trochanter major bewegt. Es ist unbedingt zu vermeiden, dass der Therapeut sich auf den Patienten stützt oder einen starken Druck auf ihn ausübt, denn dies führt zu Beschwerden in der unten liegenden Hüfte, die dadurch auf die Bank gepresst wird. Der Therapeut setzt mit den Füßen beginnend seinen ganzen Körper ein, um die Bewegung zu erzeugen. Die Mobilisation wird langsam und sanft mit einer angemessen großen Bewegungsamplitude ausgeführt.

Diese Mobilisation bewirkt wahrscheinlich eine größere Öffnung als zuvor und mobilisiert in jedem

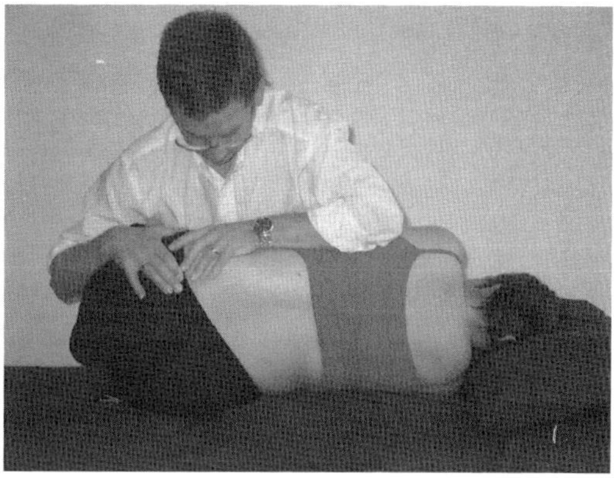

Abb. 11.9: Dynamische Öffnung für die Lendenwirbelsäule.

Fall das Bewegungssegment. Außerdem bewirkt sie ein „Pumpen" um die Nervenwurzel, was deren Durchblutung verbessern kann.

Dosierung: Zunächst bis zu 10 Mobilisationen, bevor der Zustand erneut beurteilt wird. Diese Abfolge kann innerhalb der Behandlung mehrere Male wiederholt werden (> Abb. 11.9) und am Ende jeweils 20–50 Bewegungswiederholungen umfassen.

Level 2 – Dynamisches Schließen

Position: Für das dynamische Schließen wird der Patient in kontralateraler Seitneigung positioniert, Hüft- und Kniegelenke in 90° Flexion, wobei die Beine diesmal auf der Behandlungsbank liegen. Die Mobilisation geht nun in die schließende Richtung. Bis zu diesem Zeitpunkt hat sich die Problematik ausreichend beruhigt, um die Mobilisation zu tolerieren bzw. davon zu profitieren. Die Mobilisation ist spezifischer auf die mechanische Dysfunktion des Interfaces ausgerichtet, d.h. auf das reduzierte Schließen. Wie bei der dynamischen Öffnung entsteht ein pumpender Effekt, aber die Druckspitzen sind diesmal größer als bei der vorherigen Technik. Diese Behandlung zielt darauf ab, den Schlussmechanismus am Foramen intervertebrale durch eine Mobilisation des Bewegungssegments zu verbessern.

Bewegungen: Der Therapeut lehnt sich über den Patienten, distale Hand und Unterarm legt er zwischen Trochanter major und Tuberositas ischiadicum an das Gesäß des Patienten an. Für die Einleitung und Kontrolle der Mobilisation ist dies der

Hauptkontaktpunkt. Die andere Hand palpiert die segmentale Bewegung, um zu bestätigen, dass die erzeugte Mobilisation befriedigend ist. Der Therapeut erzeugt die Mobilisation von den Füßen an aufwärts, indem er das Becken am Hauptkontaktpunkt nach kranial rollt, wodurch sich Bewegungssegment und Foramen intervertebrale schließen.

Dosierung: Der Vorgang sollte keine signifikanten Symptome auslösen, und das Becken kann 10- bis 20-mal hin und her bewegt werden. Die Mobilisation kann innerhalb einer Behandlung mehrere Male wiederholt werden.

Progressionsstufe 2 – dynamisches Schließen am Bewegungsende

Position: kontralaterale Seitneigung, Hüft- und Kniegelenke 90° gebeugt. Wenn in diesen Gelenken keine ausreichende Flexion erreicht wird, kann sich die Lendenwirbelsäule nicht richtig in die Seitneigung bewegen und lumbale Flexions-/Extensionsbewegungen behindern den Vorgang. Außerdem wird der Patient einen übermäßigen Druck an seinem unten liegenden Oberschenkel verspüren, weil dieser zu stark auf die Behandlungsbank gepresst wird. Der Therapeut steht nach kranial gewandt und greift nun die Füße des Patienten mit seiner distalen Hand, indem er unter den unten liegenden Fuß des Patienten fasst. Gleichzeitig übt er mit seiner proximalen Hand einen Druck auf die dorsale Fläche des Trochanter major aus. Die korrekte Bewegung der ipsilateralen (schließenden) Seitneigung wird erzeugt, indem der Therapeut die Füße des Patienten um eine Achse bewegt, die von anterior nach posterior durch das Becken verläuft, während er zusätzlich durch einen kranial gerichteten Druck am Gesäß/Trochanter das Becken bewegt. Er sollte darauf achten, die Bewegung korrekt in der Frontalebene auszuführen, was durch eine langsame Rollbewegung des Beckens und der Beine erreicht wird.

Dosierung: Manchmal treten bei dieser Mobilisation lokale Symptome in der Lumbalregion auf, die selbst im schlimmsten Fall nur leicht ausgeprägt sein und sofort wieder abklingen sollten. Die Technik kann mehrere Male in einer Behandlung ausgeführt und die Bewegung 10- bis 15-mal wiederholt werden (➢ Abb. 11.10).

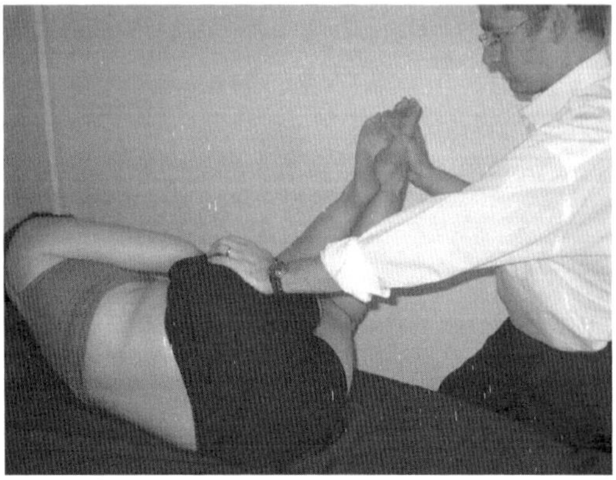

Abb. 11.10: Dynamisches Schließen für die Lendenwirbelsäule.

Dysfunktion des reduzierten Öffnens

Die Techniken der dynamischen Öffnung werden bei einer Dysfunktion des reduzierten Öffnens in ähnlicher Weise durchgeführt wie bei einer Dysfunktion des reduzierten Schließens. Sie entwickeln sich progressiv in Richtung der Öffnung und entsprechen einer Standardmobilisation in die kontralaterale Seitneigung.

11.2.2 Neurale Dysfunktionen

Generalisierte zweiseitige Slider

Einleitung

Der zweiseitige Slider ist für die Lendenwirbelsäule eine der nützlicheren generalisierten neuralen Techniken, denn er ist besonders effektiv, um Schmerzen zu lindern. Der Slider ist mit Maitlands Grad-III-Techniken vergleichbar, bei denen es im Wesentlichen um Bewegungen mit geringen physischen Belastungen der Gewebe geht. Demnach kann er vor oder nach Mobilisationen eingesetzt werden, die Symptome auslösen bzw. die sich endgradigen Funktionen annähern. Er kann außerdem angewandt werden, um anhaltende Schmerzen und Hypersensitivitäten zu mildern, die durch entzündliche Veränderungen im oder um das neurale Gewebe verursacht werden. Der zweiseitige Slider ist eine allgemeine Technik mit breitem Anwendungsgebiet, bei dem die neuralen Gewebe der lumbosakralen Region im Spinalkanal nach oben und nach unten bewegt werden.

Bei allen zweiseitigen Slidern an der Lendenwirbelsäule kommt der Bewegungsamplitude eine Schlüsselrolle zu. Im Allgemeinen werden in den unteren Stufen kleinere Amplituden verwendet; der Fokus in den oberen Stufen liegt auf großen Amplituden, um das Gleiten der neuralen Gewebe zu fördern und dadurch die Sensitivität zu vermindern.

Position: Seitlage auf der nicht betroffenen Seite bzw. die Seite wird beliebig gewählt, wenn das Problem symmetrisch ist, Hüft- und Kniegelenke in ca. 45° Flexion. Die Bewegungen der Halswirbelsäule (sowohl Flexion als auch Extension) werden bis zu einem angenehmen Ausmaß durchgeführt. Wenn dies befriedigend ist, können die Bewegungen progressiv weiter in die Bewegungsbahn geführt werden.

Bewegungen: zervikale Extension/bilaterale Extension der Kniegelenke, dann zervikale Flexion/bilaterale Flexion der Kniegelenke. Die Bewegungen der Halswirbelsäule werden vom Therapeuten ausgeführt, während der Patient seine Knie bewegt. Eine Dorsalextension der Fußgelenke ist optional.

Wenn dies angenehmer ist, kann der zweiseitige Slider auch im Sitz ausgeführt werden. Ein Vorteil hierbei ist, dass der Patient die Technik in dieser Position leicht als Heimübung ausführen kann (➤ Abb. 11.11).

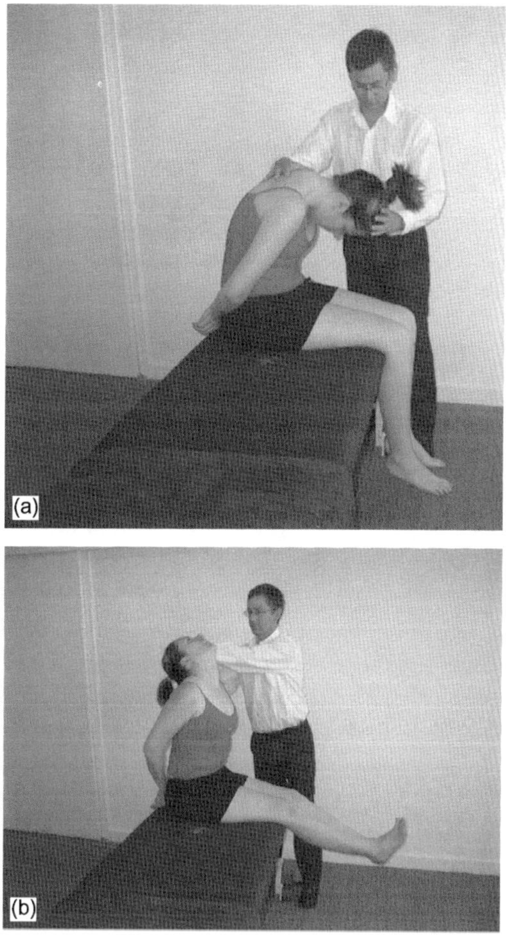

Abb. 11.11: Zweiseitiger Slider für die lumbalen Nervenwurzeln.
a) Kranial/proximaler Slider mit zervikaler Flexion und Knieflexion.
b) Kaudal/distaler Slider mit zervikaler Extension und Knieextension.

Kraniale/proximale Gleitdysfunktion

Allgemeine Hinweise

Im Folgenden werden die wesentlichen klinischen Merkmale dieser Dysfunktion dargestellt. Meist verletzt sich der Patient bei einer Hebeaktion den Rücken. Das Schmerzmuster entspricht oftmals dem einer Entzündung, mit Steifigkeit und Schmerzen am Morgen. Obwohl der Schmerz oft mittig auftritt, kann er sich auch unilateral zeigen. Die Symptome werden durch Gleitbewegungen der lumbosakralen Neuralstrukturen nach kranial ausgelöst, d.h. durch die zervikale Flexion, und sie werden durch den Straight Leg Raise gelindert bzw. nicht beeinflusst. Die lumbale Flexion im Stand kann schmerzhaft sein, und dieser Schmerz verstärkt sich durch die zervikale Flexion. Interessanterweise zeigen sich bei der lumbalen Extension oftmals wenig Auffälligkeiten. Ein wesentlicher Aspekt bei der Behandlung dieser Problematik ist die Vertrautheit mit den Progressionen der neurodynamischen Techniken für diese Dysfunktion von Level 1 bis 3.

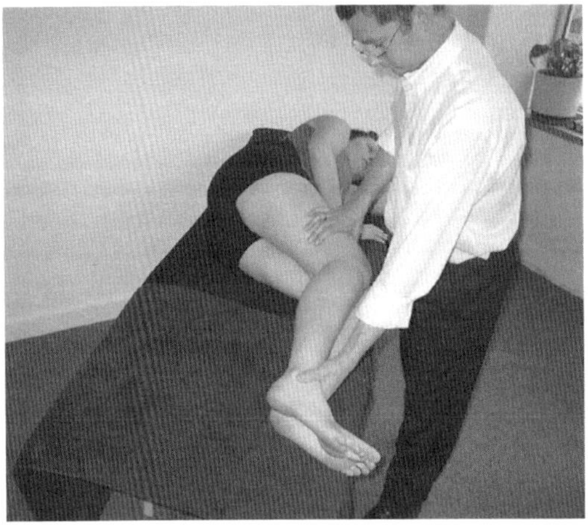

Abb. 11.12: Ausgangsposition für eine unilaterale kranial/proximale Gleitdysfunktion. Die betroffene Seite liegt oben, um die Spannung der oberen Nervenwurzeln zu reduzieren.

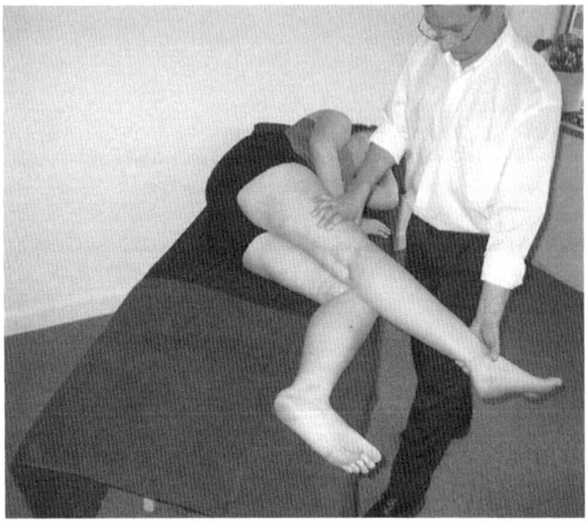

Abb. 11.13: Kaudal/distaler Level-1-Slider für die lumbosakralen Nervenwurzeln, Knieextension.

Level 1

Position: Der Patient liegt in Seitlage auf der nicht betroffenen Seite, die Halswirbelsäule ist in Nullstellung und durch ein Kissen unterstützt. Lindert diese Position die Symptome des Patienten nicht ausreichend, kann die Halswirbelsäule geringfügig in Extension positioniert werden. In Vorbereitung auf eine Mobilisation der Knieextension werden die Hüft- und Kniegelenke etwa in 45° eingestellt (Position entfernend/Bewegung entfernend).

Bewegung: Ipsilatere Extension des Kniegelenks. Dies sollte die Symptome des Patienten nicht reproduzieren (> Abb. 11.12 und > Abb. 11.13).

In der nächsten Progressionsstufe wird die Halswirbelsäule des Patienten weiter in die Flexion eingestellt, die Bewegungen der Beine sind die gleichen wie oben (Position annähernd/Bewegung entfernend).

Level 2

Auf dem unteren 2. Level gilt die folgende Progression:

Position: Seitlage, betroffene Seite oben, Knie- und Hüftgelenke gestreckt, zervikale Flexion bis kurz vor den Punkt, an dem Beschwerden auftreten.

Bewegungen: ipsilateraler Straight Leg Raise aus der Nullstellung (> Abb. 11.14 und > Abb. 11.15).

Es folgen die entsprechenden Progressionen:

1. Position: Wie zuvor beschrieben, jedoch wird die Halswirbelsäule in neutraler Flexions-/Extensionsposition eingestellt, bereit für eine Mobilisation der passiven zervikalen Flexion.
   Bewegungen: Die passive zervikale Flexion wird so weit in Richtung des Bewegungsendes durchgeführt, wie es angenehm ist. Es dürfen lumbale Symptome ausgelöst werden. Diese sollten jedoch nur von leichter Intensität sein und unmittelbar nach Beendigung der Technik vollständig zurückgehen.
2. Position: Sitz an der Seite der Behandlungsbank.
   Bewegungen: zervikale und thorakale Flexion bis zum Ende der verfügbaren Bewegung, ohne dass Symptome provoziert werden. Diesmal kann die konralaterale Seitneigung mit in die Mobilisation einbezogen werden (> Abb. 11.16).

Im Falle einer mittig lokalisierten Dysfunktion werden ähnliche Techniken durchgeführt, die allerdings bilateral und symmetrisch eingesetzt werden. Dementsprechend können die oben beschriebenen Techniken in Rückenlage oder auch in Seitlage angewandt werden, jedoch sollten die Beine in Straight-Leg-Raise-Position sein bzw. Bewegungen des bilateralen Straight-Leg-Raise-Tests ausführen.

Außerdem können die oben genannten Techniken, falls sie bei einem unilateralen Problem zu aufdringlich erscheinen, auch in den unteren Stufen als bilaterale Techniken eingesetzt werden, da die

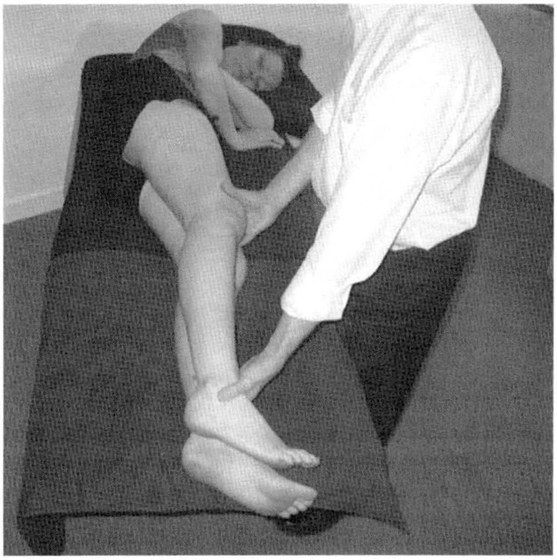

Abb. 11.14: Ausgangsposition für den kaudal/distalen Slider (Level 2).

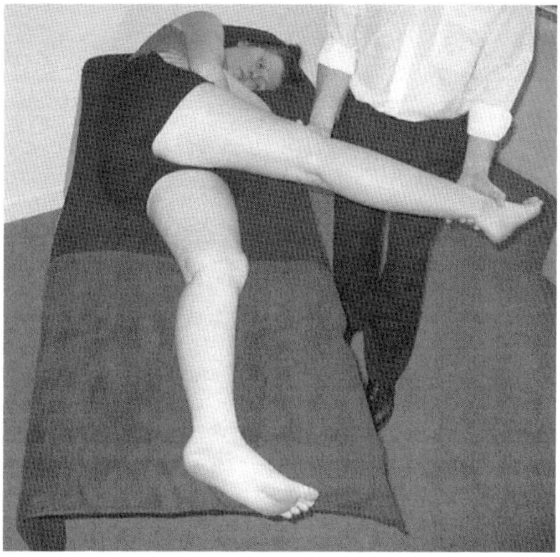

Abb. 11.15: Bewegung des kaudal/distalen Level-2-Sliders in der Progression, unilateraler Straight Leg Raise.

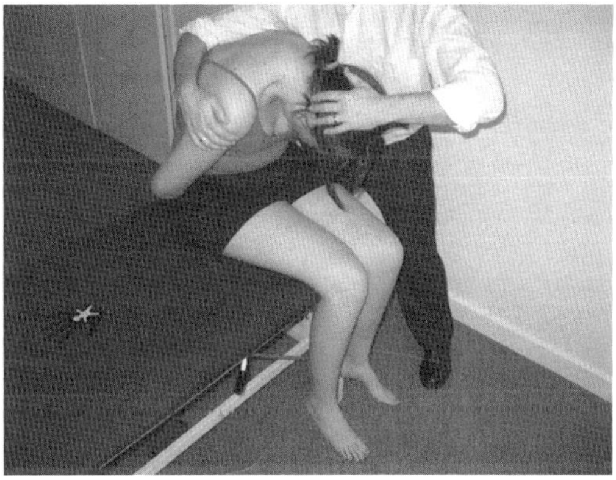

Abb. 11.16: Kranial/proximaler Slider für die lumbosakralen Neuralstrukturen.

kontralaterale Nervenwurzel einen Teil der Spannung von der ipsilateralen Nervenwurzel *nimmt.*

Kaudale/distale Gleitdysfunktion

Klinische Merkmale

Die Symptome der kaudalen/distalen neuralen Gleitdysfunktion werden durch Gleitbewegungen der lumbosakralen Neuralstrukturen nach kaudal ausgelöst, z.B. reproduziert der Straight Leg Raise die Symptome des Patienten, was bei der passiven zervikalen Flexion nicht der Fall ist. Die Ausführung einer neurodynamischen Bewegung kann die Symptome verringern. Die passive zervikale Flexion z.B. vermindert Schmerzen im Bereich der Lendenwirbelsäule und ermöglicht eine größere normale Bewegung der Beine während des Slump-Tests. Manchmal berichten die Patienten, dass sie sich ohne Rückenschmerzen nach vorne beugen können, solange sie den Kopf gebeugt halten.

Level 1

Progressionsstufe 1

Position: Der Patient liegt in Seitlage auf der nicht betroffenen Seite, Hüft- und Kniegelenke etwa in 45° Flexion, die Halswirbelsäule in neutraler Flexions-/Extensionsstellung. Diese Position verringert die Spannung in den ipsilateralen neuralen Elementen und bewegt sie von der provozierenden Richtung (kaudal) weg. Das ipsilaterale Knie muss evt. mit einem Kissen unterlagert werden, damit es nicht auf der Behandlungsbank liegt und dadurch eine Rotation der Lendenwirbelsäule verursacht. Wenn sich die Symptome durch diese Position nicht ausreichend verringern, ist es akzeptabel beide Kniegelenke zu beugen und das Ausmaß der bilateralen Hüftflexion zu reduzieren, um die kaudal gerichtete Spannung weiter zu vermindern (➤ Abb. 11.17).

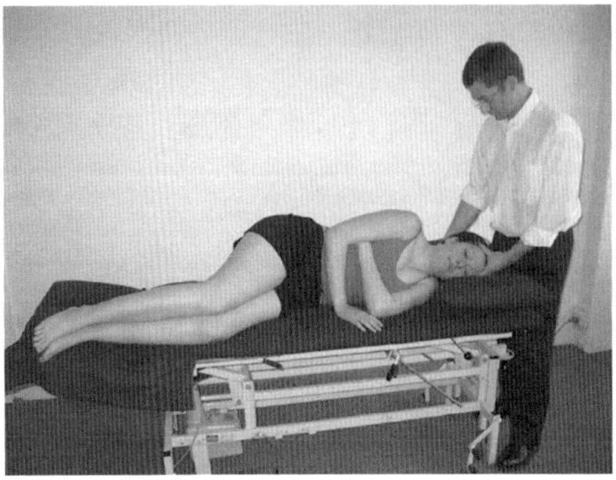

Abb. 11.17: Startposition für die Behandlung einer unilateralen lumbalen kaudal/distalen Gleitdysfunktion auf dem unteren 1. Level. Die Mobilisation erfolgt über die passive zervikale Flexion, um die lumbosakralen Neuralstrukturen im Spinalkanal nach kranial und in den intervertebralen Foramina nach proximal zu ziehen (Position entfernend/Bewegung entfernend).

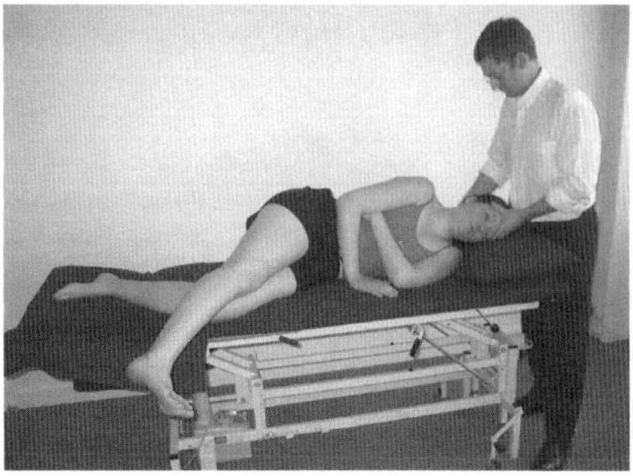

Abb. 11.18: Mobilisation für eine kaudal/distale Gleitdysfunktion auf dem oberen 1. Level. Während die passive zervikale Flexion mobilisiert wird, ist das ipsilaterale Knie mehr in Streckung als vorher (Position annähernd/Bewegung entfernend).

Progressionsstufe 2

Position: Seitlage, betroffene Seite oben, Hüftgelenke etwa 45° gebeugt, das ipsilaterale Kniegelenk gestreckt, ohne Beschwerden auszulösen. Dies zieht die neuralen Elemente leicht nach kaudal, während die Mobilisation mit der passiven zervikalen Flexion sie in die kraniale (lindernde) Richtung bewegt (Position annähernd/Bewegung entfernend) (> Abb. 11.18).

Level 2

Progressionsstufe 1

Position: Seitlage, betroffene Seite oben, die Halswirbelsäule ist bis zu einem noch angenehmen Bewegungsende gebeugt (Position entfernend).

Bewegung: sanfter ipsilateraler Straight Leg Raise bis zu einem noch angenehmen Bewegungsende (Bewegung annähernd) (> Abb. 11.19).

Progressionsstufe 2

Position: wie in der vorherigen Stufe, jedoch wird die Halswirbelsäule nun in einer neutralen Flexions-/Extensionsstellung positioniert.

Bewegung: ipsilateraler Straigh Leg Raise.

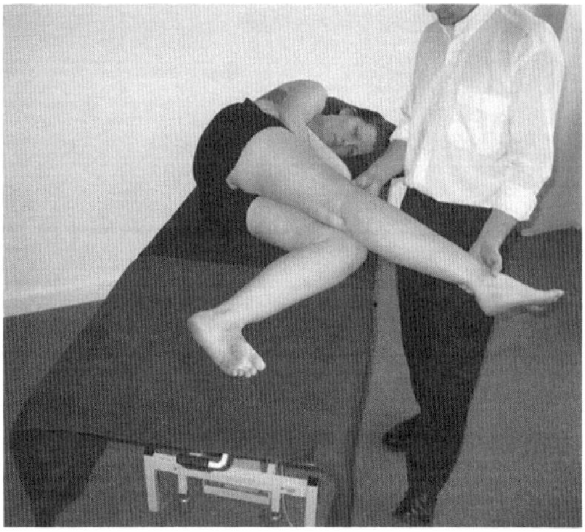

Abb. 11.19: Mobilisation für eine kaudale Gleitdysfunktion auf Level 2. Der Kopf wird in Flexion positioniert, während eine passive Extension des Kniegelenks durchgeführt wird (Position entfernend/Bewegung annähernd).

Progressionsstufe 3

Position: Seitlage, betroffene Seite oben, Halswirbelsäule in Extension, um ein vermehrtes Gleiten nach kaudal zu ermöglichen (Position annähernd).

Bewegungen: unilateraler Straight Leg Raise (Bewegung annähernd). Während dieses Vorgangs können Symptome einer Dehnung im behandelten Oberschenkel auftreten. Sie müssen allerdings vollständig zurückgehen, wenn die Technik beendet ist.

Progressionsstufe 4

Position: wie beim Slump-Test auf der Behandlungsbank sitzend.

Bewegungen: zervikale und thorakale Extension, Knieextension mit oder ohne Dorsalextension der Fußgelenke. Es muss sorgfältig darauf geachtet werden, dass die zervikale und thorakale Wirbelsäule endgradig extendiert wird, und dass diese Abschnitte bei jeder Bewegung zurück in die neutrale Position geführt werden. Der Grund für diesen Hinweis ist, dass die Bewegungsamplitude bei dieser Technik häufig zu klein ausfällt (> Abb. 11.20).

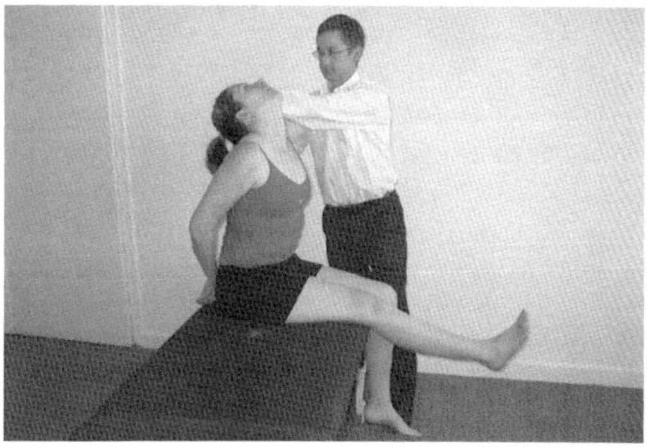

Abb. 11.20: Mobilisation mithilfe eines kaudalen Sliders der lumbosakralen Nervenwurzeln und des N. ischiadicus in Progressionsstufe 4, bei einer kaudal/distalen Gleitdysfunktion auf Level 2. Zervikale und thorakale Extension mit Knieextension, mit oder ohne Dorsalextension des Fußes.

Progressionsstufe 5

Position: ipsilateraler Langsitz, längs auf der Behandlungsbank, ohne dass Beschwerden auftreten.

Bewegungen: zervikale und thorakale Extension bis zum Ende der verfügbaren Bewegung, kombiniert mit Knieextension und Dorsalextension der Fußgelenke, um ein Gleiten nach kaudal zu optimieren. Der Schwerpunkt bzgl. der Bewegungskontrolle liegt darauf, die thorakale und zervikale Wirbelsäule in die Extension zu führen, während gleichzeitig sichergestellt wird, dass der Patient seine Hüftgelenke flektiert (> Abb. 11.21 und > Abb. 11.22).

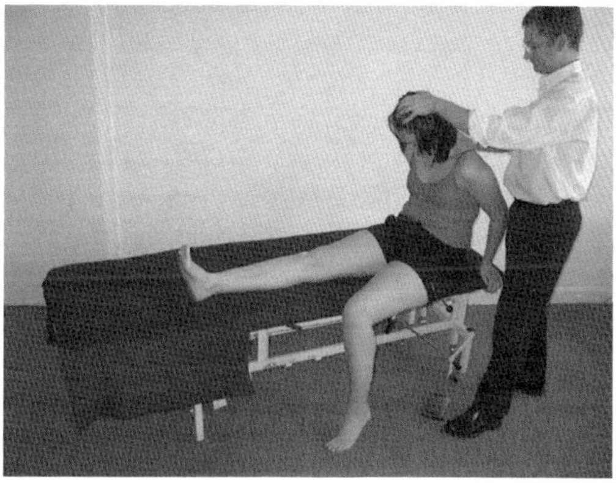

Abb. 11.21: Ausgangsposition für Progressionsstufe 5 einer kaudalen Gleittechnik bei einer kaudal/distalen Gleitdysfunktion auf dem obersten 2. Level.

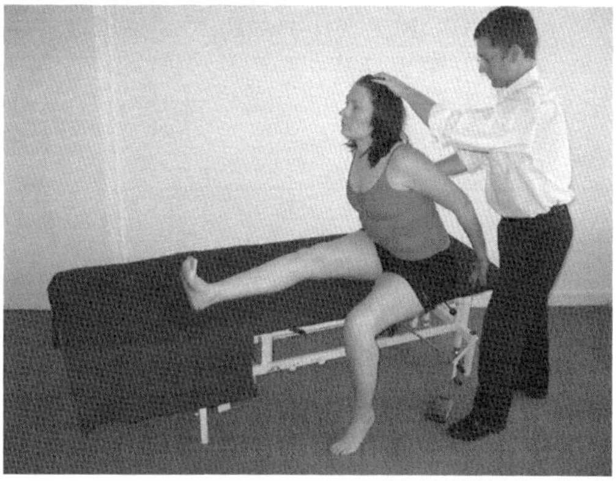

Abb. 11.22: Mobilisation in Progressionsstufe 5 einer kaudalen Gleittechnik bei einer kaudal/distalen Gleitdysfunktion auf dem obersten 2. Level. Thorakale und zervikale Extension mit Hüftflexion.

Zeigt der Patient Anzeichen einer symmetrischen Gleitdysfunktion, können die nachfolgenden Progressionen durch Beinbewegungen als bilaterale Techniken ausgeführt werden, ähnlich dem Muster der oben beschriebenen unilateralen Techniken. Entsprechende Anzeichen sind Schmerzen in der Mitte der Lumbalregion und symmetrische Einschränkungen der Beweglichkeit von Extremitäten und Wirbelsäule.

Spannungsdysfunktionen

Klinische Merkmale

Bei der Spannungsdysfunktion weisen lumbale Symptome, die durch neurodynamische Tests hervorgerufen werden, charakteristische Merkmale auf, die sie von den Symptomen der Gleitdysfunktion unterscheiden. Die Symptome verstärken sich durch eine neurodynamische Bewegung in eine Richtung, und bei einer zusätzlichen Bewegung in die andere

Richtung verstärken sie sich weiter. Dies liegt daran, dass sich die Spannung im Nervensystem bei neurodynamischen Bewegungen in entgegengesetzten Richtungen erhöht. So reproduziert beispielsweise die zervikale Flexion in der Slump-Position die lumbalen Rückenschmerzen des Patienten, die sich durch Knieextension und Dorsalextension der Fußgelenke noch mehr verstärken.

Von welchem Ende aus mobilisiere ich?

Der echte zweiseitige Tensioner beinhaltet sowohl Bewegungen vom kranialen als auch vom kaudalen Ende aus. Bei Patienten mit einem recht irritierbaren Problem ist dies jedoch häufig nicht praktikabel. Daher ist die zugrunde liegende Annahme bzgl. der folgenden Progressionsstufen bei Spannungsdysfunktionen, dass der Therapeut entscheidet, welches Ende positioniert und welches mobilisiert werden soll. Diese Entscheidung ist eher willkürlich und wird von Faktoren wie der Akzeptanz des Patienten, der Bequemlichkeit des Therapeuten und der therapeutischen Effizienz beeinflusst.

Hintergrund und Begründung der Behandlung

Ebenso wie an der Halswirbelsäule werden in der Behandlung von Spannungsdysfunktionen der Lendenwirbelsäule prinzipiell kontra- oder bilaterale neurodynamische Tests angewandt. Wie zuvor erwähnt, besteht der vorteilhafteste Mechanismus darin, die Spannung auf der zu behandelnden Seite durch zusätzliche Positionierungen oder Bewegungen der kontralateralen Extremität zu reduzieren (s. auch den Abschnitt über spezifische Neurodynamik ➢ Kap. 2). Die Grundprinzipien sind die Folgenden. Im Einklang mit dem von „Position entfernend/Bewegung entfernend " zu „Position annähernd/Bewegung annähernd" fortschreitenden System der Progression, erzeugt ein zusätzlicher kontralateraler neurodynamischer Test den Effekt des „Position oder Bewegung von der Dysfunktion entfernen", weil er die Spannung in den zu behandelnden Nervenwurzeln verringert. Wenn sich die Problematik über die einzelnen Stufen hin verbessert, wird die sog. Unterstützung durch den kontralateralen Test verringert (Position annähernd) und über den ipsilateralen Test die Spannung in den neuralen Geweben zunehmend erhöht (Bewegung annähernd). Dementsprechend folgt eine Progressionsserie zur Anwendung dieser Prinzipien auf Level 1.

Auf Level 2 wird zunächst die Schwerkraft eingesetzt. Dazu wird das ipsilaterale Bein oben platziert, sodass es in den neuralen Elementen, die dann den Spannungsbewegungen ausgesetzt werden, zu einer Spannungsreduktion kommt (Position entfernend/Bewegung annähernd). Wenn sich der Zustand des Patienten verbessert, werden diese neuralen Elemente zunehmend in Richtung der Spannungserhöhung geführt (Position annähernd/Bewegung annähernd).

Level 1

Progressionsstufe 1

Der Patient wird in der allgemeinen entlastenden Position für die lumbosakralen Nervenwurzeln und den N. ischiadicus eingestellt. Der Patient kann diese Position zu Hause so oft einsetzen wie er dazu in der Lage ist (➢ Abb. 11.23).

Progressionsstufe 2

In dieser Stufe wird, in der Position der Progressionsstufe 1, eine sanfte Dorsalextension des Fußgelenks oder eine Knieextension auf der kontralateralen Seite ausgeführt (Position entfernend/Bewegung entfer-

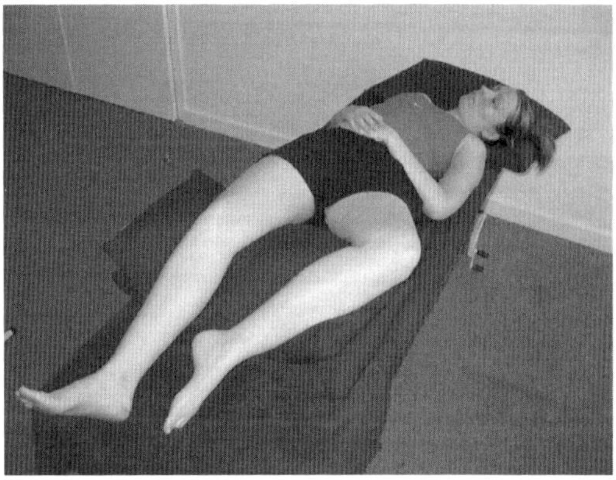

Abb. 11.23: Entlastung der linksseitigen lumbosakralen Nervenwurzeln und des N. ischiadicus. Ipsilaterale Seitneigung, Flexion, Abduktion und Außenrotation des Hüftgelenks, Knieflexion, Plantarflexion des Fußgelenks.

nend). Die Symptome sollten sich dadurch nicht verstärken. Wenn dies doch der Fall ist, sollte die Technik beendet und eine andere Behandlung gewählt werden. Gelegentlich, und unter Berücksichtigung, dass neurale Spannungsdysfunktionen auf Level 1 zu einer hohen Sensitivität neigen, ist es empfehlenswert, zusätzlich zu neurodynamischen Techniken auch muskuloskeletale Behandlungen durchzuführen, wenn dies angebracht ist.

Progressionsstufe 3

Position: Allgemein wird diese Mobilisation in derselben Position ausgeführt wie in Stufe 2, jedoch wird das Knie in Kombination mit einer Dorsalextension des Fußes extendiert.

Weitere Progressionen beinhalten eine zusätzliche kontralaterale Hüftflexion. Aus diesen Bewegungen ergibt sich ein langsamer und stufenweiser Aufbau des kontralateralen Straight-Leg-Raise-Tests.

Level 2

Progressionsstufe 1

Position: Der Patient liegt in Seitlage auf der nicht betroffenen Seite, die Halswirbelsäule wird in Neutralstellung unterlagert. Als Vorbereitung einer Mobilisation über die Dorsalextension des Fußgelenks werden Hüft- und Kniegelenke bis zu einem Punkt kurz vor Symptomauslösung gebeugt. Der Grund dafür, beide Beine in dieser Stellung zu positionieren, liegt in der daraus resultierenden Spannungsreduktion auf der zu behandelnden Seite. Der Patient liegt auf der kontralateralen Seite, weil dadurch ebenfalls die Spannung in den zu behandenden Nervenwurzeln verringert wird.

Bewegungen: aktive Dorsalextension des ipsilateralen Fußgelenks und passive zervikale Flexion bis zu einem noch angenehmen Bewegungsende. Wenn es erforderlich ist, kann auch nur ein Ende bewegt werden, abhängig von den Symptomen des Patienten. Bei dieser Technik sollten die Symptome des Patienten nicht reproduziert werden (➢ Abb. 11.24).

Progressionsstufe 2

Position: Wie in der vorherigen Stufe, jedoch wird diesmal der Winkel des Straight-Leg-Raise-Tests am kontralateralen (unten liegenden) Bein verringert. Dadurch entsteht etwas mehr Spannung an der zu behandelnden Nervenwurzel.

Bewegungen: Passive zervikale Flexion, aktive Knieextension und Dorsalextension des Fußgelenks werden so weit in Richtung des Bewegungsendes ausgeführt, wie es angenehm ist. In dieser Phase treten nicht immer lumbale Symptome auf. Wenn es jedoch dazu kommt, sollten die Symptome nur leicht ausgeprägt sein und sich unmittelbar nach Beendigung der Technik wieder vollständig legen.

Progressionsstufe 3

Position: Wie zuvor, jedoch wird die Halswirbelsäule in der maximalen noch angenehmen Flexionsstellung positioniert.

Bewegungen: ipsilateraler Straight Leg Raise (ohne Dorsalextension des Fußgelenks) bis zu einem leichten bis mittleren Widerstand und milden Symptomen.

Progressionsstufe 4

Position: *ipsilaterale* Seitlage (betroffene Seite liegt jetzt unten). Dies sensitiviert den Straight Leg Raise der unten liegenden Seite (wie in ➢ Kap. 2 beschrieben).

Bewegungen: ipsilateraler Straight Leg Raise, wie in Progressionsstufe 3. Um die Technik weiter voranzutreiben, kann die Dorsalextension des Fußgelenks hinzugefügt werden.

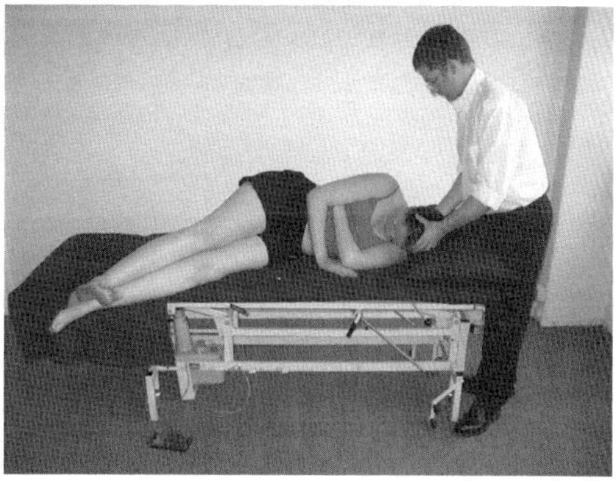

Abb. 11.24: Mobilisation in Progressionsstufe 1 für eine Spannungsdysfunktion auf dem unteren 2. Level, die die lumbosakralen Nervenwurzeln betrifft. Es wird eine aktive Dorsalextension des Fußes und eine passive zervikale Flexion ausgeführt.

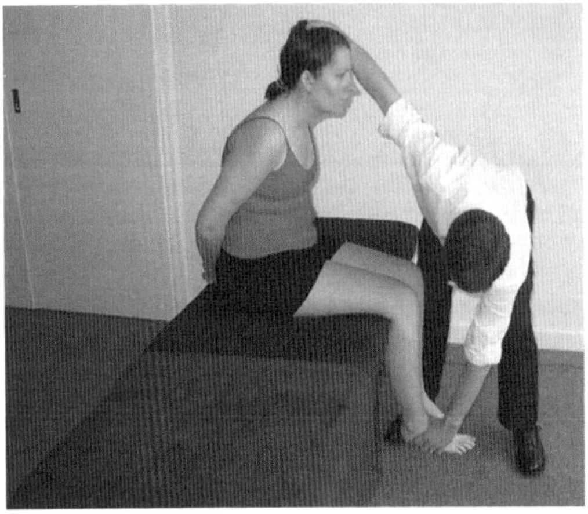

Abb. 11.25: Ausgangsposition für einen Tensioner bei einer neuralen Spannungsdysfunktion der Lendenwirbelsäule auf dem oberen 2. Level.

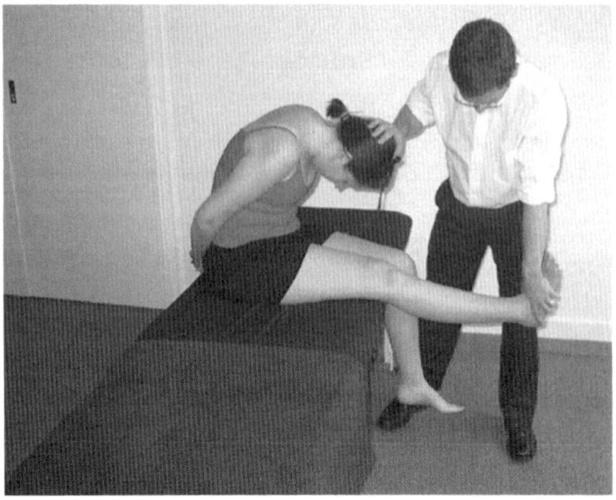

Abb. 11.26: Zervikale Flexion und Knieextension (mit oder ohne Dorsalextension des Fußes) als Tensioner bei einer neuralen Spannungsdysfunktion der Lendenwirbelsäule auf dem oberen 2. Level. Zu beachten ist, dass die Hand, die die Kopfbewegungen kontrolliert, keinen Überdruck erzeugt, sondern die Bewegungen lediglich kontrolliert.

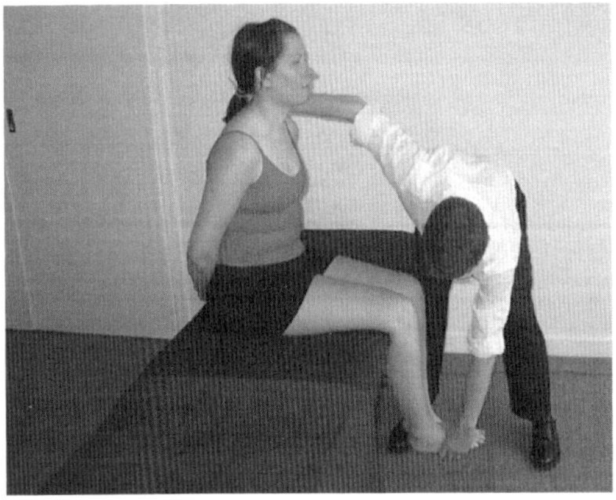

Abb. 11.27: Ausgangsposition für einen Level-3a-Tensioner.

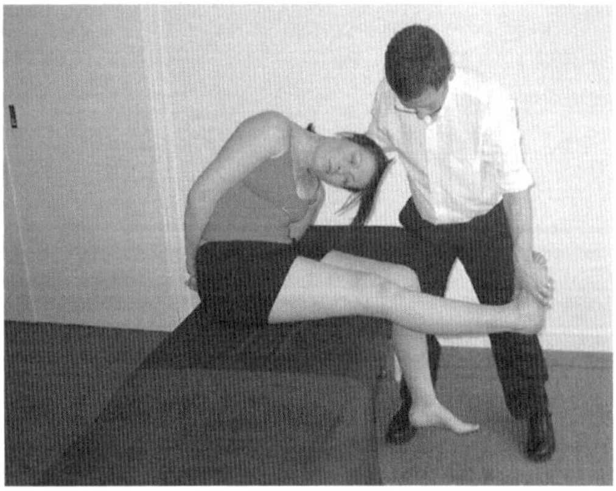

Abb. 11.28: Bewegungen des Level-3a-Tensioners. Flexion und kontralaterale Seitneigung der Wirbelsäule, Innenrotation und Adduktion des Hüftgelenks und Knieextension mit optionaler Dorsalextension.

Progressionsstufe 5

Position: sitzend, wie für den Slump-Test.

Bewegungen: zervikale Flexion und Knieextension. Eine weitere Progression ist eine zusätzliche aktive oder passive Dorsalextension des Fußgelenks (➢ Abb. 11.25 und ➢ Abb. 11.26).

Level 3a

Progressionsstufe 1

Position: in der Slump-Position am Rand der Behandlungsbank sitzend.

Bewegungen: zervikale Flexion und ipsilaterale Knieextension bis zum Ende des noch angenehmen Bewegungsausmaßes. Diesmal wird eine kontralaterale Seitneigung der Wirbelsäule, Innenrotation und Adduktion der Hüfte sowie Knieextension ausgeführt. Es erfolgt kein Überdruck in diese Bewegungen. Stattdessen setzt der Therapeut seine Hände ein, um die Bewegungen zu führen, Widerstand und muskuläre Verhaltensmuster zu erspüren und er erklärt dem Patienten, wie er diese Bewegungen selbst kontrollieren kann. Die Level-3-Techniken können einen gewissen Grad an Widerstand und muskulärem Dehngefühl erzeugen. Dieses muss jedoch vollständig zurückgehen, wenn die Technik beendet wird.

Dosierung: Es werden einige Mobilisationen durchgeführt, jeweils mit einer Pause dazwischen. Jede Mobilisationsserie kann innerhalb einer Behandlung einige Male wiederholt werden; allerdings empfehle ich, sie nicht noch häufiger auszuführen (➢ Abb. 11.27 und ➢ Abb. 11.28).

Als weitere Progression kann die Technik im Langsitz eingesetzt werden (➢ Abb. 11.29 und ➢ Abb. 11.30).

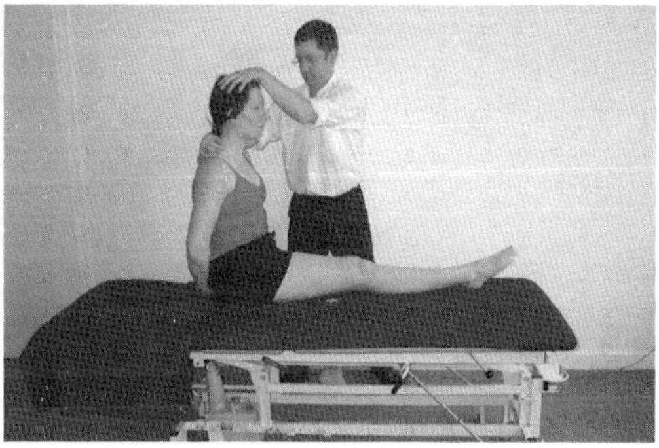

Abb. 11.29: Ausgangsposition für den Slump-Test im Langsitz (Level 3a).

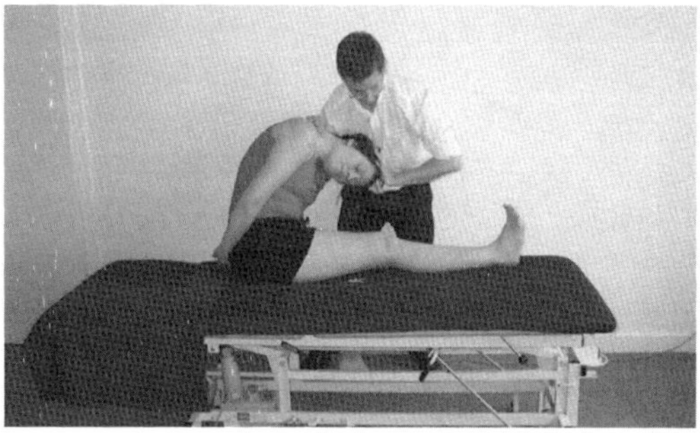

Abb. 11.30: Bewegungen des Slump-Tests im Langsitz (Level 3a).

Einführung in die komplexen Dysfunktionen

Da die Ursache für neuropathodynamische Vorgänge normalerweise im mechanischen Interface zu finden ist, beschäftige ich mich bzgl. der Kategorien der Interfacedysfunktionen mit Zuständen, in denen beide Komponenten betroffen sind. In der Folge finden sich Beschreibungen von Progressionen, deren Ziel es ist, beide Komponenten gleichzeitig zu behandeln. Dementsprechend fallen diese Dysfunktionen automatisch in die Level-3c-Kategorie. Dies ist eine vorteilhafte Gestaltung, v.a. für den Praktiker, der nicht besonders erfahren im Umgang mit der Neurodynamik ist, denn sie ermutigt ihn sich zuerst durch die einzelnen Dysfunktionen hindurchzuarbeiten, bevor er versucht, sie als komplexe Störungen zu behandeln.

Level 3c – Reduziertes Schließen mit distaler Gleitdysfunktion

Position: Der Patient liegt auf der kontralateralen (nicht betroffenen) Seite, Hüft- und Kniegelenke sind 90° gebeugt und mit einem Kissen unterlagert.

Bewegungen: Die schließende Bewegung wird ausgeführt, während der Patient aktiv sein Knie ausstreckt. In der nächsten Progressionsstufe erfolgt zusätzlich eine aktive Dorsalextension des Fußgelenks.

Dosierung: 5–10 Oszillationen, die innerhalb einer Behandlung mehrere Male wiederholt werden können (➢ Abb. 11.31 und ➢ Abb. 11.32).

Level 3c – Reduziertes Schließen mit proximaler Gleitdysfunktion

Level 3c – Multistrukturell

Progressionsstufe 1

Position: Der Patient liegt auf der kontralateralen (nicht betroffenen) Seite, Hüft- und Kniegelenke sind 90° gebeugt, die thorakale Wirbelsäule ist flektiert und der Kopf wird in neutraler Position durch die eigene Hand des Patienten unterstützt.

Bewegungen: Die schließende Bewegung für die Dysfunktion des reduzierten Schließens wird durchgeführt, während der Patient eine aktive zervikale Flexion ausführt, geleitet und unterstützt von seiner eigenen Hand. Es ist notwendig, dass der Patient gut auf der Behandlungsbank rutschen kann. Manchmal löst diese Mobilisation Symptome aus, die jedoch wie üblich nur milde sein und sich sofort wieder legen sollten. Während dieser Technik muss der Patient seine Lendenwirbelsäule entspannen (> Abb. 11.33 und > Abb. 11.34).

Reduziertes Schließen mit Spannungsdysfunktion

Level 3c – Multistrukturell

Progressionsstufe 1

Position: Der Patient wird wie bei der vorherigen Technik positioniert.

Bewegungen: Während der Patient eine aktive zervikale Flexion und ipsilaterale Knieextension ausführt, wird eine schließende Bewegung durchgeführt (> Abb. 11.35 und > Abb. 11.36).

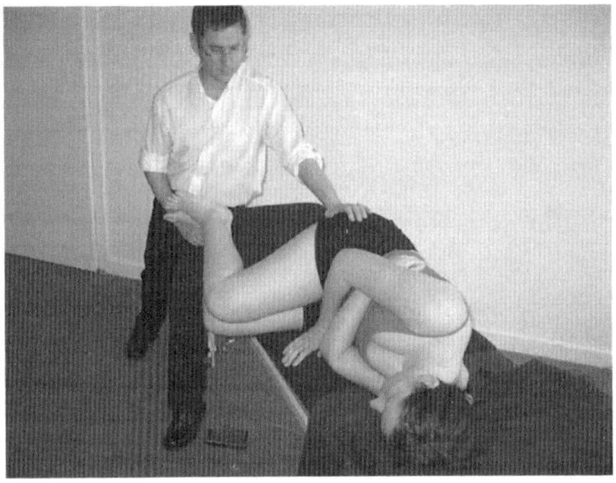

Abb. 11.31: Ausgangsposition der Technik für eine lumbale Dysfunktion des reduzierten Schließens mit einer distalen Gleitdysfunktion.

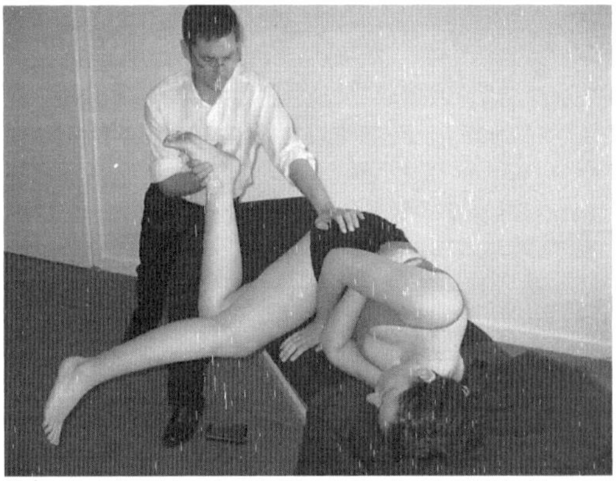

Abb. 11.32: Technik für eine lumbale Dysfunktion des reduzierten Schließens mit einer distalen Gleitdysfunktion. Ipsilaterale Seitneigung mit aktiver Knieextension.

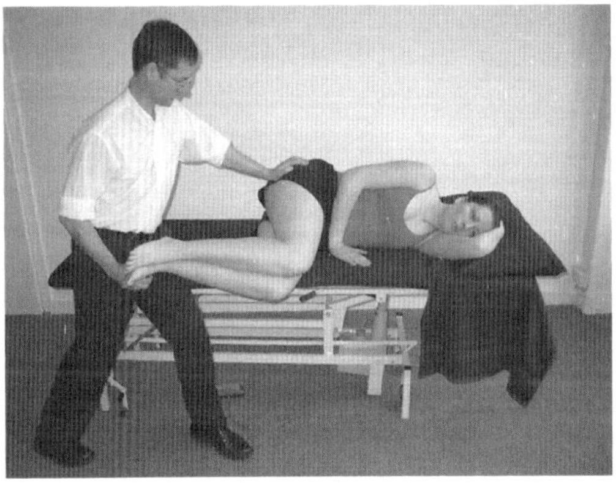

Abb. 11.33: Ausgangsposition für die Mobilisation einer Dysfunktion des reduzierten Schließens mit einer proximalen Gleitdysfunktion.

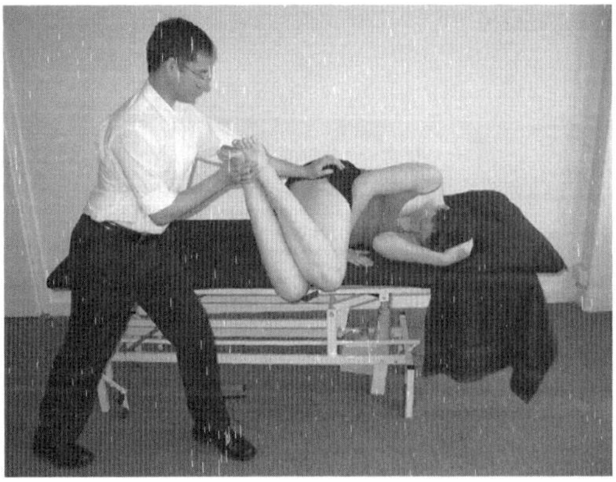

Abb. 11.34: Technik bei einer Dysfunktion des reduzierten Schließens mit einer proximalen Gleitdysfunktion. Ipsilaterale Seitneigung mit zervikaler Flexion.

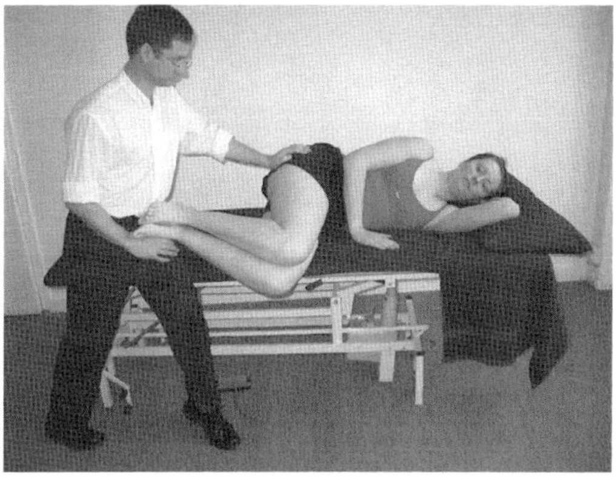

Abb. 11.35: Ausgangsposition der Technik für eine lumbale Dysfunktion des reduzierten Schließens mit einer Spannungsdysfunktion.

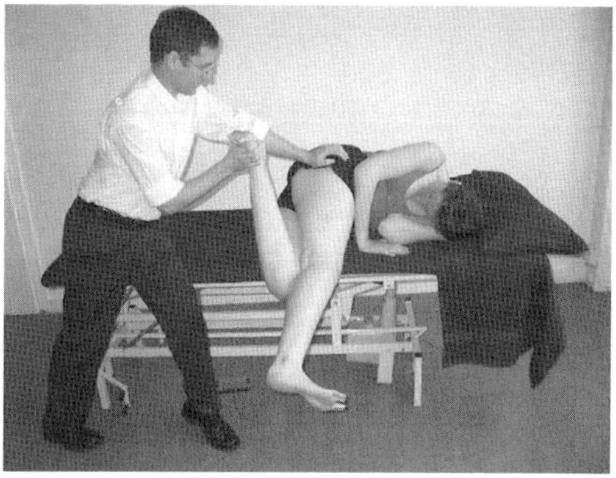

Abb. 11.36: Technik für eine lumbale Dysfunktion des reduzierten Schließens mit einer Spannungsdysfunktion. Schlussbewegung mit Tensioner – ipsilaterale Seitneigung mit zervikaler Flexion und Knieextension, mit oder ohne Dorsalextension des Fußes.

Reduziertes Öffnen mit distaler Gleitdysfunktion

Level 3c – Multistrukturell

Position: Der Patient liegt auf der kontralateralen (nicht betroffenen) Seite, Hüft- und Kniegelenke sind 90° gebeugt, und die Beine hängen über die Bankkante.

Bewegungen: Kontralaterale Seitneigung (dynamische Öffnung). Diese Technik wird zusammen mit einer Knieextension als Teil des Straight-Leg-Raise-Tests durchgeführt, und zusätzlich kann eine aktive Dorsalextension des Fußgelenks erfolgen. Oftmals spannt sich die lumbale Muskulatur während dieser Mobilisation an. Es kann zu einer hyperaktiven Schutzdysfunktion der Muskulatur kommen, die während der Mobilisation mit Weichteiltechniken behandelt werden kann; beispielsweise kann die Muskulatur manuell gedehnt werden, indem der Patient sie entspannt und das Knie streckt während der Therapeut in die öffnende Position mobilisiert.

Reduziertes Öffnen mit proximaler Gleitdysfunktion

Level 3c – Multistrukturell

Position: Der Patient liegt auf der kontralateralen (nicht betroffenen) Seite, die Hüft- und Kniegelenke sind 90° gebeugt, und die Beine hängen über die Bankkante. Es wird außerdem eine thorakale Flexion eingestellt, wobei die Halswirbelsäule allerdings in neutraler Stellung bleibt.

Bewegungen. Während der Patient eine zervikale Flexion ausführt, wird die öffnende Bewegung für die Dysfunktion des reduzierten Öffnens durchgeführt.

Reduziertes Öffnen mit Spannungsdysfunktion

Level 3c – Multistrukturell

Position: Der Patient liegt auf der kontralateralen (nicht betroffenen) Seite, die Hüft- und Kniegelenke sind 90° gebeugt, die thorakale Wirbelsäule ist flektiert und der Kopf wird in neutraler Position durch die eigene Hand des Patienten unterstützt.

Bewegungen: Die öffnende Bewegung wird wie zuvor eingesetzt, während der Patient aktiv die zervikale Flexion und Knieextension ausführt.

Eine andere Technik, die häufig bei der oben genannten Dysfunktion erforderlich ist, beinhaltet eine lumbale Rotationsmobilisation und den Straight Leg Raise. Der Patient liegt auf der kontralateralen Seite. Während der lumbalen Rotationsmobilisation werden zusätzlich verschiedene Komponenten des Straight-

Leg-Raise-Tests ausgeführt. Der Therapeut hält das untere Bein des Patienten zwischen seinen Unterschenkeln und unterstützt gleichzeitig mit seinem kaudalen Fuß dessen Unterschenkel. Dazu steht der Therapeut auf einem Bein und dreht sich darauf, um das Knie des Patienten in die Extension zu bewegen. Wenn eine Hüftflexion durchgeführt wird, dreht sich der Therapeut um das Hüftgelenk des Patienten, kombiniert mit einer Drehung des auf dem Boden stehenden Beins. Auf diese Weise können verschiedene Bewegungen ausgeführt werden, Knieextension, Hüftflexion oder eine Kombination von beidem. Diese Technik ist recht ungewöhnlich. Wenn sie erst einmal perfektioniert wurde, kann sie jedoch einen festen Bestandteil des Repertoires des Therapeuten bilden (➢ Abb. 11.37 und ➢ Abb. 11.38).

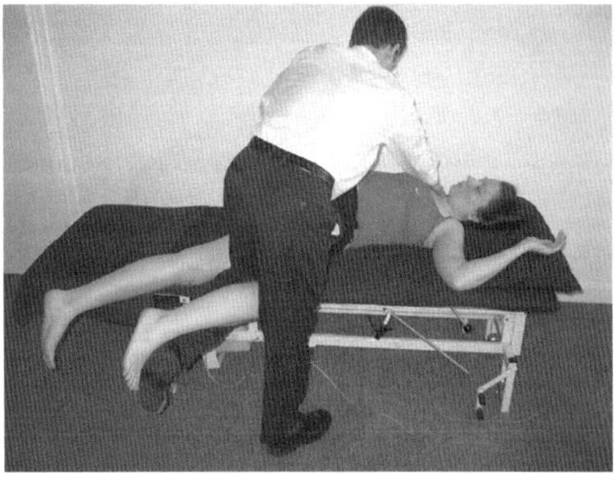

Abb. 11.37: Ausgangsposition – Rotationstechnik der Lendenwirbelsäule mit neuraler Mobilisation.

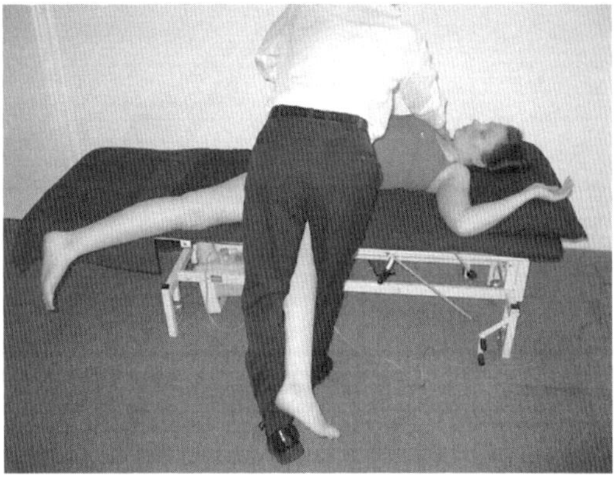

Abb. 11.38: Rotationstechnik der Lendenwirbelsäule mit neuraler Mobilisation – die Knieextension wird erzeugt, indem der Therapeut Fuß und Unterschenkel des Patienten unterstützt und auf seinem eigenen Bein eine Drehbewegung ausführt.

Muskuläre Hyperaktivitätsdysfunktionen

Einleitung

Dysfunktionen der Nervenwurzel können physiologische Veränderungen und veränderte Verhaltensmuster der innervierten Muskeln verursachen. Der nachfolgende Abschnitt führt in einige Schlüsselprinzipien für die Behandlung von diesen Level-3c-Problemen ein, die neurale Spannungskomponenten und muskuläre Hyperaktivitäten beinhalten. Die beiden zu berücksichtigenden Problematiken sind hyperaktive Schutzdysfunktion und lokale Hyperaktivität. Nach meiner Erfahrung tendiert die hyperaktive Schutzdysfunktion dazu, in einem größeren Abschnitt des Nervenverlaufs zu wirken. Daher sind oftmals mehrere und zweigelenkige Muskeln betroffen, z.B. verspannte Muskeln des hinteren Oberschenkels/Wade als Reaktion auf eine Pathodynamik der Nervenwurzel S1. Diese Komponenten zeigen sich häufig erst, wenn das Nervensystem auf Level 3c getestet wird, z.B. durch eine Dehnung der Ischiokruralen und der Wadenmuskulatur beim Slump-Test im Langsitz. Die Muskeln können nicht gut nachgeben und sind schmerzhafter als die der kontralateralen Seite. Die andere Art der Dysfunktion (lokalisierte muskuläre Hyperaktivität – alias Trigger-Punkt) tritt eher lokalisiert auf und bietet dem Therapeuten einen Trigger-Punkt, auf den er sich in einer neurodynamischen Position konzentrieren kann.

Hyperaktive Schutzdysfunktion (z.B. eine Problematik der Nervenwurzel S1, die die Muskeln des hinteren Oberschenkels und der Wade beeinflusst)

Untersuchung

Zur Untersuchung der neuralen Spannungsdysfunktion mit hyperaktiver Schutzdysfunktion werden der Straight Leg Raise und der Slump-Test eingesetzt. Am Ende jedes Tests wird der zu behandelnde Muskel sanft verlängert, sodass der Therapeut seinen

Kontraktionszustand in der neurodynamischen und in einer nicht neurodynamischen Position ermitteln kann, z.B. wird die Wadenmuskulatur isoliert passiv verlängert, um die Muskulatur spezifisch zu testen. Danach wird das Nervensystem gespannt und der Muskeltest wiederholt. Wenn eine hyperaktive Schutzdysfunktion vorliegt, werden die Muskeln in der Position des Slump-Tests oder des Straight-Leg-Raise-Tests fester, und dieser Effekt ist stärker als auf der asymptomatischen Seite.

1. Test 1: Das Nervensystem ist entspannt. Der Patient wird im ipsilateralen Langsitz positioniert, wobei er sich nach hinten lehnt und sich auf seinen Händen abstützt, um das Nervensystem zu entspannen. In dieser Position wird der Dehntest der Wadenmuskulatur in Form der passiven Dorsalextension des Fußes durchgeführt. Symptome sowie physische Merkmale wie Widerstand und Bewegungsausschlag werden beobachtet.
2. Test 2: Neurodynamische Position. Der Patient flektiert seine thorakale und lumbale Wirbelsäule und lehnt sich soweit nach vorne, bis die Symptome sich verstärken. Währenddessen hält der Therapeut das Bein ruhig in Position. Der Dehntest der Wadenmuskulatur wird erneut ausgeführt und dann nochmals mit zervikaler Flexion. Auch im Normalfall erzeugt entweder das Vorlehnen oder die zervikale Flexion eine Zunahme der Spannung in der Wade oder Beschwerden im hinteren Oberschenkel. Im Seitenvergleich kann aber ein beträchtlicher Unterschied deutlich werden, was auf eine auffällige Reaktion hinweist (➤ Abb. 11.39).

Es muss betont werden, dass diese Technik auf Level-3-Patienten mit hohen Erwartungen ausgerichtet ist wie z.B. Athleten oder Menschen mit nur geringfügigen Symptomen. Einschluss- und Ausschlusskriterien werden in ➤ Kap. 6 detaillierter beschrieben.

Behandlung

Der Patient nimmt die Position für Test 2 ein (spinale Flexion), stoppt jedoch unmittelbar vor dem Auftreten der ersten Symptome. Während er den Patienten von medial nach lateral ansieht, greift der Therapeut das Bein, so als würde er einen Widerstand gegen die aktive Plantarflexion des Fußes setzen, und stabilisiert es. Diese Position ermöglicht

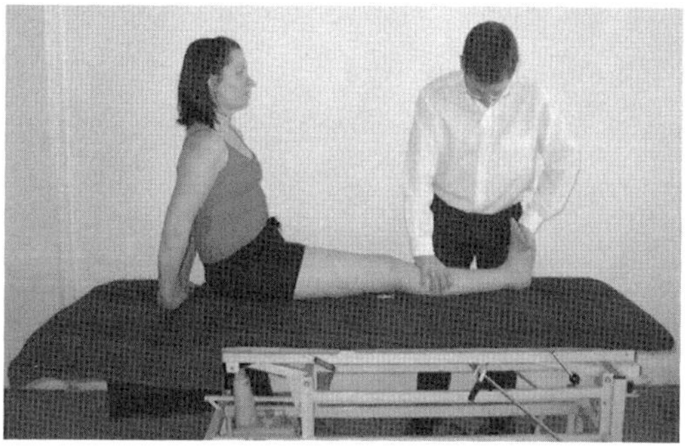

Abb. 11.39: Lumbale hyperaktive Schutzdysfunktion für die Nervenwurzel S1. Ausgangsposition – ipsilateraler Langsitz mit maximal zur Verfügung stehender Dorsalextension des Fußes.

dem Therapeuten auch die Rumpf- und Kopfbewegungen des Patienten leicht zu kontrollieren, falls dies erforderlich ist. Die distale Hand des Therapeuten umgreift die Unterseite des Kalkaneus, der distale Unterarm berührt die Fußsohle des Patienten. Die proximale Hand des Therapeuten stabilisiert das Knie. Der Patient wird aufgefordert, mit seinem Fußballen sanft aber kräftig gegen den distalen Unterarm des Therapeuten zu drücken. Dabei kontrahieren sich die Wadenmuskeln. Es sollte sich um eine statische Anspannung gegen Widerstand handeln, die leichte Symptome auslösen kann, die sich jedoch unmittelbar danach wieder legen sollten. Die Kontraktion wird für 5–15 Sekunden gehalten. In der Entspannungsphase wird die Muskulatur vom Therapeuten sanft verlängert. Im Wesentlichen handelt es sich hierbei um eine neuroynamische Contract-Relax-Technik.

Liegt der Fokus auf der ischiokruralen Muskulatur, wird der Behandlungsablauf modifiziert. Der Patient nimmt dann mit Unterstützung des Therapeuten in Rückenlage eine Dehnposition der ischiokruralen Muskulatur ein. Die Muskulatur wird wie zuvor bzgl. Symptomen und Widerstandsmustern getestet, jeweils mit und ohne Dorsalextension des Fußes. Eine auffälligere Veränderung der relevanten Parameter als auf der kontralateralen Seite weist auf eine Abnormalität hin. Die folgende Behandlung besteht aus einer Contract-Relax-Technik in der Straight-Leg-Raise-Position. Eine weitere Sensitivierung kann erfolgen, indem der Vorgang in der Slump-Position mit zusätzlicher Dorsalextension des Fußes durchgeführt wird.

Lokalisierte muskuläre Hyperaktivitätsdysfunktion (alias Trigger-Punkt) (z.B. bei einer betroffenen S1-Nervenwurzel)

Untersuchung

Zur Untersuchung dieser Dysfunktion wird das betroffene Bein in die Position des Straight-Leg-Raise-Tests gebracht. In dieser Position werden die Muskeln palpiert, die durch die betroffene Nervenwurzel innerviert werden, in diesem Fall also die des S1-Myotoms. Die Palpation sollte entlang des gesamten Nervenverlaufs erfolgen. Sie schließt Glutealmuskulatur, M. piriformis, ischiokrurale Muskulatur, M. popliteus, Wadenmuskulatur sowie die plantaren Fußmuskeln mit ein. Die Technik wird in kontralateraler Seitlage ausgeführt und sollte im Seitenvergleich getestet werden. Manchmal zeigen sich bei der Palpation empfindliche Punkte und lokale Muskelaktivitäten, die in der Position des Straight-Leg-Raise-Tests stärker ausgeprägt sind als in entlasteter Stellung. Die neurodynamischen Bewegungen, die während der Palpation zuätzlich ausgeführt werden, sind Dorsalextension des Fußes und die Slump-Bewegung in Seitlage.

Behandlung

Die Behandlung besteht aus lokalen manuellen Weichteiltechniken, wie sie von den meisten Therapeuten angewandt werden, wie z.B. Trigger-Punkt-Techniken, Dehntechniken, Contract-Relax-Techniken und lokale Bindegewebsmassagen. Für den Fall, dass eine neurodynamische Komponente vorhanden ist, werden die Techniken in der neurodynamischen Position ausgeführt, um ihren Effekt zu maximieren. Selbstverständlich können diese Techniken in vielen Körperregionen eingesetzt werden, und sie basieren auf den oben beschriebenen Prinzipien (➢ Abb. 11.40).

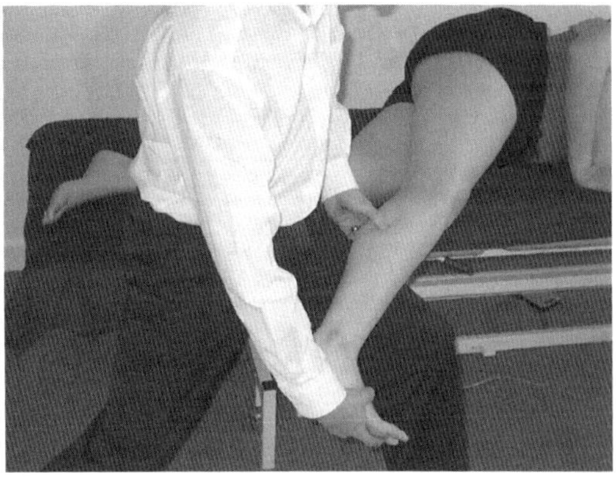

Abb. 11.40: Dysfunktion der lokalisierten Muskelhyperaktivität in der Wadenmuskulatur. Sowohl die muskulären als auch die neuralen Elemente werden sanft gespannt, während manuelle Techniken durchgeführt werden.

11.3 Störungen der mittleren Lumbalregion

11.3.1 Neurodynamische Untersuchung

Die neurodynamische Untersuchung der mittleren Lumbalregion konzentriert sich auf den Prone Knee Bend. Manchmal, beispielsweise auf Level 1, kann der Test in seiner Standardvariante angewandt werden. Allerdings wird die Knieflexion dabei nur bis zum ersten Auftreten der Symptome eingesetzt, und diese Bewegung wird meist nicht so weit in die Bewegungsbahn geführt wie in den Stufen 2 und 3.

Auf Level 1 können leicht Slider für die Nervenwurzeln L2–L4 durchgeführt werden, indem der Patient auf der kontralateralen Seite liegt und die zervikalen Bewegungen und Beinbewegungen für die entsprechende Nervenwurzel ausführt. Für den proximalen Slider wird die zervikale Flexion mit Hüftflexion und Knieextension kombiniert. Der Therapeut greift Oberschenkel und Knie des Patienten, um die Beinbewegungen auszuführen, der Patient führt die zervikalen Bewegungen aus. Der distale Slider wird erzeugt, indem der Therapeut Hüftextension und Knieflexion einsetzt, während der Patient eine zervikale Extension ausführt.

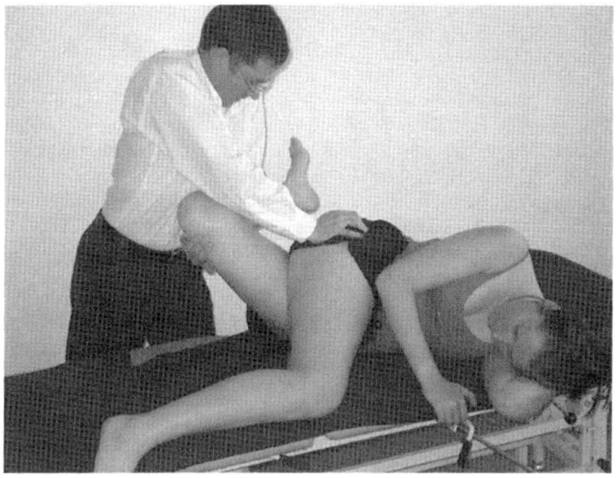

Abb. 11.41: Lumbaler femoraler Slump-Test in Seitlage auf der betroffenen Seite – kontralaterale Seitneigung der Lendenwirbelsäule mit Extension/Adduktion des Hüftgelenks und Knieflexion.

Tensioner bleiben im Allgemeinen den Stufen 2 und 3 vorbehalten. Sie entstehen durch Kräfte, die an beiden Enden an das Nervensystem angelegt werden und beinhalten die Bewegungen der zervikalen Flexion, Hüftextension und Knieflexion. Tensioner werden durch kontralaterale Seitneigung der Lendenwirbelsäule sensitiviert.

Level 3

Wie im Abschnitt über die spezifische Neurodynamik beschrieben, assistiert die Schwerkraft dabei, spinale neurodynamische Tests zu sensitivieren, und auch die mittlere Lumbalregion bildet hier keine Ausnahme. Daher wird zur Untersuchung des femoralen Anteils des Nervensystems auf Level 3 der femorale Slump-Test in *ipsilateraler* Seitlage eingesetzt.

In der femoralen Slump-Position kann der Test während der Phase der Hüftextension/Knieflexion ggfs. durch Hüftadduktion und kontralaterale Seitneigung weiter sensitiviert werden. Die kontralaterale Seitneigung wird dabei über die Adduktionsbewegung durch einen Arm des Therapeuten und Druck gegen das Becken mit der anderen Hand erzeugt (➢ Abb. 11.41).

Interface- und neurale Dysfunktionen

Reduziertes Öffnen mit neuraler Dysfunktion

Wenn das Problem der reduzierten Interfaceöffnung mit einer neuralen Komponente interagiert, können die mittleren lumbalen Nervenwurzeln und die Wirbelsäule mobilisiert werden. Der Patient liegt auf der kontralateralen Seite, mit dem Rücken dicht am Rand der Behandlungsbank, damit der Therapeut von dorsal einen guten Zugang zu Wirbelsäule und Oberschenkel des Patienten hat. Außerdem kann in dieser Stellung das Kniegelenk des symptomatischen Beins in Flexionsposition gebracht werden, ohne dass die Bank eine Hüftadduktion verhindert. Das Bein kann etwas über die Kante hängen, was es evt. erforderlich macht, den Patienten leicht diagonal auf der Bank zu positionieren. Während das kontralaterale (unten liegende) Bein in etwa 45° Hüft- und Knieflexion eingestellt wird, damit es nicht im Weg ist, wird das ipsilaterale Bein in Hüftextension/Knieflexion (Knee Bend Position) eingestellt. Es sollte beachtet werden, dass durch den Zug des M. rectus femoris (bedingt durch die Hüftextension) nicht zuviel lumbale Extension entsteht, denn diese kann evt. das Ausmaß der Hüftextension begrenzen. In Schrittstellung und nach ventrokaudal blickend hält der Therapeut das Bein mit seiner entfernten Hand in dieser Position. Mit der anderen Hand mobilisiert er die Lendenwirbelsäule in die öffnende Position (kontralaterale Seitneigung), indem er das ipsilaterale (oben liegende) Becken des Patienten nach kaudal bewegt. Wie bei den Dysfunktionen der Öffnung an der Lendenwirbelsäule kann ein Polster verwendet werden, um die Seitneigungskomponente der Mobilisation zu verstärken (➢ Abb. 11.42).

Reduziertes Schließen mit neuraler Dysfunktion

Bei einer Dysfunktion des reduzierten Schließens mit einer Spannungs- oder distalen Gleitdysfunktion wird die Lendenwirbelsäule in Extension und ipsilaterale Seitneigung eingestellt. Der Patient stützt sich in Bauchlage auf seine Ellenbogen und bewegt sich in die ipsilaterale Seitneigung. Zusätzlich lehnt sich der

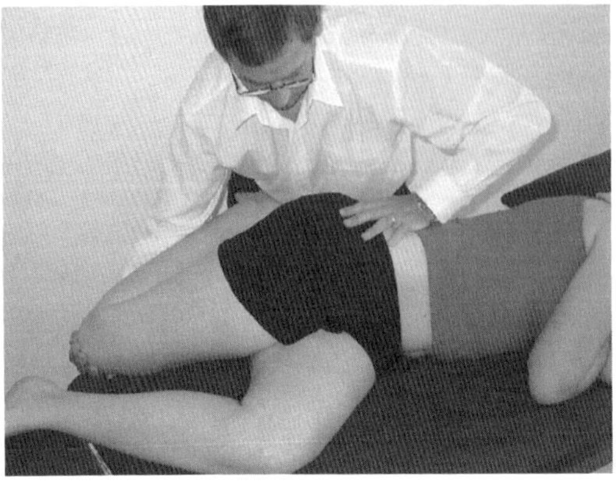

Abb. 11.42: Femoraler neurodynamischer Test in Kombination mit einer Öffnung der Lendenwirbelsäule (kontralaterale Seitneigung) bei Störungen der mittleren lumbalen Nervenwurzeln (Level 3c).

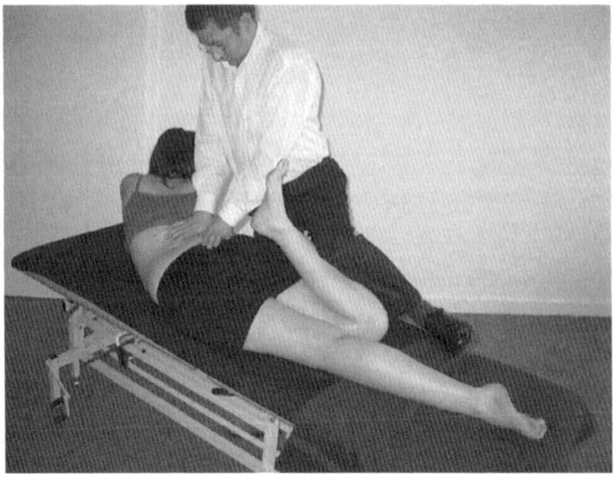

Abb. 11.43: Femorale neurale Komponente bei Rückenschmerzen. Mobilisation der mittleren lumbalen Segmente in der geschlossenen Position mit neuraler Mobilisation.

Therapeut mit seinem eigenen Bein auf das im Knie flektierte Bein des Patienten und führt so den Prone Knee Bend aus. Im Weiteren mobilisiert der Therapeut die entsprechenden Wirbelsäulensegmente in posterior-anteriorer Richtung oder jeglicher anderen Variante. (➢ Abb. 11.43).

KAPITEL 12 Untere Extremität

12.1 Piriformissyndrom

Das Piriformissyndrom wird als mögliche Ursache für Schmerzen in der Gesäßregion meist von ausstrahlenden Beschwerden aus der Lendenwirbelsäule und den Hüftgelenken überschattet. Unglücklicherweise kann es jedoch ernsthafte Beschwerden verursachen, denn es hat das Potenzial langanhaltende Schmerzen, Vernarbungen um den N. ischiadicus und in schwereren Fällen sogar Lähmungen auszulösen. In solchen Fällen können operative Dekompressionen und externe Neurolysen indiziert sein.

Einige wichtige Merkmale dieser Problematik sind erwähnenswert.

MERKE

1. Das Piriformissyndrom betrifft normalerweise den peronealen Anteil des N. ischiadicus. Dies liegt zum einen daran, dass der Muskel dort, wo er zwei oder sogar drei Köpfe bildet, in 10–20% der untersuchten Leichen von diesem Nerv durchdrungen wird. Zum anderen verläuft der peroneale Anteil des Nervs dicht an den benachbarten Geweben entlang, wenn er auf seinem Weg aus dem Becken unter dem M. piriformis hervortritt. Dies kann in Fällen, in denen das Syndrom nicht durch die oben beschriebene Anomalie verursacht wird, eine weitere mögliche Ursache sein.
2. Die Schmerzen können durch eine Kontraktion des Muskels entstehen, wenn seine Fasern und Faszienränder auf den Nerv gepresst werden. Dies bedeutet, dass auch Ansätze bzgl. der Biomechanik und der motorischen Kontrolle in der Behandlung berücksichtigt werden müssen, ebenso wie neurodynamische Aspekte.
3. Es kann sich eine Neuropathie entwickeln, weil die Gleitbewegungen des Nervs durch den Muskel während physischer Aktivitäten (z.B. Laufen) Reibungsirritationen und nachfolgende Vernarbungen im Nerv auslösen. Auch durch vorausgegangene Traumen in der Region kann es zu Vernarbungen kommen.
4. Starke Kompressionen können manchmal eine Lähmung der Muskulatur im Versorgungsgebiet des N. peroneus verursachen, was in einem Fallfuß resultiert.
5. Das Piriformissyndrom verursacht Schmerzen, die von der Glutealgegend bis hinab in die ventrolaterale Beinregion lokalisiert sind. Es ist leicht zu erkennen, warum dieses Syndrom mit einer L5-Radikulopathie verwechselt werden kann.
   Mein Informationsstand über die Biomechanik des M. piriformis ist der, dass er in einem Winkel ≤ 70° Hüftflexion eine Außenrotation im Hüftgelenk bewirkt und in einem Winkel > 70° Hüftflexion zu einem Hüftinnenrotator wird. Daher wird sein dynamisches Zusammenspiel mit dem N. ischiadicus in Abhängigkeit des Flexionswinkels der Hüfte variieren, was wiederum die neurodynamische Untersuchung beeinflusst. Dies gilt v.a. für die Untersuchung auf Level 3.

12.1.1 Physische Untersuchung und Diagnose

Einleitung

Ein Schlüsselaspekt der Diagnostik des Piriformissyndroms ist die neurologische Untersuchung. Die wesentlichen zu untersuchenden Merkmale sind die Sensibilität entlang des ventrolateralen Beins/Fußrückens, die Kraft der Dorsalextensoren des Fußes und die tibialen und peronealen neurodynamischen Tests. Der Grund dafür, die tibiale Komponente zu erwähnen, sind meine klinischen Beobachtungen, dass bei der neurodynamischen Untersuchung zusätzlich zur Plantarflexion/Inversion auch die Dorsalextension des Fußes die Symptome in der Glutealregion beeinflussen kann. Dies könnte mit einer weit distal liegenden Teilung des N. ischiadicus in seine tibialen und peronealen Anteile zusammenhängen, wodurch auch die Dorsalextension in der Region des M. piriformis auf den N. ischiadicus wirken kann.

Ebenfalls zu bedenken ist, dass die Muskeln in der Glutealregion, v.a. der M. piriformis, bei der Palpation generell sehr leicht auffällige Zeichen zeigen. Häufig löst ein Druck auf diesen Muskel lokale und ausstrahlende Schmerzen vom Gesäß entlang des Verlaufs des N. peroneus nach distal aus. Gelegentlich kann es auch zu Empfindungen von Nadelstechen auf der Rückseite des Fußes kommen, und oftmals findet sich im Muskel ein Trigger-Punkt.

Bei der neurodynamischen Untersuchung kann der Straight-Leg-Raise-Standardtest auffällig sein. Manchmal ist er jedoch weniger auffällig als der peroneale neurodynamische Test. Abgesehen davon sind die Standardtests zur Ermittlung einer Neuropathodynamik auf Level 3 häufig nutzlos und berücksichtigen nicht die komplexe Abfolge von Faktoren, die für diese Problematik relevant sind, insbesondere das dynamische Zusammenspiel zwischen dem mechanischen Interface (Mm. piriformis und gemelli) und dem peronealen Anteil des N. ischiadicus. Bei Untersuchungen auf Level 1 und 2 werden diese Interaktionen nicht berücksichtigt. Wie zuvor erwähnt, kann ein Piriformissyndrom mit einer L5-Radikulopathie verwechselt werden, da diese Problematik bei einem Therapeuten gedanklich eher im Vordergrund steht und leichter zu diagnostizieren ist. Des Weiteren wird das Piriformissyndrom häufig übersehen, da bis zum jetzigen Zeitpunkt keine guten neurodynamischen Tests zur Verfügung standen, v.a. nicht für die höheren Stufen. Im Folgenden werden neue modifizierte Testformen vorgeschlagen, um Dysfunktionen auf höheren Stufen feststellen zu können, die z.B auch bei Athleten auftreten können und oftmals übersehen werden.

Levels 1, 2 und 3a

Einer der Schlüsselaspekte bei der Untersuchung des Piriformissyndroms auf Level 1 ist, dass Interfacestrukturen und neurale Strukturen getrennt untersucht werden. Neben der Palpation sind aktive Kontraktion und passive Dehnung des Muskels in Winkeln über und unter 60°–70° Hüftflexion von entscheidender Bedeutung. Dies stellt die Interfaceproblematik gleich mit der Problematik der neuralen Komponente. Eine intensivere Provokation durch die Untersuchung des Interfaces (M. piriformis) leitet den Therapeuten eher zu einer Behandlung des Muskels als des Nervs, und umgekehrt. In diesem Fall, wenn also die Zeichen des Interfaces das klinische Bild dominieren, können alle Muskeltechniken zum Einsatz kommen, die der Therapeut kennt.

Die neurodynamische Untersuchung auf Level 1 ist dieselbe wie die auf Level 2. Der peroneale neurodynamische Test (s. Kapitel 7) wird bis zum Auftreten der ersten Symptome ausgeführt, und bei Schmerzen in der Glutealregion wird über eine Auflösung der Plantarflexion/Inversion differenziert. Auf Level 1 wird die Technik lediglich sanfter ausgeführt. Die Untersuchung auf Level 3a (neurodynamisch sensitiviert) ist die gleiche wie die für den Slump-Test und den Straight Leg Raise auf Level 3a, mit den jeweils entsprechenden sensitivierenden Bewegungen und Plantarflexion/Inversion.

Level 3b – Neurodynamische Sequenzierung

In der physischen Untersuchung auf Level 3b wird die neurodynamische Bewegungssequenz modifiziert. Der Therapeut bewegt den Nerv zuerst von der Hüfte und dann von entfernteren Regionen aus. Der Test beginnt daher mit Hüftflexion, gefolgt von Knieextension und Plantarflexion/Inversion des Fußes. Ein Hindernis bei dieser Technik ist manchmal die übermäßige Spannung der ischiokruralen Muskulatur, weil eine sehr große Hüftflexion zugelassen wird, bevor die Knieextension eingeleitet wird. Dies verhindert eine weitgehende Streckung des Kniegelenks und macht den Test nutzlos, da der N. ischiadicus nicht ausreichend gespannt werden kann. Eine Alternative besteht darin, die Hüftflexion zu verringern, um mehr Kniestreckung zu erhalten. Die Plantarflexion/Inversion oder Dorsalextension des Fußes wird zusätzlich ausgeführt, um zu differenzieren (➤ Abb. 12.1, ➤ Abb. 12.2, ➤ Abb. 12.3 und ➤ Abb. 12.4).

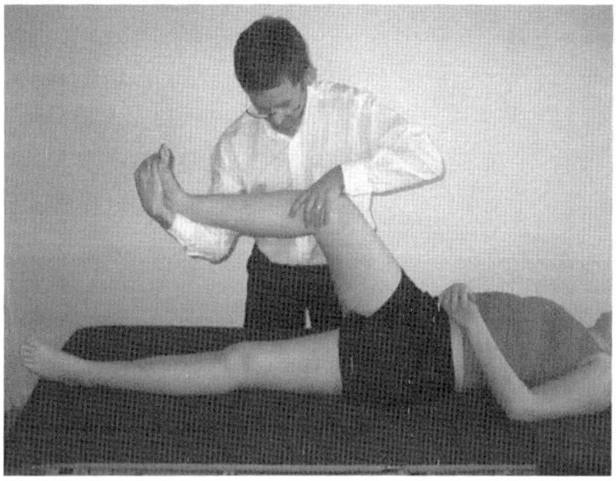

Abb. 12.1: Neurodynamischer Test, M. piriformis ≤ 70° Hüftflexion auf Level 3b. Stufe 1 – Ausgangsposition. Obwohl der Fuß in Nullstellung ist, wird er gehalten, um später im Test leicht in die Plantarflexion/Inversion bewegt werden zu können.

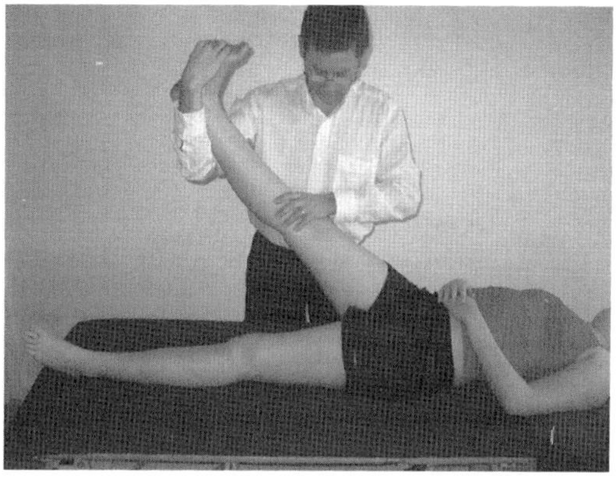

Abb. 12.2: Neurodynamischer Test, M. piriformis ≤ 70° Hüftflexion auf Level 3b. Stufe 2 – Knieextension.

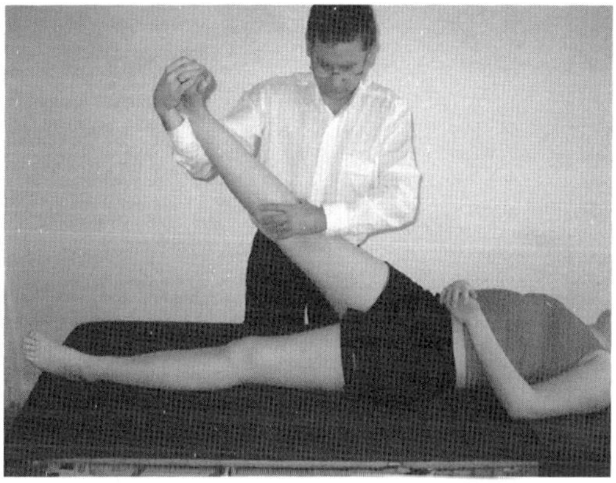

Abb. 12.3: Neurodynamischer Test, M. piriformis ≤ 70° Hüftflexion auf Level 3b. Stufe 3 – Hüftinnenrotation.

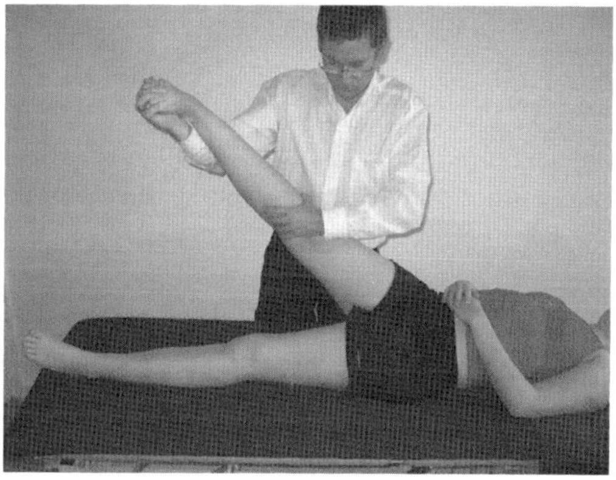

Abb. 12.4: Neurodynamischer Test, M. piriformis ≤ 70° Hüftflexion auf Level 3b. Stufe 4 – Plantaflexion/Inversion des Fußes.

Neurodynamischer Piriformistest

Wie bereits erwähnt wird der neurodynamische Piriformis-Test auf Level 3c für die Winkel > und ≤ 70° Hüftflexion unterschiedlich durchgeführt.

Zur Durchführung des Tests > 70° Hüftflexion wird exakt die gleiche Sequenz distaler Bewegungen eingesetzt.

Level 3c

Auf Level 3c wird der peroneale neurodynamische Standardtest auf eine recht komplexe Weise mit Tests für das mechanische Interface kombiniert, die die Funktionsveränderung des M. piriformis ≤ und > 70° Hüftflexion berücksichtigen.

Bei einem modifizierten peronealen neurodynamischen Test bereitet sich der Therapeut vor wie bei einem Standardtest, jedoch ist die Bewegungsreihenfolge eine andere. Die Hüfte wird möglichst weit in Innenrotation und der Fuß in Plantarflexion/Inversion positioniert, während das Bein von der Behandlungsbank abgehoben wird (➤ Abb. 12.3 und ➤ Abb. 12.4). Dann wird das gesamte Bein angehoben, wie beim Straight Leg Raise, während der Therapeut die volle Innenrotation und Plantarflexion/Inversion beibehält. Das Erhalten der Innenrotation ist entscheidend, um den maximalen Nutzen aus dieser Bewegung zu ziehen, da sie den M. piriformis auf den peronealen Anteil des N. ischiadicus drückt. So wird die Dynamik zwischen diesen beiden Strukturen bestmöglich getestet. Die Innenrotation wird bis etwa 70° Hüftflexion maximal beibehalten. An diesem Punkt rotiert der Therapeut das Bein in die volle Außenrotation, und der Straight Leg Raise wird fortgesetzt, falls dies angebracht ist. Die Technik berücksichtigt die Veränderungen der Interaktion zwischen Muskel und Nerv im Verlauf des gesamten Straight-Leg-Raise-Tests, insbesondere im Übergangswinkel von 60°–70° Hüftflexion (> Abb. 12.5).

An jedem Punkt des Tests kann der Patient durch eine Kontraktion des M. piriformis einen Widerstand gegen die Rotation setzen, um einen Druck auf den N. ischiadicus auszuüben, z.B. kann der Patient in ≤ 70° Hüftflexion eine aktive Außenrotation erzeugen, während das Bein in Innenrotation positioniert ist. Wenn das Bein mehr in der Hüfte flektiert ist, wird der Patient eine Innenrotation erzeugen, während das Bein in Außenrotation positioniert ist.

Level 3c – Piriformis-Slump-Test

Zusätzlich zum Straight Leg Raise kann auch der Slump-Test modifiziert werden, um bei Patienten mit Schmerzen in der Glutealregion und in der unteren Extremität die Rolle des Piriformissyndroms zu untersuchen. Da die Hüftgelenke in der Slump-Position weiter als 60°–70° gebeugt sind, wird wiederum die Außenrotation eingesetzt, um durch eine Dehnung des M. piriformis Druck auf den N. ischiadicus auszuüben. In der Slump-Position mit zervikaler Flexion wird das Hüftgelenk des Patienten in die volle Außenrotation eingestellt, dann wird das Knie gestreckt und der Fuß bewegt. Es ist entscheidend, die Außenrotation über die ganze Zeit maximal zu halten. Es kann eine Dorsalextension oder Plantarflexion des Fußes eingesetzt werden. Dieser Test reproduziert bei manchen Menschen leichter den Gesäßschmerz als der Slump-Standardtest. Der Schmerz kann hin und wieder auch durch Bewegungen der Halswirbelsäule und des Fußes differenziert werden (> Abb. 12.6).

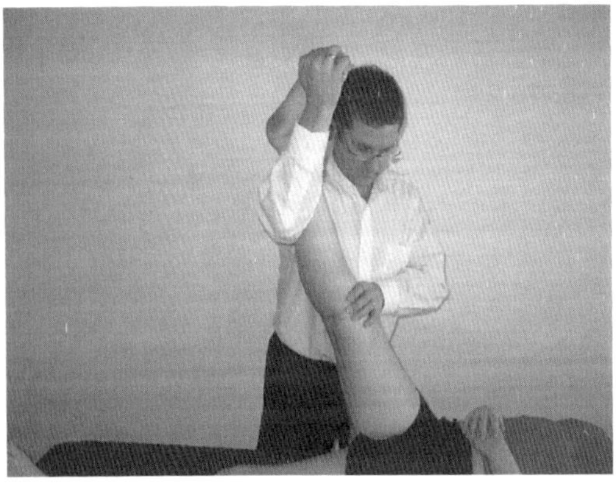

Abb. 12.5: Modifizierter neurodynamischer Test, M. piriformis > 70° Hüftflexion. Statt der Innenrotation wird nun eine Außenrotation des Hüftgelenks eingesetzt (Level 3c).

12.1.2 Neurodynamische Behandlung des Piriformissyndroms

Mechanisches Interface

Level 1

Die Behandlung des Piriformissyndroms ist abhängig von dessen Art und Intensität. Fälle mit ernsthaften neurologischen Veränderungen sollten von

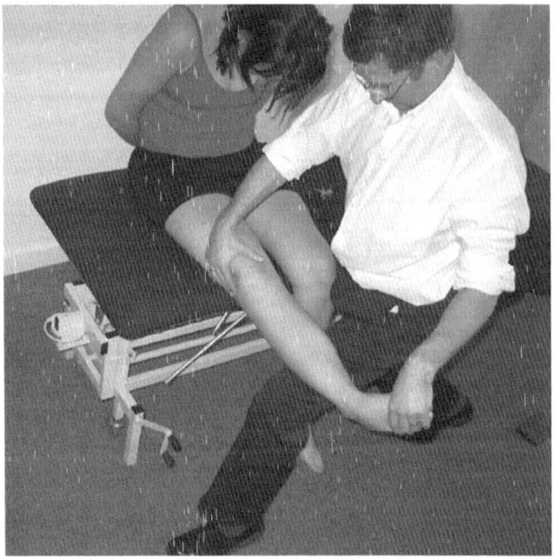

Abb. 12.6: Slump-Test unter Berücksichtigung des M. piriformis. Es kann eine Dorsalextension oder Plantarflexion eingesetzt werden.

medizinischer Seite begutachtet werden, während Störungen mit vorwiegend mechanischer Komponente eine konservative neurodynamische und muskuloskeletale Behandlung erfordern, so wie sie von einem Therapeuten angeboten werden kann. Natürlich können neben der Neurodynamik auch alle anderen Methoden zur Behandlung dieses Syndroms eingesetzt werden.

Die Behandlung zielt in allen Stufen darauf ab, den Druck zwischen dem M. piriformis und dem N. ischiadicus zu verringern. Dies kann durch Muskelentspannungstechniken, Trigger-Punkt-Behandlungen, myofasziale Techniken und Tiefenfriktionen erfolgen, die dem Leser sicherlich bekannt sind. Auch Techniken zur Verbesserung der motorischen Kontrolle, biomechanische Anpassungen durch Orthesen und Stabilisationsbehandlungen des Lenden-Becken-Bereichs können hilfreich sein, was v.a. bei Athleten oder Personen, bei denen wiederholte Bewegungen eine Rolle spielen, von Bedeutung ist.

Progressionsstufe 1 – Statisches Öffnen

Der Patient wird so positioniert, dass das Nervensystem in der Region des M. piriformis von Druck und Spannung entlastet ist. Dementsprechend wird der Patient bzgl. des mechanischen Interfaces in eine öffnende Position gebracht, die gleichsam einer Position mit geringer neuraler Spannung entspricht.

Position: Rückenlage, zur Einstellung der Knieflexion werden die Knie mit einem Kissen unterlagert, Außenrotation der Hüftgelenke (nimmt die Spannung vom M. piriformis und den Druck vom Nerv). Das Fußgelenk wird angenehm entspannt. Bei akuten und intensiven Schmerzzuständen kann diese Lagerung als Ruheposition angeboten werden. Mobilisationen sollten nicht durchgeführt werden, solange die Bewegungen mit hoher Wahrscheinlichkeit Symptome provozieren.

Progressionsstufe 2 – Dynamisches Öffnen

Position: wie auf Stufe 1. Diesmal wird eine Mobilisation durchgeführt.

Bewegung: passive Außenrotation, ausgeführt mit langsamer Geschwindigkeit und großer Bewegungsamplitude, ohne Symptome zu erzeugen. Dies entspricht Maitlands Schaftrotationen bei Hüftschmerzen und kann sehr effektiv sein.

Dosierung: bis zu 10–20 Oszillationen pro Mobilisation, dann eine erneute sanfte Überprüfung. Bis zu 5 Wiederholungen der gleichen Mobilisationsform können innerhalb einer Behandlung ausgeführt werden. Dies ist allerdings nicht obligatorisch.

Level 2

Progressionsstufe 1 – Schließende Mobilisationen

Position: wie auf Level 1.

Bewegungen: Der Therapeut führt eine passive Hüftinnenrotation aus, die dann vom Patienten als Heimübung eingesetzt werden kann. Obwohl dies zum Zeitpunkt der Durchführung eine schließende Technik ist, wurde sie dennoch entwickelt, um einen öffnenden Effekt zu erzeugen, da sich der Muskel entspannen und dadurch den Druck auf den N. peroneus verringern sollte. Diese Mobilisation wird als sanfte manuelle Oszillation ausgeführt.

Progressionsstufe 2 – Schließen mit Muskelentspannung

Position: Rückenlage.

Bewegungen: passive Dehnung des M. piriformis durch Flexion, Adduktion und Außenrotation der Hüfte. Zusätzlich werden Contract-Relax-Techniken eingesetzt, bei denen ein Widerstand gegen die Innenrotation des Hüftgelenks gesetzt wird.

Neural

Level 1

Progressionsstufe 1 – Entlastende Position

Die entlastende Position für die neurale Dysfunktion auf Level 1 ist dieselbe wie die Position für die lumbosakralen Nervenwurzeln, da diese ineinander übergehen (s. auch Abschnitt zur Lendenwirbelsäule).

Progressionsstufe 2 – Zweiseitiger Slider

Position: Seitlage auf der nicht betroffenen Seite, mit leicht diagonaler Ausrichtung des Patienten auf der Behandlungsbank. Der Patient sollte dicht an der Kante liegen, sodass er sein ipsilaterales Bein frei über den Rand der Behandlungsbank bewegen kann.

Die ipsilaterale Hüfte wird in Flexion (≤70°) und Außenrotation eingestellt, um Spannung und Druck in der Glutealregion zu reduzieren. Die thorakale Wirbelsäule wird flektiert, die Halswirbelsäule wird in einer neutralen Flexions-/Extensionsstellung eingestellt. Der betroffene Fuß des Patienten kann über den Rand der Behandlungsbank hängen. Manchmal werden Kissen benötigt, um das betroffene Bein in leichter Abduktion zu lagern (➤ Abb. 12.7).

Bewegungen: Zuerst hält der Therapeut die Hüfte des Patienten in Außenrotation und hilft ihm dabei, die Durchführung der kombinierten Bewegung von Knieextension und Plantarflexion zu erlernen. Danach führt der Therapeut eine passive zervikale Flexion/Extension aus, während der Patient Knie und Fuß bewegt. Die Bewegungen werden in der folgenden Reihenfolge eingesetzt:

1. Proximaler Slider. Zervikale Flexion/Knieflexion, der Fuß bewegt sich in die Nullstellung.
2. Distaler Slider. Zervikale Extension/Knieextension und Plantarflexion/Inversion.

Das Gleiche kann für den N. tibialis eingesetzt werden, wobei die Dorsalextension die Plantarflexion/Inversion des Fußes ersetzt.

Level 2

Position: wie auf Level 1.

Bewegungen: Diesmal ist die Bewegungsreihenfolge so gewählt, dass Spannung auf den peronealen Anteil des N. ischiadicus gebracht wird, v.a. durch

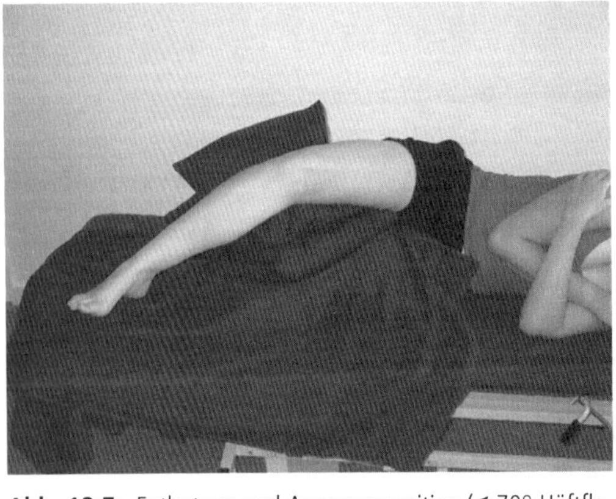

Abb. 12.7: Entlastung und Ausgangsposition (≤ 70° Hüftflexion) für einen zweiseitigen Slider bei einem Piriformissyndrom mit Beteiligung des N. ischiadicus.

eine zervikale Flexion mit Knieextension und Plantarflexion/Inversion. Die Hüfte kann weiter als 70° flektiert werden, was allerdings bedeutet, dass sie in sanfter Innenrotation positioniert werden muss, damit in dieser Phase kein Druck auf den Nerv ausgeübt wird.

Level 3a – Neurodynamisch sensitiviert

Der zweiseitige Level-3a-Tensioner für das Piriformissyndrom ist der gleiche wie für den Level-3a-Slump-Test an der Lendenwirbelsäule. Dabei wird versucht, sich dem Bewegungsende anzunähern; die Mobilisation wird gegen einen gewissen Widerstand ausgeführt. Es können Symptome ausgelöst werden, die sich jedoch sofort wieder legen sollten. Das Problem dieser Technik ist, dass sie nicht besonders fein auf die ursächlichen Mechanismen (Interaktionen des Nervs mit dem mechanischen Interface) abgestimmt ist. Wenn jedoch eine Spannungsdysfunktion vorhanden ist, kann diese die Behandlung der Wahl sein.

Level 3b – Neurodynamische Sequenzierung

Die Behandlungstechnik auf Level 3b entspricht der physischen Untersuchung auf diesem Level. Die Mobilisation kann allerdings in den Widerstand hineingehen und moderate Symptome auslösen, während der Patient seine Gesäßmuskulatur entspannt, in dem Versuch, dadurch den Bewegungsausschlag zu vergrößern und die Hypersensitivität der Bewegung zu verringern. Die Mobilisation kann auch mit einer großen Bewegungsamplitude außerhalb der symptomatischen Position erfolgen, damit die Symptome abklingen können.

Level 3c – Mechanisches Interface und neural

Diese Technik wurde zuvor im Abschnitt zur Untersuchung mit dem Straight Leg Raise auf Level 3c beschrieben, und sie kombiniert die neuralen Funktionen mit denen des Interfaces. Zu Beginn wird das Bein so weit wie möglich in Innenrotation eingestellt, dann wird der peroneale neurodynamische Test durchgeführt. Unterhalb 70° Hüftflexion rotiert der Patient sein Hüftgelenk aktiv gegen den Widerstand des Therapeuten nach außen. Über 70° kehrt sich die Rotationskomponente um, sodass eine Kontraktion in die Innenrotation gegen Widerstand ausgeführt wird und die Entspannung in Richtung Außenrotation erfolgt. Wenn die Kontraktion aufgelöst wird, werden Muskel und Nerv durch eine gleichzeitige Muskeldehnung und fortgesetzte neurodynamische Bewegungen in die entsprechende Richtung behandelt.

Neurodynamische Eigenmobilisation

Diese Übung wurde für athletische Menschen mit einem leichten Piriformissyndrom auf Level 3c entwickelt. Der Patient sitzt im Slump-Sitz. In dieser Position bringt er sein Bein in endgradige Flexion/Außenrotation der Hüfte, Knieextension und Plantarflexion/Inversion des Fußes und umgreift es mit den Händen möglichst weit distal. Das Knie wird in Flexion/Extension mobilisiert. Bei Menschen mit einem guten Bewegungsgefühl kann diese Aktion mit einer Kontraktion des M. piriformis kombiniert werden (aktive Innenrotation), wobei der Patient einen Widerstand gegen die Bewegung setzt, indem er mit seinen Händen in die Außenrotation drückt. Nach der Kontraktion bewegt der Patient das Bein passiv in die Außenrotation. Wenn der Patient diese Contract-Relax-Technik nicht ausführen kann, dann kann er sich auf die ipsilaterale Seite seines Gesäßes lehnen, um den Druck in dieser Region weiter zu verstärken (➤ Abb. 12.8).

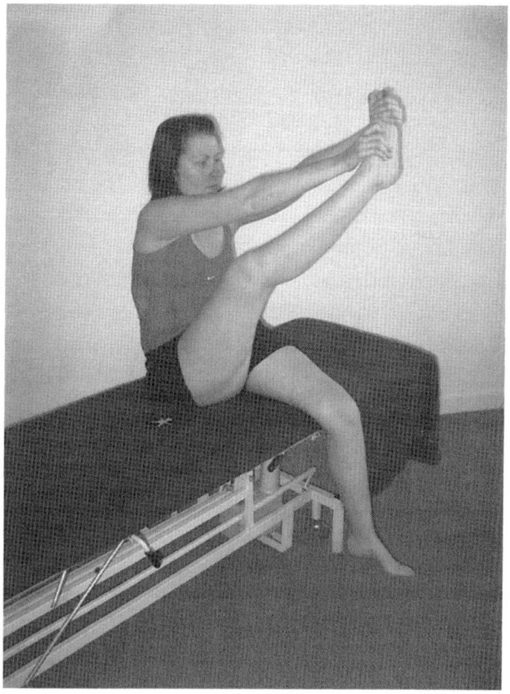

Abb. 12.8: Neurodynamische Eigenmobilisation bei einem Piriformissyndrom. Flexion und Außenrotation des Hüftgelenks, Knieextension und Plantarflexion/Inversion des Fußes sind die entscheidenden Bewegungen.

12.2 N. ischiadicus im Oberschenkel (z.B. Schmerzen der ischiokruralen Muskulatur)

12.2.1 Einleitung

Die im Wesentlichen auftretenden neuropathodynamischen Vorgänge bei Problematiken, die den N. ischiadicus im Oberschenkel betreffen, variieren entsprechend einer Anzahl von Faktoren. Diese betreffen v.a. die Lokalisation der Problematik und die ursächlichen Mechanismen. So beginnt die Problematik einer Verletzung der ischiokruralen Muskulatur mit Einblutungen im mechanischen Interface, kann dann aber zu einer neuralen Gleitdysfunktion führen, ohne eine entscheidende Spannungsstörung zu verursachen. Mit der Zeit kann sich durch eine Ausbreitung der Entzündung in den Nerv eine intrinsische Pathologie (z.B. eine lokalisierte Neuritis) mit einem veränderten viskoelastischen Verhalten entwickeln, wodurch eine zusätzliche sekundäre Spannungsdysfunktion entsteht. Es ist wichtig, zu erkennen, wie sich die Veränderungen in einem Gebiet auf ein anderes auswirken, was ein gutes Verständnis der spezifischen Neuropathodynamik und eine detaillierte manuelle Untersuchung voraussetzt.

Dysfunktionen oder Pathologien des N. ischiadicus im Oberschenkel stehen bei Therapeuten meist nicht sehr weit oben auf der Liste möglicher Diagnosen. Dennoch kann der Nerv an dieser Stelle von einer ganzen Reihe von Pathologien und Pathodynamiken betroffen sein. So kann sich nach einem Oberschenkeltrauma z.B. Narbengewebe um den Nerv bilden und eine Kompression auslösen. In schwereren Fällen kann eine Operation indiziert sein, auch wenn man eigentlich davon ausgehen können müsste, dass ein geschickter Therapeut in der Lage sein sollte, dieses Problem konservativ zu behandeln, wenn er früh genug eingreifen kann. Außerdem können in und um die ischiokrurale Muskulatur auch Tumore in Form von Sarkomen auftreten, die offensichtlich bösartiger Natur sind. Diese Art der Problematik kann Pathodynamiken des N. ischiadicus erzeugen, was den Punkt unterstreicht, dass Patienten mit Problemen in dieser Region, die sich nicht innerhalb einer angemessenen Zeitspanne verbessern, unverzüglich in ärztliche Obhut weitergeleitet werden sollten. Auch Verletzungen der ischiokruralen Muskulatur sind eine der Hauptursachen für Pathodynamiken des N. ischiadicus. Sie bilden aufgrund der spezifischen Bedeutung dieses Nervs den Fokus des folgenden Abschnitts.

12.2.2 Neurodynamische Untersuchung

Einleitung

Die neurodynamische Untersuchung bei Patienten mit Verletzungen der ischiokruralen Muskulatur erfolgt in erster Linie mit Bezug zu den ursächlichen Mechanismen. Die Untersuchung beinhaltet die Frage nach der Vorgeschichte, um Ursache und Beginn der Problematik zu erfahren, provozierende und lindernde Faktoren, Verständnis der pathologischen Mechanismen (z.B. Neuritis und Bewegungsdysfunktionen), Untersuchungen wie z.B. eine neurologische Untersuchung, MRT und Ultraschalluntersuchung und natürlich eine gründliche physische Untersuchung der spezifischen Neurodynamik.

Ein Schlüsselaspekt ist der, ob nach der Verletzung Blutungen, Schwellungen oder Hämatome beobachtet werden können. In schweren Fällen kann eine Narbenbildung infolge von Blutungen der ischiokruralen Muskulatur um den N. ischiadicus den Bewegungsausschlag des Nervs signifikant verringern.

Fallbeispiel

Ein junger Mann kam zu Wochenanfang in die Praxis, nachdem er sich bei einem Fußballspiel am Wochenende verletzt hatte. Er berichtete von isolierten Schmerzen im hinteren Oberschenkel, die provoziert wurden, wenn er ging, den Rücken aufrichtete oder sich auf die kontralaterale Seite lehnte. Seine Lendenwirbelsäule neigte sich zur ipsilateralen Seite, und eine manuelle Kontrolle dieser Haltung reproduzierte seinen Schmerz im hinteren Oberschenkel. Ich dachte, das Problem sei im Lendenwirbelsäulenbereich lokalisiert, bis ich ausgeprägte Hämatome in seinem hinteren Oberschenkel sah. Er hatte keine Rückenschmerzen, aber es fiel ihm zunehmend schwerer, sich nicht in Richtung seiner schmerzhaften Seite zu lehnen und sein Bein zum Gehen auszustrecken. Zusätzlich zu der lumbalen Seitneigung beinhaltete seine Schonhaltung noch eine geringgradige Flexion und Außenrotation der Hüfte, eine Knieflexion und sogar eine Plantarflexion des Fußes. Im Stand reproduzierte die passive Knieextension die Schmerzen im hinteren Oberschenkel und verstärkte die ipsilaterale lumbale Seitneigung. Es wurde deutlich, dass die Seitneigung ihm half, die Spannung in Höhe des Oberschenkels und das Gleiten des N. ischiadicus nach proximal zu verringern, da der Nerv evtl. durch eine Neuritis hypersensitiv geworden war. Vielleicht bildete sich bereits Narbengewebe. Dieser Fall war leicht zu erkennen. Bei Problematiken der ischiokruralen Muskulatur, die den N. ischiadicus betreffen, kommt es allerdings sehr viel häufiger vor, dass sie unterschwellig und verdeckt auftreten und durch neurodynamische Standardtests übersehen werden. Im Folgenden werden einige Techniken zur Untersuchung und Behandlung von Problematiken der ischiokruralen Muskulatur/des N. ischiadicus dargestellt.

Level 1

Im Rahmen der Untersuchung einer Beteiligung des N. ischiadicus bei Verletzungen der ischiokruralen Muskulatur auf Level 1 sollten die folgenden Techniken angewandt werden, insbesondere bei akuten Fällen. Sie können bei der Früherkennung spezifischer neurodynamischer Dysfunktionen hilfreich sein, z.B. erfordern Schmerzen beim Gleiten nach proximal eine andere Behandlung als Schmerzen beim Gleiten nach distal oder eine Spannungsdysfunktion. Wie nachfolgend dargestellt werden der Straight Leg Raise und der Slump-Test auf einem allgemeinen Level eingesetzt, um zu ermitteln, ob eine neuropathodynamische Veränderung vorhanden ist.

Straight Leg Raise

Auf Level 1 wird zuerst die Dorsalextension des Fußes durchgeführt, sodass diese Bewegung beim ersten Auftreten von Symptomen aufgelöst werden kann, wobei eine Veränderung der Symptome auf eine neurale Komponente der Problematik hinweist. Dieser Aspekt wird später weiter ausgeführt und wie dann gezeigt wird, können die Reaktionen auf spezifische Bewegungen sehr unterschiedliche Informationen liefern, die zu entsprechend unterschiedlichen Behandlungsansätzen führen.

Slump-Test

Zusätzlich zum Straight Leg Raise kann auch ein modifizierter Level-1-Slump-Test ausgeführt werden. Zuerst werden die Bewegungen der Dorsalextension und spinalen Flexion ausgeführt, die Knieextension wird bis zum ersten Auftreten von Symptomen geführt. In einzelnen Schritten wird die zervikale Flexion aufgelöst, wieder eingestellt und dann die Dorsalextension aufgelöst.

Demnach sieht die Bewegungsreihenfolge wie folgt aus:

1. Startposition – Slump-Sitz, Flexion der gesamten Wirbelsäule (einschließlich zervikaler Flexion), während das Sakrum in einer vertikalen Position gehalten wird.
2. Dorsalextension.
3. Knieextension bis zum ersten Auftreten von Symptomen. Ist die Wadenmuskulatur zu fest, um eine ausreichende Knieextension zu ermöglichen, kann die Dorsalextension leicht verringert werden.
4. Die zervikale Flexion wird aufgelöst, und Veränderungen der Symptome werden beobachtet. Daraufhin wird die zervikale Flexion erneut eingestellt, und/oder:
5. Die Dorsalextension wird aufgelöst, und Veränderungen der Symptome werden beobachtet.

Level 2

Auf Level 2 werden die Standardversionen des Straight-Leg-Raise-Tests und des Slump-Tests eingesetzt, wie in > Kapitel 7 beschrieben, und es werden ähnliche diagnostische Bewegungen ausgeführt wie auf Level 1. Die Hauptunterschiede bestehen darin, dass die erreichten Bewegungsausschläge auf Level 2 größer sind als die auf Level 1, und dass die differenzierenden Bewegungen zu Untersuchungszwecken leichte Symptome auslösen dürfen.

Level-3a-und-b-Slump-Tests

Die Level-3a(neurodynamisch sensitivierte)-Untersuchung für Problematiken der ischiokruralen Muskulatur/des N. ischiadicus entspricht der Level-3a-Untersuchung für neurale Spannungsdysfunktionen der Lendenwirbelsäule.

Bei der Level-3b-Technik wird der Schwerpunkt nach Möglichkeit auf die proximalen und mittleren Anteile der ischiokruralen Muskulatur und des N. ischiadicus gelegt.

Position: Der Patient sitzt wie beim Slump-Standardtest.

Bewegungen: Der Patient beugt seine Hüfte so weit er kann, wobei er sich selbst hilft, indem das Kniegelenk gebeugt bleibt. An diesem Punkt stabilisiert der Patient seinen Oberschenkel mit seinen Unterarmen, indem er ihn an sich drückt, und bewegt dann seine Halswirbelsäule in die Flexion. Der Therapeut bringt den Patienten in eine kontralaterale Seitneigung der gesamten Wirbelsäule, und der Patient beendet die Aktion durch eine aktive Knieextension und Dorsalextension des Fußes. Die strukturelle Differenzierung erfolgt über die Dorsalextension und die zervikale Flexion. Ich nenne dies den „ischiokruralen Slump-Test" (> Abb. 12.9).

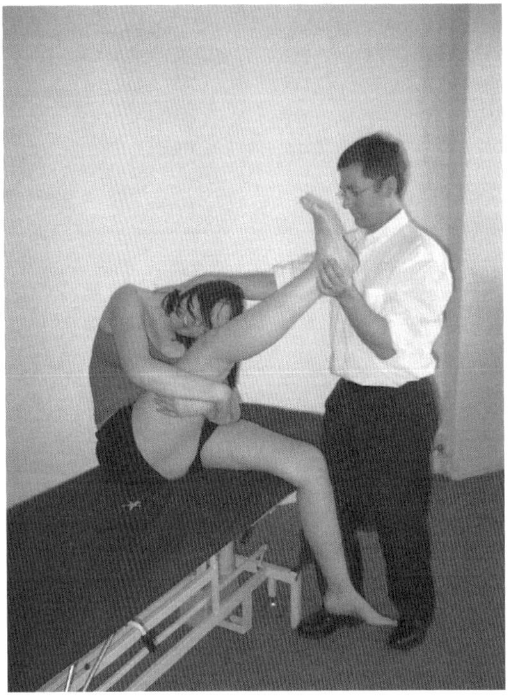

Abb. 12.9: Slump-Test unter Berücksichtigung der ischiokruralen Muskulatur auf Level 3b.

Level 3c – Palpation der ischiokruralen Muskulatur mit neurodynamischem Test

Diese Technik zielt darauf ab, einen Druck auf den N. ischiadicus im Oberschenkel auszuüben, indem die ischiokrurale Muskulatur bewegt und verlängert wird. Sie bezieht sich somit auf die dynamischen Interaktionen zwischen diesen beiden Komponenten. In dieser Position können Slider und Tensioner durchgeführt werden, wodurch es möglich wird, einen gleichzeitigen Druck auf den N. ischiadicus und die ischiokrurale Muskulatur auszuüben, während diese Strukturen sich bewegen (➢ Abb. 12.10).

12.2.3 Behandlung

Die Behandlung des mechanischen Interfaces des N. ischiadicus im Oberschenkel besteht im Wesentlichen aus der Therapie der ischiokruralen Muskulatur und der damit assoziierten Weichteile, die dem

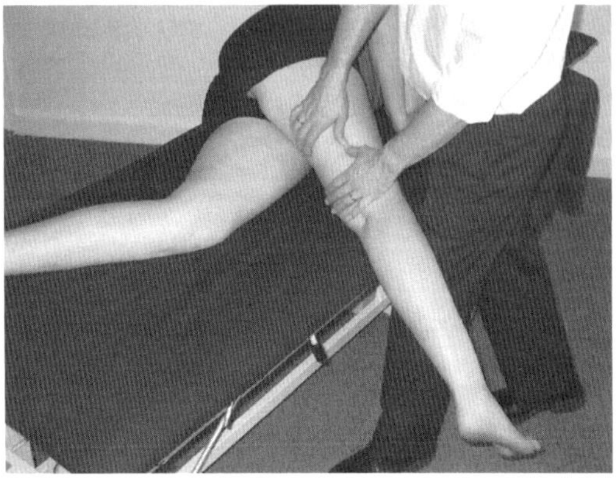

Abb. 12.10: Technik der Untersuchung und Behandlung einer Beteiligung des N. ischiadicus bei Verletzungen der ischiokruralen Muskulatur.

Praktiker hinreichend bekannt sein werden. Daher wird dieses Thema nicht weiter behandelt. Stattdessen werden für Verletzungen der ischiokruralen Muskulatur, die eine neurale Komponente beinhalten, Techniken zur Behandlung des N. ischiadicus auf den Stufen 1, 2 und 3a, b und c vorgestellt.

Proximale und distale Gleitdysfunktionen

Level 1

Der zweiseitige Slider kann für Level-1-Gleitdysfunktionen in beide Richtungen angewandt werden.

Position: Rückenlage.

Der Patient kann die Fußbewegungen aktiv ausführen.

Bewegungen:

1. Proximaler Slider. Der Therapeut führt einen Straight Leg Raise aus, ohne dabei Symptome auszulösen, während eine Plantarflexion eingesetzt wird.
2. Distaler Slider. Während der Phase, in der das Bein abgesenkt wird, erfolgt eine Dorsalextension des Fußes. Auf Level 1 sollten durch diese Behandlung keine Symptome ausgelöst werden (➢ Abb. 12.11, ➢ Abb. 12.12 und ➢ Abb. 12.13).

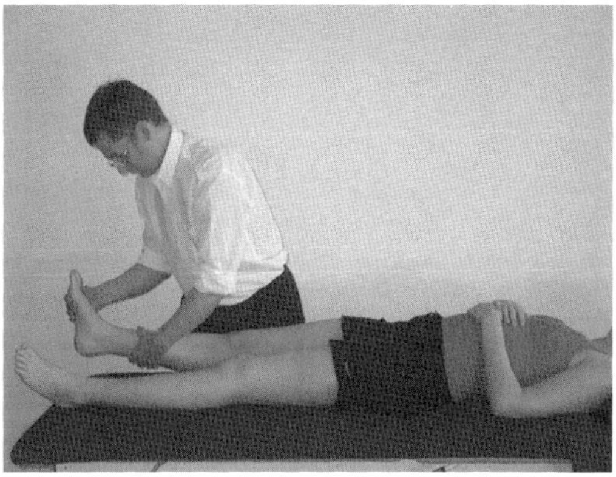

Abb. 12.11: Startposition für Slider des N. ischiadicus bei Verletzungen der ischiokruralen Muskulatur.

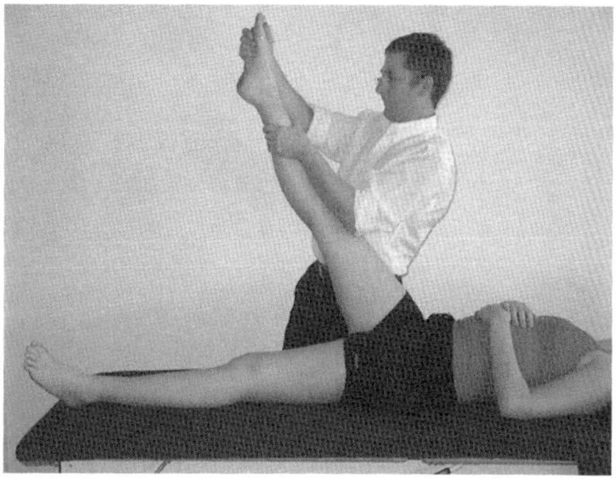

Abb. 12.12: Proximaler Slider des N. ischiadicus bei Verletzungen der ischiokruralen Muskulatur. Plantarflexion und Straight Leg Raise.

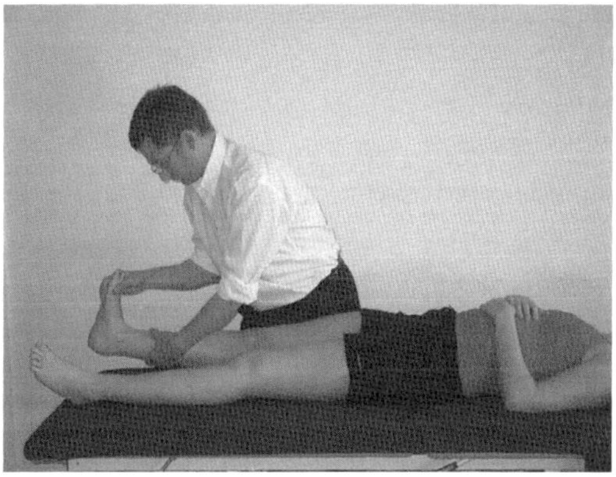

Abb. 12.13: Distaler Slider des N. ischiadicus bei Verletzungen der ischiokruralen Muskulatur. Dorsalextension mit Absenken des Beins.

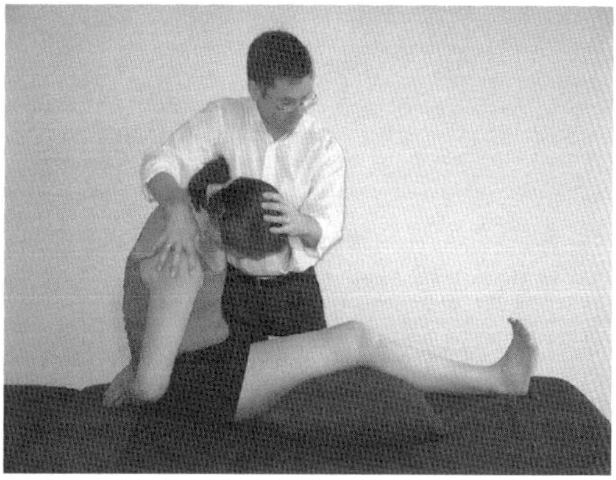

Abb. 12.14: Distaler Slider des N. ischiadicus bei Verletzungen der ischiokruralen Muskulatur auf Level 2. Ipsilaterale Seitneigung und Dorsalextension.

Level 2

Position: ipsilateraler Langsitz, Fuß in entspannter Position.

Bewegungen:

1. Distaler Slider. Mithilfe des Therapeuten führt der Patient eine ipsilaterale Seitneigung der gesamten Wirbelsäule (aktiv assistiv) und gleichzeitig eine Dorsalextension des Fußes aus.
2. Proximaler Slider. Mithilfe des Therapeuten erfolgt nun eine kontralaterale Seitneigung der Wirbelsäule, während der Patient den Fuß in Plantarflexion bewegt (➢ Abb. 12.14 und ➢ Abb. 12.15).

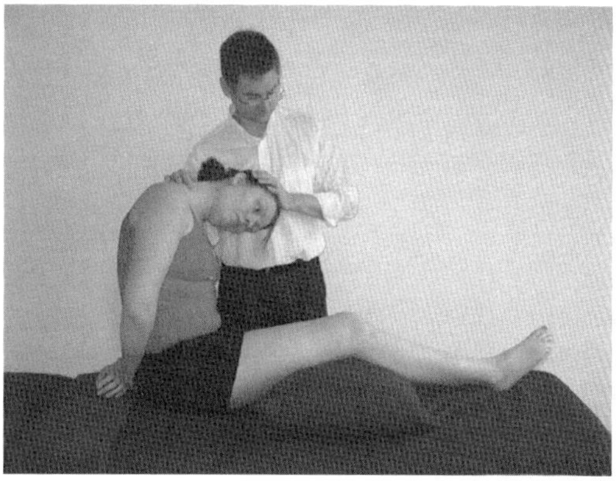

Abb. 12.15: Proximaler Slider des N. ischiadicus bei Verletzungen der ischiokruralen Muskulatur auf Level 2. Kontralaterale Seitneigung und Plantarflexion.

Spannungsdysfunktion

Level 1

Die Spannungsdysfunktion ist oftmals ein heikles Thema, denn die Behandlung mit Tensionern kann provozierend sein. Häufig sind Slider auf diesem Level nützlich, um die neurale Sensitivität zu verringern. Entscheidet sich der Therapeut jedoch die Spannungskomponente auf Level 1 anzugehen, kann er sanfte, einseitige Tensioner in der inneren Bewegungsbahn in Form einer Dorsalextension des Fußes und Innenrotation des Hüftgelenks anwenden. Zudem erklärt der Therapeut dem Patienten die neurodynamisch entlastete Position für den N. ischiadicus (dieselbe wie für die Lendenwirbelsäule), die er zu Hause zur Linderung akuter Schmerzen einsetzen kann.

Level 2

Bei der Level-2-Mobilisation in Progressionstufe 1 wird eine sanfte Knieextension ausgeführt, ohne dass Symptome reproduziert werden, während der Patient mit etwa 45°–90° gebeugtem Knie in Rückenlage liegt. Die Technik in der 2. Progressionsstufe entspricht der in Stufe 1, jedoch wird zusätzlich eine Dorsalextension ausgeführt. Dies kann wiederum zu Stufe 3 erweitert werden, in der der Patient wie für den Slump-Test sitzt und der Therapeut eine sanfte aktive zervikale Flexion in Kombination mit einer passiven Knieextension durchführt. Ist diese Technik für den Patienten nicht ausreichend, kann zusätzlich die Dorsalextension eingesetzt werden.

Level 3a

Die Progressionen der Behandlung einer Level-3a-Spannungsdysfunktion bei Verletzungen der ischiokruralen Muskulatur entsprechen denen der Spannungsdysfunktion der Lendenwirbelsäule.

Level 3b

Die Behandlungstechnik einer Problematik des N. ischiadicus auf Level 3b gleicht der Untersuchung auf diesem Level. Wenn der Patient diese Behandlung benötigt, ist es wahrscheinlich, dass sie Symptome auslösen wird, und eine verbesserte Technik ist erforderlich. Das Ziel ist ein Bewegungsausschlag ohne Provokation von Symptomen; Dorsalextension des Fußes und Wirbelsäulenbewegungen sind Schlüsselelemente, um dieses zu erreichen. Die Dorsalextension muss sorgfältig erhalten bleiben. Therapeut und Patient neigen dazu, die Bedeutung dieser Bewegung zu unterschätzen und dadurch die Effektivität der Mobilisation zu verringern. Ich empfehle außerdem, Contract-Relax-Techniken für die ischiokrurale Muskulatur einzusetzen, um sowohl die muskuläre als auch die neurale Komponente zu behandeln (Dies macht die Technik effektiv zu einer Level-3c-Technik).

Level 3c

Diese Technik ist identisch mit der neurodynamischen Untersuchung auf Level 3c und beinhaltet die Palpation der ischiokruralen Muskulatur, die den N. ischiadicus umgibt. Außerdem muss darauf geachtet werden, einen Druck direkt auf den Nerv auszuüben. Dies verlangt vom Therapeuten, dass er sich mit der Palpation des Nervs auskennt. Die Behandlung besteht aus einer Tiefenmassage, in Verbindung mit anderen Weichteiltechniken und neurodynamischen Bewegungen in Form einer aktiven Dorsalextension. Der Patient kann auch eine Kontraktion der ischiokruralen Muskulatur gegen Widerstand ausführen, indem er gegen den Körper des Therapeuten seine Hüfte in Extension und sein Knie in Flexion drückt. Auf diese Weise können viele Aspekte der Interaktion zwischen Muskel (Interface) und neuralem Gewebe behandelt werden. Schließlich können diese Techniken den Nerv massieren und seine Durchblutung verbessern, wodurch sich die entzündlichen Veränderungen im Nerv reduzieren und sich dessen Sensitivität gegenüber Bewegungen reduziert.

12.3 Knieschmerz und Schmerzen im Oberschenkel

12.3.1 Einleitung

Das Nervensystem ist durch die Verbindung zu den Nn. femoralis und saphenus an ventralen Knieschmerzen und Oberschenkelproblemen beteiligt. Die neurodynamischen Tests für diese Nerven sind i.d.R. bei geringeren Neuropathodynamiken nicht sehr sensitiv, und sie können bei einem vorliegenden Verdacht auf eine signifikante neurale Problematik recht normal ausfallen. So ist bei einer Neuropathie des N. cutaneus femoris lateralis (Meralgia paraesthetica) der neurodynamische Test für den Nerv oftmals unauffällig. Außerdem tendieren die entsprechenden Tests dazu, nur leichte Einschränkungen des Bewegungsausmaßes von Hüfte und Knie nur durch verdeckte auffällige Reaktionen oder eine Anspannung der myofaszialen Gewebe zu verursachen.

Fallbeispiel

Vor Kurzem wurde eine Patientin zur Behandlung einer Meralgia paraesthetica in unsere Praxis überwiesen. Obwohl sie alle lokalisierten Symptome dieser Problematik hatte (und eine verminderte Sensitivität am lateralen Oberschenkel), war die Palpation des Nervs nur leicht unangenehm und im Seitenvergleich symmetrisch. Der neurodynamische Test des N. cutaneus femoris lateralis war fester als auf der kontralateralen Seite, und die Differenzierung war negativ. Der hauptsächliche Unterschied zwischen der symptomatischen und asymptomatischen Seite war ein verspannter M. rectus femoris, sodass ihr Becken sehr viel früher nach ventral kippte als auf der asymptomatischen Seite, wenn sie im Vierfüßlerstand bei gebeugtem Knie ihre Hüfte streckte. Das Ausmaß der Hüftextension war geringer als auf der kontralateralen Seite, und ihre Glutealmuskulatur war schwach. Dies ist ein Fall, bei dem die neurodynamischen Tests eine mangelhafte Sensitivität und Spezifizität zeigten, obwohl eindeutige symptomatische Hinweise auf ein neurales Problem bestanden. Die Behandlung konzentrierte sich auf die motorische Kontrolle der Lenden-Becken- und Kniegelenkregion, mit ausgezeichneten Ergebnissen. Der therapeutische Effekt kam vermutlich durch eine Veränderung des Verhaltens des mechanischen Interfaces zustande, was wiederum die mechanische Beanspruchung des Nervs herabsetzte.

Der oben beschriebene Fall macht deutlich, dass neurodynamische Tests für Knie und Oberschenkel oftmals bis an ihr Bewegungsende geführt werden müssen, um aussagekräftig zu sein, und zwar aufgrund ihrer relativ dürftigen Sensitivität. Manche klinischen Problematiken erfordern jedoch Techniken mit einem geringen Bewegungsausschlag, gerade wenn sie in einem iriitierbaren Zustand sind. Dies kann bei besonders mobilen Menschen der Fall sein, deren Beweglichkeit ausreicht, um mechanische Belastungen auf das Nervensystem zu übertragen. Wenn bei einer Person mit durchschnittlicher bzw. eingeschränkter Beweglichkeit die neurodynamischen Tests der femoralen Region allerdings deutlich auffällig sind, sollte der Verdacht auf eine lokale Pathologie im Nerv oder in dessen benachbarten Geweben fallen. Dennoch sind die folgenden Progressionen für den femoralen Anteil des Nervensystems möglich, und diese können bei Patienten mit kombinierten muskuloskeletalen und myofaszialen Dysfunktionen in Knie- und Oberschenkelregion hilfreich sein.

12.3.2 N. femoralis (Schmerzen in der Leiste, in Oberschenkel und Knie)

Zur Untersuchung einer neuralen Beteiligung bei Knie- und Oberschenkelschmerzen sind Prone Knee Bend und femoraler Slump-Test die Techniken der Wahl, außer bei Problemen in der medialen Kniegelenksregion. In diesem Fall kann auch der Test für den N. saphenus angewandt werden. Die Progressionen für die Behandlung des N. femoralis sind die Folgenden.

Slider und Tensioner

Der proximale Slider wird über Hüftextension (Verlängerung des mechanischen Interfaces an der Hüfte und dadurch nach proximal gerichteter Zug auf den

Nerv) und Knieextension ausgeführt, was dem Nerv erlaubt, sich nach proximal vom Knie weg zu bewegen (➢Abb. 12.16, ➢Abb. 12.17 und ➢Abb. 2.18).

Der Tensioner wird durch die Ausführung des femoralen Slump-Tests erreicht, wie er in ➢Kapitel 7 bei den neurodynamischen Standardtests beschrieben wird. Auf Level 3a wird er dadurch sensitiviert, dass er an der unten liegenden Seite durchgeführt wird, und dass der zu behandelnde Oberschenkel nach oben in die Adduktion geführt wird, um zusätzlich zu den übrigen spinalen Bewegungen dieses Tests eine kontralaterale Seitneigung der Lendenwirbelsäule zu erzeugen.

Die Behandlung auf Level 3b kann erfolgen, indem beim femoralen Slump-Test die eingesetzte Bewegungsreihenfolge mit dem Hüftgelenk beginnt. Zur Untersuchung und Behandlung von Knie- und Oberschenkelschmerzen auf Level 3c werden für den N. femoralis Contract-Relax-Techniken des M. rectus femoris und/oder der Hüftflexoren in der neurodynamischen Position angewandt, z.B. modifizierter Thomas-Handgriff oder Slump-Test in Seitlage.

Da der Nerv eine anatomische Verbindung zur Leistenregion hat, kann es hilfreich sein, die oben beschriebenen Techniken auch bei Schmerzen in der Leiste einzusetzen. Auch die Durchführung manueller Weichteiltechniken in einer neurodynamischen Position kann nützlich sein wie z.B. in der Slump-Position in Seitlage.

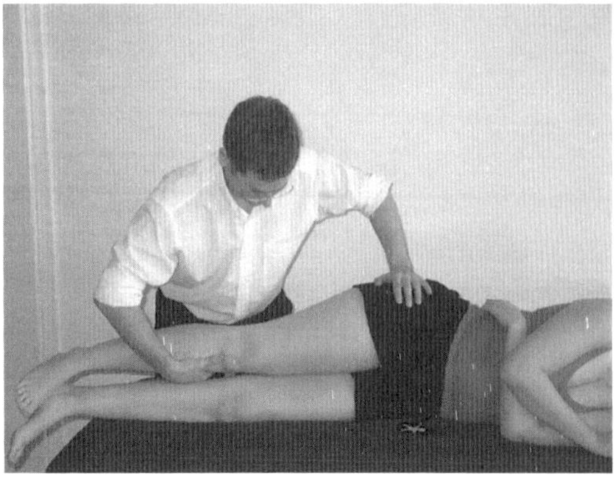

Abb. 12.16: Startposition für Slider des N. femoralis im Oberschenkel.

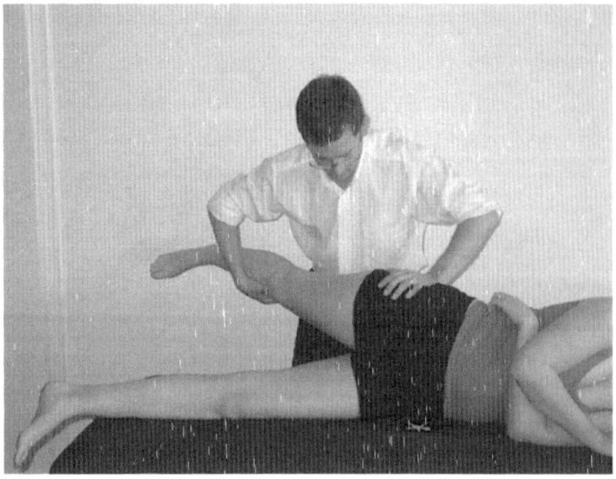

Abb. 12.17: Proximaler Slider des N. femoralis im Oberschenkel. Hüft- und Knieextension.

12.3.3 Patellofemorale Dysfunktionen des Gelenks und der Neuralstrukturen

Die folgende Technik ist bei Patienten hilfreich, bei denen der femorale Anteil des Nervensystems oder auch der M. rectus femoris und laterale Kniestrukturen zu sehr unter Spannung stehen. Sie wird als Level-3c-Behandlung der vom N. femoralis innervierten Gewebe eingestuft und kann die neurale Komponente der Problematik beeinflussen.

Während sich das Knie in dem ausgewählten Flexionswinkel befindet, wie groß auch immer dieser sein mag, begibt sich der Patient in die kontralaterale Seitlage, so als beabsichtigte der Therapeut, das Pa-

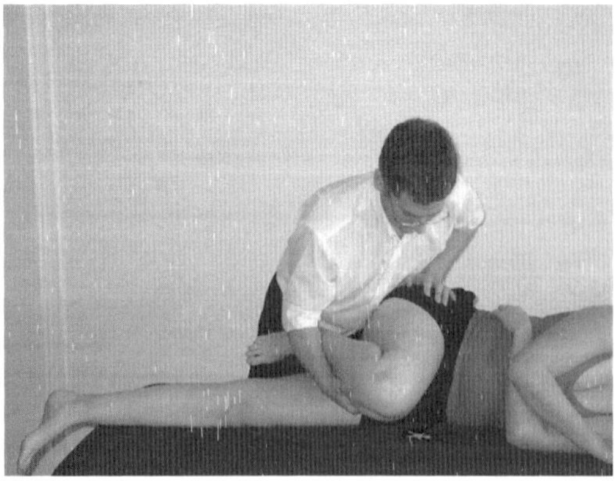

Abb.12.18: Distaler Slider des N. femoralis im Oberschenkel. Hüft- und Knieflexion.

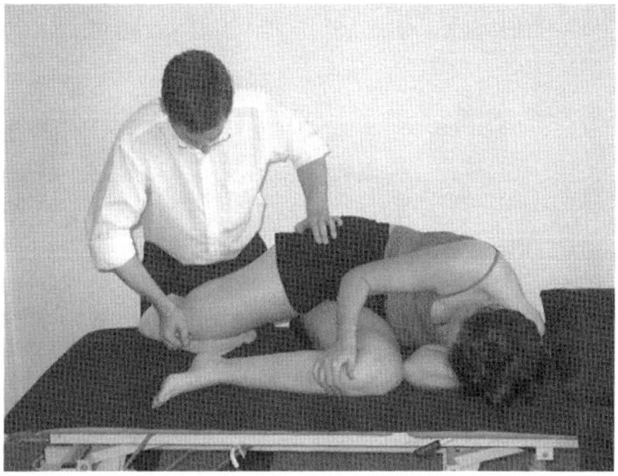

Abb. 12.19: Mobilisation des patellofemoralen Gelenks nach medial (das Knie ist mit einem Handtuch unterlagert), in der Position des femoralen Slump-Tests.

tellofemoralgelenk nach medial zu mobilisieren. Der gewählte Flexionswinkel hängt davon ab, an welchem Punkt der Bewegungsbahn die Gelenkdysfunktion lokalisiert wurde. Dann werden zusätzlich Hüftextension und spinale Bewegungen des femoralen Slump-Tests ausgeführt (> Abb. 12.19).

12.4 N. peroneus

12.4.1 Einleitung

Der N. peroneus und seine distalen Ausläufer im Fuß (oberflächliche und tiefe Äste) können bei einer Reihe von Dysfunktionen Symptome verursachen. Zu solchen Störungen gehören Kompressionen durch ein Kompartmentsyndrom oder Ganglien, die aus einem benachbarten Gelenk hervorstehen (z.B. dem proximalen Tibiofibulargelenk), stumpfe Traumen, Verletzungen durch Überstreckungen beim Sport, Frakturdislokationen oder auch eng geschnürte Riemen bei Schuhen mit hohen Absätzen. Außerdem kann eine veränderte Biomechanik des Fußes zu Veränderungen der mechanischen Beanspruchung des Nervs führen.

Schädigungen durch Inversionstraumen können bis hinauf zum N. peroneus communis in der hinteren Knieregion auftreten, wo sich durch Traktionsverletzungen während des Inversionstraumas Hämatome bilden können. Beeinträchtigungen können auch distal bis zum N. peroneus superficialis entstehen. In der Folge kommt es zu Entzündungen, wodurch der Nerv hypersensitiv wird, Beweglichkeit einbüßt und in manchen Fällen eine verminderte Leitfähigkeit zeigt (Kleinrensink 1997). Klinisch können sich entsprechend Schmerzen bei Bewegungen (insbesondere bei Plantarflexion/Inversion), Empfindlichkeiten, Dysästhesien und, in Fällen mit einer verminderten Leitfähigkeit, eine verminderte Sensibilität zeigen. In hartnäckigen Fällen kann eine schwere mechanische Allodynie, verbunden mit einer zentralen Sensitivierung, ein auffälliges Merkmal darstellen. Ein Verlust an Muskelkraft aufgrund einer Lähmung ist nicht annähernd so häufig wie die übrigen Symptome, sollte bei der Behandlung solcher Fälle aber dennoch bedacht werden.

Das zu berücksichtigende Gebiet erstreckt sich entlang der ventrolateralen Oberfläche des Beins, distal über den Knöchel bis auf die Rückseite des Fußes. Folglich können Symptome an irgendeiner Stelle dieser Region eine Untersuchung der peronealen Anteile des Nervensystems rechtfertigen. Selbstverständlich müssen die muskuloskeletalen Strukturen in diesem Areal sorgfältig untersucht und behandelt werden. In Bezug auf das Nervensystem sind die wichtigsten Aspekte der Untersuchung jedoch die neurologische und neurodynamische Untersuchung und die Palpation der Nerven. Diese Aspekte müssen natürlich mit der Biomechanik der Störung in Zusammenhang gebracht werden.

12.4.2 Neurodynamische Untersuchung

Bei Problematiken, die die Nn. peronei communis und superficialis betreffen, ist die Technik der Wahl der peroneale neurodynamische Standardtest. Auf Level 1 wird er modifiziert, sodass er als Straight Leg Raise ausgeführt wird, während der Fuß bestmöglich entspannt ist und evtl. vom Therapeuten unterstützt wird. Wenn das Bein ohne Symptome angehoben werden konnte, bewegt der Therapeut den Fuß passiv in die Plantarflexion/Inversion, bis die ersten Symptome auftreten. An diesem Punkt senkt er das Bein zur Differenzierung neurodynamischer Mechanismen etwas ab, während er den Fuß in der Position hält. Dies vervollständigt den neurodynamischen Test und die strukturelle Differenzierung.

Auf Level 2 wird die gleiche Untersuchung durchgeführt, jedoch entspricht die Bewegungsreihenfolge der neurodynamischen Standardsequenz, d.h., zuerst wird eine Plantarflexion/Inversion bis zum Auftreten der ersten Symptome ausgeführt, gefolgt vom Straight Leg Raise, wobei darauf geachtet wird, den Test nicht durch eine unkontrollierte Innenrotation der Hüfte zu verfälschen.

Man könnte die Untersuchung des N. peroneus in die Stufen 3a, b und c aufteilen. Klinisch lohnt es sich allerdings, mit einer Technik zu beginnen, die alle drei Stufen vereint und separate Tests erst dann einzusetzen, wenn es sinnvoll erscheint. Zusätzlich zu den Bewegungen der Standardtests beinhaltet die Untersuchung auf Level 3a (neurodynamisch sensitiviert) eine Hüftinnenrotation und kann auch als Slump-Test ausgeführt werden.

Der peroneale Level-3b-Test (sensitiviert durch neurodynamische Sequenzierung) entspricht dem auf Level 2, jedoch wird die Plantarflexion/Inversion weiter in die äußere Bewegungsbahn geführt. Dadurch werden häufig vor dem Anheben des Beins lokale Symptome ausgelöst. Es ist zwingend erforderlich, die Zehen bei diesem Test richtig miteinzubeziehen, um sicherzugehen, dass alle für den Nerv relevanten Bewegungen ablaufen. Die dadurch entstehende stärkere Bewegung des Nervs macht den Test sensitiver als den Standardtest.

Die Level-3c-Untersuchung für den N. peroneus wird im Vergleich zu den Level-3a- und -b-Tests nur dahingehend verändert, dass eine aktive Dorsalextension des Fußes gegen Widerstand ausgeführt wird, um über mechanisches Interface (Sehnen und Knochen) und innervierte Gewebe einen Druck auf den Nerv auszuüben. In Bezug auf Stabilität und Steifigkeit muss die Untersuchung selbstverständlich an die Störung des mechanischen Interfaces angepasst werden. Es ist z.B. nicht klug, die Instabilität eines Fußgelenks nach einem Inversionstrauma noch zu verstärken, indem der N. peroneus superficialis gewaltsam durch eine Plantarflexion/Inversion belastet wird. Umgekehrt kann es jedoch bei einem steifen und nicht besonders irritierbaren Gelenk erforderlich sein, eine Level-3b- oder -c-Technik einzusetzen.

12.4.3 Behandlung

Level 1

Die Behandlung des N. peroneus auf Level 1 besteht aus proximalen und distalen Slidern, mit dem Ziel, Schmerzen zu lindern, die Beweglichkeit des Nervs wiederherzustellen, den Heilungsprozess durch eine Veränderung der intraneuralen Durchblutung und der Remodellierung des Bindegewebes anzuregen und die Sensitivität des Nervs zu verringern.

Slider

Proximal

Position: Der Patient liegt in Rückenlage. Der Therapeut hält das Bein des Patienten in etwa 45° Hüftflexion und ausreichender Knieflexion, sodass das Bein gestreckt bleibt. Leicht nach distal gewandt erreicht der Therapeut dies, indem er den medialen Anteil seines nahen Arms um die mediale und/oder posteriore Seite des Beins des Patienten legt (das Bein fast mit der Ellenbeuge haltend). Die andere Hand des Therapeuten greift so unter die Fußsohle, dass die Handfläche unter dem Vorfuß liegt und die Finger zu den Zehen zeigen. Der Daumen des Therapeuten legt sich um die mediale Seite des Fußes in Richtung Fußrücken an und greift fest, aber nicht unangenehm zu (➢ Abb. 12.20 und ➢ Abb. 12.21).

Distal

Der distale Slider beinhaltet die Bewegungen der Knieflexion und der Plantarflexion/Inversion (➢ Abb. 12.21).

Level 2

Tensioner

Für den Tensioner sitzt der Patient im Langsitz, beugt sich in den Hüftgelenken nach vorne und führt

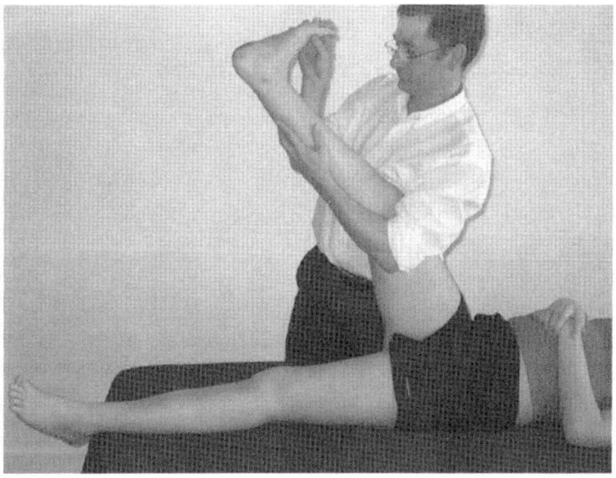

Abb. 12.20: Proximaler Slider des N. peroneus. In etwa 45° Hüftflexion wird das Kniegelenk gestreckt und der Fuß in Dorsalextension/Eversion bewegt.

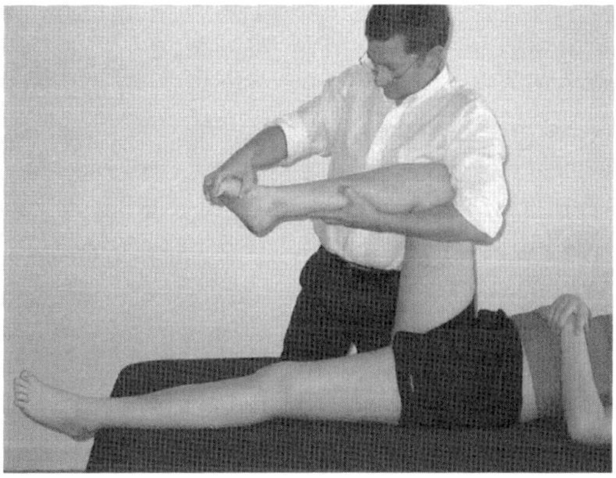

Abb. 12.21: Distaler Slider des N. peroneus. Plantarflexion/ Inversion mit Knieflexion.

gleichzeitig eine Plantarflexion/Inversion aus. Wenn dies vom Patienten ohne Probleme toleriert wird, stabilisiert der Therapeut das Knie in Extension und führt den Fuß in Plantarflexion/Inversion, um eine korrekte Bewegungsausführung sicherzustellen.

Level 3

Die Level-3a-Technik entspricht der vorherigen Technik (Tensioner auf Level 2 in Progressionsstufe 2), jedoch mit einer zusätzlichen Innenrotation des Hüftgelenks und einer kontralateralen Seitneigung im Slump-Test.

Die Behandlung auf Level 3b beginnt mit der Plantarflexion/Inversion des Fußes. Der Patient liegt mit angenehm gebeugten Knien in Rückenlage und bewegt den Fuß in obige Richtung. Dann wird das Knie extendiert und die übrigen Komponenten des Slump-Tests im Langsitz werden vom Patienten in der Reihenfolge Hüftflexion, lumbale Flexion und zervikale Flexion ausgeführt. Es ist entscheidend, die Positionen von Fuß und Knie während der Ausführung der Slump-Komponenten zu stabilisieren.

Die Progression auf Level 3c entspricht der auf Level 3a, aber nun wird der Fuß aktiv gegen den Widerstand des Therapeuten in die Dorsalextension bewegt, und am Bewegungsende wird eine Contract-Relax-Technik eingesetzt. Stellt sich heraus, dass das Gelenk zusätzlich zu der N.-peroneus-Problematik in seiner Beweglichkeit eingeschränkt ist, können Gelenkmobilisationen in Verbindung mit neurodynamischen Techniken angewandt werden. So kann z.B. das obere Sprunggelenk während der Plantarflexion/Inversion in der Slump-Position in die eingeschränkte Richtung mobilisiert werden.

12.5 N. tibialis posterior – alias Fersenschmerz und Plantarfaszitis

12.5.1 Einleitung

Eine Beteiligung von Dysfunktionen des N. tibialis posterior an Schmerzen der Knöchelregion, der Ferse und an der Plantarfaszitis wird gravierend unterschätzt und vernachlässigt, obwohl sie meiner Meinung nach häufig vorkommt. Es ist gewissermaßen das Karpaltunnelsyndrom der unteren Extremität, das sich nicht auf bestimmte Altersgruppen beschränkt, denn ich habe es bei jungen Sportlern, Menschen mittleren Alters und Älteren beobachtet.

Mögliche Ursachen sind Druck durch anormale Sehnen und Muskeln, Neurinome, Schwannome, Tendinitiden und Tendosynovitiden, Ganglien, Diabetes-Krankheit, Überbelastungen in Pronationsstellungen des Fußes und Traumen. Das Symptomgebiet liegt meist in der Region des medialen Knöchels und erstreckt sich entlang des medialen Fußrandes und/oder der Ferse bis in die Fußsohle. Es kann zu Schmerzen, Dysästhesien und einer Schwächung der plantaren Fußmuskeln kommen, denn letztendlich endet der Nerv in den Nn. plantares und digitales. Deswegen werden auch die Bewegungen des Vorfußes und der Zehen bei der neurodynamischen Untersuchung dieser Problematik miteinbezogen. Diese schmerzhafte und die Bewegung einschränkende Läsion kann ausgezeichnet auf Behandlungen reagieren. Ein Fallbeispiel einer neurodynamischen Behandlung und eines Clinical Reasoning bei einer eindeutigen Neuropathie des N. tibialis posterior mit Fersenschmerz und Plantarfaszitis wird in Shacklock (1995) vorgestellt.

Der N. tibialis posterior kann in der medialen Knöchelregion im hinteren Tarsaltunnel komprimiert oder irritiert werden. Schlüsselaspekte der Diagnostik sind die Palpation des Nervs und der umgebenden Gewebe sowie die spezifische neurodynamische und neurologische Untersuchung. Gelegentlich kommt es bei Patienten zu einer Taubheit im Versorgungsgebiet der Rr. calcanei mediales (versorgen die medialen und plantaren Anteile der Ferse). Bei der Palpation zeigt sich außerdem eine Schwellung und Empfindlichkeit des Nervs sowie der umliegenden Gewebe, die häufig entlang des Nervenverlaufs durch den M. abductor hallucis bis zur Fußsohle tastbar ist. Die Nervenläsion kann an der Ferse und der Plantarfaszie offensichtliche Zeichen einer neurogenen Entzündung, z.B. Schwellungen und Schmerzen bei Kompression, auslösen, und diese sind immer eine Indikation für die Untersuchung der neuralen Komponente. Die Mechanismen dieses Phänomens werden in Kapitel 3 über allgemeine Neuropathodynamik beschrieben. Die distalen Symptome im Fuß lassen sich oft durch Druck auf den Nerv reproduzieren. Ebenso können der Tarsaltunnel sowie proximale und distale Gleitdysfunktionen durch spezifische neurodynamische Tests beurteilt werden. Die Biomechanik des Fußes sollte ebenfalls berücksichtigt werden, denn eine übermäßige Pronation erhöht den Stress auf den Nerv (Daniels et al. 1998).

12.5.2 Untersuchung und Behandlung des mechanischen Interfaces

Das mechanische Interface spielt in der Untersuchung des N. tibialis posterior eine entscheidende Rolle. Die passiven physiologischen und Zusatzbewegungen aller Gelenke am Fuß werden eingehend untersucht. Funktionsdysbalancen wie z.B. Hypo- oder Hypermobilität werden bzgl. ihres möglichen Einflusses auf den Nerv beurteilt. So kann ein hypomobiles Gelenk mit einer Dysfunktion des reduzierten Schließens z.B. nur Schlussbewegungen erzeugen, die zu klein sind, um eine normale Ernährung und Bewegung des Nervs zu gewährleisten, was eine Gelenkmobilisation in Verbindung mit einer neurodynamischen Technik erfordert. Umgekehrt erfordert eine Dysfunktion des übermäßigen Schließens eine Behandlung, die das Schließen um den Nerv verringert. Eventuell sind biomechanische Interventionen angezeigt, z.B. Taping, Orthesen, Ganganalyse und Gangschulung sowie Übungen, um die mechanischen Vorgänge im und um den Nerv zu normalisieren.

Die wichtigen physiologischen Bewegungen bzgl. des Öffnens und Schließens des Interfaces sind Plantarflexion/Inversion (öffnend) und Dorsalextension/Eversion (schließend).

12.5.3 Neurodynamische Untersuchung

Level 1, 2 und 3

Zur neurodynamischen Untersuchung von Störungen des N. tibialis posterior werden der tibiale neurodynamische Standardtest und seine Variationen eingesetzt. In der Bewegungsreihenfolge wird auf Level 1 wie beim Straight-Leg-Raise-Standardtest das Bein angehoben bis Symptome im Fuß entstehen, die dann lokalisiert werden. Die notwendige strukturelle Differenzierung ist zu diesem Zeitpunkt bereits über die Hüftflexion erfolgt. Daher ist es nicht erforderlich, die Dorsalextension/Eversion auszuführen, nur dann, wenn keine Symptome ausgelöst wurden. In diesem Fall wird der Fuß am höchsten Punkt des Straight-Leg-Raise-Tests soweit in Dorsalextension/Eversion bewegt, bis erste Symptome auftreten, woraufhin das Bein bei gleichbleibender Fußposition abgesenkt wird. Wenn sich die Symptome verändern, kann dem ein neurodynamischer Mechanismus zugrunde liegen.

Die Level-2-Untersuchung besteht aus dem tibialen neurodynamischen Standardtest. Das Anheben und Absenken des Beins wird erneut zur Differenzierung eingesetzt, um zu ermitteln, ob diese Bewegungskomponente eine Veränderung der ursprünglich durch Dorsalextension/Eversion hervorgerufenen Symptome bewirkt.

Auf Level 3a (Progressionsstufe 1) wird für die Untersuchung der tibiale neurodynamische Standardtest angewandt, und zwar mit einer zusätzlichen Innenrotation und Adduktion des Hüftgelenks. In Progressionsstufe 2 wird der Slump-Test im Langsitz eingesetzt, bei dem sich der Patient über seine Beine beugt und der Therapeut eine passive Dorsalextension/Eversion ausführt. In Rückenlage wird die Level-3b-Untersuchung durchgeführt, indem der Therapeut zuerst den Fuß bewegt. Dann folgen die übrigen Bewegungen des tibialen neurodynamischen Tests in proximaler Reihenfolge. Der Therapeut führt eine Innenrotation der Hüfte aus; der Patient bewegt seine Hüftgelenke in Flexion, indem er sich aufsetzt, gefolgt von Flexion und kontralateraler Seitneigung der Wirbelsäule. Bei der Untersuchung auf Level 3c kommt wiederum der Slump-Test im Langsitz zum Einsatz, bei dem der Fuß vom Therapeuten in die Dorsalextension/Eversion gebracht wird und der Patient die Slump-Position mit deren sensitivierenden Bewegnungskomponenten einnimmt. Diese Zusammenarbeit wird durch eine Kontraktion in Richtung der Plantarflexion/Inversion und der Flexion/Abduktion der großen Zehe gegen Widerstand abgeschlossen, um den Nerv mithilfe des mechanischen Interfaces zu belasten. Die Untersuchung des N. tibialis posterior und der anderen Nerven überschneidet sich letztendlich mit deren Behandlung. Der wesentliche Unterschied dabei ist, dass die Fußbewegungen entsprechend der lokalen Anatomie und Biomechanik variieren.

Gleit- und Spannungsdysfunktionen

Das proximale Gleiten des N. tibialis posterior wird auf folgende Weise getestet. Der Patient liegt in Rückenlage und sein Bein wird so unterlagert, dass es horizontal liegt und die Hüfte in etwa 45° Flexion positioniert ist. Der Griff am Fuß wird so gewählt, dass die Finger des Therapeuten das Sprunggelenk, den Vorfuß und die Zehen kontrollieren können. Um dies zu erreichen, muss der Therapeut den Kalkaneus später mit der proximalen Hand stabilisieren.

Die ersten Bewegungen sind die Dorsalextension/Eversion von Sprunggelenken und Vorfuß sowie die Extension der Zehen, sie sollten möglichst weit ausgeführt werden. Die nächste Bewegung ist die Knieextension, die soweit ausgeführt wird, bis es zu einer Veränderung der Symptome kommt. Das Sprunggelenk und das übrige Bein werden stabilisiert, die Dorsalextension von Vorfuß und Zehen wird als abschließende Bewegung aufgelöst, denn dadurch verringert sich die nach distal gerichtete Spannung der Nn. digitales, und der tibiale Anteil der Nerven kann sich weiter nach proximal verschieben. Verstärken sich die Symptome, deutet dies auf eine proximale Gleitdysfunktion hin (➢ Abb. 12.22 und ➢ Abb. 12.23).

Zur Untersuchung einer distalen Gleitdysfunktion wird die Hüfte in der Startposition ebenfalls etwa 45° gebeugt und das Bein horizontal eingestellt. Dadurch reduziert sich die nach proximal gerichtete Spannung, und ein Gleiten nach distal wird möglich. Fuß und Zehen werden in Dorsalextension/Eversion bewegt, um den Nerv in seinem Tunnel nach distal zu bewegen. Die Bewegung muss manchmal recht kräftig ausgeführt werden, da sie sonst häufig nicht ausreicht, um Symptome auszulösen. Wenn durch diesen Vorgang Symptome entstehen, wird die Knieextension eingesetzt, um eine proximale Bewegung des Nervs zu erzeugen, während Sprunggelenk, Fuß und Zehen unverändert gehalten werden. Wenn sich die Symptome dadurch verringern, kann dies auf eine distale Gleitdysfunktion hinweisen. Verringern sich jedoch an diesem symptomatischen Punkt in der Bewegungsbahn die Symptome durch eine Extension der Zehen (was manchmal passiert), und verstärken sie sich durch Flexion

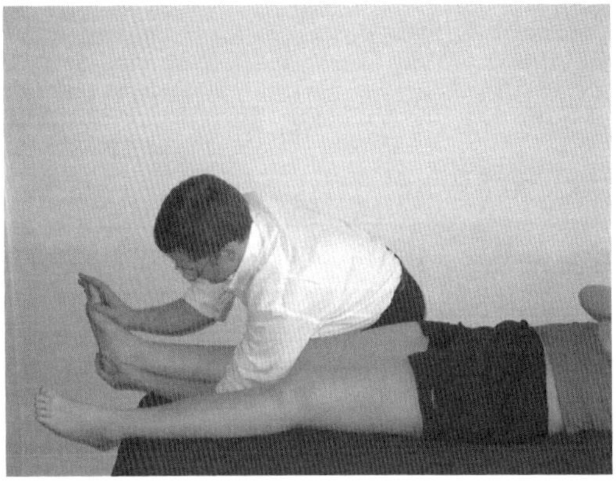

Abb. 12.22: Startposition für Slider des N. tibialis posterior.

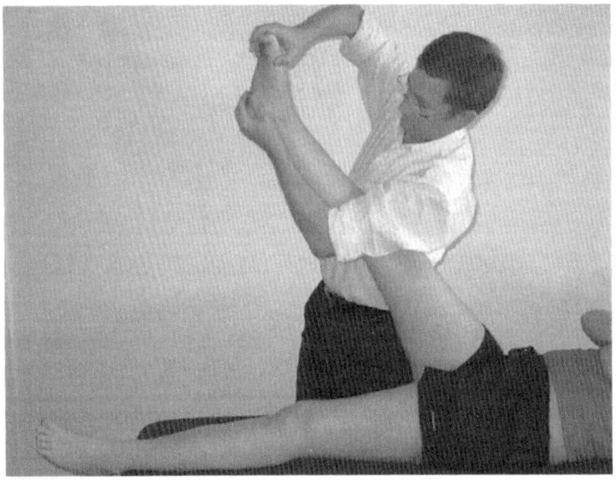

Abb. 12.23: Proximaler Slider des N. tibialis posterior. Straight Leg Raise in Kombination mit Flexion der Zehen.

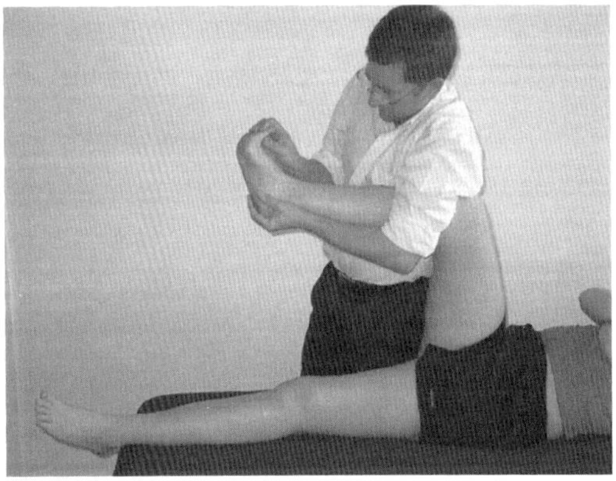

Abb. 12.24: Distaler Slider des N. tibialis posterior. Knieflexion und Zehenextension.

der Zehen, kann eine proximale Gleitdysfunktion das Problem sein (➢ Abb. 12.24).

Fallbeispiel

Proximale Gleitdysfunktion des N. tibialis posterior

Ein typischer Fall ist eine junge Sportlerin mit Schmerzen in der Ferse und in der Region der Plantarfaszie. Zuvor wurde eine Plantarfaszitis diagnostiziert, die mit lokalen elektrotherapeutischen Anwendungen, Tiefenfriktionen, Taping und Orthesen zur Ausrichtung des Fußes, Injektionen mit Kortikosteroiden und Gelenkmobilisationen behandelt wurde. Auch wenn während der folgenden Monate eine leichte Verbesserung eingetreten war, hatte sie noch Probleme beim Joggen. Gegen Ende des Laufens entwickelte sich stets ein brennender Schmerz, der manchmal sehr stark war und bis zum nächsten Tag anhielt. In der Position des tibialen neurodynamischen Tests mit endgradiger Extension der Zehen *verstärkte* eine Auflösung der Zehenextension ihre Schmerzen. Die Palpation der dorsalen und medialen Rr. calcanei mediales zeigte eine lokale Schwellung und Empfindlichkeit in der Region des Nervs und dorsalen Tarsaltunnels, v.a. am distalem Ende, und reproduzierte ihre Schmerzen in der Ferse und im Fuß. Dies ist, in Verbindung mit einer reduzierten Sensibilität ihres 1. und 2. Zehs, ein deutlicher Hinweis auf ein dorsales Tarsaltunnelsyndrom, das als Plantarfaszitis maskiert ist. Da die Dynamik auf eine proximale Gleitdysfunktion hindeutete, glaube ich, dass das Problem am distalen Ende des Tarsaltunnels lokalisiert war, wo der Nerv sich bei Bewegungen nach proximal gegen den Faszienrand bewegte. Diese Stelle reagierte ausgesprochen empfindlich auf die Palpation, was einen weiteren Hinweis auf das Vorhandensein dieser Problematik lieferte.

Die Spannungsdysfunktion wird untersucht, indem der tibiale neurodynamische Test durchgeführt und die Auswirkungen der Zehenextension und Hüftflexion beurteilt werden. Wenn die Dorsalextension von Sprunggelenken, Fuß und Zehen am höchsten Punkt des Straight-Leg-Raise-Tests (ausgeführt bis zum Auftreten der ersten Symptome) die Symptome verstärkt und ein verringerter Hüftflexionswinkel sie reduziert, kann eine Spannungsdysfunktion vorliegen.

12.5.4 Behandlung

Die proximalen und distalen Slider für den N. tibialis posterior entsprechen den Untersuchungstechniken der jeweiligen Dysfunktion, wie oben beschrieben.

In den unteren Stufen erfolgt die Behandlung der distalen Gleitdysfunktion durch Bewegungen des Nervs in die *proximale* Richtung, und zwar durch Flexion der Zehen und eine Bewegung des Kniegelenks von der gebeugten in die gestreckte Position. Wenn der Patient höhere Stufen erreicht, werden in der Behandlung distale Slider eingesetzt, wie in den Abbildungen 12.22 bis 12.24 dargestellt. Dieselben Prinzipien gelten für den proximalen Slider, jedoch haben die Progressionen eine umgekehrte Reihenfolge.

Spannungsdysfunktionen (auf Level 2 oder höher) werden mithilfe des tibialen neurodynamischen Standardtests und gleichzeitigen Bewegungen von Fuß und Hüfte behandelt. Die Bewegungen erfolgen dabei mit großer Amplitude, damit die Symptome nicht provoziert werden.

Nervenmassage

Die Idee einer Nervenmassage ist insofern interessant, als es ungewöhnlich erscheint, einen Nerv zu massieren. Nach meiner Erfahrung kann die Massage des Nervs und der umliegenden Gewebe bei einem dorsalen Tarsaltunnelsyndrom sehr effektiv sein. Die Technik wird ausgeführt, indem der Therapeut den Nerv lokalisiert und direkt darauf massiert, ebenso wie auf den Weichteilen des Interfaces und auf den von diesem Nerv innervierten Geweben. Die Massage erfolgt entlang des Nervenverlaufs nach distal bis in den Fuß und nach proximal bis in die Wade. Die Behandlung konzentriert sich auch auf den Bereich unmittelbar proximal und distal des Tunnels, um Flüssigkeit im Nerv vom Tunnel weg zu bewegen und die Druckverhältnisse der intraneuralen Flüssigkeit sowie die intraneurale Durchblutung zu verbessern. Die Massage wird mit dem Daumen oder den Fingern ausgeführt und besteht aus kleinen zirkulären und longitudinalen Bewegungen. Die Technik ist im Wesentlichen eine Kombination aus sanfter Tiefenfriktion und Austreichungen, wodurch Schwellungen des Nervs und seiner Umgebung reduziert werden. Nach der Behandlung sind oftmals bemerkenswerte Veränderungen palpierbar. Bei erneuter Befundung unmittelbar nach der Massage sind die offensichtlichsten Unterschiede häufig eine verringerte Empfindlichkeit des Nervs bei der Palpation und verbesserte Ergebnisse bei den neurodynamischen Tests, auch bzgl. der neurologischen Befunde. Die Technik kann in allen Stufen einer Problematik eingesetzt werden.

12.6 N. suralis

12.6.1 Einleitung

Störungen des N. suralis verursachen überall in den distalen Regionen der dorsolateralen Wade, des dorsolateralen Knöchels und des dorsolateralen Fußrandes einschließlich der beiden lateralen Zehen Schmerzen. Wie alle Neuropathien hat auch diese das Potenzial, die ganze Bandbreite neuropathischer Symptome zu erzeugen, zusätzlich zu Schmerzen, die sich als Problematiken der benachbarten muskuloskeletalen Gewebe maskieren. Der Nerv kann durch ein Inversionstrauma lädiert werden, insbesondere, wenn der Verletzungsmechanismus eine starke Adduktion des Kalkaneus oder eine ausgeprägte Dorsalextension/Inversion der Spunggelenke beinhaltet. Dies ist durch den Verlauf des Nervs hinter dem Malleolus lateralis entlang der dorsolateralen Oberfläche der Knöchelregion bedingt. Der N. suralis verursacht evtl. Schmerzen in der Region des Os cuboideum, was auch mit einer Steifigkeit der gelenkigen Verbindungen des Knochens einhergehen kann. Die Biomechanik der unteren Extremität und die Absicherung einer optimalen Funktion der lokalen Muskeln und Gelenke sind wichtige Aspekte der Untersuchung und Behandlung dieser Problematik.

12.6.2 Neurodynamische Untersuchung

Die neurodynamische Untersuchung auf Level 1 ähnelt im Prinzip der für die peronealen und tibialen Nerven. Natürlich wird der surale neurodynamische Test angewandt. Dorsalextension/Inversion, die spezifischen Bewegungen des Fußes, werden wie beim N. tibialis posterior eingesetzt, um distale und proximale Gleitdysfunktionen und Spannungsdysfunktionen aufzudecken. Wenn im Verbreitungsgebiet des Nervs Symptome auftreten, kann eine Palpation des Nervs die Diagnose bestätigen.

Auf Level 2 wird der surale neurodynamische Standardtest eingesetzt, bei dem die Dorsalextension/Inversion des Fußes bis zum Auftreten der ersten Symptome ausgeführt wird, gefolgt vom Straight Leg Raise. In der zweiten Progressionsstufe auf Level 2 wird der Test im Langsitz durchgeführt, während der Therapeut das Knie in Extension und den Fuß in Dorsalextension/Inversion positioniert und stabilisiert.

Auf Level 3a wird der Test mit dem Slump-Test im Langsitz kombiniert, und zusätzlich werden Hüftinnenrotation und kontralaterale Seitneigung der Wirbelsäule ausgeführt. Die Untersuchung auf Level 3b beinhaltet den suralen neurodynamischen Test, beginnend mit den Fußbewegungen, wobei der Patient auf dem Rücken liegt, gefolgt von den übrigen Bewegungen in proximaler Reihenfolge (Hüftinnenrotion, Hüftflexion während des Aufrichtens in den Langsitz und kontralaterale Seitneigung der Wirbelsäule). In der letzten Progressionsstufe (Level 3c) wird der Test wie auf Level 3b ausgeführt, jedoch erfolgt zusätzlich eine Kontraktion des Fußes in Richtung der Plantarflexion/Eversion gegen Widerstand. Dies aktiviert die Mm. peronei, erhöht den Druck auf den Nerv und liefert dadurch Informationen bzgl. minimaler Dysfunktionen des Nervs. Der Leser sollte beachten, dass der surale neurodynamische Test im Vergleich zum tibialen neurodynamischen Test hochgradig sensitiv ist, besonders im Hinblick auf weit entfernte Bewegungen, z.B. Hüftbewegungen. Diese Reaktivität ist durch ein plötzliches Auftreten von Symptomen im Fuß bei kleinsten Veränderungen des Bewegungsausmaßes am Ende der Bewegung charakterisiert. Daher ist es erforderlich, Bewegungen weit entfernter Regionen langsam und vorsichtig auszuführen.

Behandlung

Auf Level 1 werden zur Behandlung von Dysfunktionen des N. suralis am besten Slider eingesetzt, die zunächst keine Symptome auslösen und entgegen der spezifischen Dysfunktion gerichtet sind. Die Slider für diesen Nerv werden im Folgenden beschrieben; sie werden genauso angewandt und gesteigert wie beim N. tibialis posterior (➢ Abb. 12.25, ➢ Abb. 12.26 und ➢ Abb. 12.27).

Auf Level 2 ähnelt die erste Progressionsstufe sehr stark der für die Nn. peroneus und tibialis, die Fußbewegungen sind jedoch Dorsalextension/Inversion. Auf Level 2 werden Tensioner eingesetzt, für die der Straight Leg Raise in Rückenlage mit der Dorsalextension/Inversion kombiniert wird, was dem suralen neurodynamischen Standardtest entspricht. In der zweiten Progressionsstufe wird der gleiche Test im

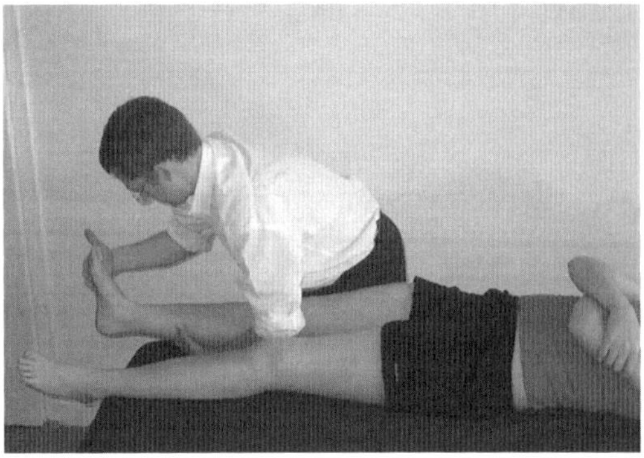

Abb. 12.25: Startposition für einen Slider des N. suralis.

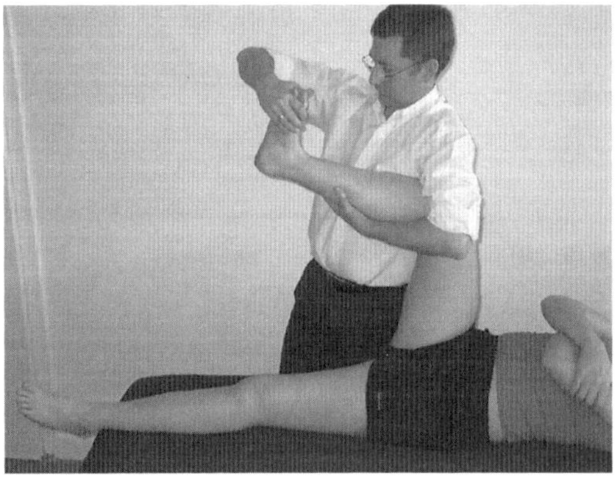

Abb. 12.26: Distaler Slider des N. suralis. Knieflexion mit Dorsalextension/Inversion des Fußes.

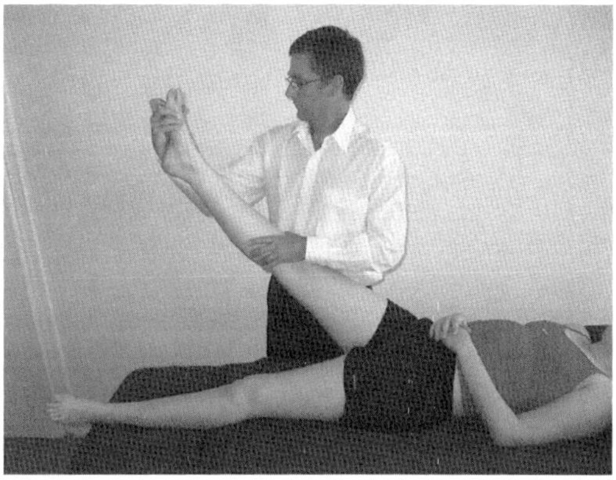

Abb. 12.27: Proximaler Slider des N. suralis. Knieextension mit Plantarflexion/Inversion des Fußes.

Langsitz ausgeführt, der dem Therapeuten mehr Möglichkeiten bietet, die Hüftgelenke zu beugen und das Kniegelenk in Extension bzw. den Fuß in Dorsalextension/Inversion zu fixieren.

Die Level-3a-Progression besteht aus dem Slump-Test im Langsitz für den N. suralis, mit Innenrotation und Flexion der Hüfte sowie kontralateraler Seitneigung der Wirbelsäule. Die Progression auf Level 3b entspricht der auf Level 3a, jedoch beginnt die Bewegungssequenz am Fuß und schließt mit den Bewegungen der Wirbelsäule ab. Die Level-3c-Progression ähnelt wiederum der auf Level 3b, jedoch wird zusätzlich eine aktive Plantarflexion/Eversion gegen Widerstand ausgeführt.

Eine weitere nützliche Technik auf Level 3c ist die Gelenkmobilisation in der neurodynamischen Position des N. suralis. Sie kann bei einer Steifigkeit der Gelenke des lateralen Fußes oder derjenigen, die an einer Inversion beteiligt sind, eingesetzt werden, z.B. kann das kalkaneokuboidale Gelenk im Langsitz in der suralen Slump-Position mobilisiert werden.

LITERATURANGABEN

Daniels T, Lau J, Hearn T.: The effects of foot position and load on tibial nerve tension. Foot and Ankle International 19(2): 73–78; 1998

Kleinrensink G.: Influence of posture and motion on peripheral nerve tension. Inversion trauma as a cause of lowered motor conduction velocity of the peroneal nerve. A prospective longitudinal study. Chapter 7, PhD Thesis, Erasmus University, Rotterdam; 1997

Shacklock M.: Clinical applications of neurodynamics. Moving in on Pain. Butterworth Heinemann, Sydney: 123–131; 1995

Glossar

Amplitude (Bewegungs-)ausschlag
Antidrom Erregungsleitung in einem Nerv entgegen der natürlichen Leitungsrichtung
Applikation Anwendung
Deviation Abweichung
Dhysraphismen Entwicklungsstörungen der Neuralstrukturen
Ektopisch An falscher Stelle liegend, z.B. Organe, oder falscherweise entstehend, z.B. Nervenimpulse
Elastizität Eigenschaft von Geweben. Je elastischer ein Gewebe ist, desto mehr ist es bestrebt, nach einer Verformung durch einwirkende Kräfte in seine ursprüngliche Form zurückzukehren
Fear Avoidance Vermeidungsverhalten aufgrund von Angst
Friktionsirritation Reizung durch Reibung
Gradient Steigung
Hypoxie Sauerstoffmangel
Idiosynkrasien Überempfindlichkeit gegenüber bestimmten Stoffen oder Vorgängen
Implikation/implizieren Einbeziehung einer Sache in eine andere
Intrinsisch Von innen her kommend
Ischämie Unterversorgung eines Gewebes mit Sauerstoff
Kinesiophobie Bewegungsangst
Kingery-Effekte Aus Kingery et al. (1995). Auslösung von ektopischen Impulsen motorischer Nerven durch sanftes Klopfen auf den Nerv
Kontinuum fortlaufende Einheit
Konzept/konzeptionell Plan/planen, Entwurf/entwerfen
Korrelation/korrelieren Beziehung zwischen zwei oder mehreren Variablen/eine Beziehung haben
Kumulativ Sich addierend, sich aufbauend
Nozigen Schmerz erzeugend
NRS Numerische Rating Skala
Orthodrom Erregungsleitung in einem Nerv entsprechend der natürlichen Leitungsrichtung
Oszillation Sich regelmäßig und gleichförmig wiederholender Vorgang (z.B. eine Bewegung)
Paraneural Parallel zu Neuralstrukturen
Phalen-Test Test der maximalen Flexion zur Auslösung von Parästhesien bei einem Karpaltunnelsyndrom
Potenziell Möglicherweise
Progressiv Fortschreitend, fortschrittlich
Restriktiv Einschränkend, begrenzend
Schmerzmodulation Veränderung der Schmerzwahrnehmung
Schwannom Gutartiger Tumor peripherer Nervenfasern
Sensitivität Empfindlichkeit
Sensitivität (wissenschaftlich) Quote richtig-positiver Treffer eines Tests
Sequenz/sequenzieren Abfolge in einer bestimmten zeitlichen Reihenfolge/etwas in eine bestimmte zeitliche Reihenfolge bringen
Signifikant Deutlich, erheblich
Signifikant (wissenschaftlich) Ein Ergebnis ist signifikant, wenn es statistisch betrachtet unwahrscheinlich ist, dass es zufällig entstanden ist
Spinal Die Wirbelsäule betreffend
Tinel-Zeichen (Hoffmann-Tinel-Zeichen) Test zum Anzeigen einer beginnenden Regeneration peripherer Nerven. Das Klopfen auf den Nerv löst ein elektrisierendes Gefühl aus
Tixotrophie Änderung des Elastizitätszustandes einer Struktur
Tourniquet-Effekt Abschnüren von Gefäßen durch Kompression. Eigentlich bewusste Abschnürung von Gefäßen durch eine Druckmanschette zur Blutstillung
Validität (wissenschaftlich) Ein Test ist valide, wenn er tatsächlich das misst, was er messen soll
Validität/valide Gültigkeit/gültig
Vasoaktiv Die Gefäße beeinflussend
Viskoelastizität Eigenschaft mancher Gewebe, die sich aus den Anteilen der Viskosität und der Elastizität zusammensetzt
Viskosität Eigenschaft von Geweben. Je viskoser ein Gewebe ist, desto weniger ist es bestrebt nach einer Verformung durch einwirkende Kräfte in seine ursprüngliche Form zurückzukehren
Watson-Test Instabilitätstest für die periartikulären Strukturen des Os lunatum

Sachregister

Printed by Printforce, the Netherlands